颈痛障碍康复管理

基于循证的方法

MANAGEMENT of NECK PAIN DISORDERS
A research–informed approach

主　编　〔澳〕格温德琳·朱尔（Gwendolen Jull）

　　　　〔英〕德博拉·法拉（Deborah Falla）

　　　　〔澳〕朱莉娅·特里莱文（Julia Treleaven）

　　　　〔澳〕肖恩·奥利里（Shaun O'Leary）

主　译　王于领　廖麟荣

北京科学技术出版社

著作权合同登记号：图字 01-2021-2484

图书在版编目（CIP）数据

颈痛障碍康复管理：基于循证的方法 /（澳）格温德琳·朱尔（Gwendolen Jull）等主编；王于领，廖麟荣主译 . —北京：北京科学技术出版社，2021.8
书名原文：Management of Neck Pain Disorders: a Research-Informed Approach
ISBN 978-7-5714-1541-9

Ⅰ．①颈…　Ⅱ．①格…　②王…　③廖…　Ⅲ．①颈椎 – 脊椎病 – 康复　Ⅳ．①R681.509

中国版本图书馆 CIP 数据核字（2021）第 082945 号

Elsevier（Singapore）Pte Ltd.
3 Killiney Road，
#08-01 Winsland House I，
Singapore 239519
Tel：（65）6349-0200；Fax：（65）6733-1817

策划编辑：	何晓菲	电　话：	0086-10-66135495（总编室）
责任编辑：	刘瑞敏		0086-10-66113227（发行部）
责任校对：	贾　荣	网　址：	www.bkydw.cn
责任印制：	吕　越	印　刷：	河北鑫兆源印刷有限公司
封面设计：	北京永诚天地艺术设计有限公司	开　本：	889 mm × 1194 mm　1/16
图文制作：	北京华艺世纪缘科技发展有限公司	字　数：	418 千字
出 版 人：	曾庆宇	印　张：	14.5
出版发行：	北京科学技术出版社	版　次：	2021 年 8 月第 1 版
社　　址：	北京西直门南大街 16 号	印　次：	2021 年 8 月第 1 次印刷
邮政编码：	100035	ISBN 978-7-5714-1541-9	

定　价：**188.00 元**

作者简介

〔澳〕格温德琳·朱尔（Gwendolen Jull），PhD，MPhty，GradDipManipTher，DipPhty，FACP

澳大利亚昆士兰大学，健康与康复科学学院，物理治疗名誉教授

〔英〕德博拉·法拉（Deborah Falla），PhD，BPhty

英国伯明翰大学，运动与康复科学学院，康复科学与物理治疗讲座教授

〔澳〕朱莉娅·特里莱文（Julia Treleaven），PhD，BPhty

澳大利亚昆士兰大学，健康与康复科学学院，物理治疗高级研究主任

〔澳〕肖恩·奥利里（Shaun O'Leary），PhD，MPhty，BPhty，FACP

澳大利亚昆士兰大学，健康与康复科学学院，物理治疗高级研究员

主译简介

王于领　教授、主任物理治疗师、博士生导师,中山大学附属第六医院康复医疗中心主任、客户服务管理处处长,中山大学公共卫生硕士,香港理工大学康复科学系博士,中国康复医学会第六届理事会副秘书长,中国康复医学会物理治疗专业委员会主任委员。

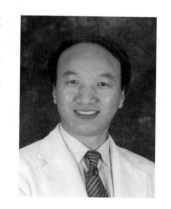

专长于骨关节疾病、运动损伤的临床康复和物理治疗。先后被评为"岭南名医""羊城好医生""广东省实力中青年医生""全国十佳康复治疗师"。研究方向:慢性疼痛的脑网络机制与神经调控,人工智能与疼痛人群大数据等。

廖麟荣　博士,副主任治疗师,副教授,硕士生导师,宜兴九如城康复医院康复治疗部主任,香港理工大学物理治疗博士,南京医科大学兼职副教授,赣南医学院硕士生导师,中华医学会物理医学与康复学分会康复治疗学组委员,中国康复医学会医康融合工作委员会常务委员,中国康复医学会物理治疗专业委员会老年物理治疗学组主任委员、肌骨物理治疗学组副主任委员。

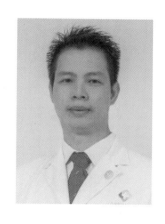

译者委员会

主　译　王于领　廖麟荣

副主译　朱　毅　张志杰　王雪强　〔加〕霍　烽

秘　书　张理炎

译　者（以姓氏笔画为序）

王　欣　广州健瑞仕健康服务有限公司

王于领　中山大学附属第六医院

王伟铭　中山大学附属第六医院

王茂源　赣南医学院第一附属医院

王雪强　上海体育学院

朱　毅　郑州大学第五附属医院

刘　浩　宜兴九如城康复医院

苏　彬　无锡市同仁康复医院

李进飞　东南大学医学院附属南京同仁医院

李晓刚　广州和睦家医院

张志杰　河南省洛阳正骨医院

张前程　上海体育学院

张理炎　宜兴九如城康复医院

陈青红　宜兴九如城康复医院

林武剑　中山大学附属第六医院

谢凌锋　华中科技大学同济医学院附属同济医院

廖曼霞　宜兴九如城康复医院

廖麟荣　宜兴九如城康复医院

〔加〕霍　烽　加拿大安大略省滑铁卢市康复之手（Hands of Care）物理治疗诊所

简体中文版序

颈痛作为常见疾病影响着从青少年到长者的所有人群。世界卫生组织全球疾病负担研究的数据表明，在超过350种的慢性疾病中，颈痛的残疾寿命年排名列在前十位。罹患颈痛的人群也不分国籍、专业或职业。

颈痛是一种以反复发作为特征的复发性疾病，症状甚至累及整个生命周期。降低颈痛带来的负担是一项国际化挑战。作为原书作者，我们很荣幸看到本书被翻译为中文并出版。对于全世界的颈痛人群而言，迫切需要高质量、高水准的预防措施和康复管理方案。

本书是我们对过去约140年的临床经验和研究的荟萃。我们非常重视用临床实践来构建相关研究。对颈痛的研究设计，坚持遵循"从实验室到临床"的准则。随着对颈痛障碍背后的病理生理学机制了解的不断深入，构建了着眼于评估和康复的研究。在循证临床实践的架构下进行临床工作也很重要。循证临床实践包含3个要素。第一个要素是用最新的研究证据指导临床干预措施。第二个要素是患者，所有的患者都有针对工作和生活活动的不同需求，以及不同的情绪状态和社会角色。所有这些因素都将影响他们对干预措施的接受程度。第三个要素是临床医务人员，临床医务人员的理念和开展特定干预措施的专业程度，都会影响他们对干预措施的选择。本书的目标是为临床医务人员提供治疗颈痛患者最佳的康复管理方法。然而，这里所提供的评估和管理方案并不是一成不变的。在临床工作中，应以循证医学实践为基础来灵活应用。

我们的总体目标是通过采用和演绎最佳临床实践及基于研究的评估和临床管理策略，来提升颈痛障碍人群的康复结局。尽管减轻发作时的疼痛往往是颈痛患者管理时一个非常重要的方面，但我们不应仅仅关注疼痛。管理策略还应包括宣教、运动康复、神经肌肉功能训练、感觉运动控制训练以及恰当的自我管理和预防方案，尽可能地预防颈痛复发，从而减轻由于颈痛带来的负担。我们还介绍了不同颈痛障碍患者的临床表现、评估和管理时的共性因素，希望以此引起临床医务人员和研究者对当今和未来临床实践的思考。

我们特别感谢中山大学附属第六医院康复医疗中心主任王于领教授和宜兴九如城康复医院康复治疗部主任廖麟荣博士，他们组织业内专业团队将本书翻译成中文版惠及更多的临床医务人员和研究者。我们衷心希望读者享受阅读本书的过程，同时也让更多的颈痛患者从中受惠。

Gwendolen Jull, Deborah Falla,
Julia Treleaven, Shaun O'Leary

译者前言

随着人们生活和工作方式的改变，长期使用电子设备、伏案工作等原因所导致的不良姿势已经成为青少年和办公室工作人群颈痛的重要原因。此外，随着人口老龄化的进展，由于颈椎及周围组织结构的退行性改变等原因，引发了更多的颈痛障碍。颈痛障碍不仅发病广泛，而且有反复发作的特点，临床诊治和管理的费用较大，明显降低了患者的生活质量，并且会影响工作生产效率，从而导致沉重的社会经济负担。

《颈痛障碍康复管理：基于循证的方法》（*Management of Neck Pain Disorders: a Research-Informed Approach*）分为四大部分，共 19 章，参编者均是国际上研究颈痛康复的权威专家，总结了既往数十年颈痛的临床研究与康复管理方案的宝贵经验。深入阐述了颈痛障碍的康复管理，从多个角度分析颈痛的成因，内容涉及解剖、生物力学、神经结构与组织、运动控制等方面。本书可让读者认识到颈痛障碍管理不仅要重视临床诊断和治疗方法，还需结合特定的生物 – 心理 – 社会因素、物质经济和生态条件，将颈痛障碍的科学管理和全人康复的概念融入颈痛的预防、诊断、治疗和预后中。全面的颈痛障碍管理，不能把疾病和损伤孤立对待，而需要基于上述概念模式进行循证临床实践。本书提供了大量的研究精要与观点，把颈痛相关的最新研究进展和知识转化到临床实践工作中。本书内容陈述逻辑性强，观点和要点清晰，无论读者是在校的学生，还是具有一定经验的康复医师或物理治疗师都能各取所需，从中汲取营养。

在此，感谢本书所有译者和全体编辑校对人员为本书出版所付出的辛勤劳动，感谢他们为了康复医学的发展贡献出自己的一份力量。翻译工作也得到了广东省合生珠江教育发展基金会"健康中国、康复行动"项目及广东省卫生健康适宜技术推广项目的支持，在此一并致谢。

本书作为颈痛障碍管理的经典著作，翻译团队在译、校、审等各个环节均已努力严格把关，并努力做到忠于原著原意与精要，由于团队能力所限，书中仍难避免存在不足之处，还望各位读者不吝赐教，给予指正。

王于领　廖麟荣

2021 年 4 月

序

随着科学的进步和临床实践的发展,如何为颈痛障碍患者提供最佳治疗仍然是一个挑战。由于新思想、哲学和研究在各种媒体中发布和传播的速度很快,到目前为止,人们可获得的与颈痛障碍有关的新知识非常多,这些新知识不仅使患者感到困惑,也使临床医务人员感到困惑。基于此,Gwendolen Jull、Deborah Falla、Julia Treleaven 和 Shaun O'Leary 共同参与编写了这本书。书中包含的信息的广度和深度是无可比拟的,有助于提高临床医务人员引导和支持颈痛障碍患者治疗的信心。本书将成为任何个人或公共图书馆的宝贵资源。

全球疾病负担研究(Global Burden of Disease Study)将颈痛和腰痛列为与最长残疾寿命相关的主要健康问题[1]。对于一些人来说,肌肉骨骼疼痛会造成主观生活质量下降,这种下降程度与复杂的糖尿病、需要移植治疗的慢性肝病以及晚期癌症造成的生活质量下降程度相当[2]。因此,应鼓励和激励所有临床医务人员了解和学习更多这方面的知识,以便更好地治疗颈痛患者。本书内容分为四大部分,共19章,深入阐述了对颈痛障碍患者的康复管理,可以使临床医务人员通过一个真正的生物-心理-社会探索之旅整合研究证据和临床经验知识,从而更好地管理颈痛障碍患者。

本书第二部分内容是临床科学,综合了颈部疼痛背景下的现代疼痛科学,研究了可能影响疼痛感知的心理社会因素,还探讨了颈部姿势与症状之间关系的不确定性。此外,颈部区域及其相邻区域的解剖学、生物力学,神经组织的损伤和病变及其对局部和远端的影响,也都被完整地呈现。目前,尚无更好的综合研究证据可供临床医务人员探讨颈痛障碍患者管理的全部问题,例如运动输出的变化、肌肉协调和活动的变化、颈部肌肉活动的时间特征、肌肉组织的病理变化以及感觉运动控制的障碍。

第三部分通过指导临床医务人员完成临床评估过程(从问诊到体格检查)的每个阶段,全面提升临床医务人员的临床推理能力和进行最优检查的能力。本部分还介绍了问诊相关问题,如医患关系、语言、结局测量、心理社会因素、生活方式因素、睡眠以及识别红旗征。体格检查包括激惹性运动测试、综合运动评估方法、神经和血管测试方法,以及多种体位下的肌肉测试、韧带测试、平衡测试,同时还包括评估各种感觉运动障碍(包括动眼神经评估)的一系列方法。此外,本部分还强调了鉴别诊断的重要性,例如头痛和头晕的鉴别诊断。

第四部分提供了最全面的治疗体系,以及坚持以患者为中心的管理方法,包括沟通、宣教、工作和生活方式建议等。本部分还介绍了干预措施的选择指导,以及包括感觉运动练习、虚拟现实练习、平衡和广泛的手法治疗方法、神经组织管理、居家训练计划、自我管理在内的综合锻炼策略。这些对于所有治疗颈痛障碍患者的临床医务人员来说都是无价的。第十八章向读者介绍了一系列旨在支持临床推理和临床决策策略的5个综合案例研究。第十九章讨论了预防颈痛障碍的重要性。

为了使本书支持临床实践并为患者提供最佳治疗,本书的页面设计比较雅致。为肌肉骨骼疾病（包括颈痛障碍）患者提供良好的治疗是一种责任，要求临床医务人员在具备丰富医学知识的前提下进行临床实践。本书有助于读者实现这个目标，并将成为每位临床医务人员的首选学习资源。

〔英〕杰里米·刘易斯（Jeremy Lewis），
PHD，**FCSP**
英国赫特福德大学，健康与社会工作学院，
综合医疗和助产系，肌骨研究教授，
顾问物理治疗师，肌骨超声医师，
独立处方医师
2018

参考文献

1. Global Burden Disease 2015 Disease and Injury Incidence and Prevalence Collaborators. Global, regional, and national incidence, prevalence, and years lived with disability for 310 diseases and injuries, 1990-2015: a systematic analysis for the Global Burden of Disease Study 2015. Lancet 2016;388:1545–602.
2. Taylor W. Musculoskeletal pain in the adult New Zealand population: prevalence and impact. N Z Med J 2015;118:U1629.

前言

颈痛是一种常见的反复发作性疾病，严重影响患者的生活质量和工作。在过去的 20 年中，我们一直在关注和研究颈痛障碍，并建立了"实验室到临床"模型，以更好地理解颈痛障碍的病理生理学与"生物–心理–社会模型"之间的关系。我们工作的首要目标是通过最佳临床实践、临床评估和管理策略来改善颈痛障碍患者的预后。

我们曾在 2008 年由 Elsevier 出版的《挥鞭伤、头痛和颈痛》（*Whiplash, Headache and Neck Pain*）一书中介绍了我们的研究成果。现在的这本书，在某种程度上可被视为第 2 版，体现了过去 10 年临床研究和临床实践的进步，但它已经被完全重写了。

我们强调以患者为中心，并实施个体化的治疗和评估。对患者的康复管理不应该仅仅关注缓解疼痛（尽管这是一个重要的方面），还应关注运动、神经肌肉和感觉运动功能的康复。治疗的目的应该是尽量减少复发的频率，减缓疾病的进展，并为患者提供健康宣教，使他们能够自我管理自己的颈椎，这是至关重要的。

颈痛的实际治疗成本和负担是在反复的疼痛、反复治疗、工作效率下降和危害（如非甾体抗炎药的副作用）中产生的，因此，一级、二级和三级预防必然成为今后研究和实践的重点。

在此我们要感谢众多临床合作者给予的帮助，以及我们的许多博士生和博士后研究员提供的工作和激励。这些合作不仅保证了高质量和富有成效的工作，而且带来了全世界的友谊。感谢 Susan Davies 和 Dominic Truong，他们是本书照片中的模特。我们还要感谢 Elsevier 的 Helen Leng 和 Poppy Garraway 对本书出版的支持。

Gwendolen Jull, Deborah Falla,
Julia Treleaven, Shaun O'Leary

目录

第一部分 概述

本 章阐述了颈痛障碍（neck pain disorders）的相关内容，并以此为背景，介绍了目前一些影响颈痛障碍患者评估和管理决策的问题。从一开始，临床医务人员就面临着改变思路的挑战，从专注于缓解颈痛，到转变为专注于减少或预防颈痛的复发。

第一章 颈痛障碍

颈痛障碍是一种常见的疾病。虽然病情相对较轻,但对患者的工作、娱乐以及生活质量均会造成重大的影响。其发病没有年龄、性别及文化的差异[1]。从第一次发病开始,患者有很大的可能会反复发作,甚至会持续一生[2]。而且,在急性发作后,患者并不能痊愈[3]。颈痛障碍是一种以复发率高或持续性疼痛为特征的疾病。全球疾病负担研究的最新发现表明,在 310 种慢性疾病中,颈痛和腰痛排名第一。颈痛障碍是一个全球性问题,在被调查的 195 个国家中,其排名均为第一[1]。患者的颈痛负担不仅表现在症状和身体不适上,还表现在对工作和社会参与的影响以及相关的经济、家庭和情感问题上[4]。

颈痛障碍的表现形式不一[5]。症状强度从"损害值"到致残性疼痛不等,在一些挥鞭伤相关疾病(whiplash-associated disorders,WAD)和颈神经根病的病例中更加明显。此外,颈痛障碍对功能的影响轻重不一,从轻微影响,到特定的活动或动作困难,再到活动限制,甚至限制了患者的日常生活和工作。并非所有的颈痛患者都会寻求治疗,许多患者依靠时间、非处方药或从网上收集的自我管理策略来进行自我康复。当寻求医疗专业人员的帮助时,保守治疗往往是首选方案。无论颈痛障碍或轻或重,复发都是很常见的[6]。公共卫生、医疗和康复领域的临床医务人员和研究者必须承担进一步探索有效预防和治疗颈痛方案的责任,以协助人们减少全球范围内颈痛的发生、复发以及由此所带来的负担。

颈痛的基本原理

颈痛障碍的发病因素很多。迄今为止,肌肉骨骼因素是最常见的,但颈痛也可能是其他因素,如感染、肿瘤、血管疾病(颈动脉或椎动脉夹层)、代谢性骨疾病、炎症、神经系统和脏器疾病等引起的,临床医务人员必须始终保持警惕。从肌肉骨骼的角度来看,颈椎的所有结构均受神经支配,因此所有这些结构都可能引发原发性颈痛。颈部肌肉骨骼疾病引起的疼痛通常在后颈部。根据疾病发生的节段来源和结构,这种不适感可能会扩散至头部、肩部、上胸部或前臂[7]。颈痛及功能障碍可能是颅下颌复合体、肩部或上肢疼痛综合征的继发症状或合并症。或者,颈部本身可能只是疼痛的部位,而不是疼痛的根源,如偏头痛[8]、心脏病[9]或颈动脉夹层等疾病引起的牵涉痛[10]。这表明熟练的体格检查是非常必要的。临床医务人员必须能够确定是否是颈部肌肉骨骼引起的颈痛,如果是,就需要再次确定该因素是主要原因,还是次要原因,或者只是合并症。

肌肉骨骼因素导致的颈痛最初是由伤害性来源引起的,如局部损伤、机械应力、劳损、发炎、神经结构的损伤或刺激,即神经病理性疼痛。简而言之,来自外周的信号传导至中枢神经系统,并在脊髓和大脑的各个区域进行处理和调节。现阶段,人们对神经系统各个层面的敏化和神经可塑性及其在持续性疼痛中的作用可能十分感兴趣[11]。众所周知,疼痛不仅是一种主观感觉,而且还是带有情感反应或心理调节的多维体验,这些情况都会影响到具有可塑性的神经系统。同样,对于一些特定的人群,工作及生活方式的特殊性会引发颈痛,如司机和主持人。这再次印证了临床医务人员进行熟练临床检查的必要性,确保全面了解患者及其颈痛障碍的程度,以提供最佳的治疗指导方案。

疼痛是重要的考虑因素,患者通常以缓解疼痛作为主要的治疗目标。虽然缓解疼痛很重要,但这只是需要考虑的因素之一。肌肉骨骼系统任何区域的疼痛和损伤都会对神经肌肉系统产生深远的影响。颈部区域也不例外,肌肉性能表现和结构的改变可以清楚地显示出来[12]。没有证据表明,当颈痛缓解后,神经肌肉功能会自动恢复正常。事实上,有研究证据表明恰恰是相反的[13-16]。对许多患者来说,颈痛的负担是由其反复发作或持续存在造成的,多年来一直伴随着疼痛和功能障碍(disability)生活。反复出现的颈痛会影响与身体健康相关的生活质量[17]。虽然缓解疼痛是首要任务,但是最佳治疗方案还必须着眼于降低其复发率。因此,神经肌肉功能的康复是治疗方案的重要组成部分。

疼痛不是颈部疾病的唯一症状。其他症状还可能包括头晕目眩、视觉障碍和认知障碍(如注意力集中困难)[18]。颈椎是重要的本体感觉器官。颈部肌肉的本体感觉输入与前庭系统和视觉系统的输入以及身体其他部位的躯体感觉输入一起,在姿势控制、运动控制和动眼神经控制中起着重要的作用。当颈部传入神经受到干扰时,中枢神经系统处理的信息与所有组成系统的信息不匹配,这被认为是导致症状产生的原因。患者出现症状,可伴有颈椎关节位置异常和运动感觉障碍、平衡障碍、眼球运动控制障碍,以及眼-头、躯干-头协调障碍等表现。头晕目眩、不稳定、视觉障碍和认知障碍等可能会使患者出现功能衰退。临床医务人员还必须关注这些症状和感觉运动障碍。有许多可能有助于缓解症状的治疗方法,但是,再次强调,症状减轻并不意味着躯体感觉障碍已得到解决[19]。如果着眼于降低复发率和减轻症状,最佳治疗方案还应包括特定障碍的康复。

生物-心理-社会模型

颈痛障碍是多维的。大约30年前,Waddell[20]将Engel[21]在精神病学领域使用的生物-心理-社会模型应用于腰痛。在常规医学方法中,仅仅考虑生物学特征并不能解释与腰痛相关的功

能障碍,而且将患者与其病情分开是不合逻辑的。随后,对颈痛和其他肌肉骨骼疾病采用了生物-心理-社会模型,顾名思义,鼓励同时考虑所有潜在的生物学、心理和社会决定因素。该模型符合其他框架,如国际功能、残疾和健康分类(International Classification of Functioning, Disability and Health, ICF)。它不仅促进了对多个领域的考虑和评估,而且促进了对不同领域内和不同领域之间特征的潜在调节和调整特征的考虑和评估。但该模型也有局限性,在任何领域它都没有指出应评估哪些特征,因此无法告知或指导干预措施的选择。它不是干预模型[22]。

生物-心理-社会模型通常被描绘成3个对称的圆圈,表明生物、心理和社会领域对每位患者的颈痛障碍具有"同等"的影响,这是不准确的图示。每个领域的影响在不同的患者之间有所不同(图1.1)。即使在同一位患者体内,每个领域的影响也可能在疾病发展过程中发生变化。该模型为全面考虑颈痛障碍患者的评估和管理提供了哲学基础。如果没有认识到每个领域在个体患者中的影响是可变的,也没认识到每个领域在初始和后续时间点的相对重要性,将会违背以患者为中心的治疗理念。这也将导致"削足适履"的错误治疗观念。

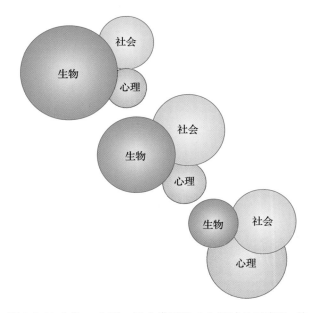

图 1.1 ■ 生物-心理-社会模型的3个领域是可变的,并且在不同患者之间以及同一患者颈痛障碍的不同阶段中,其影响会有所不同。根据证据,按可能出现频率的顺序,给出了3个领域相对影响程度的例子

当下热点问题

无论是药物治疗、物理治疗、脊柱推拿疗法、心理治疗、宣教，还是其他任何替代或补充疗法，没有一种方法能够成功地进行颈痛的一级和二级预防。有关颈痛障碍的治疗仍存在争议。尽管保守的物理治疗并不能解决所有的颈痛问题，但还是有积极的一面。大多数患者从物理治疗中获得了部分缓解。目前面临的挑战是选择适当的干预措施，并确定是否有效，以避免提供不适当的治疗。这虽然不是一门纯粹的科学，但是在应对这些挑战方面正在取得进展。本书将在生物 - 心理 - 社会模型背景下，从临床基础和应用科学的角度阐述和探讨颈痛障碍。还将概述我们和其他学者的一些研究，增加读者对颈痛障碍的了解，并提供患者相关的评估、管理和预后信息。本书将提出一种循证的、全面的管理和康复方法，强调个性化多模式管理和相关的多学科管理的适应证和应用。同时，在颈痛障碍领域中的一些问题和争论也将被呈现出来，以激发读者在阅读本书过程中的思考。

颈痛的分类

分类是物理治疗研究和临床实践中的热门话题。众所周知，与大多数肌肉骨骼疾病一样，颈痛障碍的表现形式也多种多样。分类的目的是将相似的患者分组并定义疾病，帮助指导管理或分配资源以提供治疗。颈痛的定义标准有很多。理想情况是有一个分类系统，可以定义颈痛障碍并能够指导治疗。为了实现这一理想情况，有必要简述目前诊断颈痛障碍的一些标准，并探讨是否应在分类系统中保留或放弃某些标准。

基于发病机制定义颈痛障碍

根据发病机制，颈痛障碍被分为 3 类：机械性（又称非特异性）颈痛；创伤性颈痛（如挥鞭伤相关疾病、运动损伤、跌倒、头部或颈部钝伤）；退行性（颈椎病）疾病，其范围从轻度椎间孔狭窄到获得性狭窄（椎间孔狭窄——颈神经根病；椎管狭窄——颈脊髓病）。前两种颈痛的治疗与发病机制有关，第三种与其病理解剖有关。创伤性颈痛无须赘述。机械性颈痛是一个描述性术语，主要是为了排除其他类型的颈痛，用于描述由非创伤性、炎症性疾病或任何其他可识别的内在或外在病理引起的疼痛。机械性颈痛的范围很广，包括因不正常的运动或活动、姿势紧张、重复、静态或高负荷活动引起的不良紧张等所致的各种疼痛。

人们很容易认为这种基于发病机制的分类太过粗糙，但不同的分组之间是存在差异的。在第一种情况下，病变的部位和性质可能有所不同。机动车辆碰撞或钝器损伤可导致多种颈椎结构损伤，伴随的出血和炎症可能比姿势紧张或活动劳损造成的损伤范围更大[23]。从肌肉骨骼损伤的角度看，隐匿性起病的机械性颈痛和创伤性颈痛有许多相似之处，但是也有不同之处。就平均水平而言，创伤性颈痛患者比机械性颈痛患者有着更严重的疼痛和功能障碍[24]。此外，挥鞭伤相关疾病患者更有可能表现出中枢神经系统敏化（central nervous system sensitization）[25]、严重的身体障碍[26, 27]、颈部肌肉形态明显改变[28-30]及躯体感觉功能障碍受损程度比隐匿性颈痛更严重[31]。情绪反应在挥鞭伤相关疾病中也更为明显。如本章前面内容所述，这些差异对以患者为中心的治疗方案的设计和组成部分有很大影响。因此，基于发病机制的基本分类，有助于患者特征化，便于制订对患者的评估和管理规划。它不应该被废弃。

基于病理解剖定义颈痛障碍

机械性颈痛和挥鞭伤相关疾病已被用来代替颈部肌肉骨骼系统中的特定病变、病理解剖或病理过程。即使在今天，诸如标准 X 线或磁共振成像（magnetic resonance imaging, MRI）之类的成像方法通常也不够灵敏，无法识别相关病变[32, 33]。通常，X 线检查结果与疼痛之间几乎没有关系[34]。因此，我们建议不要将颈椎常规影像学检查作为颈痛表现的首次评估方法。在已制定的相关指南 [加拿大颈椎规则（Canadian Cervical Spine Rule）、国家紧急 X 线摄影利用研究（National Emergency X-Radiography Utilization Study, NEXUS）低风险标准] 中提出，当存在特定的影像学指征时，特别是在创伤性颈痛的情况下，可避免不必要的 X 线检查[35]。X 线检查没有发现病变并不一定意味着没有实际病变，而是可能意味着影像学方法无法检测到相关病变[23,32]。向患者告知有关影像学检查发现的信息时，需要谨慎。一方面应该让患者明白，缺乏影像学检查发现并不会让临床医务人员质疑或怀疑他们所述的症状；另一方面，也应该要让患者明白，明显的影像学检查发现并不代表有明显的疼痛和功能障碍。影像学检查结果沟通不畅，会影响患者与临床医务人员之间的关系。提供 X 线检查结果的解释和鉴定自始至终都是必需的。

近几十年来，人们已经不再将颈痛定义为一种确切的病变，也不再面临鉴别病变并将其与年龄变化区分开的挑战[34]。此外，X 线检查结果对指导大多数颈痛患者治疗的作用是有限的。之前强调的"生物学"是采用生物 - 心理 - 社会模型的主要动力。一位患者在 X 线片上显示患有 C2-3 骨性关节炎，但并不能明确疼痛的机制、神经肌肉或躯体感觉系统的反应以及对这种疾病的认知情绪反应，而这些都可以指导治疗。然而，是否应该完全放弃病理解剖学诊断呢？对外科医师来说病理解剖学诊断是不可或缺的，需要依据病理结果做手术。同样，如果认为 X 线片上的改变无关紧要，现在就放弃它可能还为时过早。最近对腰痛的磁共振成像研究表明，腰椎结构出现 3 种或 3 种以上的改变（不是单一的症状），与未来腰痛复发的高风险相关[36,37]。这些研究结果表明还需要继续考虑病理解剖的情况。类似的观点也适用于颈部疾病，因为颈痛也是一种反复发作的疾病。定量确定那些具有高复发风险的疾病将是管理规划方面的一项重大进展。在今后的研究和实践中，忽视病理解剖是不明智的，它不能被废弃。

在颈椎结构中确定或指出确切的病变可能比较困难，但在临床检查颈痛患者时，可以准确地定位有症状的颈椎节段。触诊并非没有争议，但目前很多证据表明触诊是一种能够准确定位有症状颈椎节段的临床方法[38-42]。这应该不足为奇，因为即使在最基本的层面上，触诊也是一项基本的医学检查技术。确定有症状的颈椎节段对明确该疾病很重要，不能被忽视。

基于病程定义颈痛障碍

根据病程将疼痛分为急性、亚急性和慢性疼痛。这里的慢性疼痛是指持续时间超过正常组织愈合时间的疼痛，通常是指超过 12 周的疼痛。这种基于组织愈合的定义被公认是有缺陷的[43]。因为组织愈合可能发生在这个时间段内或这个时间段之外，也可能永远不会发生（如骨性关节炎或椎管狭窄）。颈痛被认为是一种反复发作性疾病，两次发作之间有几个月甚至几年的无疼痛期（组织明显愈合的时期）。反复发作的颈痛和慢性颈痛是一样的吗？若仅基于病程来对慢性疼痛进行分类，往往会出现所有持续超过 12 周的疼痛状态中呈现出相同特征的情况，但是这与临床实际情况相差甚远。

什么是慢性疼痛？慢性疼痛可能以任何组合形式涉及外周和中枢的生理紊乱、各种身体系统的生化指标紊乱、局部病变过程、心理反应或无益的个人信念等。国际疼痛研究协会（International Association for the Study of Pain）[43]不鼓励使用"慢性疼痛综合征"这一术语，因为它通常意味着持续的疼痛，这种疼痛是由心理和社会问题引起的行为变化所导致的。他们认为这个术语会使临床医务人员逃避对所有患者进行准确的生理和心理诊断的责任，而且这个术语在使用时常带有贬义。在对慢性疼痛有更好的分类方法之前，研究人员和临床医务人员都有责任清楚地了解患者的慢性疼痛所表现的生理和心理特征，以促进准确的交流和治疗方案的制订。基于病程的分类肯定有助于定义颈痛障碍。它不应被废弃，同时也必须认识到它的局限性。

基于疼痛机制定义颈痛障碍

单纯的诊断标签（diagnostic label）在帮助指导颈痛管理方面是有限的。而导致症状和其他功能限制的机制可以指导治疗。

人们一直对各种临床疼痛表现背后的机制、神经系统的可塑性以及神经系统如何被内源性和外源性特征所调节等方面都有很大的兴趣。知识是不断增长和不断发展的。可以根据临床表现的几个特征来指导治疗，如疼痛是伤害感受性的、炎症性的，还是神经病理性的，如果存在局部或广泛的机械性或热性痛觉过敏，说明外周或中枢神经系统敏化,此外还要考虑情绪或心理特征能够在多大程度上缓和症状。几项研究表明,患者根据定量感觉测试结果分组时可能表明有着不同的疼痛机制[5,44,45]。了解疼痛机制可以指导神经系统各个层面的评估和治疗。

随着对本体感觉(位置觉、运动觉和振动觉)障碍、平衡障碍、视觉障碍、头-躯干协调障碍等表现的认识,人们对颈源性眩晕(如头晕和视觉障碍)的神经生理学机制的认识正在迅速增加[46,47]。了解颈部本体感觉障碍的机制有助于明确病情,并有助于评估和治疗颈痛。

姿势控制不良、运动控制能力差、不能进行或维持某项活动等功能障碍反映了神经肌肉系统的缺陷。现在有大量关于急性、复发性和持续性疼痛状态下颈痛引起的神经肌肉系统变化的相关知识。了解这些知识可以从神经肌肉的角度来定义病情,并指导评估和治疗。

根据疼痛机制清晰而准确地定义病情可以指导患者评估和制订管理计划,它不应该被废弃。

基于预测因子定义颈痛障碍

关于颈痛预测因子,以及职业性颈痛、挥鞭伤人群康复和未来颈痛预测因子的知识正在增加[48-53]。需要更多的研究来探索职业性、运动性、创伤性和隐匿性颈痛的预测因子,以便通过大量的研究证据来确定某一共有特征[52]。同样,更多的研究需要同时考虑生物-心理-社会学背景下的所有领域,而不是只关注一个领域。这为所有域内和跨域特征的相对预测作用提供了更清晰的思路。

颈痛发展或恢复的预测因子有助于我们了解患者的颈痛障碍。使用预测因子来指导管理的有用性还有待于详细的探讨[54]。许多持续性或复发性颈痛的预测因子不能改变,如年龄、性别或颈痛病史。然而,其他因素是可以改变的,如工作中的社会特征(如工作控制)、身体特征(如颈部肌肉耐力下降)等[50,51,53]。最初的高强度疼痛和功能障碍是挥鞭伤后持续性疼痛的重要风险因素[52],了解这个事实是很重要的。然而,并非所有患者的初始高强度疼痛都会预后不良。对一些患者来说,他们的状况会以一种更为直接的方式解决。同样,目前还没有治疗

方法(物理治疗、药物治疗或心理治疗)可以成功降低这一小部分患者转变为持续性疼痛的风险。在这一点上,几乎没有证据或研究来告知针对持续颈痛的风险因素是否能改善预后。但是,风险因素有助于定义颈痛,现在不应该被废弃。

基于临床预测规则定义颈痛障碍

在过去的10年中,人们开发了临床预测规则(clinical prediction rules,CPR)来识别可能对某种治疗技术或方法有反应的患者所体现的一致特征。临床预测规则已经被开发用来指导使用颈椎或颈胸段手法治疗颈痛和肩痛,使用颈椎牵引以及神经动力学技术来治疗手臂疼痛和腕管综合征等[55-59]。然而,大多数临床预测规则用于指导治疗仍处于初级发展阶段。迄今为止,在研究中测试过的临床预测规则均未能获得支持[60-62]。临床预测规则未来如何指导特定的治疗方案实际上是不确定的。目前还不支持它们的临床应用[63]。

基于亚分组定义颈痛障碍

颈痛障碍表现出来的异质性是公认的。人们普遍认为,"流程化"治疗方法是无效的。亚分组是一种通过将具有相似临床特征的患者进行分组来解决这一问题的方法,目的是更好地制订治疗方案。颈痛的亚分组已经被探讨过,但其分组程度远远小于腰痛。目前可能只有2种针对颈痛的亚分组系统。一是基于治疗的总体目标[64]。根据治疗的目的(增加活动能力、疼痛向心化好转、使患者适应并增加运动耐力、协助控制疼痛或减少头痛),将患者分为5组。已经有一些初步研究支持这一分类系统的潜在好处[65,66],但需要更多的研究来确定这种亚分组方法是否能明显改善治疗结局。类似的分类系统已经被纳入美国物理治疗学会骨科分会(Orthopaedic Division of the American Physical Therapy Association)提出的颈痛临床实践指南中[67,68]。这些分类包括:伴有头痛的颈痛、伴有运动协调障碍的颈痛、伴有放射痛的颈痛。另一个分类系统是机械性诊断和治疗(mechanical diagnosis and therapy),最初是为腰部设计的,现在已经应用到颈部[69,70]。根据患者对重复运动的反

应,可将患者分为 4 种基本症状:姿势、功能障碍,可减少的紊乱,不可减少的紊乱或其他类型。目前,这种亚分组还没有被证明有任何优越的治疗效果[71]。虽然亚分组有一定的发展前景,但在这一领域(无论是颈痛还是腰痛)的研究和成果并不是最佳的。目前还没有证据支持它们在临床实践中的广泛应用[72]。

这个简要的概述说明了需要考虑很多因素才能定义或分类颈痛并指导管理。这些因素不应该被废弃。目前,尤其是在研究和临床试验中,最常见的是根据发病机制分组,即隐匿性发作(机械性颈痛)、创伤性发作(如挥鞭伤)和退行性发作(包括颈神经根病),反映了这些疾病在生物 – 心理 – 社会各领域内和领域之间的明显差异。也许这是开发分级分类方法来指导颈痛管理的良好开端。然而,该方法应该包含颈痛障碍的所有定义特征,包括其重要性、影响力和优势分级,以及各种特征的潜在相互依赖性或独立性。换句话说,它应该反映出高水平的临床推理过程,以定义特定的颈痛障碍并指导颈痛管理。

颈痛障碍的管理

本书相当一部分的内容将致力于描述颈痛患者保守治疗的选择。在循证实践模型中,将讨论与最佳实践相关的许多问题。在此强调 3 个问题以激发思考,并期望得到更充分的关注。

有效和无效;有反应和无反应

近来,骨与关节 10 年专题(Bone and Joint Decade Task Force)对颈痛和挥鞭伤相关疾病干预措施的最新系统评价发现,有证据表明手法 / 整复治疗(manual/manipulative therapy)、运动、多模式管理是有益的,还有一些证据表明了保守治疗的有效性[73-76]。有研究证明,患者宣教(education)是一种辅助疗法,而不是唯一的治疗方法[77]。没有证据支持或反对在颈痛患者中应用心理干预措施[78]。保守的物理治疗效果不明显或者说效果适中[79,80]。效果不大与机械性颈痛的异质性有关,但在随机对照试验(randomized controlled trials, RCT)的受试者选择中往往没有考虑到这一点。这一挑战促使人们对颈痛障碍进行更好的分类或亚分组。优化颈痛分类以指导管理的复杂过程,需要认识到哪些患者可接受常规物理治疗,哪些患者不可接受常规物理治疗或仅可接受常规物理治疗。当然,了解无反应者的特征与识别有反应者同样重要。这些患者需要尽早被识别,以便在研究和临床实践中以多专业的方式探索替代管理策略。

单一或多模式干预

通常是在随机对照试验中测试单一治疗模式,并在系统回顾中进行评价。探讨特定干预措施是否有效是有科学价值的。然而,期望一种方式或干预措施就能“治愈”生物 – 心理 – 社会各领域内和各领域之间的所有异常、障碍或不适应是不现实的。应批判某些学科的专业人员,因为他们主要关注生物学范畴,导致了许多“干预,还是不干预”的争论[81, 82]。仅仅关注生物学范畴,即减轻疼痛将自动解决任何有关运动或本体感觉障碍的问题,这是不现实的期望[13-16]。同样,指望仅仅关注行为或中枢神经系统过程的干预措施就能自动修复生物 – 心理 – 社会领域的所有异常、障碍或不适应,也是不合逻辑的。必须选择结局测量来代表每个领域内的障碍特征,以便清楚地了解干预对每种障碍特征的影响。而这些知识将进一步指导多模式管理方法。这是临床和科研中都存在的挑战。

颈痛—— 一种反复发作性疾病

颈痛是一种反复发作性疾病,是指患者在发病后的几个月或几年里,疼痛会一次又一次发作[2, 3]。颈痛(以及腰痛)导致功能障碍年限比其他任何慢性病都要长。回顾急性颈痛的随机对照试验,疼痛是主要的研究结局。其治疗目的是缓解颈痛,对于颈痛是否复发并没有太多研究。成本效益几乎是当前随机对照试验的一个强制性特征。现在似乎有一种趋势,不仅要判断成本效益,还要找到最便宜的干预手段。然而,我们认为颈痛的成本和负担并不是仅仅体现在一次发作中。相反,经济、社会和个人负担是在反复发作的疼痛、反复治疗、工作效率下降和危害(如非甾体抗炎药的副作用)中产生的。

减轻疼痛是一个重要的临床结局(clinical

outcome），而且是以患者为中心。然而，这种对疼痛的关注似乎削弱或消除了对减少复发的关注。在颈痛障碍的康复和肢体障碍的康复之间形成了一条明显的分界线。针对膝关节或踝关节疾病的康复计划通常包括一个综合性的锻炼计划，以将神经肌肉、本体感觉和功能障碍训练到正常的功能水平。许多随机对照试验只对颈痛患者的运动锻炼效果进行了测试，主要集中于疼痛的改变，通常并不重视神经肌肉障碍及其临床结局。如果主要的治疗目标是减轻颈痛的负担，那么不仅需要关注疼痛的缓解，还需要关注患者身体功能的恢复，以降低复发率。特别是在疾病的早期，恢复正常的神经肌肉功能和本体感觉应该有助于实现这一目标。一级、二级和三级预防性康复计划应该与减轻疼痛同等重要。

总结

据统计，颈痛和腰痛是导致许多人多年功能障碍的主要原因，这给临床医务人员和研究人员都提出了一个重大挑战。特别是在过去 20 年里，大量相关研究的出现，给评估和管理颈痛障碍提供了有价值的信息。本书将综合与颈痛相关的临床科学知识，为患者的评估和管理提供一个全面的方法，这种方法是依据我们和其他学者的研究、临床专业知识和患者的经验提出的，并对定义颈痛障碍和一级、二级和三级预防的关键问题进行了讨论。临床相关性和应用是本书最大的特色。

（张志杰译，李进飞、朱毅、王于领审）

参考文献

1. Global Burden Disease 2015 Disease and Injury Incidence and Prevalence Collaborators. Global, regional, and national incidence, prevalence, and years lived with disability for 310 diseases and injuries, 1990-2015: a systematic analysis for the Global Burden of Disease Study 2015. Lancet 2016;388:1545–602.
2. Haldeman S, Carroll L, Cassidy JD. Findings from the Bone and Joint Decade 2000 to 2010 Task Force on neck pain and its associated disorders. J Occup Environ Med 2010;52:424–7.
3. Hush J, Lin C, Michaleff Z, et al. Prognosis of acute idiopathic neck pain is poor: a systematic review and meta-analysis. Arch Phys Med Rehabil 2011;92:824–9.
4. van Randeraad-van der Zee CH, Beurskens A, Swinkels R, et al. The burden of neck pain: its meaning for persons with neck pain and healthcare providers, explored by concept mapping. Qual Life Res 2016;25:1219–25.
5. Walton D, Kwok T, Mehta S, et al. Cluster analysis of an international pressure pain threshold database identifies 4 meaningful subgroups of adults with mechanical neck pain. Clin J Pain 2017;33:422–8.
6. Lee H, Nicholson L, Adams R. Neck muscle endurance, self-report, and range of motion data from subjects with treated and untreated neck pain. J Manipulative Physiol Ther 2005;28:25–32.
7. Cooper G, Bailey B, Bogduk N. Cervical zygapophysial joint pain maps. Pain Med 2007;8:344–53.
8. Kaniecki R. Migraine and tension-type headache: an assessment of challenges in diagnosis. Neurology 2002;58:S15–20.
9. Foreman R, Garrett K, Blair R. Mechanisms of cardiac pain. Compr Physiol 2015;5:929–60.
10. Thomas L. Cervical arterial dissection: an overview and implications for manipulative therapy practice. Man Ther 2016;21:2–9.
11. Siddall P. Neuroplasticity and pain: what does it all mean? Med J Aust 2013;198:177–8.
12. Falla D, Hodges P. Individualized exercise interventions for spinal pain. Exerc Sport Sci Rev 2017;45:105–15.
13. Jull G, Trott P, Potter H, et al. A randomized controlled trial of exercise and manipulative therapy for cervicogenic headache. Spine 2002;27:1835–43.
14. Lee H, Nicholson LL, Adams RD. Cervical range of motion associations with subclinical neck pain. Spine 2004;29:33–40.
15. Sterling M, Jull G, Vicenzino B, et al. Development of motor system dysfunction following whiplash injury. Pain 2003;103:65–73.
16. Uhlig Y, Weber BR, Grob D, et al. Fiber composition and fiber transformations in neck muscles of patients with dysfunction of the cervical spine. J Orthop Res 1995;13:240–9.
17. Nolet P, Côté P, Kristman V, et al. Is neck pain associated with worse health-related quality of life 6 months later? A population-based cohort study. Spine J 2015;15:675–84.
18. Treleaven J, Takasaki H. Characteristics of visual disturbances reported by subjects with neck pain. Man Ther 2014;19:203–7.
19. Reid S, Callister R, Snodgrass S, et al. Manual therapy for cervicogenic dizziness: long-term outcomes of a randomised trial. Man Ther 2015;20:148–56.
20. Waddell G. 1987 Volvo award in clinical sciences. A new clinical model for the treatment of low-back pain. Spine 1987;12:632–44.
21. Engel G. The need for a new medical model: a challenge for biomedicine. Science 1977;196:129–36.
22. Ghaemi S. The rise and fall of the biopsychosocial model. Br J Psychiatry 2009;195:3–4.
23. Taylor J. The Cervical Spine. An atlas of normal anatomy and the morbid anatomy of ageing and injuries. Australia: Elsevier; 2017.
24. Anstey R, Kongsted A, Kamper S, et al. Are people with whiplash-associated neck pain different from people with nonspecific neck pain? J Orthop Sports Phys Ther 2016;46:894–901.
25. Scott D, Sterling M, Jull G. A psychophysical investigation of pain processing mechanisms in chronic neck pain. Clin J Pain 2005;21:175–81.
26. Ris I, Juul-Kristensen B, Boyle E, et al. Chronic neck pain patients with traumatic or non-traumatic onset: differences in characteristics. A cross-sectional study. Scand J Pain 2017;14:1–8.
27. Stenneberg M, Rood M, de Bie R, et al. To what degree does active cervical range of motion differ between patients with neck pain, patients with whiplash, and those without neck pain? A systematic review and meta-analysis. Arch Phys Med Rehabil 2017;98:1407–34.
28. Elliott J, Jull G, Noteboom J, et al. Fatty infiltration in the cervical extensor muscles in persistent whiplash associated disorders (WAD): an MRI analysis. Spine 2006;31:E847–55.
29. Elliott J, Pedler A, Jull G, et al. Differential changes in muscle

composition exist in traumatic and nontraumatic neck pain. Spine 2014;39:39–47.

30. Elliott J, Pedler A, Kenardy J, et al. The temporal development of fatty infiltrates in the neck muscles following whiplash injury: an association with pain and posttraumatic stress. PLoS ONE 2011;6:e21194.

31. Treleaven J, Clamaron-Cheers C, Jull G. Does the region of pain influence the presence of sensorimotor disturbances in neck pain disorders? Man Ther 2011;16:636–40.

32. Jonsson H, Bring G, Rauschning W, et al. Hidden cervical spine injuries in traffic accident victims with skull fractures. J Spinal Disord 1991;4:251–63.

33. Knackstedt H, Kråkenes J, Bansevicius D, et al. Magnetic resonance imaging of craniovertebral structures: clinical significance in cervicogenic headaches. J Headache Pain 2012;13:39–44.

34. Hogg-Johnson S, van der Velde G, Carroll LJ, et al. The burden and determinants of neck pain in the general population - Results of the Bone and Joint Decade 2000-2010 Task Force on Neck Pain and its Associated Disorders. Spine 2008;33: S39–51.

35. Stiell I, Clement C, McKnight D, et al. The Canadian C-Spine Rule versus the NEXUS low-risk criteria in patients with trauma. N Engl J Med 2003;349:2510–18.

36. Hancock M, Kjaer P, Kent P, et al. Is the number of different MRI findings more strongly associated with low back pain than single MRI findings? Spine 2017;42:1283–8.

37. Hancock M, Maher C, Petocz P, et al. Risk factors for a recurrence of low back pain. Spine J 2015;15:2360–8.

38. Hall T, Briffa K, Hopper D, et al. Reliability of manual examination and frequency of symptomatic cervical motion segment dysfunction in cervicogenic headache. Man Ther 2010;15:542–6.

39. Howard P, Behrns W, Martino M, et al. Manual examination in the diagnosis of cervicogenic headache: a systematic literature review. J Man Manip Ther 2015;23:210–18.

40. Jull G, Bogduk N, Marsland A. The accuracy of manual diagnosis for cervical zygapophysial joint pain syndromes. Med J Aust 1988;148:233–6.

41. Schneider G, Jull G, Thomas K, et al. Derivation of a clinical decision guide in the diagnosis of cervical facet joint pain. Arch Phys Med Rehabil 2014;95:1695–701.

42. Zito G, Jull G, Story I. Clinical tests of musculoskeletal dysfunction in the diagnosis of cervicogenic headache. Man Ther 2006; 11:118–29.

43. Taxonomy Working Group. Classification of Chronic Pain, Second Edition (Revised). International Association for the Study of Pain (IASP) 2012; http://www.iasp-pain.org/PublicationsNews/ Content.aspx?ItemNumber=1673.

44. Maier C, Baron R, Tolle TR, et al. Quantitative sensory testing in the German Research Network on Neuropathic Pain (DFNS): somatosensory abnormalities in 1236 patients with different neuropathic pain syndromes. Pain 2010;150:439–50.

45. Pedler A, Sterling M. Patients with chronic whiplash can be subgrouped on the basis of symptoms of sensory hypersensitivity and posttraumatic stress. Pain 2013;154:1640–8.

46. Clark N, Röijezon U, Treleaven J. Proprioception in musculoskeletal rehabilitation. Part 2: clinical assessment and intervention. Man Ther 2015;20:378–87.

47. Röijezon U, Clark N, Treleaven J. Proprioception in musculoskeletal rehabilitation. Part 1: basic science and principles of assessment and clinical interventions. Man Ther 2015;20:368–77.

48. Carroll L, Hogg-Johnson S, van der Velde G, et al. Course and prognostic factors for neck pain in the general population. Results of the Bone and Joint Decade 2000-2010 Task Force on Neck Pain and Its Associated Disorders. Spine 2008;33:S75–82.

49. Christensen J, Knardahl S. Work and neck pain: a prospective study of psychological, social, and mechanical risk factors. Pain 2010;151:162–73.

50. Christensen J, Knardahl S. Time-course of occupational psychological and social factors as predictors of new-onset and persistent neck pain: a three-wave prospective study over 4 years. Pain 2014;155:1262–71.

51. Shahidi B, Curran-Everett D, Maluf K. Psychosocial, physical, and neurophysiological risk factors for chronic neck pain: a prospective inception cohort study. J Pain 2015;16:1288–99.

52. Walton D, Macdermid J, Giorgianni A, et al. Risk factors for persistent problems following acute whiplash injury: update of a systematic review and meta-analysis. J Orthop Sports Phys Ther 2013;43:31–43.

53. Walton D, Carroll L, Kasch H, et al. An overview of systematic reviews on prognostic factors in neck pain: results from the International Collaboration on Neck Pain (ICON) Project. Open Orthop J 2013;7(Suppl. 4:M9):494–505.

54. Sterling M. Does knowledge of predictors of recovery and nonrecovery assist outcomes after whiplash injury? Spine 2011;36: S257–62.

55. Mintken P, Cleland J, Carpenter K, et al. Some factors predict successful short-term outcomes in individuals with shoulder pain receiving cervicothoracic manipulation: a single-arm trial. Phys Ther 2010;90:26–42.

56. Nee R, Vicenzino B, Jull GA, et al. Baseline characteristics of patients with nerve-related neck and arm pain predict the likely response to neural tissue management. J Orthop Sports Phys Ther 2013;43:379–91.

57. Puentedura E, Cleland J, Landers M, et al. Development of a clinical prediction rule to identify patients with neck pain likely to benefit from thrust joint manipulation to the cervical spine. J Orthop Sports Phys Ther 2012;42:577–92.

58. Raney N, Petersen E, Smith T, et al. Development of a clinical prediction rule to identify patients with neck pain likely to benefit from cervical traction and exercise. Eur Spine J 2009;18:382–9.

59. Tseng Y-L, Wang W, Chen W-Y, et al. Predictors for the immediate responders to cervical manipulation in patients with neck pain. Man Ther 2006;11:306–15.

60. Cleland J, Mintken P, Carpenter K, et al. Examination of a clinical prediction rule to identify patients with neck pain likely to benefit from thoracic spine thrust manipulation and a general cervical range of motion exercise: multi-center randomized clinical trial. Phys Ther 2010;90:1239–50.

61. Fernández-de-Las-Peñas C, Cleland J, Salom-Moreno J, et al. Prediction of outcome in women with carpal tunnel syndrome who receive manual physical therapy interventions: a validation study. J Orthop Sports Phys Ther 2016;46:443–51.

62. Mintken P, McDevitt A, Michener L, et al. Examination of the validity of a clinical prediction rule to identify patients with shoulder pain likely to benefit from cervicothoracic manipulation. J Orthop Sports Phys Ther 2017;47:133–49.

63. Kelly J, Ritchie C, Sterling M. Clinical prediction rules for prognosis and treatment prescription in neck pain: a systematic review. Musculoskelet Sci Pract 2017;27:155–64.

64. Childs J, Fritz J, Piva S, et al. Proposal of a classification system for patients with neck pain. J Orthop Sports Phys Ther 2004;34:686–96.

65. Fritz J, Brennan G. Preliminary examination of a proposed treatment-based classification system for patients receiving physical therapy interventions for neck pain. Phys Ther 2007;87: 513–24.

66. Fritz J, Thackeray A, Brennan G, et al. Exercise only, exercise with mechanical traction, or exercise with over-door traction for patients with cervical radiculopathy, with or without consideration of status on a previously described subgrouping rule: a randomized clinical trial. J Orthop Sports Phys Ther 2014;44: 45–57.

67. Blanpied P, Gross A, Elliott J, et al. Neck pain: revision 2017. J Orthop Sports Phys Ther 2017;47:A1–83.

68. Childs J, Cleland J, Elliott J, et al. Neck pain: clinical practice guidelines linked to the International Classification of Functioning, Disability, and Health from the Orthopedic Section of the American Physical Therapy Association. J Orthop Sports Phys Ther 2008;38:A1–34.

69. Clare H, Adams R, Maher C. Reliability of McKenzie classification of patients with cervical or lumbar pain. J Manipulative Physiol Ther 2005;28:122–7.

70. Hefford C. McKenzie classification of mechanical spinal pain: profile of syndromes and directions of preference. Man Ther 2008;13:75–81.

71. Takasaki H, May S. Mechanical diagnosis and therapy has similar effects on pain and disability as 'wait and see' and other approaches in people with neck pain: a systematic review. J Physiother 2014;60:78–84.

72. Saragiotto B, Maher C, Hancock M, et al. Subgrouping patients with nonspecific low back pain: hope or hype? J Orthop Sports Phys Ther 2017;47:44–8.

73. Southerst D, Nordin M, Côté P, et al. Is exercise effective for the management of neck pain and associated disorders or whiplash-associated disorders? A systematic review by the Ontario Protocol for Traffic Injury Management (OPTIMa) Collaboration. Spine J 2016;16:1503–23.

74. Sutton D, Côté P, Wong J, et al. Is multimodal care effective for the management of patients with whiplash-associated disorders or neck pain and associated disorders? A systematic review by the Ontario Protocol for Traffic Injury Management (OPTIMa) Collaboration. Spine J 2016;16:1541–5165.

75. van der Velde G, Yu H, Paulden M, et al. Which interventions are cost-effective for the management of whiplash-associated and neck pain-associated disorders? A systematic review of the health economic literature by the Ontario Protocol for Traffic Injury Management (OPTIMa) Collaboration. Spine J 2016;16:1582–97.

76. Wong J, Shearer H, Mior S, et al. Are manual therapies, passive physical modalities, or acupuncture effective for the management of patients with whiplash-associated disorders or neck pain and associated disorders? An update of the Bone and Joint Decade Task Force on Neck Pain and Its Associated Disorders by the OPTIMa collaboration. Spine J 2016;16:1598–630.

77. Yu H, Côté P, Southerst D, et al. Does structured patient education improve the recovery and clinical outcomes of patients with neck pain? A systematic review from the Ontario Protocol for Traffic Injury Management (OPTIMa) collaboration. Spine J 2016;16:1524–40.

78. Shearer H, Carroll L, Wong J, et al. Are psychological interventions effective for the management of neck pain and whiplash-associated disorders? A systematic review by the Ontario Protocol for Traffic Injury Management (OPTIMa) collaboration. Spine J 2016;16:1566–81.

79. Gross A, Langevin P, Burnie S, et al. Manipulation and mobilisation for neck pain contrasted against an inactive control or another active treatment. Cochrane Databae Syst Rev 2015;(9): doi:10.1002/14651858.CD004249.pub4.

80. Gross A, Paquin J, Dupont G, et al. Exercises for mechanical neck disorders: a Cochrane review update. Man Ther 2016;24:25–45.

81. Jull G, Moore A. Hands on, hands off? The swings in musculo-skeletal physiotherapy practice. Man Ther 2012;17:199–200.

82. Roth R, Geisser M, Williams D. Interventional pain medicine: retreat from the biopsychosocial model of pain. Transl Behav Med 2012;2:106–16.

第二部分　临床科学

本部分介绍了生物－心理－社会领域的关键临床科学,这些临床科学支持肌肉骨骼系统对颈痛障碍患者管理的临床实践;讨论了颈痛障碍患者常见症状的神经科学和临床科学基础,以及感觉、关节、神经、肌肉和感觉运动系统的病理生理学。这些内容为临床医务人员给各种各样的颈痛障碍患者进行临床评估、诊断和治疗时的临床实践提供了依据,它们也为临床医务人员应用准确的临床推理来执行上述操作提供了理论基础。

第二章 伤害性感受和疼痛感知

引言

目前国际疼痛协会（International Association for the Study of Pain, IASP）对疼痛的定义是：一种与实际或潜在的组织损伤相关的不愉快的感觉和情感体验，或上述损伤是由患者所描述的[1]。这个定义包含了几个重要观点。首先，疼痛并不总是与组织损伤有关，因此应该认识到疼痛与伤害性感受不同：伤害性感受是一个生理学术语，被定义为"感受有害刺激的神经反应过程"[2]。伤害性感受通常伴有疼痛，但它对疼痛的感知既不是必要条件，也不是充分条件。从定义中得到的第二个重要的观点是，疼痛不是一种简单反映周围组织状态的感觉。根据定义，疼痛是一种多维度的感觉和情感体验，这种不舒服的感觉属性总是给人带来负面影响，使人特别苦恼[3,4]。这种多维性也是心理因素、压力以及免疫反应调节和强化痛苦的途径。

还有一些定义是按位置（空间）对疼痛进行分类的，也有按时序（时间）分类的。颈痛被国际疼痛协会定义为"以枕骨上项线为上缘、以经过第一胸椎棘突尖端的假想横线为下缘、以颈外侧与矢状面相切的外侧缘所组成的区域内的疼痛"[1]，如将上述区域分成头尾相等的两部分，颈痛又可进一步被分为上颈痛和下颈痛[1]。此外，在枕骨上项线和第二颈椎棘突假想横线之间的疼痛被定义为枕下痛[1]。

慢性疼痛被认为"疼痛持续时间超过了正常组织愈合时间"[1]。一般认为，3~6个月是"正常组织愈合"的时间，因此可以用这个时间来定义慢性疼痛[5]。疼痛具有适应性（有益的），起到保护性作用，因为它能够提醒机体注意危险性因素，如

果忽视这些危险因素，可能会导致真正的身体上的伤害。然而，当去除危险因素后，疼痛仍然持续存在时，对于某些人来说，它可能不再具有适应性和保护性，反而会成为生活质量差、情绪低落、功能减退甚至生命缩短的根源[6,7]。

本章将简要回顾导致疼痛感知的不同机制[8,9]：伤害感受性的、神经病理性的、炎症性的和中枢敏化性的。这些不同的疼痛机制对治疗颈痛有不同的影响，具有重要的临床意义。

伤害感受性途径：从伤害性刺激到疼痛感知

伤害感受性途径包括4个主要过程：转化、编码、传导和传递[10]。转化是一个过程，在这个过程中有害性或潜在有害性刺激（机械性的、热的、化学的或者电的）被转化为电信号，嵌入到被刺激组织神经末梢的特殊感受器内。编码是信号形成的过程，它包含了与刺激性质和强度相关的信息。编码的结果可能是自主性的（如血压升高）或行为性的（逃避反射），但并不意味着一定有疼痛感知[1]。传递是编码信息通过突触从一个伤害感受性神经元传递到另一个伤害感受性神经元，再传递到大脑高级神经中枢的过程。感知是大脑高级神经中枢解码伤害感受性信息后的有意识体验[10]。在伤害感受性途径的每一个阶段，编码信息都有可能中断、减少或放大，这被称为调制，并被许多治疗性干预所利用[10]。

对伤害性刺激做出反应的高阈值感觉神经元被称为伤害性感受器。它们编码并将感觉信息从外周传递到中枢神经系统（central nervous system, CNS）。伤害性感受器包括直径小、传导慢

的无髓鞘神经元（称为 C 纤维）和细的有髓鞘神经元（称为 Aδ 纤维）[10,11]。它们以游离的、未被包裹的周围神经末梢止于身体的大部分组织中，包括皮肤、肌肉、关节和内脏，并对不同的刺激做出反应。当受到刺激时，C 纤维就像一个腺体一样，释放出一系列的促炎物质，如前列腺素、细胞因子、缓激肽，从其外周终末释放到周围组织中[10]。这些物质直接刺激邻近的伤害性感受器，逐渐扩大影响[12]。同时，伤害性感受器的激活阈值降低，这一过程被称之为外周敏化（peripheral sensitization），只需要更少的刺激就可以进一步激活伤害性感受器[13]。

编码信号的突触传递是复杂的。伤害性感受器的主要神经递质是谷氨酸，但也释放出了其他多种化学物质[14]。伤害性感受器止于脊髓后角，主要在脊髓Ⅰ层内和脊髓Ⅱ层外[10,14]。它们将编码的信号传递给伤害感受性神经元，以及对信号调制很重要的局部中间神经元[14]。这与低阈值 Aβ 纤维形成对比，后者将无害的触摸信号和突触传递给主要位于脊髓Ⅲ层的神经元[15]。如果感觉传递的分离性丧失，会导致痛觉超敏，如轻微触摸这样无害的刺激就会引起疼痛[16]。

编码的信号可以在脊髓后角内被改变。局部抑制性和兴奋性中间神经元，除了组成下行通路外，还可以调节伤害感受性信号的传递[14]。例如，它们可以将疼痛感知优先于其他竞争需求，或者为增加幸存机会阻断疼痛感知[14]。然后，二级神经元通过脊髓中的上行通路传递伤害感受性信号到大脑高级神经中枢[10,13]。脊髓丘脑束（也称为前外侧系统）向丘脑内核传递伤害感受性信号，在丘脑内核，三级神经元上升并止于第一躯体感觉区和其他区域，如扣带回皮质[10]。这一通路与疼痛刺激的定位尤其相关[10,13]。与之相反，脊髓网状通路与疼痛的情绪方面有关[10,13]。在投射到丘脑和下丘脑并进一步投射到皮质之前，脊髓网状通路的纤维到达脑干网状结构。脊髓中脑束主要止于上丘脑和中脑导水管周围灰质，并可能参与多感觉整合、行为反应和对疼痛刺激的定向[13]。

在急性疼痛过程中，有许多脑区被激活，包括第一躯体感觉区和第二躯体感觉区、岛叶皮质、前扣带回皮质、前额叶皮质和丘脑，它们被统称为疼痛感受区[10,13]。这种分散的脑激活可能反映了疼痛的多面性，包括辨别性、情感性、自主性和运动成分[13]。疼痛感知是主观的，可被许多因素改变或影响，如注意力、信念和态度等[10,17]。

大脑能够通过下行通路调节伤害性感受过程，下行疼痛控制系统，降低伤害感受性神经元的活性，从而缓解疼痛[18]。下行疼痛控制系统包括前额叶背外侧皮质、中脑导水管周围灰质、脑桥蓝斑和延髓中缝大核。研究表明，疼痛缓解的程度与这些区域之间的激活及功能连接的程度有关[18-20]。下行疼痛抑制在很大程度上是通过内源性阿片样物质促进的[20,21]，但其他神经递质，如大麻素和多巴胺对此也有促进作用[12,18,19,22,23]。

伤害感受性疼痛

对非神经组织的损害或威胁性损害可激活伤害性感受器，从而导致伤害感受性疼痛[1]。颈部区域的许多结构，如肌肉、关节囊、椎间盘和韧带[24]，都由伤害性感受器支配，是伤害性感受输入的来源。对于颈痛患者，通常不能用影像学技术来显示"病理性"病变[25]，而且常常不可能做出明确的病理诊断，但这并不能否定身体原因的存在。一些尸体解剖研究已经证明颈部结构中存在细微的病理解剖损害，这些损害至今还无法通过当前的影像学技术来进行检测[26,27]。在机动车事故和挥鞭伤中，椎间盘和关节突关节可能有细微的损伤[25,28]，生物力学研究证实，即使很小的负荷也会导致关节突关节的损伤[29,30]。

关节突关节囊包括低阈值的机械感受器、机械敏感的伤害性感受器和静止型伤害性感受器[31,32]，证实了它们是持续伤害性疼痛的潜在来源。许多研究已经描述了个别颈椎结构受到有害刺激后经历疼痛的区域（图 2.1）[33-35]。值得注意的是，当已经有症状的结构（如关节突关节）受到刺激时，疼痛的分布范围可能会变得更大[33]。

颈脊神经后内侧支限制的诊断性阻滞可用于确定特定人群中颈椎关节突关节疼痛的患病率[36]。当内侧支阻滞后至少一半疼痛减轻时，结果为阳性。在一项包括 194 名有慢性颈痛且疼痛持续超过 6 个月患者的研究中（共完成了 347 次诊断性阻滞）[33]，134 名患者（69%）出现至少一项

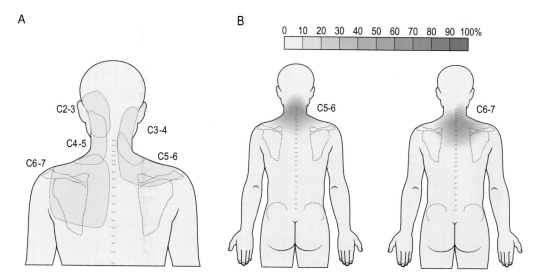

图 2.1 ■（A）健康受试者注射造影剂扩张关节囊刺激颈椎关节突关节的牵涉痛模式（引自 Dwyer A, Aprill C, Bogduk N. Cervical zygapophysial joint pain patterns I: a study in normal volunteers. Spine 1990;15:453‑457.）。（B）颈椎椎间盘造影患者 C5‑6 和 C6‑7 椎间盘水平的牵涉痛典型例图（引自 Slipman CW, Plastaras C, Patel R, et al. Provocative cervical discography symptom mapping. Spine J 2005;5:381‑388.）

症状。最近的一项研究发现，关节突关节疼痛的发病率为 36%~67%，其中 C5 和 C6 是最常见的受累关节[37]。来自高速交通事故的患者，其患病率可高达 74%[38]。

最近的研究还表明，在挥鞭伤相关疾病患者中应用射频消融（一种通过去除关节感觉神经支配来减少关节周围伤害性的技术）可以增加颈部的关节活动度、减少心理压力、降低中枢神经兴奋性[39,40]，这一点也支持了关节突关节是许多慢性颈痛患者颈痛的持续来源这一观点。

神经病理性疼痛

国际疼痛协会将神经病理性疼痛定义为"由躯体感觉神经系统的病变或疾病引起的疼痛"，也可进一步分为中枢神经病理性疼痛和周围神经病理性疼痛[1]。中枢神经病理性疼痛是指"由中枢躯体感觉神经系统的损伤或疾病引起的"，而周围神经病理性疼痛是指"由周围躯体感觉神经系统的损伤或疾病引起的"[1]。神经压迫、神经创伤、感染和糖尿病都可能导致神经病理性疼痛，患者通常有灼烧感、闪痛、刺痛或针刺样疼痛等典型症状[41,42]。神经病理性疼痛归因于神经通路的不平衡，而后者是由神经元损伤引起的生理输入的实际丧失或干扰导致的[41]。更具体地说，兴奋性和抑制性信号之间的差异、离子通道的变化和对痛觉调制的改变是与神经病理性疼痛相关的机制[41]。

神经病理性疼痛可能与感觉障碍（不愉快的异常感觉）、痛觉超敏［对非有害刺激（如轻触）感觉疼痛］和痛觉过敏（对有害刺激的反应增强）有关[42,43]。冷性痛觉过敏更是周围神经损伤引起的神经病理性疼痛的一个共同特征[44,45]。在神经病理性疼痛患者身上观察到的其他共同特征是：疼痛的时间总和异常，刺激停止后疼痛持续[42]。

颈神经根病通常存在神经病理性疼痛机制，尽管这些患者可能存在混合性疼痛综合征，即同时存在伤害感受性疼痛和神经病理性疼痛[46,47]。若一些挥鞭伤患者表现出神经病理性疼痛的症状，则提示他们可能有神经损伤。例如，在挥鞭伤后出现中度到重度疼痛的患者中观察到冷性痛觉过敏，则提示这样的患者预后较差[48]。此外，与颈神经根病患者一样，挥鞭伤[49]患者对振动、电刺激和热刺激的敏感度降低或检测阈值增加（感觉减退）[47,50,51]。此外，研究还证实了挥鞭伤相关疾病[52,53]患者存在神经组织机械性敏化，这种情况提示神经损伤是导致症状持续的一个因素。交通事故后存在神经损伤（如神经根和背根神经节损伤）已经得到了尸体解剖研究的支持[27]。

某些自我报告的问卷可以用来帮助识别神经病理性疼痛。其中一个问卷，利兹大学神经病理性疼痛症状和体征自我管理评价量表（Self-Administered Leeds Assessment of Neuropathic Symptoms and Signs, S-LANSS）[54]由挥鞭伤后急性疼痛患者完成；约20%的患者被认为可能存在神经病变[55]。疼痛监测量表（painDETECT questionnaire）[56]也可以用来帮助识别神经病理性疼痛，它与神经病理性疼痛筛查工具[56]和疼痛严重程度具有相似的聚合效度[57]。不过这个量表通常用于确定腰痛和腿痛患者的神经病理性疼痛[58,59]，在颈痛患者中使用频率较低。一项研究表明，30%的颈神经根病受试者被疼痛监测量表鉴别出可能存在神经病理性疼痛；而在非特异性颈臂痛（non-specific neck-arm pain）受试者中，疼痛监测量表未鉴别出神经病理性疼痛[47]。颈神经根病受试者在其最大疼痛区域的机械和振动检测中也表现出显著的双侧差异，症状侧对刺激的敏感度低于对照侧，这与周围神经损伤患者身上所观察到的表现一致[47]。大约50%的受试者也表现出冷性痛觉过敏，这是周围神经损伤后的另一个共同特征。

炎症性疼痛

组织损伤后释放的大量物质以及随后炎症反应的激增，促进了炎症性疼痛。组织损伤后的炎症是由血浆外渗和免疫细胞浸润到包括巨噬细胞和中性粒细胞在内的损伤区域所致[60]。这些免疫细胞除了固有细胞，还可释放许多炎症介质，包括前列腺素、缓激肽、神经生长因子、促炎性细胞因子、白细胞介素-1β 和促炎性趋化因子[60,61]。其中一些炎症介质会直接激活和敏化伤害性感受器，这会改变它们的响应特性[14]，并可能激活"休眠"伤害性感受器。通常，"休眠"伤害性感受器不受有害刺激的影响，但可被组织损伤产生的化学介质唤醒[14,62,63]。炎症诱导的伤害性感受器过度活跃也可以促进神经递质（如谷氨酸）和神经调节剂（如P物质）的释放，导致突触后伤害性感受神经元的过度活跃，从而促进中枢敏化过程[64,65]。肿瘤坏死因子-α 和白细胞介素-1β 等促炎性细胞因子参与了慢性病理性疼痛的发生，

促炎性细胞因子和促炎性趋化因子均能调节外周和中枢神经元的活性[61]。

C反应蛋白是肝细胞释放的急性期反应物，它的产生可能受肿瘤坏死因子-α 和白细胞介素-1β 等促炎性细胞因子的调节[66]。C反应蛋白水平在创伤、感染和自身免疫性疾病后显著提高，此外，在急性坐骨神经痛[67]和挥鞭伤中也可见到升高[68,69]。C反应蛋白一般在损伤后48小时内达到峰值，之后通常会迅速下降，因此，C反应蛋白水平持续升高表明炎症仍在持续[70,71]。

目前对于颈痛患者的炎症生物标志物的研究很少，这可能会成为未来研究的一个领域。Kivioja等[69]的一项研究显示，挥鞭伤后3天内就会出现免疫反应，肿瘤坏死因子-α 和分泌白细胞介素-10的单核细胞升高就是证据，而这些促炎性细胞因子会在14天内被清除。这一发现表明，挥鞭伤后在开始时有炎性反应，但最终会结束。在另一项研究中，当挥鞭伤[68]后2~3周测量时，发现患者的C反应蛋白水平升高，提示损伤组织正处于炎性反应中。有趣的是，当受伤3个月后进行检测时，那些认为自己已经恢复或只有轻度障碍的患者C反应蛋白水平已经恢复正常，而那些可能由于未解决的组织损伤而继续经历中度至重度疼痛和功能障碍的患者的C反应蛋白水平仍然升高[68]。

外周和中枢敏化

敏化是指"伤害感受性神经元对其正常输入的反应增强，和（或）对正常阈下输入的反应增强"[1]，也是一种包括阈值降低和阈上反应增加的过程。重要的是，临床医务人员要注意到，敏化过程是生理性的和适应性的，通过进化过程来选择以保护机体。然而，和许多保护性适应一样，有时这一机制背后的组织和过程可能会因为出现功能障碍而导致问题，特别是与躯体感觉敏感性不成比例的疼痛。

在组织损伤或神经损伤后会发生敏化反应，通常会导致对刺激的疼痛感觉增强。当疼痛刺激有害时，增强的反应称为痛觉过敏；当疼痛刺激无害时，这种现象称为痛觉超敏。自发放电和感受野大小的空间扩张也是典型的敏化结果。此

外,这些后果可以比刺激持续更长的时间,几乎就像"疼痛记忆",这一过程也被称为长时程增强[10,13]。因此,可能会发生自发持续性疼痛、自发间歇性疼痛和异常诱发疼痛(如通过轻触或移动诱发)[72]。

敏化可通过中枢和外周机制发展。外周敏化可归因于位于背根神经节和三叉神经节内的外周初级感觉神经元的敏化,可由多种机制引起,包括炎症介质(如前列腺素)和受损细胞释放物质[42]。中枢敏化包括大脑皮质、脑干、三叉神经核和脊髓中的中枢伤害感受性神经元的兴奋性增加[65]。长期中枢敏化与许多机制有关,包括大脑皮质重组、神经可塑性失调、神经化学改变、抑制性神经元丧失、神经胶质活动敏感、内源性疼痛控制机制障碍、灰质体积改变、白质结构完整性和连接性改变[16,65,73]。

Koelbaek-Johansen 等[74]是最早证明慢性挥鞭伤相关疾病患者存在中枢敏化和广泛超敏的研究者。在这项研究中,将高渗盐水注入健康对照组和慢性挥鞭伤相关疾病患者的胫骨前肌,并要求受试者在身体图上画出他们感觉到的疼痛位置。在有远端和近端牵涉痛的患者组中,患者的牵涉痛范围都较大[74]。此后,许多研究应用定量感觉测试(quantitative sensory testing, QST)来评估颈痛患者的外周和中枢敏化。定量感觉测试包括对可控和可量化物理刺激(通常是压力或温度)的反应进行评估。痛阈定义为激发疼痛所需的最小刺激量,通常是可以测量的。以压力痛阈为例,在一个点上(如肌腹)用一个痛觉测试计以标准化的比率逐渐施加越来越多的压力,并提示患者在感觉从压力变为疼痛时立即按下按

钮。较少被评估的是疼痛耐受性,它测量的是一个人愿意承受的最大刺激。此外,还建立了时间总和法和条件疼痛调制法来量化敏感性,分别用来测量传入痛觉通路的兴奋性和诱发下行疼痛抑制[75,76]。

无论疼痛的病因是什么,颈部局部的机械性痛觉过敏常在颈痛患者身上被发现[77-81]。然而,已经观察到挥鞭伤相关疾病患者在远端部位出现机械性痛觉过敏现象(提示中枢敏化),特别是那些严重疼痛的患者[77-79,82],某些情况下,上述现象也可出现于非创伤性颈痛较为严重的患者身上[83]。因此,这种对机械性刺激广泛敏感的特征,通常并不存在于症状较轻的患者或是有隐匿性颈痛的患者身上[77,78]。在挥鞭伤后出现中度到重度疼痛的患者中也发现了对冷热刺激的敏感性,这在冷性痛觉过敏的局部和远端部位[48,51,78,84]都有表现,有一定证据表明这些患者预后不良[48,85]。类似的感觉障碍也出现在疼痛和功能障碍程度较高的慢性颈神经根病患者身上[47,51]。然而,非创伤性颈痛患者对热刺激的敏感性并未被证实[47,78](图 2.2)。伤害感受性逃避反射已被用来研究脊髓神经元的兴奋性,有证据表明慢性挥鞭伤相关疾病患者的阈值明显低于无症状患者,这提示脊髓兴奋性过高[82,86]。最近的系统评价证实,敏化是挥鞭伤相关疾病[87]的一个共同特征,但不是慢性特发性和非创伤性颈痛的特征[88]。

还有研究通过评估非疼痛刺激阈值来检查感觉减退,与热痛阈测试一致,在慢性挥鞭伤相关疾病[49,77]患者中检测到了感觉减退,而在慢性特发性颈痛患者中则没有发现感觉减退[77]。在挥鞭伤

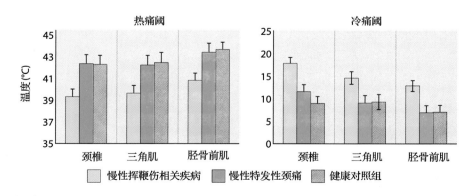

图 2.2 ■ 慢性挥鞭伤相关疾病、慢性特发性颈痛和健康对照组受试者的颈椎、三角肌和胫骨前肌的温度痛阈测量。注意,只有挥鞭伤组的温度痛阈有显著变化。(引自 Scott D, Jull G, Sterling M. Widespread sensory hypersensitivity is a feature of chronic whiplash-associated disorder but not chronic idiopathic neck pain. Clin J Pain 2005;21:175 - 181.)

相关疾病患者中普遍存在感觉减退再次提示有中枢敏化。

心理因素的影响

过去 20 年来关于疼痛的文献,特别是与腰痛有关的文献中,心理因素的影响占主导地位。心理风险因素"黄旗征"(yellow flags)的发展最初围绕与腰痛相关的慢性功能障碍上。然而,同样的风险因素在颈痛等各种肌肉骨骼疼痛中的作用越来越明显。此外,与事件相关的痛苦可能是挥鞭伤的后果之一[89,90]。

心理因素,如焦虑和苦恼,会在中枢神经系统中产生非常真实的、可测量的活动。正是在这种中枢神经系统活动中,来自周围神经系统的信号汇聚并相互作用,从而产生我们在患者身上看到的效果。事实上,心理因素(如抑郁症)可以延长疼痛症状的持续时间,从而增加参与疼痛信号处理的类似脑区的活动[91,92]。

急性应激刺激肾上腺髓质激素系统(adreno-medullary hormonal system, AHS)、下丘脑 – 垂体 – 肾上腺皮质(hypothalamic–pituitary–adrenocortical, HPA)轴和交感神经系统(sympathetic nervous system, SNS),可引起短暂的应激性镇痛,也是"或战或逃"反应(flight–or–fight response)的一部分[93]。这些有助于记忆压力事件的过程被称之为记忆巩固[94]。有学者认为,过度的应激反应实际上可能会导致记忆的过度巩固,从而导致创伤后应激障碍的发展[95]。

越来越多的证据表明,应激反应可能会变得适应不良,并且可能会导致持续疼痛甚至发展为慢性疼痛[96,97]。此外,在机动车事故中,应激事件[98]和颈痛会激活应激系统,导致痛觉过敏和痛觉超敏[48,99]。一些患者在挥鞭伤后几周内就发现了创伤后应激障碍,这种症状会持续存在,并导致更大的疼痛和障碍,以及更差的恢复[85,90]。在这种情况下,最初和持续的应激反应会变得不适应,促使病情向慢性发展。

一些证据表明,慢性疼痛患者皮质醇分泌可能异常,如在慢性挥鞭伤相关疾病[100]以及其他慢性疼痛患者(如腰痛和纤维肌痛)中,皮质醇水平会降低[100-104]。研究还发现,在诱发实验中,下丘脑 – 垂体 – 肾上腺皮质轴的激活改变是对疼痛刺激做出的反应[97,105]。

应激性疼痛可能存在遗传倾向,遗传变异影响了应激系统的反应能力,这可以解释为什么一些人在发生应激性或创伤性事件(如挥鞭伤)后容易发生持续性疼痛[98,106]。儿茶酚胺氧位 – 甲基转移酶(catechol O-methyltransferase, COMT)基因就是这样一个例子。COMT 基因提供了产生儿茶酚胺氧位 – 甲基转移酶的指令,而儿茶酚胺氧位 – 甲基转移酶可降解儿茶酚胺,如肾上腺素、去甲肾上腺素和多巴胺[107]。研究表明,COMT 基因变异的患者对实验性疼痛[108,109]和慢性疼痛更敏感[108,110]。最近的一项研究评估了车祸后颈痛强度与儿茶酚胺氧位 – 甲基转移酶基因型的相关性[107]。有趣的是,儿茶酚胺氧位 – 甲基转移酶疼痛易感基因型的患者,其颈痛、头痛和头晕更严重。此外,他们的身体和情绪恢复都需要更长的时间。因此,影响应激反应的基因变异会影响车祸后患者的症状和心理状态[107]。毫无疑问,未来的研究将进一步揭示这些影响。

心理社会因素对痛觉的影响

当一个人经历剧烈疼痛时,很可能会有某种程度的心理痛苦。慢性疼痛,就其本质而言可能与持续的心理痛苦有关,也可能与其他特征,如消极信念、恐惧和抑郁有关。心理因素对疼痛感知有着强烈的影响,对某些患者来说,心理因素在从急性疼痛向慢性疼痛转变的过程中起着关键作用。社会背景、文化背景、社会经济地位、态度、期望和信念也会对疼痛感知产生强烈的影响,并能放大外周感觉。例如,当患者知道诊断和(或)预后不好时,疼痛会被他们放大[111]。影像学研究证实,悲观心态增加了与疼痛处理和情绪调节相关的前额叶皮质、前扣带回皮质和岛叶区的活动[112,113]。举一个颈部疼痛的特例,即使考虑到初始疼痛和健康状况等潜在的共同因素,挥鞭伤后恢复不良也与之前患者的不良预期有关[114-116]。其他的研究表明,跟治疗不相关的、疗效不佳的治疗体验也会影响随后的治疗效果[117]。

焦虑和恐惧也会加重疼痛[118]。表现出与疼痛相关的焦虑和恐惧的人会更关注疼痛感,并预感他们在体格检查期间会经历更多的疼痛[119]。恐惧可以导致行为回避、拒绝活动、失能，以及对疼痛回避的关注增加[120]。对某些患者来说，另一个相关的特征是疼痛灾难化（pain catastrophizing），这是一种对疼痛体验夸大的关注，会消极评估自身处理疼痛的能力[17]。疼痛灾难化心理被认为是挥鞭伤[121,122]后恢复不良的一个预后因素，并且有此心理的患者其功能障碍程度更高，止痛药物使用率更高，就医率也更高[17]。

抑郁症一直与慢性疼痛[92]有关，并与痛阈和疼痛耐受水平降低、活动减少及被动应对策略（如拒绝活动）相关[114,123,124]。与主动应对策略（如积极参加锻炼）相比，挥鞭伤后使用被动应对策略往往恢复不佳，尤其是那些同时表现出抑郁情绪的患者[123]。抑郁症也可能与较大的疼痛区域有关。例如在一项研究中发现，与慢性挥鞭伤相关疾病患者较大疼痛范围相关的因素中，除了包括年龄、性别、受教育程度、保险状况、经济状况和颈痛强度有关，还包括抑郁和自我效能感[125]。也就是说，情绪低落的患者会表现出更广泛的疼痛。有趣的是，在一些患有颈神经根病的患者中，情况却并非如此[126]。

在挥鞭伤疼痛和颈神经根病中，较低的社会经济状况与较大的疼痛范围相关[125,126]，社会经济地位越低，症状越严重[127]。社会支持不足、低工作控制、低技能判断力和工作不满意等社会因素都是颈痛程度较高的风险因素[128,129]。此外，在办公室人员中，工作要求、决策权和上级领导支持之间的相互作用与较高的疼痛感知和障碍程度相关联[130]。举个例子，如果一个雇主与由于腰痛而休假的员工保持定期的沟通，那么员工请假的时间就会减少，对康复的积极性也会提高[131]。这很可能也适用于颈痛患者。家人和朋友的支持也是非常重要的。例如，在家人和朋友陪伴下，患者的敏感度和疼痛强度评分通常会低于患者独自一人时[132]。因此，心理和社会因素均可影响疼痛感知，还会改变疼痛的严重程度和分布，也可以改变患者的行为。

总结

疼痛的体验并不是周围组织状态的直接表现，而是由其所经历的所有情境决定的。颈痛患者表现出不同的疼痛机制，这些机制可能是伤害感受性的、神经病理性的、敏化性的和炎症性的，通常有多种机制同时在起作用。无论其机制如何，症状的严重程度和影响都可以通过各种心理和社会因素来改变。在可能的情况下，确定这些机制是很重要的，因为它们分别对不同的干预措施有反应，这也意味着需要不同的管理方法。

（李进飞译，张志杰、朱毅、王于领审）

参考文献

1. IASP Task Force on Taxonomy. Classification of chronic pain. 2nd ed. Seattle, USA: IASP Press; 1994.
2. Prescott SA, Ma Q, De Koninck Y. Normal and abnormal coding of somatosensory stimuli causing pain. Nat Neurosci 2004; 17:183–91.
3. Roditi D, Robinson ME. The role of psychological interventions in the management of patients with chronic pain. Psychol Res Behav Manag 2011;4:41–9.
4. Williams AC, Craig KD. Updating the definition of pain. Pain 2016;157:2420–3.
5. Clovin L, Fallon M. ABC of pain. UK: John Wiley & Sons; 2002.
6. Torrance N, Elliott AM, Lee AJ, et al. Severe chronic pain is associated with increased 10 year mortality. A cohort record linkage study. Eur J Pain 2010;14:380–6.
7. Macfarlane GJ, Barnish MS, Jones GT. Persons with chronic widespread pain experience excess mortality: longitudinal results from UK Biobank and meta-analysis. Ann Rheum Dis 2017;76:1815–22.
8. Vardeh D, Mannion RJ, Woolf CJ. Toward a mechanism-based approach to pain diagnosis. J Pain 2016;17:T50–69.
9. Woolf CJ, Bennett GJ, Doherty M, et al. Towards a mechanism-based classification of pain? Pain 1998;77:227–79.
10. Wall & Melzack's textbook of pain. 6th ed. Philadelphia, USA: Elsevier; 2013.
11. Julius D, Basbaum AI. Molecular mechanism of nociception. Nature 2001;413:203–10.
12. Basbaum A, Bautista DM, Scherrer G, et al. Cellular and molecular mechanisms of pain. Cell 2009;139:267–84.
13. Basbaum A, Bushnell MC. Science of pain. USA: Academic Press; 2008.
14. Dubin AE, Patapoutian A. Nociceptors: the sensors of the pain pathway. J Clin Invest 2010;120:3760–72.
15. Arcourt A, Lechner SG. Peripheral and spinal circuits involved in mechanical allodynia. Pain 2015;156:220–1.
16. Kuner R, Flor H. Structural plasticity and reorganisation in chronic pain. Nat Rev Neurosci 2016;18:20–30.
17. Keefe FJ, Rumble ME, Scipio CD, et al. Psychological aspects of persistent pain: current state of the science. J Pain 2004;5:195–211.
18. Ossipov MH, Morimura K, Porreca F. Descending pain modula-tion and chronification of pain. Curr Opin Support Palliat Care 2014;8:143–51.
19. Ossipov MH, Dussor GO, Porreca F. Central modulation of pain. J Clin Invest 2010;120:3779–87.
20. Wiech K. Deconstructing the sensation of pain: the influence of cognitive processes on pain perception. Science 2016;354:584–7.
21. Eippert F, Bingel U, Schoell ED, et al. Activation of the opioidergic descending pain control system underlies placebo analgesia. Neuron 2009;63:533–43.

22. Benedetti F, Amanzio M, Rosato R, et al. Nonopioid placebo analgesia is mediated by CB1 cannabinoid receptors. Nat Med 2011;17:1228–30.

23. Pecina M, Zubieta JK. Molecular mechanisms of placebo responses in humans. Mol Psychiatry 2015;20:416–23.

24. Manchikanti L, Singh V, Rivera J, et al. Prevalence of cervical facet joint pain in chronic neck pain. Pain Physician 2002;5:243–9.

25. Uhrenholt L, Grunnet-Nilsson N, Hartvigsen J. Cervical spine lesions after road traffic accidents: a systematic review. Spine 2002;27:1934–41.

26. Jonsson H, Bring G, Rauschning W, et al. Hidden cervical spine injuries in traffic accident victims with skull fractures. J Spinal Disord 1991;4:251–63.

27. Taylor J, Taylor M. Cervical spinal injuries: an autopsy study of 109 blunt injuries. J Musculoskel Pain 1996;4:61–79.

28. Farrell SF, Osmotherly PG, Cornwall J, et al. Morphology of cervical spine meniscoids in individuals with chronic whiplash-associated disorder: a case-control study. J Orthop Sports Phys Ther 2016;46:902–10.

29. Stemper BD, Yoganandan N, Pintar FA. Gender and region-dependent local facet joint kinematics in rear impact: implications in whiplash injury. Spine 2004;29:764–71.

30. Bogduk N, Yoganandan N. Biomechanics of the cervical spine. Part 3: minor injuries. Clin Biomech (Bristol, Avon) 2001; 16:267–75.

31. Cavanaugh JM, Lu Y, Chen C, et al. Pain generation in lumbar and cervical facet joints. J Bone Joint Surg Am 2006;88:63–7.

32. McLain RF. Mechanoreceptor endings in human cervical facet joints. Spine 1994;19:495–501.

33. Cooper G, Bailey B, Bogduk N. Cervical zygapophysial joint pain maps. Pain Med 2007;8:344–53.

34. Dwyer A, Aprill C, Bogduk N. Cervical zygapophysial joint pain patterns I: a study in normal volunteers. Spine 1990;15:453–7.

35. Slipman CW, Plastaras C, Patel R, et al. Provocative cervical discography symptom mapping. Spine J 2005;5:381–8.

36. Bogduk N. Diagnostic nerve blocks in chronic pain. Best Pract Res Clin Anaesthesiol 2002;16:565–78.

37. Manchikanti L, Hirsch JA, Kaye AD, et al. Cervical zygapophysial (facet) joint pain: effectiveness of interventional management strategies. Postgrad Med 2016;128:54–68.

38. Gibson T, Bogduk N, Macpherson J, et al. Crash characteristics of whiplash associated chronic neck pain. J Musculoskelet Pain 2000;8:87–95.

39. Smith AD, Jull G, Schneider G, et al. Cervical radiofrequency neurotomy reduces central hyperexcitability and improves neck movement in individuals with chronic whiplash. Pain Med 2014;15:128–41.

40. Smith AD, Jull G, Schneider GM, et al. Modulation of cervical facet joint nociception and pain attenuates physical and psychological features of chronic whiplash: a prospective study. PM R 2015;7:913–21.

41. Colloca L, Ludman T, Bouhassira D, et al. Neuropathic pain. Nat Rev Dis Primers 2017;3:17002.

42. Finnerup NB, Jensen TS. Nerve damage and its relationship to neuropathic pain. In: Holdcraft A, Jagger S, editors. Core topics in pain. UK: Cambridge University Press; 2005.

43. Jensen TS, Finnerup NB. Allodynia and hyperalgesia in neuropathic pain: clinical manifestations and mechanisms. Lancet Neurol 2014;13:924–35.

44. Hatem S, Attal N, Willer JC, et al. Psychophysical study of the effects of topical application of menthol in healthy volunteers. Pain 2006;122:190–6.

45. Bennett G. Can we distinguish between inflammatory and neuropathic pain? Pain Res Manag 2006;11:11–15.

46. Attal NB, Bouhassira D. Can pain be more or less neuropathic? Pain 2004;112:223–4.

47. Tampin B, Slater H, Briffa NK. Neuropathic pain components are common in patients with painful cervical radiculopathy, but not in patients with nonspecific neck-arm pain. Clin J Pain 2013;29:846–56.

48. Sterling M, Jull G, Vicenzino B, et al. Sensory hypersensitivity occurs soon after whiplash injury and is associated with poor recovery. Pain 2003;104:509–17.

49. Chien A, Eliav E, Sterling M. Hypoesthesia occurs with sensory hypersensitivity in chronic whiplash-further evidence of a neuropathic condition. Man Ther 2009;14:138–46.

50. Tampin B, Slater H, Hall T, et al. Quantitative sensory testing somatosensory profiles in patients with cervical radiculopathy are distinct from those in patients with nonspecific neck-arm pain. Pain 2012;153:2403–12.

51. Chien A, Eliav E, Sterling M. Whiplash (grade II) and cervical radiculopathy share a similar sensory presentation: an investigation using quantitative sensory testing. Clin J Pain 2008; 24:595–603.

52. Sterling M, Treleaven J, Jull G. Responses to a clinical test of mechanical provocation of nerve tissue in whiplash associated disorders. Man Ther 2002;7:89–94.

53. Ide M, Ide J, Yamaga M, et al. Symptoms and signs of irritation of the brachial plexus in whiplash injuries. J Bone Joint Surg 2001;83:226–9.

54. Bennett M, Smith BH, Torrance N, et al. The S-LANSS score for identifying pain of predominantly neuropathic origin: validation for use in clinical and postal research. J Pain 2005;6:149–58.

55. Sterling M, Pedler A. A neuropathic pain component is common in acute whiplash and associated with a more complex clinical presentation. Man Ther 2009;14:173–9.

56. Freynhagen R, Baron R, Gockel U, et al. painDETECT: a new screening questionnaire to identify neuropathic components in patients with back pain. Curr Med Res Opin 2006;22: 1911–20.

57. Cappelleri JC, Koduru V, Bienen EJ, et al. A cross-sectional study examining the psychometric properties of the painDETECT measure in neuropathic pain. J Pain Res 2015;8:159–67.

58. Beith ID, Kemp A, Kenyon J, et al. Identifying neuropathic back and leg pain: a cross-sectional study. Pain 2011;152: 1511–16.

59. Morsø L, Kent PM, Albert HB. Are self-reported pain characteristics, classified using the PainDETECT questionnaire, predictive of outcome in people with low back pain and associated leg pain? Clin J Pain 2011;27:535–41.

60. Ji RR, Xu ZZ, Gao YJ. Emerging targets in neuroinflammation-driven chronic pain. Nat Rev Drug Discov 2014;13:533–48.

61. Zhang JM, An J. Cytokines, inflammation, and pain. Int Anesthesiol Clin 2007;45:27–37.

62. Schaible HG, Schmidt RF. Activation of groups III and IV sensory units in medial articular nerve by local mechanical stimulation of knee joint. J Neurophysiol 1983;49:35–44.

63. Schaible HG, Schmidt RF. Effects of an experimental arthritis on the sensory properties of fine articular afferent units. J Neurophysiol 1985;54:1109–22.

64. Ren K, Dubner R. Interactions between the immune and nervous systems in pain. Nat Med 2010;16:1267–76.

65. Latremoliere A, Woolf CJ. Central sensitisation: a generator of pain hypersensitivity by central neural plasticity. J Pain 2009;10:895–926.

66. Lund Håheim L, Nafstad P, Olsen I, et al. C-reactive protein variations for different chronic somatic disorders. Scand J Public Health 2009;37:640–6.

67. Stürmer T, Raum E, Buchner M, et al. Pain and high sensitivity C reactive protein in patients with chronic low back pain and acute sciatic pain. Ann Rheum Dis 2005;64:921–5.

68. Sterling M, Elliott JM, Cabot PJ. The course of serum inflammatory biomarkers following whiplash injury and their relationship to sensory and muscle measures: a longitudinal cohort

study. PLoS ONE 2013;8:e77903.

69. Kivioja J, Ozenci V, Rinaldi L, et al. Systemic immune response in whiplash injury and ankle sprain: elevated IL-6 and IL-10. Clin Immunol 2001;101:106–12.

70. Pepys MB, Hirschfield GM. C-reactive protein: a critical update. J Clin Invest 2003;111:1805–12.

71. Pritchett JW. C-reactive protein levels determine the severity of soft-tissue injuries. Am J Orthop 1996;25:759–61.

72. Davis CG. Mechanisms of chronic pain from whiplash injury. J Forensic Leg Med 2013;20:74–85.

73. Bolay H, Moskowitz MA. Mechanisms of pain modulation in chronic syndromes. Neurology 2002;59:S2–7.

74. Koelbaek Johansen M, Graven-Nielsen T, Schou Olesen A, et al. Generalised muscular hyperalgesia in chronic whiplash syndrome. Pain 1999;83:229–34

75. Yarnitsky D, Arendt-Nielsen L, Bouhassira D, et al. Recommendations on terminology and practice of psychophysical DNIC testing. Eur J Pain 2010;14:339.

76. Staud R, Robinson ME, Price DD. Temporal summation of second pain and its maintenance are useful for characterizing widespread central sensitisation of fibromyalgia patients. J Pain 2007;8:893–901.

77. Chien A, Sterling M. Sensory hypoesthesia is a feature of chronic whiplash but not chronic idiopathic neck pain. Man Ther 2010;15:48–53.

78. Scott D, Jull G, Sterling M. Widespread sensory hypersensitivity is a feature of chronic whiplash-associated disorder but not chronic idiopathic neck pain. Clin J Pain 2005;21:175–81.

79. Herren-Gerber R, Weiss S, Arendt-Nielsen L, et al. Modulation of central hypersensitivity by nociceptive input in chronic pain after whiplash injury. Pain Med 2004;5:366–76.

80. Bovim G. Cervicogenic headache, migraine, and tension-type headache. Pressure-pain threshold measurements. Pain 1992;51:169–73.

81. Assapun J, Uthaikhup S. Localized pain hypersensitivity in older women with cervicogenic headache: a quantitative sensory testing study. J Oral Facial Pain Headache 2017;31:80–6.

82. Banic B, Petersen-Felix S, Andersen OK, et al. Evidence for spinal cord hypersensitivity in chronic pain after whiplash injury and in fibromyalgia. Pain 2004;107:7–15.

83. Johnston V, Jimmieson NL, Jull G, et al. Quantitative sensory measures distinguish office workers with varying levels of neck pain and disability. Pain 2008;137:257–65.

84. Raak R, Wallin M. Thermal thresholds and catastrophizing in individuals with chronic pain after whiplash injury. Biol Res Nurs 2006;8:138–46.

85. Sterling M, Hendrikz J, Kenardy J. Similar factors predict disability and posttraumatic stress disorder trajectories after whiplash injury. Pain 2011;152:1272–8.

86. Sterling M, Hodkinson E, Pettiford C, et al. Psychologic factors are related to some sensory pain thresholds but not nociceptive flexion reflex threshold in chronic whiplash. Clin J Pain 2008;24:124–30.

87. Stone AM, Vicenzino B, Lim EC, et al. Measures of central hyperexcitability in chronic whiplash associated disorder–a systematic review and meta-analysis. Man Ther 2013;18:111–17.

88. Malfliet A, Kregel J, Cagnie B, et al. Lack of evidence for central sensitisation in idiopathic, non-traumatic neck pain: a systematic review. Pain Physician 2015;18:223–36.

89. Sterling M, Jull G, Vicenzino B, et al. Physical and psychological factors predict outcome following whiplash injury. Pain 2005;114:141–8.

90. Sterling M, Kenardy J, Jull G, et al. The development of psychological changes following whiplash injury. Pain 2003;106:481–9.

91. Wager TD, Atlas LY, Lindquist MA, et al. An fMRI-based neurologic signature of physical pain. N Engl J Med 2013;368:1388–97.

92. Robinson MJ, Edwards SE, Iyengar S, et al. Depression and pain. Front Biosci 2009;14:5031–51.

93. Vachon-Presseau E, Martel MO, Roy M, et al. Acute stress contributes to individual differences in pain and pain-related brain activity in healthy and chronic pain patients. J Neurosci 2013;33:6826–33.

94. McGaugh JL. Significance and remembrance: the role of neuromodulatory systems. Psychol Sci 1990;1:15–25.

95. Pitman RK. Post-traumatic stress disorder, hormones, and memory. Biol Psychiatry 1989;26:221–3.

96. McEwen BS. Stress, adaptation, and disease: allostasis and allostatic load. Ann N Y Acad Sci 1998;840:33–44.

97. Li X, Hu L. The role of stress regulation on neural plasticity in pain chronification. Neural Plast 2016;6402942.

98. McLean SA. The potential contribution of stress systems to the transition to chronic whiplash-associated disorders. Spine 2011;36:S226–32.

99. Sterling M, Jull G, Vicenzino B, et al. Characterization of acute whiplash-associated disorders. Spine 2004;29:182–8.

100. Gaab J, Baumann S, Budnoik A, et al. Reduced reactivity and enhanced negative feedback sensitivity of the hypothalamus-pituitary-adrenal axis in chronic whiplash-associated disorder. Pain 2005;119:219–24.

101. Griep EN, Boersma JW, Lentjes EG, et al. Function of the hypothalamic-pituitary-adrenal axis in patients with fibromyalgia and low back pain. J Rheumatol 1998;25:1374–81.

102. Muhtz C, Rodriguez-Raecke R, Hinkelmann K, et al. Cortisol response to experimental pain in patients with chronic low back pain and patients with major depression. Pain Med 2013;14:498–503.

103. McEwen BS, Kalia M. The role of corticosteroids and stress in chronic pain conditions. Metabolism 2010;59:S9–15.

104. Riva R, Mork PJ, Westgaard RH, et al. Comparison of the cortisol awakening response in women with shoulder and neck pain and women with fibromyalgia. Psychoneuroendocrinology 2012;37:299–306.

105. Zimmer G, Basler HD, Vedder H, et al. Sex differences in cortisol response to noxious stress. Clin J Pain 2003;19:233–9.

106. McLean SA, Clauw DJ, Abelson JL, et al. The development of persistent pain and psychological morbidity after motor vehicle collision: integrating the potential role of stress response systems into a biopsychosocial model. Psychosom Med 2005;67:783–90.

107. McLean SA, Diatchenko L, Lee YM, et al. Catechol O-methyltransferase haplotype predicts immediate musculoskeletal neck pain and psychological symptoms after motor vehicle collision. J Pain 2011;12:101–7.

108. Diatchenko L, Slade GD, Nackley AG, et al. Genetic basis for individual variations in pain perception and the development of a chronic pain condition. Hum Mol Genet 2005;14:135–43.

109. Zubieta JK, Heitzeg MM, Smith YR, et al. COMT val158met genotype affects mu-opioid neurotransmitter responses to a pain stressor. Science 2003;299:1240–3.

110. Vargas-Alarcon G, Fragoso JM, Cruz-Robles D, et al. Catechol-O-methyltransferase gene haplotypes in Mexican and Spanish patients with fibromyalgia. Arthritis Res Ther 2007;9:R110.

111. Wells RE, Kaptchuk TJ. To tell the truth, the whole truth, may do patients harm: the problem of the nocebo effect for informed consent. Am J Bioeth 2012;12:22–9.

112. Sawamoto N, Honda M, Okada T, et al. Expectation of pain enhances responses to non-painful somatosensory stimulation in the anterior cingulate cortex and parietal operculum/posterior insula: an event-related functional magnetic resonance imaging study. J Neurosci 2000;20:7438–45.

113. Price DD. Psychological and neural mechanisms of the affective dimension of pain. Science 2000;288:1769–72.

114. Carroll LJ. Beliefs and expectations for recovery, coping, and depression in whiplash-associated disorders: lessening the transition to chronicity. Spine 2011;36:S250–6.

115. Carroll LJ, Holm LW, Ferrari R, et al. Recovery in whiplash-associated disorders: do you get what you expect? J Rheumatol 2009;36:1063–70.

116. Holm LW, Carroll LJ, Cassidy JD, et al. Expectations for recovery important in the prognosis of whiplash injuries. PLoS Med 2008;5:e105.

117. Kessner S, Forkmann K, Ritter C, et al. The effect of treatment history on therapeutic outcome: psychological and neurobiological underpinnings. PLoS ONE 2014;9:e109014.

118. Crombez G, Vlaeyen JW, Heuts PH, et al. Pain-related fear is more disabling than pain itself: evidence on the role of pain-related fear in chronic back pain disability. Pain 1999;80:329–39.

119. McCracken LM, Gross RT, Sorg PJ, et al. Prediction of pain in patients with chronic low back pain: effects of inaccurate prediction and pain-related anxiety. Behav Res Ther 1993;31:647–52.

120. Vlaeyen JW, Linton SJ. Fear-avoidance and its consequences in chronic musculoskeletal pain: a state of the art. Pain 2000;85:317–32.

121. Sullivan MJ, Adams H, Martel MO, et al. Catastrophizing and perceived injustice: risk factors for the transition to chronicity after whiplash injury. Spine 2011;36:S244–9.

122. Ritchie C, Sterling M. Recovery Pathways and Prognosis After Whiplash Injury. J Orthop Sports Phys Ther 2016;46:851–61.

123. Carroll LJ, Cassidy JD, Côté P. The role of pain coping strategies in prognosis after whiplash injury: passive coping predicts slowed recovery. Pain 2006;124:18–26.

124. Mercado AC, Carroll LJ, Cassidy JD, et al. Coping with neck and low back pain in the general population. Health Psychol 2000;19:333–8.

125. Falla D, Peolsson A, Peterson G, et al. Perceived pain extent is associated with disability, depression and self-efficacy in individuals with whiplash-associated disorders. Eur J Pain 2016;20:1490–501.

126. Falla D, Peolsson A, Heneghan N, et al. Widespread pain is associated with greater perceived pain and disability, but not with psychological features in patients with cervical radiculopathy. Congress of the World Confederation for Physical Therapy 2017;2–4. July; Cape Town, South Africa.

127. Fitzcharles MA, Rampakakis E, Ste-Marie PA, et al. The association of socioeconomic status and symptom severity in persons with fibromyalgia. J Rheumatol 2014;41:1398–404.

128. Ariëns GA, van Mechelen W, Bongers PM, et al. Psychosocial risk factors for neck pain: a systematic review. Am J Ind Med 2001;39:180–93.

129. Ariëns GA, Bongers PM, Hoogendoorn WE, et al. High quantitative job demands and low coworker support as risk factors for neck pain: results of a prospective cohort study. Spine 2001;26:1896–901.

130. Johnston V, Jimmieson NL, Souvlis T, et al. Interaction of psychosocial risk factors explain increased neck problems among female office workers. Pain 2007;129:311–20.

131. Butler RJ, Johnson WG, Côté P. It pays to be nice: employer-worker relationships and the management of back pain claims. J Occup Environ Med 2007;49:214–25.

132. Montoya P, Larbig W, Braun C, et al. Influence of social support and emotional context on pain processing and magnetic brain responses in fibromyalgia. Arthritis Rheum 2004;50:4035–44.

第三章 颈痛障碍的运动和姿势

颈椎是一个有趣而复杂的结构,兼具复杂的运动性和稳定性。颈椎的运动性有助于更宽阔的视野和更敏锐的听觉,而稳定性可支撑头部的重量以及大部分的上肢负荷。颈椎也是重要的感觉器官,它提供了头部相对于身体的位置信息,并在眼和头部运动的平衡与协调方面发挥着重要作用。本章概述了颈椎的姿势和运动,以及在健康状态下与相邻区域的相互作用。还探讨了颈痛障碍的姿势和运动障碍,以便为临床评估提供依据。姿势和运动控制,以及颈痛障碍中神经肌肉和感觉运动控制障碍将在第五章和第六章讨论。

颈椎姿势

颈痛患者康复的一个共同目标是训练患者以直立的姿势活动,前提是颈痛通常与长时间的姿势有关,这种姿势会使颈椎在终末端附近承受过度的机械负荷(如头部前伸姿势)。直立的颈椎姿势是指负荷均匀分布于颈段的前部(椎体和椎间盘)和后部(关节突和关节突关节)[1,2],关节处于中间位置,肌肉以最小的活动维持这个姿势。"理想的"颈椎前凸的形状允许在前部和后部之间最佳地分配负荷。相反,颈椎前凸曲度减少增加了颈椎前部的压力以及颈椎后部的拉力,颈椎前凸曲度增加则增加了颈椎后部的压力和颈椎前部的拉力[3]。改变负荷分布可能会刺激疼痛敏感结构。某些坐姿(如瘫坐姿势)使运动节段接近其活动范围的极限,可能会产生不利的负荷[4]。

头部的位置和颈椎前凸的角度在很大程度上取决于颈胸段的方向和头部的视觉方向。颈椎与胸椎、腰骶部有着很强的生物力学关系[5]。颈胸段的矢状方向在很大程度上决定了颈椎前凸的角度[6,7]。胸椎后凸的角度随年龄的变化而变化,颈椎的形状也随之改变[8]。因此,胸椎的方位,加上保持前视的需要,决定了颈椎的负荷机制。

颈椎运动

从运动角度来看,功能性颈椎从枕骨延伸到上胸段区域,共有3个功能区域:颅颈段(C0-2)、颈段(C2-7)和颈胸段(C7-T4)区域。其中,C2-3和C7-T1是过渡段[9,10]。

颅颈段和颈段具有明显的运动特征。根据任务的不同,这些区域的运动可以是独立的,也可以是相互依赖的。颈椎运动与胸部、上肢和颅下颌区域的功能之间也存在密切关系。

颅颈段的运动(C0-2)

颅颈段包括寰枕关节和寰枢关节。总体上,颅颈段提供了1/3的头部屈曲和伸展偏移以及1/2的颈段旋转运动[11]。寰枕关节(C0-1)的形状允许较大范围的矢状面运动,但由于寰椎侧壁的陡度和关节囊的张力,侧屈和旋转的运动最少[12]。寰枢关节(C1-2)由4个关节组成:在齿突和寰椎横韧带之间,外侧有2个双凸关节,内侧有2个关节。C1-2可被视为枢轴关节,它允许较大范围的轴向旋转,以及部分屈曲和伸展。头部的这种自由度有利于产生更大的视觉范围。有了这种移动性以及特定的颅颈韧带(如翼状韧带、寰椎横韧带和覆膜),增强了该区域的稳定性[11,13,14]。

C0-1 和 C1-2 节段的运动是耦合的，因此旋转伴随每个段的对侧侧向屈曲[15-17]。与这些运动相耦合的屈伸运动可以忽略不计[15]。颅颈关节的运动角度偏移很小[11]。

从功能上讲，点头和摇头的动作主要是颅颈段的运动。从临床意义上讲，在进行头部旋转前充分屈曲颈段，可以精确地定位 C1-2 轴向旋转[18]，这是屈曲—旋转试验的基础（图 3.1）[19]。

颈段的运动（C2-7）

C2-7 节段的运动反映了颈椎运动节段的一些独特特征。成人颈椎运动节段的特征是形成钩椎关节和将椎间盘的后方分开的横裂[20,21]。椎间盘裂隙是由于钩椎关节的形成以及颈椎运动的大幅度偏移所引起的反复平移和扭转的结果。到约 40 岁时，相邻的椎体仅通过纤维环前部和 2 条纵韧带结合在一起[20]。

C2-7 颈椎节段的运动受关节突关节和钩椎关节的方向引导。每个节段的屈伸都包括一个角位移和一个平移位移。中间节段的角位移最高（在 C5-6 节段最大），而在 C2-3 和 C7-T1 节段最小。伴随的平移位移在 C2-3 节段最高，并沿脊柱逐渐下降[22]。平移位移很小。一项使用动态磁共振成像（kinetic MRI）的体内研究发现，在 C2-3 节段有（0.85 ± 1.22）mm 的平移，在 C6-7 节段下降至（0.16 ± 0.86）mm[22]。所有节段都参与轴向旋转，而中间节段（C3-6）的参与程度最大[16,17]。同样，所有节段都参与侧屈，从 C2-3 到 C6-7 的侧屈参与程度逐渐增加。然而，颈椎的旋转和侧屈是人为分开的，因为在体内这些运动是同侧耦合的[15,16,22]。例外的情况是 C2-3 过渡节段向对侧耦合频繁[23]。进行旋转时，它与 C2-5 节段的伸展和 C5-7 节段的屈曲相关[16,17]。

颈胸段的运动（C7-T4）

尽管颈胸段与颈段在功能上是相互作用的[24]，但颈胸段比相邻的颈段要稳定得多[10]。这反映了肋骨的存在及其与胸骨柄的连接。这一区域的运动虽然范围较小，但与颈段具有相同的特征。其轴向旋转和侧屈的耦合通常是同侧的[25,26]。上胸部运动伴随着所有方向上的头部偏移，屈曲和伸展运动幅度大约为 10°，每个方向的轴向旋转度均为 8°、侧屈幅度均为 5°[24,27]。从临床角度来看，这意味着如果没有颈胸段的参与，就无法产生头部的全范围偏移（图 3.2）。

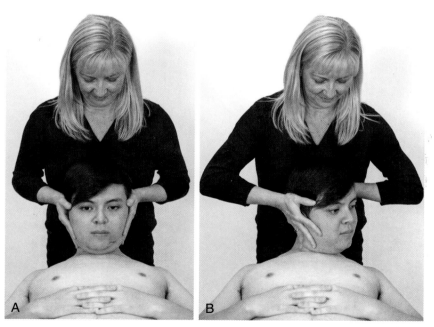

图 3.1 ▪ 屈曲—旋转试验（C1-2）。该试验将轴向旋转集中在寰枢关节。（A）要求患者抬起头看脚，临床医务人员协助以得到充分的颈段屈曲。（B）旋转头部直到产生坚硬的末端感觉。该试验的临界值是头部旋转小于 30°，或两侧之间的不对称度大于 10°[105]

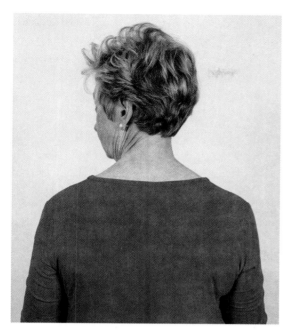

图 3.2 ■ 头部全范围旋转是指在颅颈段、颈段和颈胸段的运动之和。在图中，运动偏移的减少主要来自下颈段和颈胸段

颈椎整体的运动

颈椎轴向旋转和侧屈耦合的一个有趣的方面是其在颅颈段的对侧性和在颈段的同侧性。这是体现分段运动整体性的一个很好的例子。2 个区域之间的相对耦合允许头部在轴向旋转过程中保持垂直对齐[28]。

影像学研究已经开始分析，在每个平面的主动颈椎运动期间各个颈椎运动节段的动力学（运动幅度和时间）[12]，并总结出一些基本模式。颈椎屈曲的起始和终止可能主要发生在下颈段（C4~7），而屈曲的中间阶段主要发生在中颈段（C2~4）和颅颈段（C0~2）。由于项韧带的被动不足（passive insufficiency），C0~2 节段倾向于在屈曲终末端时伸展。在临床上，这意味着应对颅颈段分别进行屈曲检查，因为在整个颈部屈曲过程中将无法充分检查其屈曲能力（图 3.3）。在伸展过程中观察到类似的运动模式，尽管在运动的最后阶段中 C0~2 节段达到其最大伸展[29,30]。节段的参与活动范围可能会有所不同。有些研究发现，最大程度活动发生在运动过程中，而不是在运动终末端，这种现象证明仅在运动终末端分析运动是存在缺陷的[29]。同样，不同颈椎节段何时运动取决于运动任务。如果任务是点头动作，则动作将起于并且主要限于颅颈段。前伸和后缩运动显示出另一种模式。前伸使下半部分靠近其屈曲的终末端，使上半部分逐渐伸展，重复颈部的方向以向前的头部姿势。后缩使下半部分处于中等伸展范围，使上半部分显示更大的屈曲度，其中 C0~1 节段和 C1~2 节段完全屈曲[31]。这些变化为检查不同运动任务和运

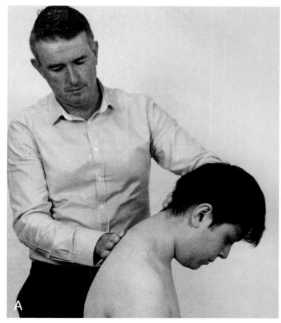
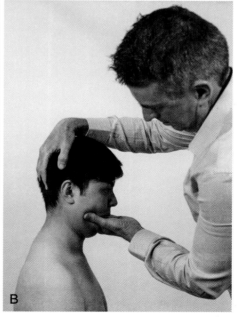

图 3.3 ■（A）进行颈屈曲检查（颈段和颈胸段），并保持颅颈段放松。如果颅颈段屈曲，项韧带紧张就会阻碍颈段和颈胸段完全屈曲。（B）评估颅颈段屈曲时，将颈段置于更中立的位置

动顺序的临床实践提供支持,如在组合运动检
查中,可能在一定程度上解释了症状反应的差
异[32,33]。

与相邻区域的关系

颈椎区域在姿势和运动方面与上肢和颅下颌
区域具有功能关系。

颈椎和上肢

上肢带骨和上肢通过附着于肩胛骨的肌肉与
颈椎区域保持着密切关系,肩胛骨肌肉悬吊着肩
胛骨、锁骨和上肢。功能和功能障碍之间的重要
关系将会在第五章中进行讨论。虽然我们经常考
虑由上肢活动而传递至颈椎的负荷[34],但是下面
的关注点是与上肢功能相关的脊柱运动。

手臂抬高时胸椎产生运动[35-38],要实现双臂
完全抬高,需要胸椎伸展大约10°。虽然所有胸椎
均参与运动,但胸椎中下段的参与程度要大于颈
胸段(T1-6)。胸椎后凸的角度与手臂抬高之间
有很强的相关性[37]。因此,俯卧姿势会阻止肩部
完全抬高[38]。单肩抬高也会引起胸椎运动。但是
在伸展时,上胸段(T1-6)的运动主要是旋转,并
伴有侧屈。耦合通常是同侧性,但是也存在可变
性[39,40]。从颈部和肩部的角度来看,这些是评估
和管理中需要考虑的重要关系(图3.4)。

颈段在前臂低负荷下也会随着肩部外展而移
动[41]。虽然被动外展基本上不会引起颈段的运
动,但已有研究证明,在0°位置以及30°~120°之
间的4个外展角度均增加2kg的阻力,会导致每个
颈椎节段(C1-T1)发生旋转(图3.5)。在右肩外
展角度较小时(生活中大多数功能性活动发生的
运动角度),C6的运动最明显。大多数节段向左旋
转,这可以反映肌肉拉力的角度。这种分段运动
是有负荷的正常现象,可能是颈椎吸收并分散上
肢活动负荷的机制。

颈椎和颅下颌区域

颅下颌复合体(craniomandibular complex)与
颈椎有紧密的解剖关系,从神经生理学的角度来
看,这2个区域都通向三叉颈神经核团。通过这
些紧密的解剖学和神经生理学联系,可以预测某

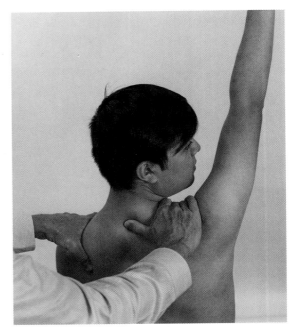

图 3.4 ■ 要实现手臂完全上抬,颈胸段的运动是必须的。可以通过手臂运动评估颈胸段运动。患者进行单臂抬高,而临床医务人员触诊每个胸椎(从C7-T1至T3-4或T4-5)的棘突位移。该检查技术也可以作为一种治疗技术。在治疗中,临床医务人员通过使活动度较低的棘突进行被动的横向滑动,增加患者进行单侧肩部抬高时发生的旋转

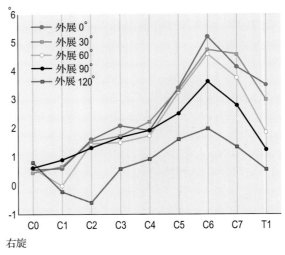

图 3.5 ■ 通过磁共振成像评估在2kg负荷下右肩关节外展时颈椎各节段的运动。(引自 Takasaki H, Hall T, Kaneko S, et al. Cervical segmental motion induced by shoulder abduction assessed by magnetic resonance imaging. Spine 2009;34:E122-126.)

些相互依存的关系,如疼痛分布的重叠。从运动
和姿势的角度来看,下颌骨的方向可能受头部和
颈部姿势的影响[42]。例如,在头部向前的姿势中,

下颌骨倾向于更靠后的打开途径[42]。颈部和下颌骨也表现出张口和闭口的协调运动。这些运动分别与颅颈伸展和屈曲有关[43,44]。颈椎完全伸展时需要张口，尤其是在舌骨肌的伸展性降低的情况下。在颞下颌关节和上颈椎关节中发现了共存的骨质改变。Sonnesen 等[45]认为这些共存的骨质改变可能反映了生物力学关系，或者至少反映了上颈椎和颞下颌关节共同发生退行性骨质改变的倾向。与这一观点相符的是，对颞下颌关节骨性关节炎进行关节内干预可改善颈痛和关节活动范围[46]。

人们普遍认为，头部和颈部姿势通常与颞下颌关节功能障碍和疼痛有关，但尚无有力证据证明[47]。从既往研究看，结果也不一致，而且这种情况还在继续。目前，有些研究表明头颈部姿势与颞下颌疼痛障碍之间没有关联，但也有其他学者经研究证明头颈姿势变化与颞下颌关节间盘移位之间存在密切联系[48-51]。目前，临床医务人员无法不经思索地推断或排除这种关系。因此，必须对每个患者都进行单独检查，以判断颈椎姿势与他们所呈现的颅下颌骨疾病之间是否存在关系。

颈椎姿势和颈痛障碍

长期以来，人们对颈椎姿势与颈痛之间的关系有着很大的研究兴趣。其中最感兴趣的是头部前伸姿势，因为这种姿势可以使关节更多地靠近其活动范围的终末端[4]。

头部前伸姿势被认为与年龄因素有关[52,53]。对于静态头部前伸姿势与颈痛是否存在联系则有不同的发现。当通过 X 线[53-55]或使用外部标志物和测量技术[56-60]进行颈椎前凸的测量时，这一点很明显，尽管一些研究发现颈痛与头部前伸姿势有关，而其他研究则没有。这可能反映了脊柱甚至节段曲率[55]的个体差异以及年龄影响。有证据表明，颈胸段的姿势比头部前伸姿势更能预测颈痛[57]。X 线上颈椎弯曲曲线变直被认为与颈痛有关，但这依旧存疑，因为无症状的人群中颈椎生理曲线变直的发生频率与之相似[55,61]。可能需要 X 线上显示颈椎后凸，而不是变直，才具有一定的临床意义[55,61]。再一次强调，临床医务人员无法推测或排除静态头部前伸姿势与颈痛之间的关系，需要

对患者都进行单独检查，才能明确是否存在关系。

在静态直立姿势下，姿势的外部测量或脊柱前凸的影像学测量可能不是关键的测量方法，患者因功能而调整的姿势可能更有意义。研究表明，在颈痛组和对照组之间，开始使用电脑工作时，静态姿势没有差异，但是工作过程中，颈痛的人会偏向更加前伸的头部姿势[62,63]。除了姿势改变外，在执行此类任务期间，颈痛患者的颈屈肌和颈伸肌活动也会增加，这可能会增加颈椎结构的负荷[64-66]。在瘫坐姿势中，颈伸肌活动增加 40%[67]。目前，人们大量使用智能手机和平板电脑，使得头部长时间处于屈曲姿势。请注意，与中立位坐姿相比，屈曲时头部对伸肌的力学需求增加了 3~5 倍[68]。因此，患者在工作中所采取的功能姿势可能是最关键的。重要的是，不良的习惯姿势可以通过康复来改变，但改变已形成的静态姿势较为困难。

颈痛时颈椎运动障碍

运动障碍是颈部肌肉骨骼疾病的特征性表现。这些障碍以多种方式存在，包括颈部在不同节段和区域层面上的运动性质、运动范围、运动的执行和运动控制情况的变化。

关节活动范围

颈椎运动的丧失是机械性颈痛和创伤性颈痛（如挥鞭伤相关疾病）的特征，并可用以区分健康人和颈椎疾病患者[69]。主要的平面运动和相关的联合运动都有所减少[70,71]。与之相应地，节段运动也会减少[72]。颈椎运动丧失的原因包括：受伤导致关节或其他软组织发生变化；退行性病变；局部节段性或区域性肌肉疼痛反应性痉挛；与颈痛障碍有关的神经肌肉或感觉运动控制的改变增加了肌肉活动；可能害怕运动。

采用当前的影像学方法和指南通常很难识别损伤或相关病变。然而，颈椎椎间盘和关节突关节确实存在病变和病理变化，病理生理过程以及伴随的受伤感可能会导致急性或慢性的异常运动[73-79]。由损伤或疾病导致的结构变化会影响运动，但分段运动异常的性质可能会因疾病的类型或阶段而有所不同。例如，与关节骨性关节炎相关的关节囊和关节改变会限制关节的运动，而在椎间盘退行性病变的早期和中期阶段，平移运动

会略有增加[80]。

创伤（如挥鞭伤、运动损伤）、类风湿关节炎[81]或遗传性疾病（如唐氏综合征），可能会导致头颈区域不稳。寰椎横韧带完整性的丧失使寰椎在矢状面运动过程中可以前后向移动。翼状韧带完整性的丧失会影响多个运动平面中 C0-1 和 C1-2 运动节段的稳定性，尤其是旋转稳定性[82]。此时面临的困难是识别韧带损伤。关于翼状和寰椎横韧带的磁共振成像信号变化与挥鞭伤诱发的病变和症状的相关性的争论仍在继续[83,84]，临床测试的价值尚不确定[85]。另外一个头颈区域过度异常运动的例子是颈舌综合征（neck tongue syndrome），它是一种相对罕见的表现，在儿童或青少年中较为常见。在这种情况下，过度运动与 C1-2 节段的暂时性异常半脱位有关，伴有头部突然转动，从而使 C2 腹侧支抵抗骨骼，产生颈部和舌头症状[86]。另一种情况是寰枢椎旋转固定，表现为急性的斜颈，也是在儿童中相对常见[87]。

节段性和区域性运动受限的主要原因之一是肌肉痉挛，其是对疼痛或损伤的一种反应。肌肉痉挛可能是区域性的，如在急性斜颈或剧烈疼痛时所见。但肌肉痉挛更多的是节段性的，临床医务人员对触诊有症状的颈椎关节突关节时感觉到的"硬度"非常熟悉。作为与颈痛障碍有关的神经肌肉控制改变的特征——肌肉活动的增加，也可能限制运动。当颈屈肌和颈伸肌过度收缩时[65]或肌肉失去方向特异性时可能会发生这种情况[88]。

运动表现

在以往的临床实践中，手法治疗（manipulative therapy）主要集中关注患者在治疗后运动范围和疼痛反应方面的情况。近年来，人们越来越关注所谓的运动表现（movement performance）。这些运动或运动控制障碍将在第六章进行全面探讨。运动表现差是感觉运动功能改变的一种体现[89,90]。在此处进行介绍是为了鼓励读者扩展对运动检查的观察和解释。运动表现差表明需要进行其他特定测试（如本体感觉）。

在出现颈痛的情况下，通常会记录到颈部运动的加速度和速度降低[70,89,91,92]。有学者提出，速度的降低在功能上是比关节活动范围受限更严重的一种损害。想象一下，为了确保在开车时换道

安全而需要快速的头部运动。此外，改变颈部运动速度而不是改变关节活动范围似乎是针对颈痛的一种特别敏感和特定的测量方法[91]。在颈痛患者的颈椎旋转过程中也发现了加速度变化，通常被称为运动流畅度下降[70,89,91]。其他运动障碍包括在规定任务中，头部不稳定或头部运动不规则[93-95]。

除了特定的颈部运动，在一般的活动中也可能表现出运动障碍。例如，在患者上肢执行功能性任务时观察到异常的螺旋轴（瞬时运动轴）[96]。研究还发现，慢性颈痛患者行走时躯干旋转减少[97]。评估运动表现是颈痛患者临床检查的必要部分。

心理因素

恐惧感可能会限制关节活动范围和运动表现[98-100]。颈痛剧烈的人可能会下意识保护自己的颈部，由于疼痛而不愿移动。正如在临床以及临床试验中所验证的那样，这种保护措施在许多情况下会随着疼痛消退和关节活动范围恢复而消失。在急性和慢性疼痛状态下都可以观察到这种情况[101,102]。尽管如此，由于担心疼痛是有害的并且会威胁到康复，患者会害怕运动（运动恐惧症）[103]。第七章将会进一步讨论心理社会特征的影响。诸如运动恐惧症等因素促使在生物学和心理背景下考虑患者的需求，因此在制订多模式管理计划时应考虑所有导致异常运动的因素。

但是，不应假定运动恐惧症是自动发生的。针对颈痛患者运动表现和感觉运动特征相关因素的研究发现，运动范围和速度与运动恐惧症无关，而是与视觉障碍、疼痛和平衡有关[90]。在另一项最新的研究中，探讨了与慢性挥鞭伤相关疾病患者颈椎主动关节活动范围减少有关的因素（n=216），结果发现仅年龄、感觉到的疼痛和功能障碍程度与关节活动范围有关，而对运动的恐惧、疼痛灾难化、焦虑和沮丧与运动减少无关[104]。

总结

姿势，尤其是工作姿势、使用各种电子设备时的姿势及在其他娱乐活动中采用的姿势，会使

颈椎结构超负荷并导致或加剧疼痛状态。多节段颈椎区域的关键功能是运动。疼痛、损伤、退行性疾病和衰老会影响关节活动范围以及进行运动控制的方式。了解在健康和疼痛状态下从节段到区域水平的姿势和运动的复杂性，是对颈椎病患者进行相关检查的基础，也便于提供诊断和管理依据。

（谢凌锋译，廖曼霞、朱毅、王于领审）

参考文献

1. Kumaresan S, Yoganandan N, Pintar F. Posterior complex contribution on compression and distraction cervical spine behavior: a finite element model. J Musculoskelet Res 1998;2:257–65.
2. Pal G, Routal R. A study of weight transmission through the cervical and upper thoracic regions of the vertebral column in man. J Anat 1986;148:245–61.
3. Harrison D, Harrison D, Janik T, et al. Comparison of axial and flexural stresses in lordosis and three buckled configurations of the cervical spine. Clin Biomech 2001;16:276–84.
4. Harms-Ringdahl K, Ekholm J, Schuldt K, et al. Load moments and myoelectric activity when the cervical spine is held in full flexion and extension. Ergonomics 1986;29:1539–52.
5. Caneiro J, O'Sullivan P, Burnett A, et al. The influence of different sitting postures on head/neck posture and muscle activity. Man Ther 2010;15:54–60.
6. Hardacker JW, Shuford RF, Capicotto P, et al. Radiographic standing cervical segmental alignment in adult volunteers without neck symptoms. Spine 1997;22:1472–3.
7. Loder R. The sagittal profile of the cervical and lumbosacral spine in Scheuermann thoracic kyphosis. J Spinal Disord 2001;14:226–31.
8. Boyle J, Milne N, Singer K. Influence of age on cervicothoracic spinal curvature: an ex vivo radiographic survey. Clin Biomech (Bristol, Avon) 2002;17:361–7.
9. Mestdagh H. Morphological aspects and biomechanical properties of the vertebroaxial joint (C_2-C_3). Acta Morphol Neerl Scand 1976;14:19–30.
10. Simon S, Davis M, Odhner D, et al. CT imaging techniques for describing motions of the cervicothoracic junction and cervical spine during flexion, extension, and cervical traction. Spine 2006;31:44–50.
11. Lopez A, Scheer J, Leibl K, et al. Anatomy and biomechanics of the craniovertebral junction. Neurosurg Focus 2015; 38:E2.
12. Bogduk N, Mercer S. Biomechanics of the cervical spine. I: normal kinematics. Clin Biomech 2000;15:633–48.
13. Osmotherly P, Rivett D, Mercer S. Revisiting the clinical anatomy of the alar ligaments. Eur Spine J 2013;22:60–4.
14. Osmotherly P, Rivett D, Rowe L. The anterior shear and distraction tests for craniocervical instability. An evaluation using magnetic resonance imaging. Man Ther 2012;17:416–21.
15. Ishii T, Mukai Y, Hosono N, et al. Kinematics of the cervical spine in lateral bending: in vivo three-dimensional analysis. Spine 2006;31:155–60.
16. Salem W, Lenders C, Mathieu J, et al. In vivo three-dimensional kinematics of the cervical spine during maximal axial rotation. Man Ther 2013;18:339–44.
17. Zhao X, Wu Z, Han B, et al. Three-dimensional analysis of cervical spine segmental motion in rotation. Arch Med Sci 2013;9:515–20.
18. Takasaki H, Hall T, Oshiro S, et al. Normal kinematics of the upper cervical spine during the flexion-rotation test - In vivo measurements using magnetic resonance imaging. Man Ther 2011;16:167–71.
19. Hall T, Robinson K, Fujinawa O, et al. Inter-tester reliability and diagnostic validity of the cervical flexion-rotation test. J Manipulative Physiol Ther 2008;31:293–300.
20. Mercer S, Bogduk N. The ligaments and annulus fibrosus of human adult cervical intervertebral discs. Spine 1999;24: 619–26.
21. Tondury G. The behaviour of the cervical discs during life. In: Hirsch C, Zotterman Y, editors. Cervical pain. Oxford: Pergamon Press; 1972.
22. Xiong C, Suzuki A, Daubs M, et al. The evaluation of cervical spine mobility without significant spondylosis by kMRI. Eur Spine J 2015;24:2799–806.
23. Mimura M, Moriya H, Watanabe T, et al. Three-dimensional motion analysis of the cervical spine and special reference to the axial rotation. Spine 1989;14:1135–9.
24. Fiebert I, Spyropoulos T, Peterman D, et al. Thoracic segmental flexion during cervical forward bending. J Back Musculoskelet Rehabil 1993;3:80–5.
25. Penning L, Wilmink J. Rotation of the cervical spine: a CT study in normal subjects. Spine 1987;12:732–9.
26. Willems J, Jull G, Ng J. An in vivo study of the primary and coupled rotations of the thoracic spine. Clin Biomech 1996;11: 311–16.
27. Tsang S, Szeto G, Lee R. Normal kinematics of the neck: the interplay between the cervical and thoracic spines. Man Ther 2013;18:431–7.
28. White AA, Panjabi M. Clinical biomechanics of the spine. 2nd ed. Philadelphia: J.B. Lippincott; 1990.
29. Anderst W, Donaldson W, Lee J, et al. Cervical motion segment contributions to head motion during flexion\extension, lateral bending, and axial rotation. Spine J 2015;15:2538–43.
30. Mameren HV, Drukker J, Sanches H, et al. Cervical spine motion in the sagittal plane (I) range of motion of actually performed movements, an X-ray cinematographic study. Eur J Morphol 1990;28:47–68.
31. Ordway N, Seymour R, Donelson R, et al. Cervical flexion, extension, protrusion, and retraction. Spine 1999;24:240–7.
32. Edwards BC. Manual of combined movements. 2nd ed. Edinburgh: Churchill Livingstone; 1999.
33. McCarthy C. Combined movement theory. UK: Churchill Livingstone, Elsevier; 2010.
34. Behrsin JF, Maguire K. Levator scapulae action during shoulder movement. A possible mechanism of shoulder pain of cervical origin. Aust J Physiother 1986;32:101–6.
35. Crawford H, Jull G. The influence of thoracic posture and movement on range of arm elevation. Physiother Theory Prac 1993;9:143–8.
36. Crosbie J, Kilbreath S, Hollmann L, et al. Scapulohumeral rhythm and associated spinal motion. Clin Biomech 2008;23: 184–92.
37. Edmonston S, Ferguson A, Ippersiel P, et al. Clinical and radiological investigation of thoracic spine extension motion during bilateral arm elevation. J Orthop Sports Phys Ther 2012;42:861–9.
38. Malmström EM, Olsson J, Baldetorp J, et al. A slouched body posture decreases arm mobility and changes muscle recruitment in the neck and shoulder region. Eur J Appl Physiol 2015;115:2491–503.
39. Stewart S, Jull G, Willems J, et al. An initial analysis of thoracic spine motion with unilateral arm elevation in the scapular plane. J Man Manipulative Ther 1995;3:15–21.
40. Theodoridis D, Ruston S. The effect of shoulder movements on thoracic spine 3D motion. Clin Biomech 2002;17: 418–21.

41. Takasaki H, Hall T, Kaneko S, et al. Cervical segmental motion induced by shoulder abduction assessed by magnetic resonance imaging. Spine 2009;34:E122–6.

42. Visscher C, Slater JH, Lobbezoo F, et al. Kinematics of the human mandible for different head postures. J Oral Rehabil 2000;27:299–305.

43. Eriksson P, Häggman-Henrikson B, Nordh E, et al. Co-ordinated mandibular and head-neck movements during rhythmic jaw activities in man. J Dent Res 2000;79:1378–84.

44. Zafar H, Nordh E, Eriksson P. Temporal coordination between mandibular and head-neck movements during jaw opening-closing tasks in man. Arch Oral Biol 2000;45:675–82.

45. Sonnesen L, Petersson A, Wiese M, et al. Osseous osteoarthritic-like changes and joint mobility of the temporomandibular joints and upper cervical spine: is there a relation? Oral Surg Oral Med Oral Pathol Oral Radiol 2017;123:273–9.

46. Guarda-Nardini L, Cadorin C, Frizziero A, et al. Interrelationship between temporomandibular joint osteoarthritis (OA) and cervical spine pain: effects of intra-articular injection with hyaluronic acid. Cranio 2017;35:276–82.

47. Manfredini D, Castroflorio T, Perinetti G, et al. Dental occlusion, body posture and temporomandibular disorders: where we are now and where we are heading for. J Oral Rehabil 2012;39:463–71.

48. An J, Jeon D, Jung W, et al. Influence of temporomandibular joint disc displacement on craniocervical posture and hyoid bone position. Am J Orthod Dentofacial Orthop 2015;147:72–9.

49. Câmara-Souza M, Figueredo O, Maia P, et al. Cervical posture analysis in dental students and its correlation with temporomandibular disorder. Cranio 2018;36:85–90.

50. Faulin E, Guedes C, Feltrin P, et al. Association between temporomandibular disorders and abnormal head postures. Braz Oral Res 2015;29:pii: S1806.

51. López-de-Uralde-Villanueva I, Beltran-Alacreu H, Paris-Alemany A, et al. Relationships between craniocervical posture and pain-related disability in patients with cervico-craniofacial pain. J Pain Res 2015;30:449–58.

52. Quek J, Pua Y-H, Clark R, et al. Effects of thoracic kyphosis and forward head posture on cervical range of motion in older adults. Man Ther 2013;18:65–71.

53. Sun A, Yeo H, Kim T, et al. Radiologic assessment of forward head posture and its relation to myofascial pain syndrome. Ann Rehabil Med 2014;38:821–6.

54. Farmer P, Snodgrass S, Buxton A, et al. An investigation of cervical spinal posture in cervicogenic headache. Phys Ther 2015;95:212–22.

55. Grob D, Frauenfelder H, Mannion AF. The association between cervical spine curvature and neck pain. Eur Spine J 2007;16:669–78.

56. Kim E-K, Kim J. Correlation between rounded shoulder posture, neck disability indices, and degree of forward head posture. J Phys Ther Sci 2016;28:2929–32.

57. Lau K, Cheung K, Chan K, et al. Relationships between sagittal postures of thoracic and cervical spine, presence of neck pain, neck pain severity and disability. Man Ther 2010;15:457–62.

58. Oliveira A, Silva A. Neck muscle endurance and head posture: a comparison between adolescents with and without neck pain. Man Ther 2016;22:62–7.

59. Richards K, Beales D, Smith A, et al. Neck posture clusters and their association with biopsychosocial factors and neck pain in Australian adolescents. Phys Ther 2016;96:1576–87.

60. Yip C, Chiu T, Poon A. The relationship between head posture and severity and disability of patients with neck pain. Man Ther 2008;13:148–54.

61. Johansson M, Liane MB, Bendix T, et al. Does cervical kyphosis relate to symptoms following whiplash injury? Man Ther 2011;16:378–83.

62. Falla D, Jull G, Russell T, et al. Effect of neck exercise on sitting posture in patients with chronic neck pain. Phys Ther 2007;87:408–17.

63. Szeto G, Straker L, Raine S. A field comparison of neck and shoulder postures in symptomatic and asymptomatic office workers Appl Erg 2002;33:75 84

64. Falla D, Bilenkij G, Jull G. Patients with chronic neck pain demonstrate altered patterns of muscle activation during performance of a functional upper limb task. Spine 2004;29:1436–40.

65. Johnston V, Jull G, Souvlis T, et al. Neck movement and muscle activity characteristics in office workers with neck pain. Spine 2008;33:555–63.

66. Szeto G, Straker L, O'Sullivan P. EMG median frequency changes in the neck-shoulder stabilizers of symptomatic office workers when challenged by different physical stressors. J Electromyogr Kinesiol 2005;15:544–55.

67. Edmondston S, Sharp M, Symes A, et al. Changes in mechanical load and extensor muscle activity in the cervico-thoracic spine induced by sitting posture modification. Ergonomics 2011;54:179–86.

68. Vasavada A, Nevins D, Monda S, et al. Gravitational demand on the neck musculature during tablet computer use. Ergonomics 2015;58:990–1004.

69. Stenneberg M, Rood M, Bie RD, et al. To what degree does active cervical range of motion differ between patients with neck pain, patients with whiplash, and those without neck pain? A systematic review and meta-analysis. Arch Phys Med Rehabil 2017;98:1407–34.

70. Röijezon U, Djupsjöbacka M, Björklund M, et al. Kinematics of fast cervical rotations in persons with chronic neck pain: a cross-sectional and reliability study. BMC Musculoskelet Disord 2010;11:222.

71. Woodhouse A, Vasseljen O. Altered motor control patterns in whiplash and chronic neck pain. BMC Musculoskelet Disord 2008;9:90.

72. Dvorak J, Froehlich D, Penning L, et al. Functional radiographic diagnosis of the cervical spine. Flexion/extension. Spine 1988;13:748–55.

73. Betsch M, Blizzard S, Shinseki M, et al. Prevalence of degenerative changes of the atlanto-axial joints. Spine J 2015;15:275–80.

74. Engel A, Rappard G, King W, et al. The effectiveness and risks of fluoroscopically-guided cervical medial branch thermal radiofrequency neurotomy: a systematic review with comprehensive analysis of the published data. Pain Med 2016;17:658–69.

75. Farrell S, Osmotherly P, Cornwall J, et al. Morphology of cervical spine meniscoids in individuals with chronic whiplash-associated disorder: a case-control study. J Orthop Sports Phys Ther 2016;46:902–10.

76. Farrell S, Osmotherly P, Cornwall J, et al. Cervical spine meniscoids: an update on their morphological characteristics and potential clinical significance. Eur Spine J 2017;26:939–47.

77. Manchikanti L, Cash K, Pampati V, et al. Two-year follow-up results of fluoroscopic cervical epidural injections in chronic axial or discogenic neck pain: a randomized, double-blind, controlled trial. Int J Med Sci 2014;11:309–20.

78. Russo V, Duits A, Dhawan R, et al. Joint arthropathy at the cranio-vertebral junction. Scintigraphic patterns on bone SPECT/CT. Br J Neurosurg 2017;31:45–9.

79. Taylor J. The Cervical Spine. An atlas of normal anatomy and the morbid anatomy of ageing and injuries. Australia: Elsevier; 2017.

80. Miyazaki M, Hong S, Yoon S, et al. Kinematic analysis of the relationship between the grade of disc degeneration and motion unit of the cervical spine. Spine 2008;33:187–93.

81. Joaquim A, Ghizoni E, Tedeschi H, et al. Radiological evaluation of cervical spine involvement in rheumatoid arthritis. Neurosurg Focus 2015;38:E4.

82. Panjabi M, Dvorak J, Crisco J, et al. Effects of alar ligament transection on upper cervical spine rotation. J Orthop Res 1991;9:584–93.

83. Li Q, Shen H, Li M. Magnetic resonance imaging signal changes of alar and transverse ligaments not correlated with whiplash-associated disorders: a meta-analysis of case-control studies. Eur Spine J 2013;22:14–20.

84. Myran R, Zwart J, Kvistad K, et al. Clinical characteristics, pain, and disability in relation to alar ligament MRI findings. Spine 2011;36:E862–7.

85. Hutting N, Scholten-Peeters G, Vijverman V, et al. Diagnostic accuracy of upper cervical spine instability tests: a systematic review. Phys Ther 2013;93:1686–95.

86. Gelfand A, Johnson H, Lenaerts M, et al. Neck-tongue syndrome: a systematic review. Cephalalgia 2018;38:374–82.

87. Roche C, O'Malley M, Dorgan J, et al. A pictorial review of atlanto-axial rotatory fixation: key points for the radiologist. Clin Radiol 2001;56:947–58.

88. Lindstrøm R, Schomacher J, Farina D, et al. Association between neck muscle coactivation, pain, and strength in women with neck pain. Man Ther 2011;16:80–6.

89. Sjölander P, Michaelson P, Jaricb S, et al. Sensorimotor disturbances in chronic neck pain-Range of motion, peak velocity, smoothness of movement, and repositioning acuity. Man Ther 2008;13:122–31.

90. Treleaven J, Chen X, Bahat HS. Factors associated with cervical kinematic impairments in patients with neck pain. Man Ther 2016;22:109–15.

91. Bahat HS, Chen X, Reznik D, et al. Interactive cervical motion kinematics: sensitivity, specificity and clinically significant values for identifying kinematic impairments in patients with chronic neck pain. Man Ther 2015;20:295–302.

92. Tsang S, Szeto G, Lee R. Relationship between neck acceleration and muscle activation in people with chronic neck pain: implications for functional disability. Clin Biomech 2016;35:27–36.

93. Baydal-Bertomeu J, Page Á, Belda-Lois J, et al. Neck motion patterns in whiplash-associated disorders: quantifying variability and spontaneity of movement. Clin Biomech 2011;26:29–34.

94. Kristjansson E, Oddsdottir G. "The Fly": a new clinical assessment and treatment method for deficits of movement control in the cervical spine: reliability and validity. Spine 2010;35:E1298–305.

95. Woodhouse A, Stavdahl O, Vasseljen O. Irregular head movement patterns in whiplash patients during a trajectory task. Exp Brain Res 2010;201:261–70.

96. Grip H, Sundelin G, Gerdle B, et al. Cervical helical axis characteristics and its center of rotation during active head and upper arm movements-comparisons of whiplash-associated disorders, non-specific neck pain and asymptomatic individuals. J Biomech 2008;41:2799–805.

97. Falla D, Gizzi L, Parsa H, et al. People with chronic neck pain walk with a stiffer spine. J Orthop Sports Phys Ther 2017;47:268–77.

98. Bahat HS, Weiss P, Sprecher E, et al. Do neck kinematics correlate with pain intensity, neck disability or with fear of motion? Man Ther 2014;19:252–8.

99. Pool J, Ostelo R, Knol D, et al. Are psychological factors prognostic indicators of outcome in patients with sub-acute neck pain? Man Ther 2010;15:111–16.

100. Pedler A, Kamper S, Sterling M. Addition of posttraumatic stress and sensory hypersensitivity more accurately estimates disability and pain than fear avoidance measures alone after whiplash injury. Pain 2016;157:1645–54.

101. Jull G, Kenardy J, Hendrikz J, et al. Management of acute whiplash: a randomized controlled trial of multidisciplinary stratified treatments. Pain 2013;154:1798–806.

102. Smith A, Jull G, Schneider G, et al. Cervical radiofrequency neurotomy reduces central hyperexcitability and improves neck movement in individuals with chronic whiplash. Pain Med 2014;15:128–41.

103. Feeus A, Dalen TV, Bierma-Zeinstra1 S, et al. Kinesiophobia in patients with non-traumatic arm, neck and shoulder complaints: a prospective cohort study in general practice. BMC Musculoskelet Disord 2007;8:117.

104. Falla D New insights into motor adaptations in low back pain and neck pain: implications for sports medicine and rehabilitation. European College of Sports Science; 2017 Essen, Germany 5-8th July.

105. Hall T, Briffa K, Hopper D, et al. Long-term stability and minimal detectable change of the cervical flexion-rotation test. J Orthop Sports Phys Ther 2010;40:225–9.

第四章 颈痛障碍的神经组织

颈痛障碍可能包括神经结构的损伤或病变。识别这些神经组织是否受到牵连是有必要的,因为这可能表明需要改变管理策略;在更严重的情况下,为了患者的安全考虑可能需要立即转诊。本章讨论了神经组织在颈痛障碍中的临床特征和一般情况。

神经损伤和颈痛障碍

颈椎和上肢的特殊结构特征和病理改变可能使脊髓和周围神经易受损伤。神经病变(neuropathy)一词描述周围神经系统的异常状态,可能涉及神经系统许多病理和功能性的变化。脊髓病变(myelopathy)是脊髓类似状态的相关术语,本章将使用这些术语。

神经病变可能是许多健康相关的或遗传性疾病的表现,如慢性酒精中毒、多发性硬化、糖尿病[1]、癌症(如Pancoast肿瘤)[2]、代谢紊乱和营养不良等[3,4]。这种疾病可能导致多发性神经病(polyneuropathies),表现为肌无力、肌肉萎缩和感觉障碍,但也可能以不太严重的形式出现,类似肌肉骨骼疾病常见的特征。虽然详细描述这些疾病超出了本章的范围,但临床医务人员应该意识到这些疾病的潜在表现形式(关于鉴别诊断的讨论,请参阅Azhary等[1]的论文)。本章的重点是讨论与颈部肌肉骨骼状况有关的神经组织疾病。

神经损伤的病理生理机制——临床表现和检查方法的基础

本节探讨与颈痛障碍有关的神经病变和脊髓病变的病理生理基础及相应的临床表现。一些临床表现有相对明确的神经损伤指征,但另一些可能难以鉴别诊断。了解病理生理学过程和随后的临床表现可能有助于临床推理过程。第九章详细讨论了神经组织的检查方法。

颈痛障碍神经病变的病理生理机制

不同严重程度的神经病变可能继发于肌肉骨骼结构的损伤或病理改变。它可能与神经周围炎和(或)神经卡压有关。另外,神经病变也可能由神经的直接创伤引起。

骨骼肌肉损伤和周围神经炎

连接神经的肌肉骨骼结构的损伤或病理改变可能导致炎症介质的释放和周围神经炎的发展。例如,释放炎症介质是颈椎椎间盘病变的一个特征,被认为是导致颈神经根病的原因之一[5-7]。动物研究结果证明,沿着神经干的周围神经炎可在神经暴露后几小时内使受神经[8-11]支配的器官出现疼痛[9,12,13]。神经相关的疼痛可能是由慢性轻度炎症引起的,也可能是由较严重的炎症引起的,即使没有神经损伤的证据[11,13,14]。周围神经炎可诱发受累神经的自发性神经生理活动和机械性敏化[15-18]。

神经卡压

神经可能直接被卡压在颈椎内(如颈脊髓病、颈神经根病)[19,20],或在双重挤压的情况下,颈痛障碍可能与上肢的神经卡压有关(如肘管综合征[21]、腕管综合征[22])[23,24]。脊柱及其周围骨骼肌肉结合部(interfaces)的退化或损伤可能会减小神经的空间,导致神经受压,从而影响受压部位的局部和远端神经组织。

动物实验表明,周围神经的局部压迫会损害神经回路。这可能导致:神经性缺血、血-神经屏障紊乱、神经炎症和神经性水肿[25-29]、施万细胞反应、脱髓鞘[30]和淋巴结构改变[31]。此外,伤害感受性纤维与机械性敏化的神经纤维产生放电和异位脉冲的阈值可能会降低[32-35]。神经卡压可能同时影响有髓纤维和无髓纤维[31,36]。另外,动物研究也已经证明即使是轻微的卡压也会导致小直径轴突变性和大直径纤维脱髓鞘[36]。

随着炎症介质的释放[36-38]和背根神经节的异常活动[36-39],远端周围神经损伤后也会观察到变化。由于在背根神经节内来自不同周围神经的细胞体非常靠近,相邻的完整神经元也可能受到背根神经节内的神经炎症影响,这可能会改变它们的放电阈值[40]。这些发生在背根神经节、脊髓和大脑内的变化[42,43],可以用来解释患者症状的扩散,这些症状有时远远超出了受伤的周围神经的正常分布[40]。关于神经卡压背后的病理生理过程与神经病理性疼痛关系的详细内容,读者可以参阅 Schmid 等[40,44]对此专题做出的非常全面的综述。

周围神经的损伤可能发生在不止一个部位。双重挤压综合征(double crush syndrome)这个术语可被用来解释神经其中一个部位的损伤为何会使该神经的另一个部位更容易受到损伤[23]。在上肢,这种联系经常在腕管综合征和颈神经根病中被描绘出来[45,46]。人们认为,由于必需营养物质沿轴突双向运输的中断,轴突某一部位的受压会使同一轴突其他部位易受损伤。这样神经就容易发生形态和功能上的变化[23]。虽然这一机制已得到支持,但双重挤压综合征背后仍可能有其他潜在机制[48]。也有人建议用多灶性神经病(multifocal neuropathy)一词来代替双重挤压综合征,因为神经损伤可能发生在2个以上的部位,而且可能是由于牵张导致,而不仅仅是压迫造成的。该术语还包含了糖尿病等系统性疾病可能对临床后遗症的潜在影响[24]。

创伤性神经损伤

神经损伤可能是灾难性的(如颈段脊髓损伤),也可能是相对没那么严重的(如臂丛神经失用)。臂丛神经失用指的是在接触性运动中,头部或肩部受到重击后,上肢出现暂时性的神经症状(撞击感、电击样痛或感觉异常)和无力[49-51]。它被认为主要是颈部伸展压迫性损伤[52],通常涉及C5-6节段的神经根或臂丛的上干[50,53]。臂丛神经失用可能会反复发生[54]。

牵拉引起的神经病变包括臂丛单一的创伤性张力应变(如当人站在公共汽车上扶着把手时车突然停住)以及较严重的状况(如摩托车事故中臂丛撕脱)。拉伸应力可能会导致牵拉所引起的神经病变,如在手术过程中上肢持续抬高[55,56]。动物研究表明,长时间的神经牵拉会影响血流[57]、轴突连接[47]和传导[58]。在手术过程中也可能发生神经损伤,如头颈部肿瘤颈清扫术中的副神经损伤,会影响斜方肌的功能[59]。同样,胸长神经的损伤和与之相关的前锯肌瘫痪也有较多的证据,并且可能对上肢带骨的功能和恢复有着重要的意义[60]。

神经病变的临床表现与检查结果的关系

神经损伤的后果和由此产生的临床表现(患者主诉症状和体格检查结果)通常涉及神经功能的增益(如神经机械性敏化)或丧失(如神经传导障碍)[40]。

重点

患者的疼痛不一定与神经卡压有关,也可能与背根神经节等结构有关,还可能与周围神经炎和神经机械性敏化的形成有关。

患者症状

患者主诉的症状可能是神经受累的病理学表现。神经功能的丧失表明冲动产生减少,导致麻木(感觉缺失)或无力。相反,神经功能的增益则反映抑制力的降低或异常兴奋性,表现为感觉异常、自发性疼痛、痛觉过敏和痛觉超敏[4]。疼痛不一定总是与神经卡压有关,也可能与某些神经结构(如背根神经节)有关[61,62],还可能与周围神经炎和神经机械化性敏化的形成有关。神经相关疼痛的特征性症状与躯体相关疼痛的特征性症状不同。将其症状描述为灼烧样痛、电击样痛、冷痛伴感觉异常、麻木、刺痛和瘙痒，可能会改善对神经受累的识别[63]。然而，这需要非常谨慎，因为在主诉有或没有神经受累疾病的患者中，症状有一定程度的重叠[64]。出现这种重叠可能是由神经系统不同层次的变化引起的，这解释了受损伤周围神经超出正常分布的症状（如非皮节分布）[40]。神经病理性疼痛的鉴别可通过使用特定的问卷，如利兹大学神经病理性疼痛诊断量表（Leeds Assessment of Neuropathic Symptoms and Signs, LANSS)[65] 和神经病理性疼痛问卷（Neuropathic Pain Questionnaire, NPQ）[66] 来评估和检查。

神经传导完整性

传统的临床神经检查（下行传导通路：脊髓反射、肌力、感觉；上行传导通路：霍夫曼征、巴宾斯基征、阵挛）可以检测到神经传导的减弱，检测到神经丧失功能。与之类似的电诊断检查方法可以更定量地评估神经传导的完整性[67]。虽然这些形式的评估仍然适用于牵涉性上肢疼痛或其他报告症状（如感觉异常、麻木、无力）的患者，但它们存在一定的局限性[40]。例如，电诊断检查方法只适用于评估有髓运动神经元和 Aβ 纤维，而不适用于评估小直径纤维（如 Aδ 和 C 纤维）[68]。然而，有证据表明，这些直径较小的纤维受压迫性神经病变的影响，有时先于较大的有髓纤维[36]。因为这些传统的评估方法存在局限性，所以它们的发现可能与患者的症状和失能程度相关性很差。定量感觉测试有助于识别神经功能的丧失[69,70]，如温度痛阈和机械阈值的改变[40,71]。具体来说，功能丧失可能与特定神经纤维的功能障碍有关：振动阈值升高与 Aβ 纤维有关；冷痛阈改变与 Aδ 纤维有关；热痛阈改变与 C 纤维有关[71]。值得注意的是，这与使用定量感觉测试来检测神经功能的增益（如痛觉超敏和时间总和）是分开的，这可能表明中枢介导的疼痛机制（central mediated pain mechanisms）分布特别广泛（第二章）[71-74]。

重点

邻近的完整神经元可能受到背根神经节内神经炎症的影响，从而改变了它们的阈值。再加上脊髓和大脑的变化，可以解释超出受伤周围神经分布的症状。

神经机械性敏化

在身体运动过程中，神经系统相对于其连接结构产生滑动，并受到一个压迫性牵张力[75-78]。如前文所述，周围神经炎或由于肌肉骨骼结合部结构损伤而引起的神经卡压可能会导致神经机械性敏化易于受影响。尽管健康的神经可以承受与运动相关的压迫性牵张力，但动物研究表明，受刺激、发炎或受伤可能会导致机械性敏化，从而导致对运动和压迫的异位冲动[16,17]。体格检查，如神经动力学检查、主动和被动运动检查以及神经触诊[79-81]，均可确定神经机械性敏化。具体而言，神经动力学检查旨在通过引起神经相对其连接结构[76,82-85]的滑动，以及可能影响神经内压的神经延长来确定神经机械性敏化的存在[86]。异位冲动的产生可能是由于极少量的神经延长或对发炎的神经施加压力所致[17]。在试验期间可重现症状和异常的保护性肌肉反应，并减少关节活动范围[87]。解释神经动力学检查的反应时需要谨慎，因为神经动力学检查中的感觉[88]和保护性肌肉反应[89]也存在于无症状的个体中。神经机械性敏化的临床试验标准和解释详见第九章。

重点

神经系统检查试图识别神经功能的改变，如神经传导障碍（功能丧失）或与颈痛障碍有关的神经机械性敏化（功能增益）。

颈椎相关神经疾病

上半身神经相关疾病的病因可能与颈椎有直接关系（如颈脊髓病、颈神经根病），或者颈椎疾病导致其他与神经相关的上肢疾病。某些周围神经损伤[40]如果与双重挤压机制有关，尤其是发生在颈椎[45,46]，或伴有背根神经节和中枢神经系统的神经元改变[41-43]，腕管综合征或肘管综合征的症状和体征可能超出受累神经的正常范围。本节将集中讨论与颈椎有直接关系的神经疾病。

退行性颈脊髓病

退行性颈脊髓病（degenerative cervical myelopathy）是一组单独或联合引起颈段脊髓压迫的病理状态[19]。退行性颈脊髓病包括脊髓型颈椎病（cervical spondylotic myelopathy）等情况[90]。这些非创伤性退行性颈椎病是老年人脊髓损伤的最常见原因[91,92]。

由于椎管的宽度从 C1 到 C6 逐渐减小，而脊髓区域的面积逐渐增加[93]，使得下颈段脊髓处于狭窄和受压迫的风险增加了，因此颈髓在一定程度上容易发生退行性改变[94]。椎管狭窄和随后的压迫可能是先天性的、创伤性的，也可能是颈椎病或肿瘤所致。退行性颈脊髓病可由退行性骨性关节炎（如关节突关节退行性病变、椎间盘退行性病变）、非骨性关节炎韧带退行性病变（如肥大、骨化、钙化）或颈椎活动过度（如 Ehlers-Danlos 综合征）引起。先天性疾病如唐氏综合征和先天性短颈综合征的患者易患颈脊髓病[92]。狭窄状态下，任何生理或病理运动（特别是在颈椎伸展期间）导致的进一步椎管狭窄都可能加重脊髓压迫[90,95-98]。

与周围神经的变化相似，脊髓压迫可能会破坏血液供应，导致脊髓缺血[96]。在动物研究中已经证明，慢性颈段脊髓压迫可导致脊髓缺血、血-脊髓屏障破坏、神经炎症和凋亡信号激活。脊髓内[99]的病理过程可能包括灰质和白质变性、前角细胞丢失、囊性空泡、沃勒变性和皮质脊髓束变性[99-101]。Wilson[90]和 Nouri 等[92]提供了与退行性颈脊髓病相关的病理过程的更详细的评估。

由于脊髓广泛而多变的变化，与颈脊髓病相关的临床征是多种多样的。虽然没有一个临床发现是特异性的，但颈脊髓病的典型表现是步态不平衡、手部灵活性丧失和括约肌功能障碍[19]。其他常见症状还包括手臂和手麻木或感觉异常、腿部无力和莱尔米特征（Lhermitte's sign）[脊柱和

（或）肢体的电击样感觉，通常伴有颈部屈曲]。体征包括皮质脊髓分布运动障碍、手部肌萎缩、反射亢进、霍夫曼征阳性、巴宾斯基反射和下肢痉挛等[102]。磁共振成像脊髓信号的改变与上肢反射检查的结果可能不太相关[103]。

病情的自然发展变化很大。一些患者的临床症状长期稳定，但如果不治疗，很大一部分患者会出现临床恶化[90]。现有的证据表明，在继发于脊椎病的椎管狭窄和脊髓压迫，但没有脊髓病变临床证据的患者中，随访 1 年时，大约 8% 的患者发展成颈脊髓病，平均随访 44 个月时，这一数据为 23%[104]。此外，20%~60% 的患者在没有手术干预的情况下，随着时间的推移，神经功能会恶化。

这种疾病的管理仍不确定。有证据支持退行性颈脊髓病患者手术治疗的有效性[90]，对于那些影像学证据显示椎管狭窄和脊髓压迫，但可能不是脊髓病变或仅有轻微症状的患者，非手术治疗仍然是一种选择。尽管如此，如果需要紧急治疗，临床医务人员需要意识到这种患者可能存在神经功能下降。对这些患者需要进行持续的临床表现再评估，包括定期的神经系统评估。

颈臂功能障碍与颈神经根病

神经在通过和进出颈椎时，可能受到肌肉骨骼损伤或病理学的影响。颈神经通过椎间孔，从椎弓根、关节突关节、关节囊背侧、椎间盘背侧、钩椎关节和椎动脉腹侧穿出。任何肌肉骨骼结合部结构的病理变化都可能会影响局部神经结构，或在狭窄的情况下压迫神经。与单独颈痛相比，同时存在颈部和手臂疼痛与更严重的自我报告失能有关[105]。临床上，有一系列的颈臂功能障碍。有些表现为牵涉性手臂疼痛，没有明显的神经受累；而有些表现出不同程度的神经传导障碍和机械性敏化改变的体征。

颈神经根病以神经传导丧失为特征，包括节段性的感觉丧失、运动丧失或反射障碍。下颈神经根（C6、C7）最容易受损伤。这与椎间孔和脊神经的大小不匹配以及 C5-6 和 C6-7 节段普遍的退行性改变相一致[106-108]。70%~75% 的椎间盘突出症（椎间盘高度降低、退行性关节突或钩椎关节）、

20%~25%的椎间盘病变或神经根纤维化会引起颈神经根在离开椎间孔时受到侵犯[107,109,110]。颈神经根病的神经损伤可能由神经卡压和（或）神经周围炎症引起。

颈神经根病在整个人群中的发病率为0.10%~0.35%，主要影响40~65岁之间的人群[111,112]。疼痛可能存在，也可能不存在；可能是非皮节分布的[113]。如前文所述，仅压迫周围神经可能不会引起疼痛，但疼痛可能与神经周围炎症、神经内炎症或背根神经节的受累等因素有关[61]。也有证据表明颈神经根病的中枢疼痛处理机制发生了改变。

枕神经痛

枕神经痛（occipital neuralgia）是一种罕见的由枕大神经、枕小神经或第三枕神经刺激引起的枕部和头部的疼痛，其特征可能是阵发性刺痛[114]。枕大神经的刺激和卡压可能发生在其解剖学上的不同部位，包括枢椎和寰椎之间的C2分支处，或者在下斜肌和半棘肌之间，或者在半棘肌肌腹或斜方肌腱膜的穿行处[115,116]。虽然已经提出了许多枕神经痛的病理解剖学病因（如创伤、纤维炎、肌炎、C1-2和C2-3节段病变、神经畸形），但枕神经痛具体的病因在很大程度上仍是未知的[117]，大多数表现被认为是特发性的[114]。关于枕神经痛潜在病因的讨论，Dougherty[114]和Cesmebasi等[117]提供了关于该专题的全面综述。尽管确切的病因可能难以确定，但从临床医务人员的角度来看，与枕神经痛相关的头痛症状的分布和性质证明需要对颈椎进行彻底检查，包括对神经系统的详细检查、神经传导和机械性敏化测试。

胸廓出口综合征

胸廓出口综合征（thoracic outlet syndrome）仍然是一个有争议的疾病[118]。它是一个总括性术语，包含许多不同的临床对象[119]。该综合征的特征是上肢疼痛、感觉异常、无力和不适，手臂抬高或头颈部的过度运动会加重这种症状[120]。胸廓出口是指锁骨上窝至腋窝的区域，臂丛（C5-T1神经纤维）、锁骨下动脉、锁骨下静脉、腋动脉和腋静脉穿过该区域。因此，胸廓出口综合征可能涉及神经和（或）血管的损害。其中包括3个分类：①神经型胸廓出口综合征；②血管型胸廓出口综合征（动静脉）；③神经血管混合型。其中血管型胸廓出口综合征很少见（<5%），神经型胸廓出口综合征是主要病因[118,121,122]。Stewman等[119]提供了胸廓出口综合征的亚型和亚型患病率的完整描述。

神经血管可能受压迫的部位包括斜角肌三角、肋锁间隙和心包下间隙[123-125]，但个体之间，这些区域可能存在明显的解剖差异。当臂丛神经和锁骨下动脉通过前、中斜角肌出来，与第1肋骨一起形成不等边三角形时，存在压迫的可能性。C5或C6腹支可穿入前斜角肌[126]，但最常见的是沿肩胛背神经穿入中斜角肌[127]。萎缩、痉挛或常见的额外小斜角肌存在可能损害神经血管结构通过斜角肌三角的行程[126,128,129]。双重挤压综合征可能是胸廓出口综合征与臂丛神经压迫和远端神经压迫有关的一个相关因素[130]。总的来说，胸廓出口综合征的潜在机制仍不确定。因为目前还没有诊断"金标准"[119]，所以其多样化的表现支持诊断依赖于彻底检查的建议。

总结

颈痛通常涉及神经组织的损伤或病理改变。颈椎病可能直接与某些神经疾病有关，如颈神经根病或颈脊髓病；也可能与上肢神经病变有关，如腕管综合征。颈痛障碍中神经病变的存在和性质的确定取决于明确的结构鉴别检查。特别是确定是否存在神经传导障碍和神经机械性敏化，以选择最恰当的和最安全的颈痛管理进程。

（廖曼霞译，谢凌锋、朱毅、王于领审）

参考文献

1. Azhary H, Farooq MU, Bhanushali M, et al. Peripheral neuropathy: differential diagnosis and management. Am Fam Physician 2010;81:887–92.
2. Thampy E, Cherian SV. An unusual but classic cause of hand numbness: pancoast tumour. Postgrad Med J 2017;93:779.
3. Woolf CJ, Mannion RJ. Neuropathic pain: aetiology, symptoms, mechanisms, and management. Lancet 1999;353:1959–64.

4. Woolf CJ. Dissecting out mechanisms responsible for peripheral neuropathic pain: implications for diagnosis and therapy. Life Sci 2004;74:2605–10.

5. Kang JD, Georgescu HI, McIntyre-Larkin L, et al. Herniated cervical intervertebral discs spontaneously produce matrix metalloproteinases, nitric oxide, interleukin-6, and prostaglandin E2. Spine 1995;20:2373–8.

6. Furusawa N, Baba H, Miyoshi N, et al. Herniation of cervical intervertebral disc: immunohistochemical examination and measurement of nitric oxide production. Spine 2001;26: 1110–16.

7. Bogduk N. The anatomy and pathophysiology of neck pain. Phys Med Rehabil Clin N Am 2011;22:367–82.

8. Benoliel R, Wilensky A, Tal M, et al. Application of a pro-inflammatory agent to the orbital portion of the rat infraorbital nerve induces changes indicative of ongoing trigeminal pain. Pain 2002;99:567–78.

9. Eliav E, Herzberg U, Ruda MA, et al. Neuropathic pain from an experimental neuritis of the rat sciatic nerve. Pain 1999;83:169–82.

10. Chacur M, Milligan ED, Gazda LS, et al. A new model of sciatic inflammatory neuritis (SIN): induction of unilateral and bilateral mechanical allodynia following acute unilateral peri-sciatic immune activation in rats. Pain 2001;94:231–44.

11. Gazda LS, Milligan ED, Hansen MK, et al. Sciatic inflammatory neuritis (SIN): behavioral allodynia is paralleled by peri-sciatic proinflammatory cytokine and superoxide production. J Peripher Nerv Syst 2001;6:111–29.

12. Eliav E, Gracely RH. Sensory changes in the territory of the lingual and inferior alveolar nerves following lower third molar extraction. Pain 1998;77:191–9.

13. Milligan ED, Maier SF, Watkins LR. Sciatic inflammatory neuropathy in the rat: surgical procedures, induction of inflammation, and behavioral testing. Methods Mol Med 2004;99: 67–89.

14. Eliav E, Tal M, Benoliel R. Experimental malignancy in the rat induces early hypersensitivity indicative of neuritis. Pain 2004;110:727–37.

15. Eliav E, Benoliel R, Tal M. Inflammation with no axonal damage of the rat saphenous nerve trunk induces ectopic discharge and mechanosensitivity in myelinated axons. Neurosci Lett 2001;311: 49–52.

16. Bove GM, Ransil BJ, Lin HC, et al. Inflammation induces ectopic mechanical sensitivity in axons of nociceptors innervating deep tissues. J Neurophysiol 2003;90:1949–55.

17. Dilley A, Lynn B, Pang SJ. Pressure and stretch mechanosensitivity of peripheral nerve fibres following local inflammation of the nerve trunk. Pain 2005;117:462–72.

18. Eliav E, Benoliel R, Herzberg U, et al. The role of IL-6 and IL-1beta in painful perineural inflammatory neuritis. Brain Behav Immun 2009;23:474–84.

19. Tetreault L, Goldstein CL, Arnold P, et al. Degenerative cervical myelopathy: a spectrum of related disorders affecting the aging spine. Neurosurgery 2015;77(Suppl. 4):S51–67.

20. Shedid D, Benzel EC. Cervical spondylosis anatomy: pathophysiology and biomechanics. Neurosurgery 2007;60(1 Suppl 1):S7–13.

21. Assmus H, Antoniadis G, Bischoff C, et al. Cubital tunnel syndrome - a review and management guidelines. Cent Eur Neurosurg 2011;72:90–8.

22. Bland JD. Carpal tunnel syndrome. Curr Opin Neurol 2005;18:581–5.

23. Upton AR, McComas AJ. The double crush in nerve entrapment syndromes. Lancet 1973;2:359–62.

24. Cohen BH, Gaspar MP, Daniels AH, et al. Multifocal neuropathy: expanding the scope of double crush syndrome. J Hand Surg Am 2016;41:1171–5.

25. Rydevik B, Lundborg G, Bagge U. Effects of graded compression on intraneural blood blow. An in vivo study on rabbit tibial nerve. J Hand Surg Am 1981;6:3–12.

26. Rydevik B, Lundborg G. Permeability of intraneural microvessels and perineurium following acute, graded experimental nerve compression. Scand J Plast Reconstr Surg 1977;11:179–87.

27. Mueller M, Leonhard C, Wacker K, et al. Macrophage response to peripheral nerve injury: the quantitative contribution of resident and hematogenous macrophages. Lab Invest 2003;83: 175–85.

28. Moalem G, Tracey DJ. Immune and inflammatory mechanisms in neuropathic pain. Brain Res Rev 2006;51:240–64.

29. Moalem G, Xu K, Yu L. T lymphocytes play a role in neuropathic pain following peripheral nerve injury in rats. Neuroscience 2004;129:767–77.

30. Mackinnon SE. Pathophysiology of nerve compression. Hand Clin 2002;18:231–41.

31. Schmid AB, Bland JD, Bhat MA, et al. The relationship of nerve fibre pathology to sensory function in entrapment neuropathy. Brain 2014;137(Pt 12):3186–99.

32. Devor M. Sodium channels and mechanisms of neuropathic pain. J Pain 2006;7(1 Suppl. 1):S3–12.

33. Moalem G, Grafe P, Tracey DJ. Chemical mediators enhance the excitability of unmyelinated sensory axons in normal and injured peripheral nerve of the rat. Neuroscience 2005;134: 1399–411.

34. Sorkin LS, Xiao WH, Wagner R, et al. Tumour necrosis factor-alpha induces ectopic activity in nociceptive primary afferent fibres. Neuroscience 1997;81:255–62.

35. Grossmann L, Gorodetskaya N, Baron R, et al. Enhancement of ectopic discharge in regenerating A- and C-fibers by inflammatory mediators. J Neurophysiol 2009;101:2762–74.

36. Schmid AB, Coppieters MW, Ruitenberg MJ, et al. Local and remote immune-mediated inflammation after mild peripheral nerve compression in rats. J Neuropathol Exp Neurol 2013;72:662–80.

37. Hu P, Bembrick AL, Keay KA, et al. Immune cell involvement in dorsal root ganglia and spinal cord after chronic constriction or transection of the rat sciatic nerve. Brain Behav Immun 2007;21:599–616.

38. Hu P, McLachlan EM. Macrophage and lymphocyte invasion of dorsal root ganglia after peripheral nerve lesions in the rat. Neuroscience 2002;112:23–38.

39. Schafers M, Sommer C, Geis C, et al. Selective stimulation of either tumor necrosis factor receptor differentially induces pain behavior in vivo and ectopic activity in sensory neurons in vitro. Neuroscience 2008;157:414–23.

40. Schmid AB, Nee RJ, Coppieters MW. Reappraising entrapment neuropathies–mechanisms, diagnosis and management. Man Ther 2013;18:449–57.

41. Watkins LR, Maier SF. Beyond neurons: evidence that immune and glial cells contribute to pathological pain states. Physiol Rev 2002;82:981–1011.

42. Mor D, Bembrick AL, Austin PJ, et al. Anatomically specific patterns of glial activation in the periaqueductal gray of the sub-population of rats showing pain and disability following chronic constriction injury of the sciatic nerve. Neuroscience 2010;166:1167–84.

43. LeBlanc BW, Zerah ML, Kadasi LM, et al. Minocycline injection in the ventral posterolateral thalamus reverses microglial reactivity and thermal hyperalgesia secondary to sciatic neuropathy. Neurosci Lett 2011;498:138–42.

44. Schmid AB. The peripheral nervous system and its compromise in entrapment neuropathies. In: Jull G, Moore A, Falla D, et al, editors. Grieve's modern musculoskeletal physiotherapy. 4th ed. Edinburgh: Elsevier; 2015. p. 78–92.

45. Hurst LC, Weissberg D, Carroll RE. The relationship of the

double crush to carpal tunnel syndrome (an analysis of 1,000 cases of carpal tunnel syndrome). J Hand Surg [Br] 1985;10: 202–4.

46. Morgan G, Wilbourn AJ. Cervical radiculopathy and coexisting distal entrapment neuropathies: double-crush syndromes? Neurology 1998;50:78–83.

47. Dahlin LB, McLean WG. Effects of graded experimental compression on slow and fast axonal transport in rabbit vagus nerve. J Neurol Sci 1986;72:19–30.

48. Schmid AB, Coppieters MW. The double crush syndrome revisited–a Delphi study to reveal current expert views on mechanisms underlying dual nerve disorders. Man Ther 2011;16:557–62.

49. Shannon B, Klimkiewicz JJ. Cervical burners in the athlete. Clin Sports Med 2002;21:29–35.

50. Standaert CJ, Herring SA. Expert opinion and controversies in musculoskeletal and sports medicine: stingers. Arch Phys Med Rehabil 2009;90:402–6.

51. Castro FP Jr. Stingers, cervical cord neurapraxia, and stenosis. Clin Sports Med 2003;22:483–92.

52. Meyer SA, Schulte KR, Callaghan JJ, et al. Cervical spinal stenosis and stingers in collegiate football players. Am J Sports Med 1994;22:158–66.

53. Krivickas LS, Wilbourn AJ. The pathomechanics of chronic, recurrent cervical nerve root neurapraxia: the chronic burner syndrome. Am J Sports Med 1998;26:603–4.

54. Green J, Zuckerman SL, Dalton SL, et al. A 6-year surveillance study of "stingers" in NCAA American Football. Res Sports Med 2017;25:26–36.

55. Coppieters MW. Shoulder restraints as a potential cause for stretch neuropathies: biomechanical support for the impact of shoulder girdle depression and arm abduction on nerve strain. Anesthesiology 2006;104:1351–2.

56. Coppieters MW, Van de Velde M, Stappaerts KH. Positioning in anesthesiology: toward a better understanding of stretch-induced perioperative neuropathies. Anesthesiology 2002;97: 75–81.

57. Lundborg G, Rydevik B. Effects of stretching the tibial nerve of the rabbit. A preliminary study of the intraneural circulation and the barrier function of the perineurium. J Bone Joint Surg Br 1973;55:390–401.

58. Wall EJ, Massie JB, Kwan MK, et al. Experimental stretch neuropathy. Changes in nerve conduction under tension. J Bone Joint Surg Br 1992;74:126–9.

59. Goldstein DP, Ringash J, Bissada E, et al. Scoping review of the literature on shoulder impairments and disability after neck dissection. Head Neck 2014;36:299–308.

60. Vastamaki M, Ristolainen L, Vastamaki H, et al. Isolated serratus palsy etiology influences its long-term outcome. J Shoulder Elbow Surg 2017;26:1964–9.

61. Howe JF, Loeser JD, Calvin WH. Mechanosensitivity of dorsal root ganglia and chronically injured axons: a physiological basis for the radicular pain of nerve root compression. Pain 1977;3: 25–41.

62. Song XJ, Hu SJ, Greenquist KW, et al. Mechanical and thermal hyperalgesia and ectopic neuronal discharge after chronic compression of dorsal root ganglia. J Neurophysiol 1999;82: 3347–58.

63. Bouhissera D, Attal N. Novel strategies for neuropathic pain. In: Villannueva L, Dickensen A, Ollat H, editors. The pain system in normal and pathological states. Seattle: IASP press; 2004.

64. Rasmussen P, Sindrup S, Jensen T, et al. Symptoms and signs in patients with suspected neuropathic pain. Pain 2004;110:461–9.

65. Bennett MI, Smith BH, Torrance N, et al. The S-LANSS score for identifying pain of predominantly neuropathic origin: validation for use in clinical and postal research. J Pain 2005;6:149–58.

66. Krause SJ, Backonja MM. Development of a neuropathic pain questionnaire. Clin J Pain 2003;19:306–14.

67. Lee DH, Claussen GC, Oh S. Clinical nerve conduction and needle electromyography studies. J Am Acad Orthop Surg 2004;12:276–87.

68. Mallik A, Weir AI. Nerve conduction studies: essentials and pitfalls in practice. J Neurol Neurosurg Psychiatry 2005;76(Suppl. 2):ii23–31.

69. Mondelli M, Reale F, Sicurelli F, et al. Relationship between the self-administered Boston questionnaire and electrophysiological findings in follow-up of surgically-treated carpal tunnel syndrome. J Hand Surg [Br] 2000;25:128–34.

70. Longstaff L, Milner RH, O'Sullivan S, et al. Carpal tunnel syndrome: the correlation between outcome, symptoms and nerve conduction study findings. J Hand Surg [Br] 2001;26: 475–80.

71. Rolke R, Baron R, Maier C, et al. Quantitative sensory testing in the German Research Network on Neuropathic Pain (DFNS): standardized protocol and reference values. Pain 2006;123:231–43.

72. Chien A, Eliav E, Sterling M. Whiplash (grade II) and cervical radiculopathy share a similar sensory presentation: an investigation using quantitative sensory testing. Clin J Pain 2008;24: 595–603.

73. Schmid AB, Soon BT, Wasner G, et al. Can widespread hypersensitivity in carpal tunnel syndrome be substantiated if neck and arm pain are absent? Eur J Pain 2012;16:217–28.

74. Treede RD, Handwerker HO, Baumgärtner U, et al. Hyperalgesia and allodynia: taxonomy, assessment, and mechanisms. In: Brune K, Handwerker HO, editors. Hyperalgesia: molecular mechanisms and clinical implications. Seattle: IASP Press; 2004. p. 1e15.

75. McLellan DL, Swash M. Longitudinal sliding of the median nerve during movements of the upper limb. J Neurol Neurosurg Psychiatry 1976;39:566–70.

76. Coppieters MW, Alshami AM, Babri AS, et al. Strain and excursion of the sciatic, tibial, and plantar nerves during a modified straight leg raising test. J Orthop Res 2006;24:1883–9.

77. Gelberman RH, Hergenroeder PT, Hargens AR, et al. The carpal tunnel syndrome. A study of carpal canal pressures. J Bone Joint Surg Am 1981;63:380–3.

78. Coppieters MW, Butler DS. Do 'sliders' slide and 'tensioners' tension? An analysis of neurodynamic techniques and considerations regarding their application. Man Ther 2008;13:213–21.

79. Baselgia LT, Bennett DL, Silbiger RM, et al. Negative neurodynamic tests do not exclude neural dysfunction in patients with entrapment neuropathies. Arch Phys Med Rehabil 2017;98: 480–6.

80. Elvey RL. Physical evaluation of the peripheral nervous system in disorders of pain and dysfunction. J Hand Ther 1997;10: 122–9.

81. Hall TM, Elvey RL. Nerve trunk pain: physical diagnosis and treatment. Man Ther 1999;4:63–73.

82. Byl C, Puttlitz C, Byl N, et al. Strain in the median and ulnar nerves during upper-extremity positioning. J Hand Surg Am 2002;27:1032–40.

83. Dilley A, Lynn B, Greening J, et al. Quantitative in vivo studies of median nerve sliding in response to wrist, elbow, shoulder and neck movements. Clin Biomech (Bristol, Avon) 2003;18: 899–907.

84. Wilgis EF, Murphy R. The significance of longitudinal excursion in peripheral nerves. Hand Clin 1986;2:761–6.

85. Wright TW, Glowczewski F Jr, Cowin D, et al. Radial nerve excursion and strain at the elbow and wrist associated with upper-extremity motion. J Hand Surg Am 2005;30:990–6.

86. Millesi H, Zoch G, Reihsner R. Mechanical properties of peripheral nerves. Clin Orthop Relat Res 1995;314:76–83.

87. Coppieters MW, Stappaerts KH, Wouters LL, et al. Aberrant protective force generation during neural provocation testing

and the effect of treatment in patients with neurogenic cervicobrachial pain. J Manipulative Physiol Ther 2003;26: 99–106.

88. Coppieters MW, Stappaerts KH, Everaert DG, et al. Addition of test components during neurodynamic testing: effect on range of motion and sensory responses. J Orthop Sports Phys Ther 2001;31:226–35.

89. Coppieters MW, Stappaerts KH, Staes FF, et al. Shoulder girdle elevation during neurodynamic testing: an assessable sign? Man Ther 2001;6:88–96.

90. Wilson JR, Tetreault LA, Kim J, et al. State of the art in degenerative cervical myelopathy: an update on current clinical evidence. Neurosurgery 2017;80:S33–45.

91. Kalsi-Ryan S, Karadimas SK, Fehlings MG. Cervical spondylotic myelopathy: the clinical phenomenon and the current pathobiology of an increasingly prevalent and devastating disorder. Neuroscientist 2013;19:409–21.

92. Nouri A, Tetreault L, Singh A, et al. Degenerative cervical myelopathy: epidemiology, genetics, and pathogenesis. Spine 2015;40:E675–93.

93. Ulbrich EJ, Schraner C, Boesch C, et al. Normative MR cervical spinal canal dimensions. Radiology 2014;271:172–82.

94. Morishita Y, Naito M, Wang JC. Cervical spinal canal stenosis: the differences between stenosis at the lower cervical and multiple segment levels. Int Orthop 2011;35:1517–22.

95. Karadimas SK, Erwin WM, Ely CG, et al. Pathophysiology and natural history of cervical spondylotic myelopathy. Spine 2013;38:S21–36.

96. Baptiste DC, Fehlings MG. Pathophysiology of cervical myelopathy. Spine J 2006;6:190S–197S.

97. Lestini WF, Wiesel SW. The pathogenesis of cervical spondylosis. Clin Orthop Relat Res 1989;239:69–93.

98. Rao R. Neck pain, cervical radiculopathy, and cervical myelopathy: pathophysiology, natural history, and clinical evaluation. J Bone Joint Surg Am 2002;84-A:1872–81.

99. Karadimas SK, Moon ES, Yu WR, et al. A novel experimental model of cervical spondylotic myelopathy (CSM) to facilitate translational research. Neurobiol Dis 2013;54:43–58.

100. Karadimas SK, Laliberte AM, Tetreault L, et al. Riluzole blocks perioperative ischemia-reperfusion injury and enhances postdecompression outcomes in cervical spondylotic myelopathy. Sci Transl Med 2015;7(316):316ra194.

101. Karadimas SK, Moon E, Fehlings M. The sodium channel/glutamate blocker riluzole is complementary to decompression in a preclinical experimental model of cervical spondylotic myelopathy: implications for translational clinical application. Neurosurgery 2012;71:E543.

102. Fortin M, Dobrescu O, Courtemanche M, et al. Association between paraspinal muscle morphology, clinical symptoms, and functional status in patients with degenerative cervical myelopathy. Spine 2017;42:232–9.

103. Nemani VM, Kim HJ, Piyaskulkaew C, et al. Correlation of cord signal change with physical examination findings in patients with cervical myelopathy. Spine 2014;40:6–10.

104. Wilson JR, Barry S, Fischer DJ, et al. Frequency, timing, and predictors of neurological dysfunction in the non-myelopathic patient with cervical spinal cord compression, canal stenosis, and/or ossification of the posterior longitudinal ligament. Spine 2013;38:S37–54.

105. Daffner SD, Hilibrand AS, Hanscom BS, et al. Impact of neck and arm pain on overall health status. Spine 2003;28: 2030–5.

106. Osborn A. Diagnostic neuroradiology. St. Louis: CV Mosby; 1994.

107. Shedid D, Benzel EC. Cervical spondylosis anatomy: pathophysiology and biomechanics. Neurosurgery 2007;60:S7–13.

108. Harrop JS, Hanna A, Silva MT, et al. Neurological manifestations of cervical spondylosis: an overview of signs, symptoms, and pathophysiology. Neurosurgery 2007;60:S14–20.

109. Epstein J, Epstein B, Lavine L, et al. Cervical myelo-radiculopathy caused by arthrotic hypertrophy of the posterior facets and laminae. J Neurosurgery 1978;49:387–92.

110. Carette S, Fehlings MG. Clinical practice. Cervical radiculopathy. N Engl J Med 2005;353:392–9.

111. Radhakrishnan K, Litchy WJ, O'Fallon WM, et al. Epidemiology of cervical radiculopathy. A population-based study from Rochester, Minnesota, 1976 through 1990. Brain 1994;117(Pt 2):325–35.

112. Salemi G, Savettieri G, Meneghini F, et al. Prevalence of cervical spondylotic radiculopathy: a door-to-door survey in a Sicilian municipality. Acta Neurol Scand 1996;93:184–8.

113. Murphy DR, Hurwitz EL, McGovern EE. A nonsurgical approach to the management of patients with lumbar radiculopathy secondary to herniated disk: a prospective observational cohort study with follow-up. J Manipulative Physiol Ther 2009;32:723–33.

114. Dougherty C. Occipital neuralgia. Curr Pain Headache Rep 2014;18:411.

115. Loukas M, El-Sedfy A, Tubbs RS, et al. Identification of greater occipital nerve landmarks for the treatment of occipital neuralgia. Folia Morphol 2006;65:337–42.

116. Narouze S. Occipital neuralgia diagnosis and treatment: the role of ultrasound. Headache 2016;56:801–7.

117. Cesmebasi A, Muhleman MA, Hulsberg P, et al. Occipital neuralgia: anatomic considerations. Clin Anat 2015;28:101–8.

118. Sanders RJ, Hammond SL, Rao NM. Thoracic outlet syndrome: a review. Neurologist 2008;14:365–73.

119. Stewman C, Vitanzo PC Jr, Harwood MI. Neurologic thoracic outlet syndrome: summarizing a complex history and evolution. Curr Sports Med Rep 2014;13:100–6.

120. Lindgren KA, Oksala I. Long-term outcome of surgery for thoracic outlet syndrome. Am J Surg 1995;169:358–60.

121. Ferrante MA. The thoracic outlet syndromes. Muscle Nerve 2012;45:780–95.

122. Sanders RJ, Hammond SL, Rao NM. Diagnosis of thoracic outlet syndrome. J Vasc Surg 2007;46:601–4.

123. Nichols AW. Diagnosis and management of thoracic outlet syndrome. Curr Sports Med Rep 2009;8:240–9.

124. Wilbourn AJ. Thoracic outlet syndromes. Neurol Clin 1999;17:477–97.

125. Dahlstrom KA, Olinger AB. Descriptive anatomy of the interscalene triangle and the costoclavicular space and their relationship to thoracic outlet syndrome: a study of 60 cadavers. J Manipulative Physiol Ther 2012;35:396–401.

126. Harry WG, Bennett JD, Guha SC. Scalene muscles and the brachial plexus: anatomical variations and their clinical significance. Clin Anat 1997;10:250–2.

127. Wiater JM, Flatow EL. Long thoracic nerve injury. Clin Orthop 1999;368:17–27.

128. Rusnak-Smith S, Moffat M, Rosen E. Anatomical variations of the scalene triangle: dissection of 10 cadavers. J Orthop Sports Phys Ther 2001;31:70–80.

129. Makhoul RG, Machleder HI. Developmental anomalies at the thoracic outlet: an analysis of 200 consecutive cases. J Vasc Surg 1992;16:534–42.

130. Mackinnon SE, Novak CB. Thoracic outlet syndrome. Curr Probl Surg 2002;39:1070–145.

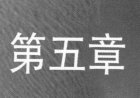

第五章　颈痛障碍的神经肌肉障碍

颈椎区域拥有复杂的肌肉组织,各肌群的协调活动影响颈椎的方向和头部的位置,颈椎复杂的神经支配决定了疼痛(伤害性感受)对头部运动和稳定性的控制具有较大的影响。

多年来,已经提出了许多理论来解释伴随疼痛的神经肌肉适应。其中包括经典的模型,如疼痛适应模型[1]和恶性循环模型[2],都预测了存在疼痛时神经肌肉的非常典型的变化。尽管每一个模型都有大量实验结果支持,但没有一个模型可以解释在肌肉骨骼疼痛患者身上看到的神经肌肉适应的复杂性和多样性,包括颈痛伴随的神经肌肉适应性的多样性。因此,现代理论被提出来以更好地解释对损伤/疼痛的运动适应,其中包括在临床病例中看到的运动适应的多样性[3,4]。现代理论的一些关键原则表明[3-5]:①与疼痛相关的神经肌肉适应涉及多种变化,从肌肉层面的微小代偿到完全避免某项运动;②尽管有共同的特点,患者仍会显示出自己特有的神经肌肉适应性组合;③与疼痛相关的神经肌肉适应最初有一个共同的目的,即保护疼痛或受威胁的身体部位免于受实际或预期的进一步损伤/疼痛;④神经肌肉适应可能是在疼痛或损伤出现时最初的一个表现,但也可能是疼痛发展的最初诱因;⑤如果继续维持现状,神经肌肉的适应可能导致二次适应和(或)更坏的后果。这一现代理论得到了大量实验和临床研究数据的支持,包括对颈痛障碍患者的研究。

本章将回顾疼痛的神经肌肉适应在当下定义中的各种特点,它也适用于颈痛障碍。在对颈部肌肉组织从解剖方面进行一个简要的概述之后,我们将参考一些研究,这些研究描述了颈痛患者不同的神经肌肉适应性。这些变化包括较一般的改变(如颈部周围肌肉肌力的下降)以及颈部肌肉内部和肌肉之间活动分布的微小变化。有令人信服的证据表明,尽管伤害感受性疼痛或损伤是这种适应[6-13]的最初诱因,但神经肌肉控制持续的或不良适应的变化可能引起颈痛的慢性化、持续化和复发[14]。也就是说,肌肉协调性的变化涉及肌肉协调作用的低效率组合,可能改变对包括肌肉本身在内的颈部结构的负荷,并增加颈部区域的脆弱性,从而导致伤害感受性疼痛的发生或维持[5,6,15]。此外,颈痛还与许多肌肉的外周适应有关,包括肌肉横截面积、肌肉组织脂肪浸润率和肌纤维的特异性变化,这些适应性可能是肌肉行为学上的改变所导致的。本章还将对这些适应进行讨论。

解剖学方面

颈部共有44块肌肉,它们共同控制和稳定头部在三维空间的运动,同时又能执行自主运动。颈部肌肉按照形态结构进行排列,有些只作用于上颈椎部分,有些只作用于中下颈椎部分,还有一些贯穿整个颈椎。颈部肌肉可以根据其功能作用进一步加以考虑分析,一般来说,较大的浅表肌肉(如头夹肌、胸锁乳突肌)比较深层的肌肉(如多裂肌、颈长肌和头长肌)具有更大的杠杆臂和横截面,以及更大的施加扭矩的能力。相比之下,较深层的肌肉通常呈节段性排列,直接附着在颈椎上,多为梭形肌[17,18]。枕骨下肌肉(如头后大直肌、头后小直肌)和深层颈部肌肉(如多裂肌和颈长肌)的肌梭密度在全身肌肉中最高[17,18]。此外,相对于浅表层肌肉,深层肌肉对颈部姿势维持具有重要作用[17,18]。因此,颈椎模型展示局部阶段不稳定性时,模拟了当缺少深层肌肉激活[19]的情况下,仅有颈部浅层大肌群产生运动,从而证实了深部肌肉层在一般姿势稳定方面具有作用。我们最近使用剪切波弹性成像(shear wave elastography)的研究表明,与浅表层颈部肌肉相比,深部肌肉层具有更大的被动和主动刚度[20]。观察到的多裂肌较高的被动刚度支持这些发现,肌纤维束检查也证实了这一点[21]。与深层肌群相似,颈部多裂肌多是由低阈值的慢缩型肌纤维[17,18]组成,它比快缩型肌纤维刚度高[22,23]。

胸锁乳突肌、前斜角肌和舌骨肌构成颈前外侧肌的浅层肌群。双侧胸锁乳突肌收缩可以伸展上颈椎和屈曲下颈椎;双侧前斜角肌收缩也会引起颈部屈曲,而同侧收缩引起同侧侧屈。在颈部伸展期间(当颈部屈肌离心运动时),预计胸锁乳突肌和前斜角肌屈肌力矩臂会随着颈部的伸展而减小,比如在伸展末端时,它们的力矩臂比中立位时的数值小25%[16]。因此,随着伸展运动的进行,更深层的肌群对头部位置控制的作用越来越大。

屈肌最深层的肌群由头长肌、颈长肌和头前直肌组成,这些肌肉的作用是对抗由伸肌收缩和头部重量引起的颈椎前凸[19,24,25]。头长肌与颈长肌上半部分重叠,从C3-6的横突附着于枕骨基底部下表面。颈长肌从C1-T3直接附着于颈椎前表面。当负荷作用于头顶部时,这些深层颈屈肌的肌电图(electromyographic,EMG)活动明显增加,也就是说负荷使脊柱前凸,或在姿势调整任务时负荷使脊柱前凸主动伸直[26,27]。

颈部伸肌分为4层。肩胛提肌和上斜方肌构成浅层,虽然它们附着在头骨和颈椎上,但它们主要被认为是肩带肌肉,负责在上肢运动期间承受负荷和缓冲对颈椎节段产生的力[28]。这表明上斜方肌和肩胛提肌的附着可能会引起对颈椎运动节段的压缩负荷。与肩胛提肌相比,上斜方肌由于其相对较小的横截面积和主要附着于项韧带,其力学效应较小[29,31]。然而,肩胛提肌纤维的垂直方向和在上方4节颈椎上的直接附着可能会对颈椎产生压缩力[31]。可以确定的是,过大或异常的轴向肩胛骨肌活动所施加在颈椎上的力可能是潜在不利的,并可能在静态活动姿势和(或)必要的重

复性上肢运动任务期间导致颈痛的发生[28,32]。

头夹肌构成第二层,并作用于头部以产生颈部伸展、同侧旋转和同侧的侧屈[33]。头半棘肌构成第3层;颈半棘肌、多棘肌和旋转肌与枕下肌群共同构成最深层。旋转肌是靠近椎弓和棘突的小而短的肌肉,作用是将椎体旋转到对侧。多裂肌直接附着于颈椎,同样,颈半棘肌的肌纤维起于T1至T5-6的横突,止于C2-5的棘突直至按顺序向下到C7。总的来说,多裂肌、旋转肌和半棘肌组成横突棘肌,产生颈部伸展、同侧侧屈和对侧的旋转运动。

枕下肌群包括头后大直肌、头后小直肌、头上斜肌和头下斜肌。这些肌肉除了为上颈椎节段提供支撑外,还有助于对头部运动的精细控制,这与它们的力臂相对较小、直接附着在颈椎上、含有大量的慢缩型肌纤维和高密度的肌梭有关[34-39]。

关于颈部肌肉不同功能作用的知识是相互联系的,对颈痛障碍患者的研究表明,与能够产生较大扭转力的肌群相比,疼痛对颈部深层姿势肌群会产生不同的影响。本章将回顾这些差异效应。

颈痛患者运动输出的变化

如第三章所述,在颈痛患者中发现了一些生物力学紊乱(biomechanical disturbances),包括关节活动范围减少[40-42]、相关平面上共同运动减少[43]、运动速度减慢和运动平稳性降低[44,45]。除了这些生物力学上的紊乱,颈痛患者通常还表现有其他方面的运动输出障碍,包括颈部肌肉肌力、耐力和力量稳定性的降低。

颈部肌力下降是颈痛患者的一个常见的生理特征,无论其症状的病因如何,通常在所有的轴向活动中都会减弱[46]。与无症状的人相比,颈痛患者的颈部肌力下降了13%~90%[47,48]。颈部肌肉耐力也普遍受到影响,多项研究证实,颈痛患者的颈部屈肌、伸肌和颅颈屈肌在短时间强烈收缩后的耐力较差[49-52]。与颈部肌力研究相似,耐力下降似乎与患者症状的病因无关,这一点已在患有不同颈痛障碍的患者身上得到证实,包括颈源性头痛[51]、颈神经根病[53]和特发性颈痛[50,54]。因为保持直立坐姿的能力降低,颅颈屈肌的耐力缺失也被间接观察到[55]。也就是说,与无症状的人相比,

那些颈痛患者在长时间坐位时会更倾向于头部前伸位置[55]。

在等长收缩过程中,在目标力值附近维持稳定的能力受损是颈痛患者运动输出受干扰的另一个指标[50,56,57]。如图5.1中所示的较大作用力,与无症状患者相比,当慢性颈痛患者在头部和颈部进行循环收缩时试图将力控制在15N[56]。研究表明,在收缩强度范围内,颈痛患者维持稳定输出的能力降低[50,56,57]。

颈痛患者颈部肌肉功能表现的一些变化可以通过心理特征来解释。例如,一组慢性颈痛患者中大约13%的颈部肌肉肌力的差异可以通过他们的恐惧回避水平来解释[46]。然而,考虑到在颈部肌肉肌力测试期间的疼痛因素,当前疼痛和恐惧回避解释了大约27%的颈部肌肉肌力变化[46]。最近的一项研究还表明,在挥鞭伤相关疾病患者的颈部肌肉功能的身体检查中,能较好解释他们的疼痛强度和失能程度的是他们大多数表现的差异性,而不是他们在各种心理问卷上的得分[58]。

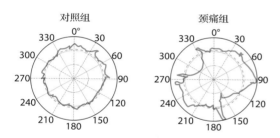

图5.1 ■ 对照组和颈痛组在15N下进行循环收缩获得的代表性力轨迹。注意,与对照组受试者相比,颈痛患者在产生循环收缩方面的准确性较低,这表明与对照组相比,颈痛患者的力变化系数更大。在这个例子中,对照组和颈痛患者的力变化系数分别为7.4%和17.5%。(引自Schomacher J, Farina D, Lindstroem R, et al. Chronic trauma-induced neck pain impairs the neural control of the deep semispinalis cervicis muscle. Clin Neurophysiol 2012;123:1403 - 1408.)

在这些运动输出一般变化的基础上,如现在所探讨的,肌肉行为可能有许多改变,包括肌肉之间和肌肉内部协调的改变。

肌肉间协调性的变化

如前所述,颈部共有44块肌肉,它们共同促进对颈椎的控制和支持,而且可以同时执行自主运动。我们的中枢神经系统(central nervous sys-

tem, CNS)通过发展一致的肌肉协同作用来处理颈部肌肉解剖方面的复杂性和冗余性,从而产生力的多向模式[6,59-61]。正常情况下,颈部肌肉显示出明确的首选激活运动方向,这与它们相对于脊柱的解剖位置一致[30,56,61,62]。然后,为给定的运动或任务募集颈部肌肉,因此这个是优化的选择,并取决于任务要求。当疼痛或预期的疼痛出现时,这种情况就会改变。

研究表明,与无症状患者相比,颈痛患者在颈部肌肉协调方面表现出明显的变化,包括颈部肌肉活动的特异性降低[56,63,64](图5.2)。除了那些特

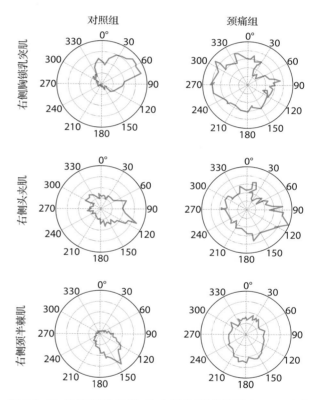

图5.2 ■ 从胸锁乳突肌、头夹肌和颈半棘肌在15N时进行的循环收缩中获得的代表性定向激活曲线。注意对照组受试者胸锁乳突肌、头夹肌和颈半棘肌在任务的拮抗肌期(antagonist phase)内的低活性激活。相反,颈痛患者的方向性激活曲线表明各个方向的肌肉的激活水平更加均匀。(引自Falla D, Lindstrom R, Rechter L, et al.Effect of pain on the modulation in discharge rate of sternocleidomastoid motor units with force direction. Clin Neurophysiol 2010;121:744 - 753; Schomacher J, Farina D, Lindstroem R, et al. Chronic trauma-induced neck pain impairs the neural control of the deep semispinalis cervicis muscle. Clin Neurophysiol 2012;123:1403 - 1408; Lindstrom R, Schomacher J,Farina D, et al. Association between neck muscle co-activation, pain, and strength in women with neck pain. Man Ther 2011;16:80 - 86.)

发性颈痛患者,还包括慢性挥鞭伤相关疾病患者。颈部肌肉活动特异性的降低与单个运动单位的放电率随力方向的调节降低有关[56]。值得注意的是,如图 5.2 所示颈部肌肉活动的特异性降低也意味着颈部屈肌和伸肌共同活动增加,因为高水平的拮抗性颈部肌肉活动会伴随着颈痛出现。当患有慢性颈痛的患者做等长收缩时[64,65]和患有颈痛的办公室工作者在打字时,都可以观察到颈部浅层屈肌和伸肌的协同运动[66]。颈部屈肌和伸肌的共同活动增加与颈部总肌力呈负相关,与疼痛程度和感知障碍呈正相关[64]。

较高水平的颈部肌肉协同活动可能有助于在最初保护疼痛的颈部,也就是说,颈部肌肉协同活动的增加可能反映了由于害怕进行潜在的疼痛运动而下意识增加头部或颈部稳定性。这符合现代理论,即运动对疼痛的适应有一个总的目标(至少在短期内),

即保护疼痛或受威胁的身体部位免受实际或预期的进一步损伤 / 疼痛[3]。然而,如果维持这种状态,最终可能导致颈部结构负荷过大,促使颈部症状长时间维持,并可能导致伤害感受性疼痛不断发展。

另外一些研究证实了颈痛患者颈部浅表层肌肉的活动增强。尤其是,在颈部屈曲试验中通常观察到胸锁乳突肌和前斜角肌激活运动的增加;多项研究评估并观察了不同的患者群体,包括颈源性头痛[67,68]、特发性颈痛[69,70]、挥鞭伤颈痛[70-72]和职业性颈痛[73,74](图 5.3)。浅层屈肌活动的增强被认为反映了对颈长肌和头长肌无力或抑制的代偿策略,反映了执行任务的运动策略的重组。在慢性颈痛患者中,通过直接测量颈长肌和头长肌的肌电振幅,证实了颈深屈肌的活动减少[69]。最近的研究证实了这样一种解释:在这项测试过程中,浅层屈肌的活动增加是颈深屈肌活动减少的

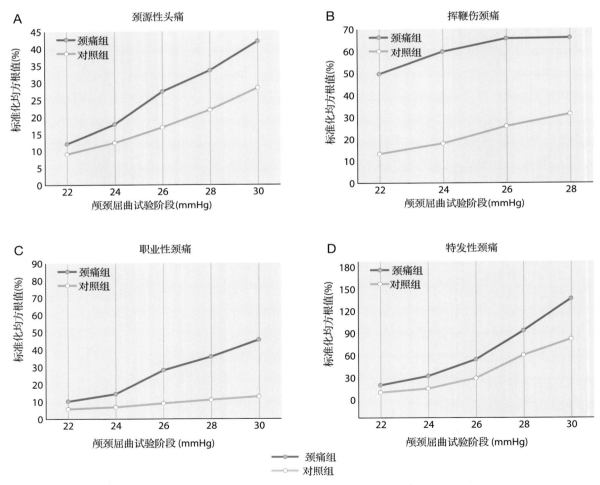

图 5.3 ▪ 在颅颈屈曲试验中记录的胸锁乳突肌的标准化肌电图振幅(均方根)表现。注意不论患者的颈痛病因如何,其胸锁乳突肌的活动程度都较高。(A)颈源性头痛[67];(B)挥鞭伤颈痛[72];(C)职业性颈痛[73];(D)特发性颈痛[69]

一个指标[75]。也就是说,颈深屈肌和胸锁乳突肌的平均肌电图振幅在颅颈屈曲试验的所有阶段均表现出中度负相关。

颈浅屈肌激活增加不是颅颈屈曲活动所特有的。事实上,有几项研究报告称,当颈痛患者执行其他任务如重复上肢运动[66,76]和颈部等长收缩[56,77]时,这些肌肉的激活增强。此外,最近的一项研究检查了胸锁乳突肌运动单位的行为,发现患有机械性颈痛的人在颈部等长屈曲收缩时的放电率表现出明显更高的初始和平均水平[78]。这支持在早期的表面肌电图研究中观察到的颈痛患者的胸锁乳突肌活动更大的现象。此外,还发现了胸锁乳突肌运动单位放电频率调节降低[56](图5.4)和胸锁乳突肌运动单位短期同步性降低[78]的现象,进一步支持慢性颈痛患者神经肌肉控制策略的改变。有趣的是,最近一项使用实时超声波测量肌肉变形的研究显示,在做重复上臂抬高运动时,挥鞭伤疾病患者不同颈部屈肌之间相互作用的变异性降低[79]。

与观察到的颈深屈肌活动减少相一致,研究还表明,颈痛患者通常表现为深层伸肌、颈半棘肌和多裂肌活动减少。这些结论在一些研究中通过应用不同的方法如磁共振成像[80]和肌内肌电图已经被证实[63,81]。相反,在颈痛患者中经常见到浅部伸肌(如头夹肌)的高频率活动,这在一些任务中已经得到证实,包括在键盘上打字[82]、颈部等长伸展和侧屈[83]、重复性上肢运动[66]和水平面上的等长循环收缩[64]。

这些深层和浅表肌肉活动的对比效果表明,深层和浅表肌肉可能受到中枢或外周机制的不同影响[15]。另一种解释可能是,中枢神经系统通过共同激活较大的浅表肌肉[84]来优先解决增加的稳定和保护问题,但这是以失去对较深姿势肌肉的控制为代价的。类似的假设也被提出来解释腰痛患者的躯干肌肉适应[84]。

除了颈部肌肉激活的变化外,尽管颈痛患者没有肩部或手臂疼痛[76,85-88],但这些患者脊柱肩胛肌肉的激活也可能发生改变,并且可以通过向颈部肌肉注射高浓度的生理盐水诱发出来[89,90]。例如,在无论是创伤性还是非创伤性颈痛患者中,都可以观察到上肢重复运动时上斜方肌活动的变化[66,76,86]。同样,尽管没有口面部疼痛或颞下颌关节紊乱,但在持续性颈痛患者中可以观察到咀嚼肌激活的改变[91,92]。

肌肉内活动分布的细微变化

高密度的二维表面肌电图提供了一种测量肌肉收缩时大面积电位分布的方法,与经典的双极表面肌电图应用不同,它提供了肌电图振幅的图形表示[93]。该方法可用于评估肌肉内活动的分

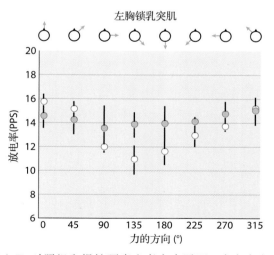
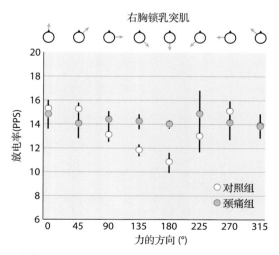

图5.4 ■ 对照组和慢性颈痛患者在水平面8个方向(0°～360°,间隔45°)以15 N力进行10秒收缩时,左、右胸锁乳突肌运动单位放电率的平均值和标准差。图像顶部的符号说明了力的方向。对照组受试者显示出运动单位放电根据力的方向进行调制。相反,慢性颈痛患者在各个力方向对胸锁乳突肌显示出相同的神经驱动力。PPS,每秒脉冲数。(引自 Falla D, Lindstrom R, Rechter L, et al. Effect of pain on the modulation in discharge rate of sternocleidomastoid motor units with force direction. Clin Neurophysiol 2010;121:744–753.)

布，并能识别肌肉在静态和动态收缩时区域内活动强度的相对适应性。

在过去的 10 年中，高密度肌电图揭示的一个最有意义的发现是肌肉活动的空间异质性，以及它是如何在持续性力收缩（constant-force contractions）[94,95]、负荷增加时的收缩[95,96] 和动态收缩过程中变化的[10,97]。这些发现可能表明运动单位的不均匀分布或运动单位控制中的空间依赖性[98,99]。重要的是，对健康个体的研究表明，收缩时肌肉活动的这种空间重组具有最小化肌肉疲劳（即延长耐力）的生理意义，这可能与避免长时间过度激活相同肌纤维有关[94]。例如，当健康个体进行持续的肩部外展时，活动逐渐向上斜方肌的颅区转移[9,94,100,101]，从而导致肌肉内活动中心的总体移动。这种反应表现了在上斜方肌的颅区内运动单位的更大的渐进性募集，还可能反映了疲劳时神经策略的优化[99,102]。肌肉变化是一种重要的神经策略，因为变化可有效地减载，使得一个组织或结构不会持续承受负荷。

无论是实验诱发的肌肉疼痛[9,10,101,103]，还是临床疼痛[91,92,97,100]，在持续和（或）动态收缩期间，活动在不同肌肉区域的再分配较少。因此，当存在疼痛时，肌肉收缩是通过在任务期间增加肌肉内一个区域的激活来进行的，即无症状受试者的肌肉活动特征没有正常的可变性。这些研究发现表明，伤害感受性疼痛刺激干扰了肌肉内活动的正常适应性，最终可能导致相似的肌肉间区因疲劳而诱发过度使用。我们最近的研究还发现，在重复性任务中，颈部肌肉疼痛导致上斜方肌活动的空间分布发生变化，这可能有助于解释因重复性活动导致的疼痛持续存在。研究发现，正常情况下不活跃的斜方肌区域在疼痛状态下则变得活跃，而正常情况下活跃的区域（根据解剖动作）则变得不那么活跃了。这种新的运动策略可能被视为一种有效的机制来"保护"疼痛区域。然而，这种"新的"斜方肌激活模式在疼痛的情况下可以被视为一种低效的运动策略，可能与症状的持续存在有关。

颈部肌肉活动时序特征的改变

除了颈部肌肉激活幅度改变之外，颈部肌肉活动时间的改变也有可能与颈痛有关。颈部肌肉激活在时序方面的改变，可通过评估肌肉激活启动（通常通过振动）和肌肉激活后抵消（通常是主动收缩后到放松的时间）来研究。

颈部肌肉激活启动延迟

颈部肌肉激活的启动可以在内部及外部扰动中来测试。比如手臂迅速地运动产生作用力，内部扰动会产生一个和手臂运动产生的力等量的反作用力，这些力被转移到身体各部分，引发一系列调整，以维持平衡[104]。神经系统的策略之一是前馈肌肉活动，能在内部扰动时通过肌电图检测到。这个机制有助于在外力存在时保持和恢复稳定，或者当需要身体某部分运动作为稳定的基础时出现。当正常人站立位快速移动手臂时，颈部深层和浅层肌群都以前馈的方式激活[105,106]。反之，颈痛的患者在运动开始阶段颈部肌肉激活启动延迟[106]。值得注意的是，延迟启动超过了前馈收缩的标准。此外，不像所观察的正常人那样，颈痛患者在活动时颈部深层肌群采用一种方向特异性的反应，提示这种变化不仅仅是减少运动神经元兴奋性等而导致的延迟那样简单，而是符合用中枢神经系统调控颈椎策略的变化[106]。

最近许多研究表明，当颈痛患者受到快速的、全身性的姿势扰动时，他们的胸锁乳突肌、头夹肌群、颈夹肌群运动相对于正常人而言是延迟的[107]（图 5.5）。这降低了颈部肌群对于不可预期事件（如绊倒、滑倒或者颠簸）发生时的活动能力，可能使颈部更容易受到进一步的损伤。

肌肉激活后抵消的延迟

已有研究表明，颈痛患者在颈部[108]或上肢肌肉收缩[109]之后肌肉放松是延迟的。例如，有研究观察到慢性挥鞭伤患者的上斜方肌和冈下肌放松的能力明显下降，因为他们经常做出重复的肩部屈曲动作[110]。职业性颈痛患者在常规的短时电脑工作中也能被观察到相对少的肌肉放松时间[111]。大量的其他研究证明，颈痛患者在手臂重复运动之间和运动之后难以放松上斜方肌[76,112]。也有研究显示上斜方肌在涉及精神需求的活动任务中随肌肉活动的增加而逐渐受影响[113]。同样，一些证据表明颈痛患者在运动后难以放松前斜角肌和胸锁乳突肌[76]。

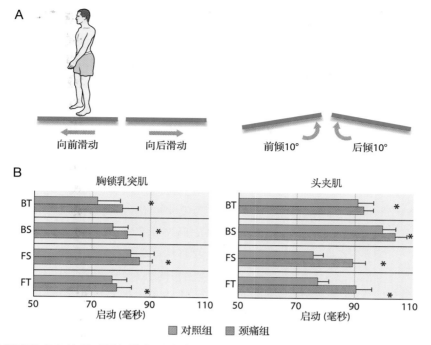

图 5.5 ■（A）慢性颈痛患者和健康对照组站在可移动的平台上，随机接受全身姿势的干扰 [向前滑动（forwcerd slies，FS）8cm]，向后滑动（backward slides, BS）8cm，前倾（forward tilts, FT）10°，后倾（backward tilts, BT）10°]。（B）胸锁乳突肌和头夹肌在干扰下的平均值和标准差。无论干扰方向如何，两组相比，颈部肌肉延迟收缩时间差异具有统计学意义（*$P < 0.05$）。（引自 Boudreau S, Farina D, Kongstad L, et al. The relative timing of trunk muscle activation is retained in response to unanticipated postural-perturbations during acute low back pain. Exp Brain Res 2011;210:259 - 267.）

在最近的一项研究中，在有和没有慢性颈痛的两组电脑工作者中使用表面肌电图研究颈部屈曲 - 放松现象和颈伸肌屈曲 - 放松比值，观察到颈痛组头半棘肌的屈曲 - 放松比值更低。这种改变被归因于疼痛导致的头半棘肌过度活跃[114]。在另一项研究中，观察到颈部伸肌群屈曲 - 放松现象在无症状群体中占 85%，而在有慢性颈痛的受试者中大约只有 36%[115]。而且，有这种现象的患者，活动启动到活动结束的时间会缩短。症状不明显的颈痛患者的颈部屈曲 - 放松比值较低也已经被研究证实[116]。

对疼痛的运动适应的个体差异

在本章前面的小节中已经介绍了颈痛患者神经肌肉障碍的一般特征，但是也必须注意到不同患者之间的差异性。当比较颈痛患者与健康对照组的肌电图数据时，这种差异就显而易见了。并不是每个颈痛患者的神经肌肉控制都会表现出这种变化，而且程度也不一样。有一些证据表明，颈痛患者之间存在的部分差异性与他们的疼痛程度以及

感觉功能下降有关[76,117,118]。例如，在重复的上肢运动过程中，胸锁乳突肌和前斜角肌所表现的活动水平，要比通过他们颈部功能障碍指数（neck disability index, NDI）得分所反映的水平还高[76]。较高水平的疼痛程度也与在肩部快速屈曲时深层颈部屈肌活动启动减慢以及这些肌肉在颅颈屈曲试验中活动减少有关[118]。除了与症状的严重程度有关以外，患者之间存在的差异性可能也和是否伴随应激反应及其程度有关，甚至可能与不同功能史、对于疼痛的经验、习惯性的姿势或运动模式有关。

实验性疼痛相关研究支持临床研究所观察到的差异性，伤害感受性疼痛会使患者产生特定的神经肌肉适应[6,119,120]。例如，在一项检测实验性颈痛对导向性任务活动中多肌肉控制影响的研究里，每一个测试对象各自采取了不同的个体控制策略来应对疼痛性刺激。这允许每个测试对象在疼痛情况下不改变颈部运动学，而是利用颈部肌肉活动的冗余性来改变他们的控制策略从而进行活动（图 5.6）。即使对于一些人来说，图 5.6 中的单个数据显示他们的"新"运动策略涉及胸锁乳突肌的活动减少，但整个组别的平均数显示在疼

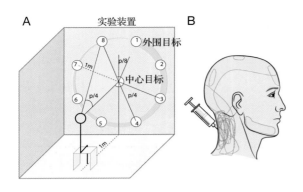

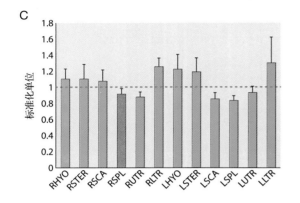

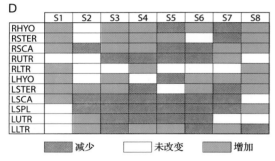

图 5.6 ■ （A）受试者执行多方向、多平面的头部目标动作。9个圆形目标（1个"中心目标"加上8个"外围目标"）沿着圆形轨迹被放置在白墙上。受试者戴着一顶装有激光指示器的头盔，移动他们的头部和颈椎，根据节拍器提供的节奏，将激光指示器从中心目标指向每个外围目标。从多块颈部肌肉记录肌电图。（B）分别在基线状态（无疼痛）和向右侧头夹肌注射高渗盐水后（疼痛状态）完成任务。（C）与基线状态相比，疼痛状态下各肌肉记录的肌电图振幅的平均值和标准差。蓝色虚线表示不同条件之间活动水平一致。注射高渗盐水的肌肉（右侧头夹肌）用灰色表示；结果显示该肌肉的整体活动减少。其他肌肉在所有受试者中均表现出活动的增加或减少。（D）8名受试者的个体数据显示了基线状态和疼痛状态之间每块肌肉肌电图振幅的变化方向。与基线状态相比，在疼痛状态下，深蓝色表示肌电图振幅的增加，灰色表示肌电图振幅下降，白色表示无变化。注意肌肉活动调节的个体特异性模式。没有2名受试者表现出相同的策略。HYO，胸骨舌骨肌；L，左侧；LTR，下斜方肌；R，右侧；SCA，前斜角肌；SPL，头夹肌；STER，胸锁乳突肌；UTR，上斜方肌；S，测试对象。（引自 Gizzi L,Muceli S, Petzke F, et al. Experimental muscle pain impairs thesynergistic modular control of neck muscles. PLoS One 2015;18:e0137844.）

痛情况下胸锁乳突肌活动增加。因此，虽然群体样本上胸锁乳突肌活动增加是普遍的，但这并不适用于全部对象。这个例子证明了对疼痛的运动适应存在个体差异这一当代理论[3,121]，并且这对于管理显然是有重要意义的。

颈部肌肉特性的外周变化

在慢性颈痛患者身上，除了观察到颈部肌肉行为发生变化以外，还有大量的生物化学、组织学以及形态学的肌肉适应。生物化学变化包括在斜方肌痛[122]患者的斜方肌上部检测到间质水平的谷氨酸升高以及在慢性挥鞭伤患者身上检测到较高的间质水平的白细胞介素和5-羟色胺[123]。在斜方肌痛患者中还观察到线粒体功能紊乱的形态学特征（不规则的红色以及细胞色素 C 氧化酶阴性纤维）[124-126]以及 I 型肌纤维的横截面积增加（尽管毛细血管与纤维面积的比值较低）[127-129]。

慢性颈痛患者颈部屈肌群和伸肌群更多的特殊变化包括 II C 型肌纤维比例的显著增加，提示慢收缩氧化型 I 型肌纤维选择性萎缩[130]。有趣的是，这一观察结果与颈部病理类型[130]无关，这可能解释了慢性颈痛患者在静态或动态状况下检测到的颈部和肩胛肌疲劳所致的较大肌电表现[53,131-133]。

在挥鞭伤后，研究发现患者颈部肌肉的脂肪浸润增高[134-137]。这在那些已知拥有较高比例的 I 型肌纤维和肌梭密度较高的肌肉，即颈部深层肌肉（包括头后大直肌、头后小直肌、头长肌、颈长肌、颈半棘肌以及多裂肌）中更为明显[134-137]。这种肌肉组织的退化已经被注意到，主要出现在受伤[135,137]后持续存在中度到重度疼痛的患者身上，相反，在隐匿性颈痛患者中并不常见[138]。然而，最近的一项研究表明，在伴有颈源性头痛的老年人中，头后大直肌、头后小直肌和头夹肌中脂肪含量较高[139]。有趣的是，慢性挥鞭伤相关疾病患者的颈部伸肌群中的脂肪总量被证明与感觉、躯体、运动感觉和心理特征有关，其中与冷性痛觉过敏的相关性最强[135]。颈部肌肉脂肪水平升高也与功能恢复差有关[137]。创伤后颈部肌肉内脂肪形成的机制尚不完全清楚，可能是由多种因素造成的，如肌肉的广泛失用、肌肉的慢性去神经化等。考虑到这些变化在特发性颈痛患者中并不常见,所以很可能是实际的创伤起了作用。

在慢性颈痛患者身上发现,肌肉萎缩既可能发生于深层肌肉(如多裂肌[139-141]),也可能发生于浅层肌肉(如头半棘肌[142])。然而一些研究报道的结果恰恰相反,如慢性挥鞭伤患者中存在多裂肌横截面积较大的情况[143],患有慢性颈痛的飞行员的多裂肌以及头半棘肌的横截面积较大[144]。在挥鞭伤中,肌肉横截面积较大可能代表假性肥大,这是因为肌肉中脂肪含量更高[145]。一项研究采用相对肌肉横截面积的测量来解释肌肉脂肪组织浸润的存在,有93%的颈痛患者被检测肌肉的相对横截面积与对照组差别不大甚至是更小的[145]。

神经肌肉功能障碍发展的时间进程

大量的实验研究证明,肌肉的行为会很快适应疼痛的存在[6-9,13,90,103],并且这些慢性颈痛患者适应的表现类型可以通过人工诱导建立实验疼痛模型[7,9,103]。举个例子,局部痛觉刺激单向传入上斜方肌,诱导头长肌和颈长肌活化显著下降[7],这在慢性颈痛疾病中常见[69]。除了这些实验数据,急性颈痛患者的临床观察也支持早期神经肌肉适应的存在。例如,在进行颅颈屈曲试验时,在遭受挥鞭伤后出现急性疼痛的患者中,可以观察到胸锁乳突肌活跃性增强[72]。正如前文所述,在这项试验中,胸锁乳突肌活跃性的增强直接反映了颈部深层屈肌活跃性的降低[75]。基于这些原因,提倡运动训练从一开始就作为颈痛管理的基本要素,

详见第十五章所述。

相比之下,外周适应似乎不会立即发生,可能需要几个月的时间甚至更长时间才能形成。例如,伸肌群的脂肪组织浸润在中度至重度疼痛患者受伤3个月后首次出现[137]。图5.7中也显示随着疼痛持续时间的增加,Ⅱ型肌纤维的比例相对增加更大[130,146]。虽然这些外周变化的发生机制尚不完全清楚,但它们至少在一定程度上被认为是受破坏的肌肉行为的二次适应。这一理论为早期应用有效的运动训练提供了一个更大的动力,目的是防止急性颈痛患者出现这些适应改变。

颈痛管理的意义

运动是被推荐的应用于颈痛患者的最广泛的保守治疗方法[147]。系统评价证实了这是用来减轻[147-151]和预防[152]颈痛最有用的方式。另外,有强有力的证据表明,运动对于恢复或者增强神经肌肉功能是有效的[55,153-158]。在考虑运动的镇痛效果时,人们提出了多种形式的运动来缓解颈痛,包括一般的肌力和耐力训练、柔韧性训练、关节活动范围训练、分级活动(graded activity)、运动控制以及一般有氧训练。就对疼痛的影响而言,几乎没有证据支持一种运动优于另一种,对于腰痛也是如此[121]。例如,颈屈肌的高强度抗阻训练与低负荷的运动控制训练缓解疼痛的程度是相同的[153]。因此,建议根据临床医务人员和患者的喜好来决定运动的类型。

然而,虽然各种运动可能对缓解慢性颈痛都有

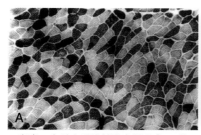
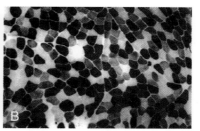

疼痛12个月之后胸锁乳突肌中含6%的　　疼痛36个月之后胸锁乳突肌中含44%的
　　　Ⅱ B型肌纤维 (深色)　　　　　　　　　　Ⅱ B型肌纤维 (深色)

图5.7 ■ 胸锁乳突肌活检显示Ⅱ B型肌纤维比例的提高与疼痛时间有很大关系。(A) 疼痛 12 个月之后胸锁乳突肌中含 6% 的Ⅱ B型肌纤维 (深色)。(B) 疼痛 36 个月之后胸锁乳突肌中含 44% 的Ⅱ B型肌纤维 (深色)。(引自 Uhlig Y, Weber BR, Grob D, et al. Fiber composition and fi ber transformations in neck muscles of patients with dysfunction of the cervical spine. J Orthop Res 1995;13:240－249.)

效,但有些运动具有较好的即时镇痛效果,对有急性症状的患者也是尤为重要。例如,一项研究[159]通过在颈椎和远离颈部的胫骨前肌测量压力疼痛阈值(pressure pain thresholds,PPT)和热痛阈,比较在休息时或运动中,低负荷颅颈屈曲运动与头部提升运动对颈痛程度影响的即时效果,此外还测量了血流量、皮肤电导系数、皮肤温度、心率和血压等其他交感神经系统功能。研究结果显示颅颈运动训练提供了最显著的即时镇痛效果,比运动前的压力疼痛阈值提高了14%~21%,而头部提升运动只改变了3%~7%。这2种运动都不会影响远端部位的压痛敏感性,没有运动后预示全身效果的交感神经系统兴奋迹象。而且结果显示,只有在颅颈屈曲运动训练之后进行主动运动中,疼痛才显著降低。其他研究也证实,颅颈屈曲运动训练可立即减轻颈痛程度,增加颈部压力疼痛阈值[160]。此外,轻柔的主动肩胛回缩和下沉也能即时降低颈痛程度,增加颈部压力疼痛阈值[161]。虽然这些特定的颈部运动没有立即引起对疼痛的全身调节,但这些运动获得的即时、局部的镇痛效果对制订运动处方仍有重要意义。

运动后症状反应的变异性

尽管临床试验证实,标准化的运动计划对颈痛患者总体有效,但对患者个体反应的回顾显示,一些患者的症状得到完全缓解,结局极好;而另一些患者的症状仅有极少的缓解,甚至没有任何益处[162]。因此,应用"一刀切"的单一运动训练对于颈痛患者而言是不恰当的。导致这种差异性结果的原因有很多。比如中枢敏化的存在可能阻碍正性的运动效果[163]。另外,心理因素也被证明可能会阻碍颈部运动方案的良好效果[164]。

在开始训练之前,患者存在的神经肌肉损伤的类型和程度是另一个重要考虑因素,也是决定症状缓解的重要因素。正如本章所述,尽管颈痛患者的神经肌肉障碍有共同特征,但个体之间有相当大的差异。并不是每个颈痛患者都会在神经肌肉控制方面表现出同样的变化,而且程度也不一样。因此,考虑到试验中的一些患者在特定的神经肌肉功能上表现出较小的障碍,标准化的运动方案对颈痛患者产生不同的结果也就不足为奇了。图5.8中的数据支持这种推理。它展示了一项对慢性颈痛患者进行为期6周的颅颈屈曲运动训练,观察其生理效应的研究结果[162]。无论患者在颅颈屈曲试验中的基本表现如何,他们都会进行为期6周、每天2次的颅颈屈曲训练,其中每周有1次是在治疗师的指导下进行。图5.8A显示了干预后颈深屈肌活动的改善程度与活动基线水平的关系。正如预测的那样,那些训练前激活颈深屈肌最少的人,在训练后激活增加最多。图5.8B显示了运动干预后疼痛变化与颈深屈肌活动改善程度的关系,同样也呈线性关系。也就是说那些从训练中得到最大程度疼痛缓解的患者,在激活

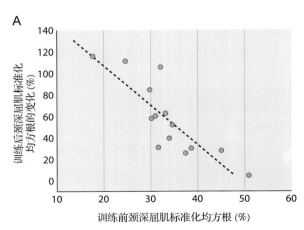
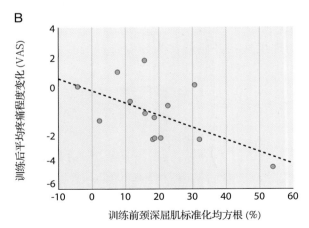

图5.8 ■（A）一组慢性颈痛患者训练前颈深屈肌标准化肌电图振幅的散点图,及6周颅颈屈肌运动训练后颈深屈肌肌电图振幅值的百分比变化。（B）训练后标准化的颈深屈肌肌电图振幅和应用视觉模拟评分法(visual analogue scale, VAS)表示的平均颈痛程度变化的散点图。(引自 Falla D, O'Leary S, Farina D, et al. The change in deep cervical flexor activity after training is associated with the degree of pain reduction in patients with chronic neck pain. Clin J Pain 2012;28:628‐634.)

颈深屈肌群方面表现出了最大的改善。有些参加了6周运动训练的患者,疼痛没有变化,或者只有轻微变化。这很可能是因为这些患者有其他更相关的特征,但这些特征并不是运动的目标。因此,为了优化颈痛患者的运动处方和结局,运动必须以评估为导向,并针对患者独特的表现特点,以更有效地管理颈痛[121]。

　一项最近的研究结果进一步支持"量身定制"的运动干预的好处[165]。在对慢性挥鞭伤患者干预3个月和12个月时,唯一与颈痛程度和颈部相关失能减轻都显著相关的因素是,患者是否参与了基于对每个患者个体化的精细评估后而量身定制的颈部训练方案。即使2个组别的运动都对患者产生积极影响,但被分配到实验组的患者功能障碍减轻的可能性比对照组高5.3倍,疼痛减轻的可能性比对照组高3.9倍[165]。这个数据进一步支持了通过对神经肌肉功能精细评估而量身定制的和目标导向性的训练会导致颈痛患者的差异性。

运动后神经肌肉的适应性

疼痛和功能障碍减轻通常是随机对照试验中针对颈痛患者的各种运动方案效果的主要衡量指标,如前文所述,不同的训练方案都能够减轻疼痛。然而,在颈痛患者的管理中,减轻疼痛只是一个考虑因素,功能恢复同样重要,特别是那些第一次颈痛后发展成为反复发作的患者[166]。因此,治疗的挑战不仅在于解决急性发作的疼痛(这通过大量的技术可以相对容易的实现),还要预防和减少周期性的发作,以提高未来的生活质量。在这方面,通过运动训练来恢复神经肌肉的功能对颈痛疾病的长期管理起到至关重要的作用。除了镇痛效果,运动处方及其应用需要考虑更多的方面。

有力的证据表明,通过运动训练可以提高颈部神经肌肉的功能。然而,虽然多种形式的训练都能减轻颈痛,但有研究显示神经肌肉功能康复需要进行特定的训练。例如,低负荷的激活训练能提高颈深屈肌的肌肉活动[156]、恢复深层和浅层屈肌之间的协调[156,160]、增加颈深屈肌在受到姿势干扰时的活动速度[156]、提高患者长期坐位下保持颈椎正确姿势的能力[55]。这些神经肌肉功能的

提高是慢性颈痛患者参加肌力和耐力训练项目所不能获得的,尽管疼痛和功能障碍在这些训练后有类似的变化[55,156]。和颅颈运动训练相比,采用高负荷耐力和肌力训练的颈部屈肌群训练可以提高颈部肌力和颈部抗疲劳的能力[153,155]。这并不奇怪,因为当训练的目标是为了减少这些肌肉在任务中的相关活动时,我们并不期望低负荷的颅颈屈肌群训练可以大幅度地改变颈部肌力和易疲劳性。因此,需要提供一个足够的负荷来加强颈部肌肉承担高负荷的能力。这些观察结果与多项检测神经肌肉对训练的适应性的研究结果一致,证实了在对应训练的运动输出中特定的神经、肌肉和功能的变化对于运动模式也是特定的[167-170]。这进一步支持了颈痛患者神经肌肉功能有待提高时需要有针对性的评估和训练。

总结

神经肌肉的适应性是对伤害刺激的一种常见的、预期的反应。大量研究描述了颈痛障碍患者的这种改变,图5.9总结了一些共同特征。虽然这些改变可能起到保护疼痛颈部的短期效果,但从长远角度看,这些适应可能是不良的,可能造成持续的和反复发作的症状。例如,这种保护颈部的适应可能导致颈部组织的负荷增加(如颈部肌肉的共同收缩增加)或者增加了进一步损伤的风险(如在身体活动时颈部肌肉激活启动延迟)。

运动输出
· 肌力下降
· 耐力下降
· 力量稳定性下降
· 关节活动范围减小
· 运动速度降低
· 运动流畅性下降

肌肉行为
· 肌肉共同收缩增加
· 颈部肌肉活动的特异性下降
· 深层肌肉激活下降
· 肌肉反应延迟
· 肌肉放松减少
· 肌肉易疲劳性增加

肌肉特性
· 肌肉脂肪组织浸润
· 肌肉萎缩
· 肌肉微循环减少
· 肌纤维转化
· 生物化学变化

图5.9 ■ 颈痛患者常见的神经肌肉适应

肌肉运动习惯的改变可能导致肌肉结构的改变，进而导致持续的症状，并且影响到功能恢复。本书第十五章介绍了对于神经肌肉障碍的有效管理，这对于任何类型颈痛障碍的康复都是至关重要的。

（刘浩译，王雪强、廖麟荣、王于领审）

参考文献

1. Lund JP, Donga R, Widmer CG, et al. The pain-adaptation model: a discussion of the relationship between chronic musculoskeletal pain and motor activity. Can J Physiol Pharmacol 1991;69:683–94.
2. Johansson H, Sojka P. Pathophysiological mechanisms involved in genesis and spread of muscular tension in occupational muscle pain and in chronic musculoskeletal pain syndromes: a hypothesis. Med Hypotheses 1991;35:196–203.
3. Hodges PW, Tucker K. Moving differently in pain: a new theory to explain the adaptation to pain. Pain 2011;152:S90–8.
4. Murray GM, Peck CC. Orofacial pain and jaw muscle activity: a new model. J Orofac Pain 2007;21:263–78.
5. Hodges P, Falla D. Interaction between pain and sensorimotor control. In: Jull G, Moore A, Falla D, et al, editors. Grieve's modern musculoskeletal physiotherapy. UK: Elsevier; 2015.
6. Gizzi L, Muceli S, Petzke F, et al. Experimental muscle pain impairs the synergistic modular control of neck muscles. PLoS ONE 2015;18:e0137844.
7. Cagnie B, Dirks R, Schouten M, et al. Functional reorganization of cervical flexor activity because of induced muscle pain evaluated by muscle functional magnetic resonance imaging. Man Ther 2011;16:470–5.
8. Christensen SW, Hirata RP, Graven-Nielsen T. The effect of experimental neck pain on pressure pain sensitivity and axioscapular motor control. J Pain 2015;16:367–79.
9. Falla D, Arendt-Nielsen L, Farina D. Gender-specific adaptations of upper trapezius muscle activity to acute nociceptive stimulation. Pain 2008;138:217–25.
10. Falla D, Cescon C, Lindstroem R, et al. Muscle pain induces a shift of the spatial distribution of upper trapezius muscle activity during a repetitive task: a mechanism for perpetuation of pain with repetitive activity? Clin J Pain 2017;33:1006–13.
11. Falla D, Farina D, Graven-Nielsen T. Experimental muscle pain results in reorganization of coordination among trapezius muscle subdivisions during repetitive shoulder flexion. Exp Brain Res 2007;178:385–93.
12. Falla D, Farina D, Kanstrup Dahl M, et al. Pain-induced changes in cervical muscle activation do not affect muscle fatigability during sustained isometric contraction. J Electromyogr Kinesiol 2007;18:938–46.
13. Falla D, Farina D, Kanstrup Dahl M, et al. Muscle pain induces task-dependent changes in cervical agonist/antagonist activity. J Appl Physiol 2007;102:601–9.
14. Arendt-Nielsen L, Falla D. Motor control adjustments in musculoskeletal pain and the implications for pain recurrence. Pain 2009;142:171–2.
15. Hodges P, Schabrun S, Falla D. Reorganized motor-control at spinal and cortical level in neck and low back pain. In: Arendt-Nielsen L, Graven-Nielsen T, editors. Musculoskeletal pain - basic mechanisms and implications. Seattle: IASP Press; 2014.
16. Vasavada AN, Li S, Delp SL. Influence of muscle morphometry and moment arms on the moment-generating capacity of human neck muscles. Spine 1998;23:412–22.
17. Boyd Clark LC, Briggs CA, Galea MP. Comparative histochemical composition of muscle fibres in a pre- and a postvertebral muscle of the cervical spine. J Anat 2001;199:709–16.
18. Boyd Clark LC, Briggs CA, Galea MP. Muscle spindle distribution, morphology, and density in longus colli and multifidus muscles of the cervical spine. Spine 2002;27:694–701.
19. Winters JM, Peles JD. Neck muscle activity and 3D head kinematics during quasistatic and dynamic tracking movements. In: Winters JM, Woo SLY, editors. Multiple muscle systems: biomechanics and movement organisation. New York: Springer-Verlag; 1990. p. 461–80.
20. Dieterich AV, Andrade RJ, Le Sant G, et al. Shear wave elastography reveals different degrees of passive and active stiffness of the neck extensor muscles. Eur J Appl Physiol 2017;117:17–18.
21. Ward SR, Tomiya A, Regev GJ, et al. The architectural design of the lumbar multifidus muscle supports its role as stabilizer. J Biomech 2009;42:1384–9.
22. Petit J, Filippi GM, Emonet-Denand F, et al. Changes in muscle stiffness produced by motor units of different types in peroneus longus muscle of cat. J Neurophysiol 1990;63:190–7.
23. Toursel T, Stevens L, Granzier H, et al. Passive tension of rat skeletal soleus muscle fibers: effects of unloading conditions. J Appl Physiol 2002;92:1465–72.
24. Panjabi MM, Cholewicki J, Nibu K, et al. Critical load of the human cervical spine: an in vitro experimental study. Clin Biomech (Bristol, Avon) 1998;13:11–17.
25. Mayoux-Benhamou MA, Revel M, Vallee C, et al. Longus colli has a postural function on cervical curvature. Surg Radiol Anat 1994;16:367–71.
26. Vitti M, Fujiwara M, Basmajian JV, et al. The integrated roles of longus colli and sternocleidomastoid muscles: an electromyographic study. Anat Rec 1973;177:471–84.
27. Falla D, O'Leary S, Fagan A, et al. Recruitment of the deep cervical flexor muscles during a postural-correction exercise performed in sitting. Man Ther 2007;12:139–43.
28. Takasaki H, Hall T, Kaneko S, et al. Cervical segmental motion induced by shoulder abduction assessed by magnetic resonance imaging. Spine 2009;34:E122–6.
29. Mayoux-Benhamou MA, Revel M, Vallee C. Selective electromyography of dorsal neck muscles in humans. Exp Brain Res 1997;113:353–60.
30. Vasavada AN, Peterson BW, Delp SL. Three-dimensional spatial tuning of neck muscle activation in humans. Exp Brain Res 2002;147:437–48.
31. Bull ML, Vitti M, De Freitas V. Electromyographic study of the trapezius (pars superior) and serratus anterior (pars inferior) muscles in free movements of the shoulder. Electromyogr Clin Neurophysiol 1989;29:119–25.
32. Behrsin JF, Maguire K. Levator scapulae action during shoulder movement. A possible mechanism of shoulder pain of cervical origin. Aust J Physiother 1986;32:101–6.
33. Sommerich CM, Joines SMB, Hermans V, et al. Use of surface electromyography to estimate neck muscle activity. J Electromyogr Kinesiol 2000;10:377–98.
34. Dutia MB. The muscles and joints of the neck: their specialisation and role in head movement. Prog Neurobiol 1991;37:165–78.
35. Abrahams VC, Richmond FJ. Specialization of sensorimotor organization in the neck muscle system. Prog Brain Res 1988;76:125–35.
36. Kamibayashi LK, Richmond FJ. Morphometry of human neck muscles. Spine 1998;23:1314–23.
37. Richmond F, Singh K, Corneil B. Marked non-uniformity of fiber-type composition in the primate suboccipital muscle obliquus capitis inferior. Exp Brain Res 1999;125:14–18.
38. Selbie WS, Thomson DB, Richmond FJ. Suboccipital muscles in the cat neck: morphometry and histochemistry of the rectus capitis muscle complex. J Morphol 1993;216:47–63.

39. Boyd-Clark LC, Briggs CA, Galea MP. Comparative histochemical composition of muscle fibres in a pre- and postvertebral muscle of the cervical spine. J Anat 2001;199:709–16.

40. Antonaci F, Bulgheroni M, Ghirmai S, et al. 3D kinematic analysis and clinical evaluation of neck movements in patients with whiplash injury. Cephalalgia 2002;22:533–42.

41. Dvir Z, Gal-Eshel N, Shamir B, et al. Cervical motion in patients with chronic disorders of the cervical spine: a reproducibility study. Spine 2006;31:E394–9.

42. Sjolander P, Michaelson P, Jaric S, et al. Sensorimotor disturbances in chronic neck pain-Range of motion, peak velocity, smoothness of movement, and repositioning acuity. Man Ther 2008;13:122–31.

43. Woodhouse A, Vasseljen O. Altered motor control patterns in whiplash and chronic neck pain. BMC Musculoskelet Disord 2008;9:90.

44. Grip H, Sundelin G, Gerdle B, et al. Cervical helical axis characteristics and its center of rotation during active head and upper arm movements-comparisons of whiplash-associated disorders, non-specific neck pain and asymptomatic individuals. J Biomech 2008;41:2799–805.

45. Ohberg F, Grip H, Wiklund U, et al. Chronic whiplash associated disorders and neck movement measurements: an instantaneous helical axis approach. IEEE Trans Inf Technol Biomed 2003;7:274–82.

46. Lindstroem R, Graven-Nielsen T, Falla D. Current pain and fear of pain contribute to reduced maximum voluntary contraction of neck muscles in patients with chronic neck pain. Arch Phys Med Rehabil 2012;93:2042–8.

47. Chiu TT, Sing KL. Evaluation of cervical range of motion and isometric neck muscle strength: reliability and validity. Clin Rehabil 2002;16:851–8.

48. Prushansky T, Gepstein R, Gordon C, et al. Cervical muscles weakness in chronic whiplash patients. Clin Biomech (Bristol, Avon) 2005;20:794–8.

49. Edmondston S, Björnsdóttir G, Pálsson T, et al. Endurance and fatigue characteristics of the neck flexor and extensor muscles during isometric tests in patients with postural neck pain. Man Ther 2011;16:332–8.

50. O'Leary S, Jull G, Kim M, et al. Cranio-cervical flexor muscle impairment at maximal, moderate, and low loads is a feature of neck pain. Man Ther 2007;12:34–9.

51. Dumas JP, Arsenault AB, Boudreau G, et al. Physical impairments in cervicogenic headache: traumatic vs. non-traumatic onset. Cephalalgia 2001;21:884–93.

52. Watson DH, Trott PH. Cervical headache: an investigation of natural head posture and upper cervical flexor muscle performance. Cephalalgia 1993;13:272–84.

53. Halvorsen M, Abbott A, Peolsson A, et al. Endurance and fatigue characteristics in the neck muscles during sub-maximal isometric test in patients with cervical radiculopathy. Eur Spine J 2014;23:590–8.

54. Peolsson A, Kjellman G. Neck muscle endurance in nonspecific patients with neck pain and in patients after anterior cervical decompression and fusion. J Manipulative Physiol Ther 2007;30:343–50.

55. Falla D, Jull G, Russell T, et al. Effect of neck exercise on sitting posture in patients with chronic neck pain. Phys Ther 2007;87:408–17.

56. Falla D, Lindstrom R, Rechter L, et al. Effect of pain on the modulation in discharge rate of sternocleidomastoid motor units with force direction. Clin Neurophysiol 2010;121:744–53.

57. Muceli S, Farina D, Kirkesola G, et al. Force steadiness in women with neck pain and the effect of short term vibration. J Electromyogr Kinesiol 2011;21:283–90.

58. New insights into motor adaptations in low back pain and neck pain: Implications for sports medicine and rehabilitation. European College of Sports Science; 2017 5-8th July; Essen, Germany.

59. Keshner EA, Campbell D, Katz RT, et al. Neck muscle activation patterns in humans during isometric head stabilization. Exp Brain Res 1989;75:335–44.

60. Keshner EA. Motor control of the cervical spine. In: Boyling JD, Jull G, editors. Grieve's modern manual therapy: the vertebral column. Edinburgh: Elsevier; 2004.

61. Keshner EA, Peterson BW. Motor control strategies underlying head stabilization and voluntary head movements in humans and cats. Prog Brain Res 1988;76:329–39.

62. Blouin JS, Siegmund GP, Carpenter MG, et al. Neural control of superficial and deep neck muscles in humans. J Neurophysiol 2007;98:920–8.

63. Schomacher J, Farina D, Lindstroem R, et al. Chronic trauma-induced neck pain impairs the neural control of the deep semispinalis cervicis muscle. Clin Neurophysiol 2012;123:1403–8.

64. Lindstrom R, Schomacher J, Farina D, et al. Association between neck muscle co-activation, pain, and strength in women with neck pain. Man Ther 2011;16:80–6.

65. Fernandez-de-las-Penas C, Falla D, Arendt-Nielsen L, et al. Cervical muscle co-activation in isometric contractions is enhanced in chronic tension-type headache patients. Cephalalgia 2008;28:744–51.

66. Johnston V, Jull G, Souvlis T, et al. Alterations in cervical muscle activity in functional and stressful tasks in female office workers with neck pain. Eur J Appl Physiol 2008;103:253–64.

67. Jull G, Amiri M, Bullock-Saxton J, et al. Cervical musculoskeletal impairment in frequent intermittent headache. Part 1: subjects with single headaches. Cephalalgia 2007;27:793–802.

68. Jull G, Barrett C, Magee R, et al. Further clinical clarification of the muscle dysfunction in cervical headache. Cephalalgia 1999;19:179–85.

69. Falla D, Jull G, Hodges PW. Patients with neck pain demonstrate reduced electromyographic activity of the deep cervical flexor muscles during performance of the craniocervical flexion test. Spine 2004;29:2108–14.

70. Jull G, Kristjansson E, Dall'Alba P. Impairment in the cervical flexors: a comparison of whiplash and insidious onset neck pain patients. Man Ther 2004;9:89–94.

71. Jull GA. Deep cervical flexor muscle dysfunction in whiplash. J Musculoskel Pain 2000;8:143–54.

72. Sterling M, Jull G, Vicenzino B, et al. Development of motor dysfunction following whiplash injury. Pain 2003;103:65–73.

73. Johnston V, Jull G, Souvlis T, et al. Neck movement and muscle activity characteristics in female office workers with neck pain. Spine 2008;33:555–63.

74. Steinmetz A, Claus A, Hodges PW, et al. Neck muscle function in violinists/violists with and without neck pain. Clin Rheumatol 2016;35:1045–51.

75. Jull G, Falla D. Does increased superficial neck flexor activity in the craniocervical flexion test reflect reduced deep flexor activity in people with neck pain? Man Ther 2016;25:43–7.

76. Falla D, Bilenkij G, Jull G. Patients with chronic neck pain demonstrate altered patterns of muscle activation during performance of a functional upper limb task. Spine 2004;29:1436–40.

77. Falla D, Jull G, Edwards S, et al. Neuromuscular efficiency of the sternocleidomastoid and anterior scalene muscles in patients with chronic neck pain. Disabil Rehabil 2004;26:712–17.

78. Yang CC, Su FC, Yang PC, et al. Characteristics of the motor units during sternocleidomastoid isometric flexion among patients with mechanical neck disorder and asymptomatic individuals. PLoS ONE 2016;11:e0167737.

79. Peterson G, Nilsson D, Trygg J, et al. Novel insights into neck muscle coordination in individuals with whiplash-associated disorders. Sci Rep 2015;5:15289.

80. O'Leary S, Cagnie B, Reeve A, et al. Is there altered activity of the extensor muscles in chronic mechanical neck pain? A functional magnetic resonance imaging study. Arch Phys Med Rehabil 2011;92:929–34.

81. Schomacher J, Boudreau S, Petzke F, et al. Localized pressure pain sensitivity is associated with lower activation of the semispinalis cervicis muscle in patients with chronic neck pain. Clin J Pain 2013;10:898–906.

82. Szeto GP, Straker LM, O'Sullivan PB. A comparison of symptomatic and asymptomatic office workers performing monotonous keyboard work 1: neck and shoulder muscle recruitment patterns. Man Ther 2005;10:270–80.

83. Kumar S, Narayan Y, Prasad N, et al. Cervical electromyogram profile differences between patients of neck pain and control. Spine 2007;32:E246–53.

84. Hodges P, Cholewicki J. Functional control of the spine. In: Vleeming A, Mooney V, Stoeckart R, editors. Movement, stability and lumbopelvic pain. Edinburgh: Elsevier; 2007.

85. Christensen SW, Hirata RP, Graven Nielsen T. Altered pain sensitivity and axioscapular muscle activity in neck pain patients compared with healthy controls. Eur J Pain 2017;21:1763–71.

86. Nederhand MJ, Ijzerman MJ, Hermens HJ, et al. Cervical muscle dysfunction in the chronic whiplash associated disorder grade II (WAD-II). Spine 2000;25:1938–43.

87. Zakharova-Luneva E, Jull G, Johnston V, et al. Altered trapezius muscle behavior in individuals with neck pain and clinical signs of scapular dysfunction. J Manipulative Physiol Ther 2012;35:346–53.

88. Helgadottir H, Kristjansson E, Einarsson E, et al. Altered activity of the serratus anterior during unilateral arm elevation in patients with cervical disorders. J Electromyogr Kinesiol 2011;21:947–53.

89. Christensen SW, Hirata RP, Graven-Nielsen T. The effect of experimental neck pain on pressure pain sensitivity and axioscapular motor control. J Pain 2015;16:367–79.

90. Christensen SW, Hirata RP, Graven Nielsen T. Bilateral experimental neck pain reorganize axioscapular muscle coordination and pain sensitivity. Eur J Pain 2017;21:681–91.

91. Testa M, Geri T, Gizzi L, et al. High-density EMG reveals novel evidence of altered masseter muscle activity during symmetrical and asymmetrical bilateral jaw clenching tasks in people with chronic nonspecific neck pain. Clin J Pain 2017;33:148–59.

92. Testa M, Geri T, Gizzi L, et al. Alterations in masticatory muscle activation in people with persistent neck pain despite the absence of orofacial pain or temporomandibular disorders. J Oral Facial Pain Headache 2015;29:340–8.

93. Falla D, Farina D. Advances in Electromyography. In: Jull G, Moore A, Falla D, et al, editors. Grieve's modern musculoskeletal physiotherapy. UK: Elsevier; 2015.

94. Farina D, Leclerc F, Arendt-Nielsen L, et al. The change in spatial distribution of upper trapezius muscle activity is correlated to contraction duration. J Electromyogr Kinesiol 2008;18:16–25.

95. Falla D, Farina D. Periodic increases in force during sustained contraction reduce fatigue and facilitate spatial redistribution of trapezius muscle activity. Exp Brain Res 2007;182:99–107.

96. Tucker K, Falla D, Graven-Nielsen T, et al. Electromyographic mapping of the erector spinae muscle with varying load and during sustained contraction. J Electromyogr Kinesiol 2009;19:373–9.

97. Falla D, Gizzi L, Tschapek M, et al. Reduced task-induced variations in the distribution of activity across back muscle regions in individuals with low back pain. Pain 2014;155:944–53.

98. Falla D, Farina D. Non-uniform adaptation of motor unit discharge rates during sustained static contraction of the upper trapezius muscle. Exp Brain Res 2008;191:363–70.

99. Falla D, Farina D. Motor units in cranial and caudal regions of the upper trapezius muscle have different discharge rates during brief static contractions. Acta Physiol 2008;192:551–8.

100. Falla D, Andersen H, Danneskiold-Samsøe B, et al. Adaptations of upper trapezius muscle activity during sustained contractions in women with fibromyalgia. J Electromyogr Kinesiol 2010;20:457–64.

101. Madeleine P, Leclerc F, Arendt-Nielsen L, et al. Experimental muscle pain changes the spatial distribution of upper trapezius muscle activity during sustained contraction. Clin Neurophysiol 2006;117:2436–45.

102. Falla D, Farina D, Graven Nielsen T. Spatial dependency of trapezius muscle activity during repetitive shoulder flexion. J Electromyogr Kinesiol 2007;17:299–306.

103. Falla D, Arendt-Nielsen L, Farina D. The pain-induced change in relative activation of upper trapezius muscle regions is independent of the site of noxious stimulation. Clin Neurophysiol 2009;120:150–7.

104. Bouisset S, Zattara M. Biomechanical study of the programming of anticipatory postural adjustments associated with voluntary movement. J Biomech 1987;20:735–42.

105. Falla D, Rainoldi A, Merletti R, et al. Spatio-temporal evaluation of neck muscle activation during postural perturbations in healthy subjects. J Electromyogr Kinesiol 2004;14:463–74.

106. Falla D, Jull G, Hodges PW. Feedforward activity of the cervical flexor muscles during voluntary arm movements is delayed in chronic neck pain. Exp Brain Res 2004;157:43–8.

107. Boudreau S, Farina D, Kongstad L, et al. The relative timing of trunk muscle activation is retained in response to unanticipated postural-perturbations during acute low back pain. Exp Brain Res 2011;210:259–67.

108. Barton PM, Hayes KC. Neck flexor muscle strength, efficiency, and relaxation times in normal subjects and subjects with unilateral neck pain and headache. Arch Phys Med Rehabil 1996;77:680–7.

109. Fredin Y, Elert J, Britschgi N, et al. A decreased ability to relax between repetitive muscle contractions in patients with chronic symptoms after whiplash trauma of the neck. J Musculoskelet Pain 1997;5:55–70.

110. Elert J, Kendall SA, Larsson B, et al. Chronic pain and difficulty in relaxing postural muscles in patients with fibromyalgia and chronic whiplash associated disorders. J Rheumatol 2001;28:1361–8.

111. Thorn S, Søgaard K, Kallenberg L, et al. Trapezius muscle rest time during standardized computer work–a comparison of female computer users with and without self-reported neck/shoulder complaints. J Electromyogr Kinesiol 2007;17:420–7.

112. Januario LB, Oliveira AB, Cid MM, et al. The coordination of shoulder girdle muscles during repetitive arm movements at either slow or fast pace among women with or without neck-shoulder pain. Hum Mov Sci 2017;55:287–95.

113. Laursen B, Jensen BR, Garde AH, et al. Effect of mental and physical demands on muscular activity during the use of a computer mouse and a keyboard. Scand J Work Environ Health 2002;28:215–21.

114. Pinheiro CF, dos Santos MF, Chaves TC. Flexion-relaxation ratio in computer workers with and without chronic neck pain. J Electromyogr Kinesiol 2016;26:8–17.

115. Maroufi N, Ahmadi A, Mousavi Khatir SR. A comparative investigation of flexion relaxation phenomenon in healthy and chronic neck pain subjects. Eur Spine J 2013;22:162–8.

116. Zabihhosseinian M, Holmes MW, Ferguson B, et al. Neck muscle fatigue alters the cervical flexion relaxation ratio in sub-clinical neck pain patients. Clin Biomech (Bristol, Avon) 2015;30:397–404.

117. O'Leary S, Falla D, Jull G. The relationship between superficial muscle activity during the cranio-cervical flexion test and clinical features in patients with chronic neck pain. Man Ther 2011;16:452–5.

118. Falla D, O'Leary S, Farina D, et al. Association between intensity of pain and impairment in onset and activation of the deep cervical flexors in patients with persistent neck pain. Clin J Pain 2011;27:309–14.

119. Muceli S, Falla D, Farina D. Reorganization of muscle synergies during multidirectional reaching in the horizontal plane with experimental muscle pain. J Neurophysiol 2014;111:615–30.

120. Hodges PW, Coppieters MW, Macdonald D, et al. New insight into motor adaptation to pain revealed by a combination of modelling and empirical approaches. Eur J Pain 2013;17:1138–46.

121. Falla D, Hodges P. Individualized exercise interventions for spinal pain. Exerc Sport Sci Rev 2017;45:105–15.

122. Flodgren GM, Crenshaw AG, Alfredson H, et al. Glutamate and prostaglandin E2 in the trapezius muscle of female subjects with chronic muscle pain and controls determined by microdialysis. Eur J Pain 2005;9:511–15.

123. Gerdle B, Lemming D, Kristiansen J, et al. Biochemical alterations in the trapezius muscle of patients with chronic whiplash associated disorders (WAD) - A microdialysis study. Eur J Pain 2008;12:82–93.

124. Kadi F, Waling K, Ahlgren C, et al. Pathological mechanisms implicated in localized female trapezius myalgia. Pain 1998;78:191–6.

125. Lindman R, Hagberg M, Angqvist K, et al. Changes in muscle morphology in chronic trapezius myalgia. Scand J Work Environ Health 1991;17:347–55.

126. Larsson B, Bjork J, Elert J, et al. Fibre type proportion and fibre size in trapezius muscle biopsies from cleaners with and without myalgia and its correlation with ragged red fibres, cytochrome-c-oxidase-negative fibres, biomechanical output, perception of fatigue, and surface electromyography during repetitive forward flexions. Eur J Appl Physiol 2001;84:492–502.

127. Larsson B, Bjork J, Kadi F, et al. Blood supply and oxidative metabolism in muscle biopsies of female cleaners with and without myalgia. Clin J Pain 2004;20:440–6.

128. Larsson SE, Bengtsson A, Bodegard L, et al. Muscle changes in work-related chronic myalgia. Acta Orthop Scand 1998;59:552–6.

129. Larsson SE, Bodegard L, Henriksson KG, et al. Chronic trapezius myalgia: morphology and blood flow studied in 17 patients. Acta Physiol Scand 1990;61:394–8.

130. Uhlig Y, Weber BR, Grob D, et al. Fiber composition and fiber transformations in neck muscles of patients with dysfunction of the cervical spine. J Orthop Res 1995;13:240–9.

131. Falla D, Farina D. Muscle fiber conduction velocity of the upper trapezius muscle during dynamic contraction of the upper limb in patients with chronic neck pain. Pain 2005;116:138–45.

132. Falla D, Jull G, Rainoldi A, et al. Neck flexor muscle fatigue is side specific in patients with unilateral neck pain. Eur J Pain 2004;8:71–7.

133. Falla D, Rainoldi A, Merletti R, et al. Myoelectric manifestations of sternocleidomastoid and anterior scalene muscle fatigue in chronic neck pain patients. Clin Neurophysiol 2003;114:488–95.

134. Elliott J, Jull G, Noteboom JT, et al. Fatty infiltration in the cervical extensor muscles in persistent whiplash-associated disorders: a magnetic resonance imaging analysis. Spine 2006;31:847–55.

135. Elliott J, Noteboom JT, Sterling M, et al. The clinical presentation of chronic whiplash and the relationship to findings of MRI fatty infiltrate in the cervical extensor musculature. Eur Spine J 2009;18:1371–8.

136. Elliott J, O'Leary S, Sterling M, et al. Magnetic resonance imaging findings of fatty infiltrate in the cervical flexors in chronic whiplash. Spine 2009;35:948–54.

137. Elliott J, Pedler A, Kenardy J, et al. The temporal development of fatty infiltrates in the neck muscles following whiplash injury: an association with pain and posttraumatic stress. PLoS ONE 2011;6:e21194.

138. Elliott J, Sterling M, Noteboom JT, et al. Fatty infiltrate in the cervical extensor muscles is not a feature of chronic, insidious-onset neck pain. Clin Radiol 2008;63:681–7.

139. Uthaikhup S, Assapun J, Kothanm S, et al. Structural changes of the cervical muscles in elder women with cervicogenic headache. Musculoskelet Sci Pract 2017;29:1–6.

140. Kristjansson E. Reliability of ultrasonography for the cervical multifidus muscle in asymptomatic and symptomatic subjects. Man Ther 2004;9:83–8.

141. Fernández-de-las-Peñas C, Albert-Sanchís JC, Buil M, et al. Cross-sectional area of cervical multifidus muscle in females with chronic bilateral neck pain compared to controls. J Orthop Sports Phys Ther 2008;38:175–80.

142. Rezasoltani A, Ahmadipoor A, Khademi-Kalantari K, et al. The sign of unilateral neck semispinalis capitis muscle atrophy in patients with chronic non-specific neck pain. J Back Musculoskelet Rehabil 2012;25:67–72.

143. Elliott J, Jull G, Noteboom T, et al. MRI study of the cross sectional area for the cervical extensor musculature in patients with persistent whiplash associated disorders (WAD). Man Ther 2008;13:258–65.

144. De Loose V, van den Oord M, Keser I, et al. MRI study of the morphometry of the cervical musculature in F-16 pilots. Aviat Space Environ Med 2009;80:727–31.

145. Elliott JM, Pedler AR, Jull GA, et al. Differential changes in muscle composition exist in traumatic and non-traumatic neck pain. Spine 2014;39:39–47.

146. Weber BR, Uhlig Y, Grob D, et al. Duration of pain and muscular adaptations in patients with dysfunction of the cervical spine. J Orthop Res 1993;11:805–11.

147. Gross AR, Paquin JP, Dupont G, et al. Exercises for mechanical neck disorders: a Cochrane review update. Man Ther 2016;24:25–45.

148. Fredin K, Lorås H. Manual therapy, exercise therapy or combined treatment in the management of adult neck pain - A systematic review and meta-analysis. Musculoskelet Sci Pract 2017;31:62–71.

149. Kay TM, Gross A, Goldsmith CH, et al. Exercises for mechanical neck disorders. Cochrane Database Syst Rev 2012;(15):CD004250.

150. Yamato TP, Saragiotto BT, Maher C. Therapeutic exercise for chronic non-specific neck pain: PEDro systematic review update. Br J Sports Med 2015;49:1350.

151. Bertozzi L, Gardenghi I, Turoni F, et al. Effect of therapeutic exercise on pain and disability in the management of chronic nonspecific neck pain: systematic review and meta-analysis of randomized trials. Phys Ther 2013;93:1026–36.

152. Linton SJ, van Tulder MW. Preventive interventions for back and neck pain problems: what is the evidence? Spine 2001;358:778–87.

153. Falla D, Jull G, Hodges P, et al. An endurance-strength training regime is effective in reducing myoelectric manifestations of cervical flexor muscle fatigue in females with chronic neck pain. Clin Neurophysiol 2006;117:828–37.

154. Falla D, Lindstrøm R, Rechter L, et al. Effectiveness of an 8-week exercise programme on pain and specificity of neck muscle activity in patients with chronic neck pain: a randomized controlled study. Eur J Pain 2013;17:1517–28.

155. O'Leary S, Jull G, Kim M, et al. Training mode-dependent changes in motor performance in neck pain. Arch Phys Med Rehabil 2012;93:1225–33.

156. Jull G, Falla D, Vicenzino B, et al. The effect of therapeutic exercise on activation of the deep cervical flexor muscles in people with chronic neck pain. Man Ther 2009;14:696–701.

157. Halvorsen M, Falla D, Gizzi L, et al. Short- and long-term effects of exercise on neck muscle function in cervical radiculopathy: a randomized clinical trial. J Rehabil Med 2016;48:696–704.

158. Andersen LL, Andersen CH, Skotte JH, et al. High-intensity strength training improves function of chronically painful muscles: case-control and RCT studies. Biomed Res Int 2014;187324.

159. O'Leary S, Falla D, Hodges P, et al. Specific therapeutic exercise of the neck induces immediate local hypoalgesia. J Pain 2007;8:832–9.

160. Lluch E, Schomacher J, Gizzi L, et al. Immediate effects of active cranio-cervical flexion exercise versus passive mobilisation of the upper cervical spine on pain and performance on the cranio-cervical flexion test. Man Ther 2014;19:25–31.

161. Lluch E, Arguisuelas MD, Calvente Quesada O, et al. Immediate effects of active versus passive scapular correction on pain and pressure pain threshold in patients with chronic neck pain. J Manipulative Physiol Ther 2014;37:660–6.

162. Falla D, O'Leary S, Farina D, et al. The change in deep cervical flexor activity after training is associated with the degree of pain reduction in patients with chronic neck pain. Clin J Pain 2012;28:628–34.

163. Jull G, Sterling M, Kenardy J, et al. Does the presence of sensory hypersensitivity influence outcomes of physical rehabilitation for chronic whiplash? - A preliminary RCT. Pain 2007;129:28–34.

164. Chiarotto A, Fortunato S, Falla D. Predictors of outcome following a short multimodal rehabilitation program for patients with whiplash associated disorders. Eur J Phys Rehabil Med 2015;51:133–41.

165. Ludvigsson ML, Petersen G, Dedering A, et al. Factors associated with pain and disability reduction following exercise interventions in chronic whiplash. Eur J Pain 2016;20:307–15.

166. Carroll LJ, Holm LW, Hogg-Johnson S, et al. Course and prognostic factors for neck pain in whiplash-associated disorders (WAD): results of the Bone and Joint Decade 2000-2010 Task Force on Neck Pain and Its Associated Disorders. Spine 2008;33:S83–92.

167. Adkins D, Boychuk J, Remple M, et al. Motor training induces experience-specific patterns of plasticity across motor cortex and spinal cord. J Appl Physiol 2006;101:1776–82.

168. Coffey V, Hawley J. The molecular bases of training adaptation. Sports Med 2007;37:737–63.

169. Fluck M. Functional, structural and molecular plasticity of mammalian skeletal muscle in response to exercise stimuli. J Exp Biol 2006;209:2239–48.

170. Gabriel D, Kamen G, Frost G. Neural adaptations to resistive exercise: mechanisms and recommendations for training practices. Sports Med 2006;36:133–49.

第六章 颈痛障碍的感觉运动控制障碍

颈部传入信息的输入对于控制头部与眼睛的运动及姿势稳定性至关重要。本章回顾了颈部机械感受器的形态学、中枢和反射连接以及当它们被人为干扰时所产生的体征和症状。并且讨论了颈部传入信息输入受到干扰时如何影响感觉运动控制,以及造成颈痛障碍患者颈部传入信息输入受到干扰的可能机制和病因。颈部传入信息输入的改变不仅可能损害了感觉运动控制,而且可能导致了头晕和视觉障碍等症状。了解颈痛患者感觉运动控制如何以及为什么会受到影响,以及能够量化感觉运动障碍,可以为颈痛障碍患者提供精准评估和干预的方向(见第九章和第十六章)。

颈部机械感受器

形态学

颈椎韧带、关节和肌肉中的感受器传递着有助于感觉运动控制的传入信息。肌梭也许是其中最重要的感受器。感受器分布密集,特别是在上颈段 [1,2]。关节和韧带感受器,通过对肌梭和 γ 运动神经元的影响,启动保护性肌肉激活以防止关节退变和不稳定 [3,4]。

肌梭的密度在枕下肌群最高。每克肌肉中肌梭的平均数量:头下斜肌为 242 个、头上斜肌为 190 个、头后小直肌为 98 个、颈长肌为 49 个、多裂肌为 24 个 [1,2]。与之相比较,在每克肌肉中,手部第一蚓状肌有 16 个及斜方肌浅层区域有 2 个肌梭 [1,2]。颈部肌梭,特别是在枕下肌群中,其排列独特且拥有大量的慢缩型肌纤维 [5-7],以促进其在运动精准度、本体感觉、头部位置控制及头眼协调中的作用 [5,8,9]。

中枢连接

颈部传入纤维为脊髓多个区域和中枢神经系统提供信息输入以整合和形成恰当的传出神经肌肉反应 [10]。这些区域包括中央颈髓核、丘脑、小脑和躯体感觉皮质。颈部传入纤维通过投射到前庭内外侧核及上丘核与视觉和前庭系统也有独特的连接,是眼睛和颈部运动之间的协调反射中心(图 6.1)[11,12]。深层的枕下肌群结合其重要的本体感觉作用,对于传递和接收这些中枢神经系统连接之间的信息至关重要。许多头部和眼睛运动控制的下行信息都特异性地传递到这些肌肉 [5,13]。

重点

颈痛患者颈部本体感觉的评估和治疗与踝关节或膝关节损伤后下肢本体感觉的管理同样重要。来自前庭、视觉和躯体感觉系统的传入信息在中枢神经系统内多个区域汇聚,对整体平衡、身体定向和眼球运动的控制非常重要。颈椎肌肉和关节中存在大量的机械感受器,以及从颈部传入至前庭、视觉和感觉运动控制系统的中枢和反射连接,表明颈部本体感觉信息提供了重要的躯体感觉信息。异常的颈部传入信息输入被认为是头晕或者不稳定症状的基础,颈痛患者通常存在保持稳定直立姿势问题和可测量的头眼运动控制缺陷。

反射介导活动

来自颈部感受器到中枢神经系统其他区域的突触连接在颈部反射活动中扮演着重要的角色。颈部传入神经参与反射,这会影响头部定向、眼球运动控制和姿势稳定性。这些反射与其他颈部、前庭及视觉反射一起作用于颈部或者眼部肌肉，以协调姿势稳定性及头部和眼睛运动（图 6.2）。

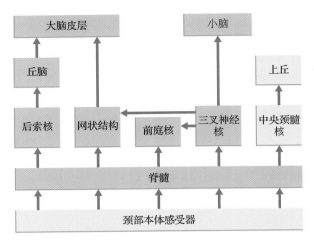

图 6.1 ■ 颈部传入神经的中枢连接

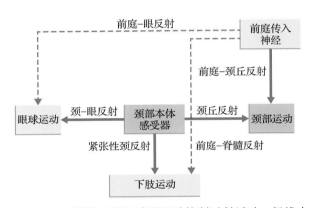

图 6.2 ■ 与颈椎相关的感觉运动控制反射活动。粗线表示特定于颈椎的反射活动；虚线表示与视觉或前庭系统有关的反射活动

当头部相对于身体运动时，颈丘反射（cervico-collic reflex，CCR）会激活被牵伸到的颈部肌肉。颈丘反射与前庭 – 颈丘反射（vestibuo–collic reflex，VCR）相结合激活颈部肌肉，以维持头部位置并限制头部无意识的旋转位移[14,15]。颈丘反射对较小（而非较大）的颈部旋转具有很高的敏感性，这表明肌梭（而非关节感受器）为颈丘反射提供了大量输入[16]。前庭 – 颈丘反射是由前庭刺激引发而作用于颈部肌肉的，与颈丘反射类似，但是对更快速的颈部运动有反应[14,15]。

颈部肌肉的牵伸引发了颈 – 眼反射（cervico-ocular reflex，COR）。它与前庭 – 眼反射（vestibulo-ocular reflex，VOR）及视动性反射（optokinetic

reflexes，OKR）一起控制眼外肌。颈 – 眼反射的作用是协助维持眼睛的位置以使头部运动造成位移相等但方向相反的眼睛运动，从而在低频率的运动时产生清晰的视觉[17]。它对人类的重要性一直存在争议，但是当前庭 – 眼反射（控制眼睛在较高头部速度下的运动）受损或者减弱时[17-21]，它可以进行补偿。视动性反射激活眼部的肌肉以响应视网膜上视野的运动。

眼部对人类颈部肌肉的影响是通过额叶眼部区域和上丘来调节的。当头部静止时，它们激活颈部肌肉以响应眼部运动。已经观察到颈部深层伸肌的活动与水平眼球运动之间存在密切的关系[22,23]。眼 – 颈与肩胛肌之间的功能性结合也被认为是可能发生的[24,25]。

当身体相对于头部运动时，紧张性颈反射（tonic neck reflex，TNR）负责调节肢体肌肉活动。紧张性颈反射结合了前庭脊髓反射以实现姿势稳定[26]。

重点

颈部、前庭和视觉系统之间存在大量的连接意味着在颈痛时，躯体感觉信息的变化可能导致与姿势稳定性及头眼协调稳定性相关的反射性活动紊乱。

重点

综合考虑颈部肌梭的特征、中枢连接及其在反射通路中的作用，显而易见的是颈部区域的感觉特性对于躯体感觉信息及其对姿势稳定性和头眼协调的影响都是至关重要的。

颈部躯体感觉输入的人为干扰

健康受试者的实验研究已经清楚地证明了体征和症状的本质是由于颈部传入信息输入的改变。颈部传入信息输入障碍与感觉运动控制改变之间的联系已经通过多种方式得到证实。例如，在上颈区注射麻醉剂或者切断神经会造成失衡、共济失调和眼球震颤[27]。侵入性较小的技术（如振动颈部肌肉）会刺激到肌梭，限制颈部活动可以引起眼睛位置的变化，虚幻的视觉和头部运动也可以改变步态的速度和方向[8,28-33]。此外，持续的等长肌肉收缩造成颈部肌肉疲劳,影响健康人群的姿势摆动、步态和头部位置感知[34-39]。这些发现证明了颈部感觉系统对头部和眼部的运动控制及姿势稳定性是非常重要的。

感觉运动控制失调的潜在机制

颈痛患者的感觉运动控制失调,最可能的机制是当颈部传入活动改变时来自不同感觉系统的汇合输入之间发生了冲突[40]。肌梭敏感度的改变或者紊乱可能会导致头晕、头部位置感知或者运动感觉改变,头眼协调或者姿势稳定性受影响。也有一些证据表明颈部可能直接影响前庭功能[41,42]和造成前庭-眼反射的不对称[43,44]。任何干扰,包括颈部躯体感觉输入减少或者增加,都可能造成躯体感觉控制的改变[45,46]。

颈部传入信息输入改变的可能原因

许多机制会干扰颈痛障碍人群的颈部传入信息的输入,尤其是在颈部损伤后(表6.1)。直接的创伤、继发性的受损或适应的肌肉功能都可以改变来自颈部感受器(机械感受器和痛觉感受器)的传入信息[47]。例如,颈部伸肌和肩胛肌疲劳会严重影响站立平衡[34-37,39]。炎症介质可激活关节和肌肉中的化学敏感神经末梢,导致肌梭活性改变。例如,多项对猫的研究表明,在颈椎关节复合体[48-51]内及其周围的化学敏感性传入信息兴奋后,可诱发持久地增加肌梭的激活水平。

颈部肌肉,特别是枕下肌群[8,52,53]可能会发生形态学变化,这可能会影响其本体感觉的能力。在慢性颈痛患者[53]中已经证明了站立平衡差和头

后大直肌脂肪浸润之间的关系。此外,疼痛可能会通过在许多水平上调节本体感觉输入来影响感觉运动控制;也可能通过在外周(来自机械感受器的局部信息)、脊髓,以及脊髓以上控制和评估颈部躯体感觉信息来影响感觉运动控制[3,54]。

重点

头部与眼部的运动控制及姿势稳定性的改变在颈部障碍中是显而易见的,在检查颈痛的患者时应给予考虑。

实验性诱发的颈痛可以改变颈部肌肉活动[54-56](包括反射性活动[57,58])及肌梭敏感性。疼痛可能在人类躯体感觉系统许多层面的皮质下和皮质重组中起作用[59-61]。还有一些证据表明,心理压力和交感神经系统激活有关,这可能影响肌梭活性[62]。实验性的颈部交感神经激活已经证明可以减少动物颈部肌梭的信息传入[63]。

最有可能的是,多种原因共同导致颈部传入信息输入的即时、持续的改变,进而影响颈痛障碍患者的感觉运动控制。不同个体之间变化的具体机制可能会有所不同。

颈部感觉运动控制改变的症状

头晕与不稳定是与颈痛及功能障碍相关的常见症状,特别是在慢性挥鞭伤相关疾病人群中,发病率高达75%[64-67]。患者可能也会主诉视力问题。我们探究了许多可能的视觉症状,发现对于特发性和创伤性颈痛患者来说,对光敏感、需要集中精力阅读和视觉疲劳等症状最为普遍(>50%),也最

表6.1 颈痛障碍患者可能的颈部传入信息输入失调机制

直接的创伤	功能障碍	形态学变化	疼痛
机械破坏[179,180]	保护性肌肉反应改变[55]	从慢缩型肌纤维到快缩型肌纤维的变化[181]	肌肉抑制
关节负荷过度[182,183]	深层肌肉抑制[184]	肌肉的脂肪浸润[8,52]	伤害性感受器输入增加[185,186]
肌肉损伤[187]	神经肌肉控制的前馈改变[188]	肌肉萎缩(横截面积减少)	躯体感觉重组[59-61]
局部缺血[189]	增加浅层肌肉活性[190,191]		非伤害性感受器输入减少[186,192]
关节炎症[193,194]	神经肌肉效率改变[195] 肌肉疲劳[196] 交感神经系统激活[62,63]		初级运动皮质表达减少[54] 中枢抑制 中枢敏化[185]

令人苦恼[68]。耳鸣在某些患者中可能也是颈椎传入信息输入受到干扰的结果[69-71]。

颈部感觉运动控制改变的体征

感觉运动控制的改变可能包括头部和眼睛的运动控制、姿势的稳定和协调。头部运动控制测试主要是直接或间接地评估颈部本体感觉，而姿势稳定性、眼球运动控制和协调性测试可以评估颈部传入信息潜在的干扰如何能间接地影响这些区域。感觉运动控制的改变似乎更大程度地发生在创伤性颈痛和主诉有头晕的患者身上。症状的存在可能反映了颈部传入信息输入受到了较大的干扰。然而，感觉运动控制改变的体征可能出现在隐匿性发作的颈痛患者和一些没有头晕或不稳定症状的患者身上。

颈部本体感觉

颈部本体感觉传统上是通过有意识的测试进行评估，即位置觉、运动觉和力觉（force sense）[72]。迄今为止，大多数关于颈痛的研究都评估了位置觉和运动觉。对这些测量的系统性回顾发现：关节位置觉（joint position sense, JPS）的重测信度从一般到优秀［组内相关系数（ICC）:0.35~0.87]；使用飞行测试[74]（fly test）检查运动觉，从中等到优秀（ICC: 0.60~0.86）。2项测试均显示出了区分效度。

颈椎关节位置觉

关节位置觉的测量是测试当患者视野被遮盖时[19,73,75,76]，将头部重新移回到正中位或者预定目标的能力。现在有一致证据表明无论病因如何[77,78]，颈痛患者的关节位置觉都可能受损。证据表明，疼痛较严重、创伤性发作颈痛及伴有头晕症状的患者，关节位置觉更差[67,79-82]。

关节位置觉测试被用来测量颈椎本体感觉，虽然关节位置觉障碍并不是总是出现，但是可在一些前庭相关病变中观察到[83,84]。我们最近研究了一项躯干移位测试，即头部保持静止以刺激颈部本体感受器，但是限制前庭的参与。结果显示，该测试对颈部本体感觉更具特异性[85]。它最近被用来识别与脑震荡风险相关的颈部本体感觉障

碍[86]。这些结果鼓励更多的研究去发现能够区分症状来源于颈部还是前庭的测试。

有趣的是，关节位置觉障碍可能并不局限于颈部。在颈痛患者的肩部、肘部与手部也已经测量到了本体感觉障碍[87-89]。这反映出颈部传入信息输入的改变，影响了上肢的协调和运动。

颈椎运动觉或精确性

另一种测试颈部运动精细控制的本体感觉方法是测试运动觉，即追踪静止或移动目标的精确性。Kristjansson 及其同事[74,90]发现与对照组和特发性颈痛组患者相比，患有挥鞭伤相关疾病的患者追踪计算机生成的运动模式的精确性较低。Woodhouse 等[91]研究发现，与特发性颈痛和对照组患者相比，挥鞭伤相关疾病患者采用了静止模式，并表现出运动精确性降低，并且后面会遵循此模式。Sarig Bahat 及其同事[92]使用虚拟环境来测试跟踪移动目标的精确性。该测试可应用于患有颈痛的患者，但无法区分创伤性与特发颈痛。

颈椎力觉

几乎没有研究来评估本体感觉的第三维度，即颈椎力觉在颈痛患者中是否受到影响。有研究证实，力的稳定性在颈部肌肉收缩时，特别是低负荷时会下降[93,94]。此外，颈痛患者在头颈屈曲试验中明显不能保持不同压力（力）水平的稳定[95]。

运动障碍

其他可能与颈部本体感觉改变相关的测量包括运动质量障碍[96-98]，例如，运动速度曲线的变化[96,99,100]。速度曲线包括运动的平均速度和峰值速度，以及平滑性和对称性。颈痛患者在大多数速度曲线参数中都表现出不足。运动的对称性（通过达到峰值速度的时间或加速/减速比率来测量）可能受到[99]或不受到[101,102]干扰。

垂直知觉

使用棒框测试（rod and frame test）正确识别真实垂直方向的能力，被认为是另一种颈部本体感觉的测试[103]。已发现挥鞭伤相关疾病患者表现出更严重的垂直知觉障碍。但我们的研究发现，

特发性颈痛患者，而不是挥鞭伤相关疾病患者的垂直知觉发生改变[104]。该测量方法较为复杂，可能不是一个合适的测量本体感觉的方法[104]。

运动感觉不协调

运动感觉不协调可能是颈部本体感觉障碍的结果，且更多的是探索人体脑皮质空间表达和运动计划的一种间接测量[105]。运动感觉不协调测试被认为可以用来评估中枢调节或本体感觉信息的规律。它通过感知歪曲的视觉反馈或对偏侧向任务的判断来测试。急性或慢性颈痛患者会表现出运动感觉不协调，表现为在扭曲的手臂协调任务中症状加重，或在识别真实头部运动和虚假视觉参考之间不一致的能力受损[106-108]。与垂直感知任务一样，特发性颈痛患者偏侧向判断任务障碍[105]，而挥鞭伤相关疾病患者则不会[109]。事实上 Richter 等[110]发现挥鞭伤相关疾病患者与对照组相比有更好的偏侧向判断反应时间和相似的精确性，他们认为这是代偿本体感觉改变的策略。

姿势稳定性

姿势稳定性障碍测试包括在不同条件（如站立类型、视觉和稳定性条件）下的静态站立任务测试。

动态测量，如对步态和功能平衡任务的影响，也可以揭示功能受损。

静态测量

姿势控制障碍，通常可测得在静态站立下摆动增加，这在颈痛患者中并不少见，且常见于颈痛老年患者[111-122]、挥鞭伤相关疾病患者和颈痛伴头晕的患者[112,122]。在大多数站立任务中，即自然站立、窄距站立和前后脚站立，都表现出一致的不足，特别是在视野被遮盖时。摆动通常在前后方向上增加，这提示存在躯体感觉障碍[123]。但在难度更大的测试中，一些患者会表现出较少的摆动（一种强化策略）[124]。这些静态平衡障碍很可能反映了颈部传入功能障碍而不是前庭功能紊乱，因为在单侧前庭病变的患者中摆动模式通常是不同的（内外侧方向摆动增加）[125]。颈痛患者与健康人相比，在更具挑战性的前后脚站立姿势下也难以维持 30 秒的稳定性[112,115,121,122]。颈部肌肉活动及肌肉组成的变化可能对改变姿势稳定性有重要影响。较差的姿势稳定性和浅层肌肉活动增加[126]之间的关系，以及颈部肌肉疲劳[127]和枕下肌群脂肪浸润[53]之间的关系已经被证实。

虽然年龄是影响平衡的一个因素，但是我们已经确定颈痛的老年人比没有颈痛的老年人有更大的平衡障碍[117,128]。这些障碍似乎与年龄相关的视力变化或者前庭功能改变无关，相反这些障碍可能是由颈痛障碍造成的[129]。老年颈痛患者在平衡方面比颈痛的年轻患者有更大的障碍。除了颈痛的影响外，与年龄相关的视力及前庭功能变化对平衡的影响也应被考虑到评估和管理当中。

近期的研究已经调查了在平衡测试中增加颈椎偏向的可能性，以帮助识别由颈部本体感觉改变引起的平衡障碍而不是由其他因素（比如前庭）造成。偏向是指在平衡测试中增加颈部扭转，即头部固定，旋转躯干以旋转颈部。颈部扭转已被增加到颈椎关节位置觉[85]和平滑追踪眼球运动的测试中[130]。在平衡测试中增加颈部扭转会表现出比颈部中立位状态时更严重的平衡障碍，但仅限于挥鞭伤相关疾病患者，而健康对照组[131]和前庭病变的患者[132]没有这个变化。这表明增加扭转的平衡测试对于颈部相关的平衡障碍更具特异性。

人们也有兴趣将姿势摆动信号转换成不同频带（frequency bands）以尝试隔离本体感觉干扰。不同的频带被认为代表不同类型的感觉运动调节，较高频率代表本体感觉控制[118,119]。到目前为止的研究证明，挥鞭伤相关疾病患者和颈痛的老年患者倾向于使用改变的策略以维持平衡或者使用低频带[118,119]。研究目前还处于起步阶段，但这些趋势表明将姿势摆动信号转换成不同频带可能有助于在未来识别颈部传入功能障碍对平衡障碍的影响。

动态及功能性任务

姿势控制也可通过功能性任务进行研究。挥鞭伤相关疾病患者在 10 米转头计时行走、台阶试验和前后脚步行以及当原地踏步和坐下时对干扰的延迟反应方面均存在显著差异[133-135]。该领域的大多数研究都在关注挥鞭伤相关疾病患者，但是在患有颈痛的老年人中也观察到了类似的步速[128,136,137]。这对老年人群的跌倒评估和预防具有重要意义，特别是当颈痛已被确定为老年人跌倒的一个危险因素时[138,139]。

眼球运动控制

眼球运动控制障碍已经在几种类型的眼球运动中得到了证实，特别是在患有创伤性颈痛的患者和那些报告有头晕和（或）视觉障碍的患者身上。视觉控制可以分为随意和不随意的眼球运动，以稳定、固定或转移视线来跟踪或保持对视觉刺激的注意力。当使用平滑追踪（眼睛跟踪）或通过眼睛扫视（快速）运动快速改变注视点时，视线会发生转移去跟踪一个缓慢移动的目标。前庭 - 眼反射、颈 - 眼反射和视动性反射不由自主地将眼睛移向与头部运动相反的方向以使图像在头部运动时保持稳定。当注视远处的物体或当物体朝向远离视野的方向移动时会用到聚散式眼球运动（如聚焦和发散）。聚散式眼球运动与调节反射一起改变晶状体形状和瞳孔大小以允许在远近目标之间聚焦。眼球运动控制障碍会导致明显的症状，如视力模糊，而且这种障碍会导致其他症状，包括视觉疲劳、对光敏感或头痛，因为个体在努力保持注意力时，视觉系统的负荷会增加。这可能导致一种恶性循环，即视觉条件的改变导致继发性颈部肌肉负荷过重和随后的颈痛加重[140,141]。

到目前为止，眼球运动控制方面的障碍，如平滑追踪速度的降低、扫视眼球运动速度和反应时间的改变、聚焦的改变以及颈 - 眼反射的增加，已经在隐匿性颈痛和挥鞭伤相关疾病的患者中得到证实。然而，大多数研究都在关注挥鞭伤相关疾病患者[130,142-151]。聚焦和调节功能的不足以及眼球对焦功能障碍发生在一些挥鞭伤相关疾病患者[148,152]或特发性颈痛患者身上[153]。此外，与对照组相比，挥鞭伤相关疾病患者在眼球运动时头部仍有颈部肌肉活动异常[154]，注视时头部活动范围减小[155,156]。

在颈部运动速度范围较大的人群中，尤其是在运动速度较慢的人群中，已经发现有颈 - 眼反射的增加[145,146]。在特发性颈痛患者中也观察到

颈 - 眼反射的增加[157]，这支持了颈部传入障碍造成此缺陷的理论。有趣的是，当在老年人和前庭病变患者中观察到颈 - 眼反射增加时，这被认为是对前庭 - 眼反射减少的一种补偿[158]。然而，这种补偿反应在挥鞭伤相关疾病患者中未被观察到，它可能是视觉系统紊乱的一个重要原因[158]。

眼球运动障碍可能对挥鞭伤相关疾病患者的预后判断有重要价值[144,159]。Hildingsson 及其同事[159]发现，在车祸发生后不久的最初评估中，存在眼球运动障碍的人在受伤后至少 8 个月仍会有持续性的颈痛和功能障碍。相比之下，在最初评估时眼球运动正常的患者在随访时完全恢复或仅有轻微不适。颈部躯体感觉输入异常引起的感觉运动控制障碍，也可能导致认知障碍，这是受创后的另一种常见症状。Gimse 等[160]发现平滑追踪颈部扭转测试（smooth pursuit neck torsion test, SPNT）的表现与技术阅读能力、信息摄取能力之间存在密切的关系。同样，在没有其他原因（如发病前状态和脑损伤）的情况下，驾驶技能也与眼球运动控制的改变有关[161]。

平滑追踪颈部扭转测试

由于眼球运动障碍有几个潜在的原因，Tjell 及其同事[149]开发了平滑追踪颈部扭转测试来明确辨别与颈部传入信息输入改变相关的眼球运动障碍。在本试验中使用扭转是研究扭转在关节位置觉和平衡试验中应用的基础。采用半自动化分析方法，测量头部和躯干处于中立位置时与躯干和颈部相对于静止的头部旋转时，平滑追踪眼球运动控制的差异[150]。当头部被扭转时，与中立位相比平滑追踪速度减慢只出现在颈痛患者中，而不是出现在前庭或中枢神经系统障碍患者或健康对照组中[125,149,150]。在隐匿性颈痛，特别是上颈段疼痛[162]、颈源性眩晕和脊髓病变患者中发现了平滑追踪颈部扭转测试障碍，但障碍最明显的是挥鞭伤相关疾病患者和主诉有头晕的患者[130,149,150]。

关于平滑追踪颈部扭转测试有一些争论，因为研究人员使用全自动分析[163-165]没有发现同样程度的障碍。这可能反映了富有经验的观察者通过区分眨眼、方波和其他人为现象中的适当信号

元素进行分析的重要性,而不是依赖于完全自动化的分析。人们已经探索了替代方案。L' Heureux-Lebeau 及其同事[83]监测了持续的颈部扭向左侧、中立位和右侧后的眼球震颤,将结果与平滑追踪颈部扭转测试和颈部扭转测试进行了比较。他们发现,在颈痛和颈源性眩晕患者中,任何颈部位置的平滑追踪颈部扭转测试和眼球震颤均大于2°,在周围前庭神经障碍患者中却没有。作者认为,颈部扭转测试可能是一种替代平滑追踪颈部扭转测试的方法,以证明颈部传入障碍对眼球运动控制的影响。到目前为止,试验对象只有颈源性眩晕的受试者,因此还需要更多的研究,特别是在这项试验中,将椎动脉供血不足从颈部传入障碍中区分出来。

大多数眼部运动测试都需要使用复杂的仪器进行量化。最近,我们对物理治疗师视觉评估的头部和眼球运动控制测试(凝视稳定性和头眼协调)进行了评估。在颈痛患者中发现了功能障碍,其中重要的是在临床检查中发现了这些障碍[166]。我们最近对这项研究进行了扩展,并与复杂的眼部运动测量(眼电图检查)进行比较,证明了平滑追踪颈部扭转测试评估的适用性。眼电图检查与矫正性扫视眼球运动的盲视分析的观察结果一致[167]。增加症状的重现可能会加强这个临床试验,就像在脑震荡患者中增加眼球运动的视觉观察一样[168,169]。

协调

头-眼协调

头-眼协调性改变已在颈痛患者的各种任务中得到证明。特发性颈痛患者在一项头-眼协调任务中表现出速度变化,该任务包括移动头部以尽可能快和准确地观察目标[170]。挥鞭伤相关疾病患者在进行头-眼协调任务中,头部运动速度下降,当仅要求眼向左或向右旋转时,头部出现代偿性运动[156]。同时患有特发性颈痛和挥鞭伤相关疾病的患者在一项涉及快速指向一个视觉目标的眼-头-手协调任务中表现出精确性下降[171]。

躯干-头部协调

颈痛患者的躯干-头部协调能力可能受损,即独立地移动头部和躯干的能力可能受损[172]。具体来说,他们发现在移动躯干时很难保持头部不动,这可能与颈丘反射的反射性活动改变有关。

感觉运动控制障碍的开始

大多数关于感觉运动控制变化的研究都是在慢性颈痛障碍患者身上进行的。然而,在挥鞭伤后的急性期患者中发现头晕以及平衡、眼球运动控制和关节位置觉方面的障碍[82,159,173-175],通常与较差的结局及较高程度的疼痛和功能障碍相关。感觉运动控制障碍在疾病早期就出现,证明它们不是慢性疼痛的结果。相比之下,颈部运动感觉障碍似乎是随着时间的推移而形成的,它们往往会持续存在,但与其他体征和症状(如疼痛和挥鞭伤相关疾病的功能障碍)没有特别关系[176]。

> **重点**
>
> 在颈痛患者中观察到的平衡、头-眼运动控制的变化可能反映了来自颈椎各种结构的躯体感觉输入的改变。颈痛患者的躯体感觉信息的改变可能是由许多原因引起的,包括颈部肌肉的直接创伤、功能性障碍或形态学改变,以及疼痛在神经系统的许多层面上的直接影响。社会心理或工作压力也可能通过激活交感神经系统影响颈部躯体感觉功能。

感觉运动测量之间的关系

与颈痛相关的颈部躯体感觉输入障碍可能影响姿势稳定性以及头和眼的运动控制。因为机制相似,人们预期这些测量之间可能存在某种关系,然而,研究证实即使在具有类似结构的测试如颈部关节位置觉和运动觉测试中[178],测量之间的相关性也不高[177,178]。因此,颈痛患者虽然可能会出现眼球运动控制障碍,但可能不会出现颈部关节位置觉或姿势稳定性障碍。这反映了不同测试中不同的控制策略和躯体功能需求。因此,建议对感觉运动功能的各个方面进行评估。此外,患者报告的头晕程度不一定决定身体检查的结果。虽然有头晕症状的挥鞭伤相关疾病患者表现出更大的障碍,但是 50% 没有头晕症状的挥鞭伤相关疾病患者在 2 次或更多的感觉运动控制测试中也表现出了障碍[177]。目前尚不清楚头晕是反映了整体上更严重的颈部躯体感觉功能障碍,还是与更特定的功能障碍区域有关(图 6.3)。

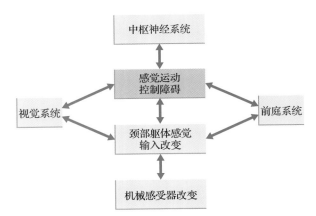

图 6.3 ■ 颈部躯体感觉障碍对感觉运动控制的影响。一些外周机制可以改变机械感受器的功能,从而使颈部躯体感觉输入到感觉运动控制系统中。这些变化可以改变中枢神经系统和随后的下行信息,这有助于进一步改变躯体感觉输入。颈部躯体感觉输入改变可间接影响视觉和前庭输入

有证据表明,上颈痛障碍患者更容易发生感觉运动障碍[162]。对于出现头晕、不稳定或视觉障碍症状的患者,应常规进行颈椎本体感觉评估。然而,感觉运动障碍患者可能没有明显的症状[112]。因此,当患者对传统治疗的反应不如预期时,应该对颈椎本体感觉进行评估。

总结

颈椎关节位置觉、平衡和眼球运动控制方面的障碍已在隐匿性颈痛和创伤性颈痛患者中得到证实,并极有可能反映了颈部躯体感觉信息的紊乱。在颈痛障碍的临床推理过程中,需要考虑颈椎关节的位置觉和运动觉、眼部运动控制、协调性及姿势稳定性。这些测量方法之间缺乏直接的关系,且与患者报告的疼痛和障碍也没有直接的关系,这表明应该对感觉运动功能的各个方面进行评估。临床医务人员还应该意识到头晕的其他可能原因(见第十章)。我们提倡针对感觉运动控制障碍进行评估和管理。同时,颈部本体感觉输入异常的潜在原因也需要得到解决。第十六章提供了增强颈椎本体感觉、平衡和眼部运动控制的康复策略,这些策略与颈部传入信息输入的改变有关。

（王雪强、张前程译,刘浩、廖麟荣、王于领审）

参考文献

1. Kulkarni V, Chandy M, Babu K. Quantitative study of muscle spindles in suboccipital muscles of human foetuses. Neurol India 2001;49:355–9.
2. Boyd Clark L, Briggs C, Galea M. Muscle spindle distribution, morphology and density in the longus colli and multifidus muscles of the cervical spine. Spine 2002;27:694–701.
3. Ageborg E. Consequences of a ligament injury on neuromuscular function and relevance to rehabilitation- using the anterior cruciate ligament-injured knee as a model. J Electromyogr Kinesiol 2002;12:205–12.
4. Krogsgaard M, Dyre-Poulsen P, Fischer-Rasmussen T. Cruciate ligament reflexes. J Electromyogr Kinesiol 2002;12:177–82.
5. Liu J, Thornell L, Pedrosa-Domellof F. Muscle spindles in the deep muscles of the human neck: a morphological and immunocytochemical study. J Histochem Cytochem 2003;51: 175–86.
6. Bolton PS, Holland CT. An in vivo method for studying afferent fibre activity from cervical paravertebral tissue during vertebral motion in anaesthetised cats. J Neurosci Methods 1998;85: 211–18.
7. Richmond FJ, Bakker DA. Anatomical organization and sensory receptor content of soft tissues surrounding upper cervical vertebrae in the cat. J Neurophysiol 1982;48:49–61.
8. Andary M, Hallgren RC, Greenman PE, et al. Neurogenic atrophy of suboccipital muscles after a cervical injury: a case study. Am J Phys Med Rehabil 1998;77:545–9.
9. Selbie WS, Thomson DB, Richmond FJ. Suboccipital muscles in the cat neck: morphometry and histochemistry of the rectus capitis muscle complex. J Morphol 1993;216:47–63.
10. Swanik C, Lephart F, Giannantonio F, et al. Re-establishing proprioception and muscle control in the ACL injured athlete. J Sport Rehabil 1997;6:182–206.
11. Werner J. Neuroscience - a clinical perspective. Canada: W.B. Saunders; 1980.
12. Corneil BD, Olivier E, Munoz DP. Neck muscle responses to stimulation of monkey superior colliculus. I. Topography and manipulation of stimulation parameters. J Neurophysiol 2002;88: 1980–99.
13. Hirai N, Hongo T, Sasaki S, et al. Neck muscle afferent input to spinocerebellar tract cells of the central cervical nucleus in the cat. Exp Brain Res 1984;55:286–300.
14. Peterson B, Goldberg J, Bilotto G, et al. Cervicocollic reflex: its dynamic properties and interaction with vestibular reflexes. J Neurophysiol 1985;54:90–108.
15. Peterson BW. Current approaches and future directions to understanding control of head movement. Prog Brain Res 2004;143:369–81.
16. Chan YS, Kasper J, Wilson VJ. Dynamics and directional sensitivity of neck muscle-spindle responses to head rotation. J Neurophysiol 1987;57:1716–29.
17. Bronstein AM, Morland AB, Ruddock KH, et al. Recovery from bilateral vestibular failure: Implications for visual and cervico-ocular function. Acta Otolaryngol Suppl 1995;520:405–7.
18. Doerr M, Hong SH, Thoden U. Eye movements during active head turning with different vestibular and cervical input. Acta Otolaryngol 1984;98:14–20

19. Mergner T, Schweigart G, Botti F, et al. Eye movements evoked by proprioceptive stimulation along the body axis in humans. Exp Brain Res 1998;120:450–60.

20. Jurgens R, Mergner T. Interaction between cervico-ocular and vestibulo-ocular reflexes in normal adults. Exp Brain Res 1989;77:381–90.

21. Bouyer LJ, Watt DG. "Torso Rotation" experiments. 4: the role of vision and the cervico-ocular reflex in compensation for a deficient VOR. J Vestib Res 1999;9:89–101.

22. Vidal PP, Roucoux A, Berthoz A. Horizontal eye position-related activity in neck muscles of the alert cat. Exp Brain Res 1982;46:448–53.

23. Goonetilleke SC, Gribble PL, Mirsattari SM, et al. Neck muscle responses evoked by transcranial magnetic stimulation of the human frontal eye fields. Eur J Neurosci 2011;33: 2155–67.

24. Richter HO, Banziger T, Abdi S, et al. Stabilization of gaze: a relationship between ciliary muscle contraction and trapezius muscle activity. Vision Res 2010;50:2559–69.

25. Richter HO, Zetterlund C, Lundqvist LO. Eye-neck interactions triggered by visually deficient computer work. Work 2011;39: 67–78.

26. Yamagata Y, Yates BJ, Wilson VJ. Participation of Ia reciprocal inhibitory neurons in the spinal circuitry of the tonic neck reflex. Exp Brain Res 1991;84:461–4.

27. Ishikawa K, Matsuzaki Z, Yokomizo M, et al. Effect of unilateral section of cervical afferent nerve upon optokinetic response and vestibular nystagmus induced by sinusoidal rotation in guinea pigs. Acta Otolaryngol Suppl 1998;537:6–10.

28. Bove M, Courtine G, Schieppati M. Neck muscle vibration and spatial orientation during stepping in place in humans. J Neurophysiol 2002;88:2232–41.

29. Courtine G, Papaxanthis C, Laroche D, et al. Gait-dependent integration of neck muscle afferent input. Neuroreport 2003;14: 2365–8.

30. Karnath HO, Reich E, Rorden C, et al. The perception of body orientation after neck-proprioceptive stimulation - effects of time and of visual cueing. Exp Brain Res 2002;143:350–8.

31. Karlberg M, Magnusson M, Johansson R. Effects of restrained cervical mobility on voluntary eye movements and postural control. Acta Otolaryngol 1991;111:664–70.

32. Lennerstrand G, Han Y, Velay JL. Properties of eye movements induced by activation of neck muscle proprioceptors. Graefes Arch Clin Exp Ophthalmol 1996;234:703–9.

33. Taylor JL, McCloskey DI. Illusions of head and visual target displacement induced by vibration of neck muscles. Brain 1991;114:755–9.

34. Duclos C, Roll R, Kavounoudias A, et al. Long-lasting body leanings following neck muscle isometric contractions. Exp Brain Res 2004;158:58–66.

35. Schmid M, Schieppati M. Neck muscle fatigue and spatial orientation during stepping in place in humans. J Appl Physiol 2005;99:141–53.

36. Schieppati M, Nardone A, Schmid M. Neck muscle fatigue affects postural control in man. Neuroscience 2003;121:277–85.

37. Gosselin G, Rassoulian H, Brown I. Effects of neck extensor muscles fatigue on balance. Clin Biomech (Bristol, Avon) 2004;19:473–9.

38. Owens EF Jr, Henderson CN, Gudavalli MR, et al. Head repositioning errors in normal student volunteers: a possible tool to assess the neck's neuromuscular system. Chiropr Osteopat 2006;5.

39. Vuillerme N, Pinsault N, Vaillant J. Postural control during quiet standing following cervical muscular fatigue: effects of changes in sensory inputs. Neurosci Lett 2005;378:135–9.

40. Baloh R, Halmagyi G. Disorders of the vestibular system. New York: Oxford University Press; 1996.

41. Hikosaka O, Maeda M. Cervical effects on abducens motoneurons and their interaction with vestibulo-ocular reflex. Exp Brain Res 1973;18:512–30.

42. Fischer A, Verhagen WIM, Huygen PLM. Whiplash injury. A clinical review with emphasis on neuro-otological aspects. Clin Otolaryngol 1997;22:192–201.

43. Hinoki M. Vertigo due to whiplash injury: a neuro-otological approach. Acta Otolaryngol 1975;419:9–29.

44. Padoan S, Karlberg M, Fransson PA, et al. Passive sustained turning of the head induces asymmetric gain of the vestibulo-ocular reflex in healthy subjects. Acta Otolaryngol 1998;118: 778–82.

45. DeJong PI, DeJong JM. Ataxia and nystagmus induced by injection of local anaesthetics in the neck. Ann Neurol 1977;1977:240–6.

46. Hinoki M, Niki H. Neuro-otological studies on the role of the sympathetic nervous system in the formation of traumatic vertigo of cervical origin. Acta Otolaryngol Suppl 1975;330: 185–96.

47. Heikkila H, Astrom PG. Cervicocephalic kinesthetic sensibility in patients with whiplash injury. Scand J Rehabil Med 1996;28:133–8.

48. Wenngren B, Pedersen J, Sjolander P, et al. Bradykinin and muscle stretch alter contralateral cat neck muscle spindle output. Neurosci Res 1998;32:119–29.

49. Pedersen J, Sjolander P, Wenngren B, et al. Increased intramuscular concentration of bradykinin increases the static fusimotor drive to muscle spindles in neck muscles of the cat. Pain 1997;70:83–91.

50. Thunberg J, Hellstrom F, Solander P, et al. Influences on the fusimotor-muscle spindle system from chemosensitive nerve endings in the cervical facet joints in the cat; possible implications for whiplash induced disorders. Pain 2001;91:15–22.

51. Hellstrom F, Thunberg J, Bergenheim M, et al. Elevated intramuscular concentration of bradykinin in law muscle increases the fusimotor drive to neck muscles in the cat. J Dent Res 2000;79:1815–22.

52. Elliott J, Jull G, Noteboom JT, et al. Fatty infiltration in the cervical extensor muscles in persistent whiplash-associated disorders-a magnetic resonance imaging analysis. Spine 2006;31: E847–55.

53. McPartland JM, Brodeur RR, Hallgren RC. Chronic neck pain, standing balance, and suboccipital muscle atrophy-a pilot study. J Manipulative Physiol Ther 1997;20:24–9.

54. Le Pera D, Graven-Nielsen T, Valeriani M, et al. Inhibition of motor system excitability at cortical and spinal level by tonic muscle pain. Clin Neurophysiol 2001;112:1633–41.

55. Holm S, Aage I, Solomonow M. Sensorimotor control of the spine. J Electromyogr Kinesiol 2002;12:219–34.

56. Zedka M, Prochazka A, Knight B, et al. Voluntary and reflex control of human back muscles during induced pain. J Physiol 1999;520:591–604.

57. Matre D, Arendt-Nielsen L, Knardahl S. Effects of localization and intensity of experimental muscle pain on ankle joint proprioception. Eur J Pain 2002;6:245–60.

58. Wang K, Svensson P, Arendt-Nielsen L. Effect of tonic muscle pain on short latency jaw-stretch reflexes in humans. Pain 2000;88:189–97.

59. Tinazzi M, Fiaschi A, Rosso T, et al. Neuroplastic changes related to pain occur at multiple levels of the human somatosensory system: a somatosensory-evoked potentials study in patients with cervical radicular pain. J Neurosci 2000;20:9277–83.

60. Gandevia SC, Phegan CM. Perceptual distortions of the human body image produced by local anaesthesia, pain and cutaneous stimulation. J Physiol 1999;514:609–16.

61. Flor H. Cortical reorganisation and chronic pain: Implications for rehabilitation. J Rehabil Med 2003;35:66–72.

62. Passatore M, Roatta S. Influence of sympathetic nervous system on sensorimotor function: whiplash associated disorders (WAD) as a model. Eur J Appl Physiol 2006;98:423–49.

63. Hellstrom F, Roatta S, Thunberg J, et al. Responses of muscle spindles in feline dorsal neck muscles to electrical stimulation of the cervical sympathetic nerve. Exp Brain Res 2005;165:328–42.

64. Heikkila H, Johansson M, Wenngren BI. Effects of acupuncture, cervical manipulation and NSAID therapy on dizziness and impaired head repositioning of suspected cervical origin: a pilot study. Man Ther 2000;5:151–7.

65. Humphreys BK, Bolton J, Peterson C, et al. A cross-sectional study of the association between pain and disability in neck pain patients with dizziness of suspected cervical origin. J Whiplash Assoc Disord 2003;1:63–73.

66. Jull G, Stanton W. Predictors of responsiveness to physiotherapy treatment of cervicogenic headache. Cephalalgia 2005;25:101–8.

67. Treleaven J, Jull G, Sterling M. Dizziness and unsteadiness following whiplash injury: characteristic features and relationship with cervical joint position error. J Rehabil Med 2003;35:36–43.

68. Treleaven J, Takasaki H. Characteristics of visual disturbances reported by subjects with neck pain. Man Ther 2014;19:203–7.

69. Jaramillo CA, Eapen BC, McGeary CA, et al. A cohort study examining headaches among veterans of Iraq and Afghanistan wars: associations with traumatic brain injury, PTSD, and depression. Headache 2016;56:528–39.

70. Michiels S, Van de Heyning P, Truijen S, et al. Does multi-modal cervical physical therapy improve tinnitus in patients with cervicogenic somatic tinnitus? Man Ther 2016;26:125–31.

71. Peng BG, Pang XD, Yang H. Chronic neck pain and episodic vertigo and tinnitus. Pain Med 2015;16:200–2.

72. Roijezon U, Clark NC, Treleaven J. Proprioception in musculoskeletal rehabilitation. Part 1: Basic science and principles of assessment and clinical interventions. Man Ther 2015;20: 368–77.

73. Michiels S, De Hertogh W, Truijen S, et al. The assessment of cervical sensory motor control: A systematic review focusing on measuring methods and their clinometric characteristics. Gait Posture 2013;38:1–7.

74. Kristjansson E, Hardardottir L, Asmundardottir M, et al. A new clinical test for cervicocephalic kinesthetic sensibility: "the fly. Arch Phys Med Rehabil 2004;85:490–5.

75. Blouin J, Okada T, Wolsley C, et al. Encoding target-trunk relative position: cervical versus vestibular contribution. Exp Brain Res 1998;122:101–7.

76. Revel M, Andre-Deshays C, Minguet M. Cervicocephalic kinesthetic sensibility in patients with cervical pain. Arch Phys Med Rehabil 1991;72:288–91.

77. de Vries J, Ischebeck BK, Voogt LP, et al. Joint position sense error in people with neck pain: a systematic review. Man Ther 2015;20:736–44.

78. Stanton TR, Leake HB, Chalmers KJ, et al. Evidence of impaired proprioception in chronic, idiopathic neck pain: systematic review and meta-analysis. Phys Ther 2016;96:876–87.

79. Feipel V, Salvia P, Klein H, et al. Head repositioning accuracy in patients with whiplash-associated disorders. Spine 2006;31: E51–8.

80. Humphreys B, Irgens P. The effect of a rehabilitation exercise program on head repositioning accuracy and reported levels of pain in chronic neck pain subjects. J Whiplash Relat Disord 2002;1:99–112.

81. Kristjansson E, Dall'Alba P, Jull G. A study of five cervicocephalic relocation tests in three different subject groups. Clin Rehabil 2003;17:768–74.

82. Sterling M, Jull G, Vicenzino B, et al. Development of motor system dysfunction following whiplash injury. Pain 2003;103: 65–73.

83. L'Heureux-Lebeau B, Godbout A, Berbiche D, et al. Evaluation of paraclinical tests in the diagnosis of cervicogenic dizziness. Otol Neurotol 2014;35:1858–65.

84. Treleaven J. Sensorimotor disturbances in neck disorders affecting postural stability, head and eye movement control. Man Ther 2008;13:2–11.

85. Chen X, Treleaven J. The effect of neck torsion on joint position error in subjects with chronic neck pain. Man Ther 2013;18:562–7.

86. Hides JA, Franettovich Smith MM, Mendis MD, et al. A prospective investigation of changes in the sensorimotor system following sports concussion. An exploratory study. Musculoskelet Sci Pract 2017;29:7–19.

87. Huysmans MA, Hoozemans MJM, van der Beek AJ, et al. Position sense acuity of the upper extremity and tracking performance in subjects with non-specific neck and upper extremity pain and healthy controls. J Rehabil Med 2010;42:876–83.

88. Knox JJ, Beilstein DJ, Charles SD, et al. Changes in head and neck position have a greater effect on elbow joint position sense in people with whiplash-associated disorders. Clin J Pain 2006;22:512–18.

89. Sandlund J, Djupsjobacka M, Ryhed B, et al. Predictive and discriminative value of shoulder proprioception tests for patients with whiplash-associated disorders. J Rehabil Med 2006;38:44–9.

90. Kristjansson E, Oddsdottir GL. "The fly": a new clinical assessment and treatment method for deficits of movement control in the cervical spine reliability and validity. Spine 2010;35: E1298–305.

91. Woodhouse A, Stavdahl O, Vasseljen O. Irregular head movement patterns in whiplash patients during a trajectory task. Exp Brain Res 2010;201:261–70.

92. Bahat HS, Chen XQ, Reznik D, et al. Interactive cervical motion kinematics: sensitivity, specificity and clinically significant values for identifying kinematic impairments in patients with chronic neck pain. Man Ther 2015;20:295–302.

93. Woodhouse A, Liljeback P, Vasseljen O. Reduced head steadiness in whiplash compared with non-traumatic neck pain. J Rehabil Med 2010;42:35–41.

94. Muceli S, Farina D, Kirkesola G, et al. Reduced force steadiness in women with neck pain and the effect of short term vibration. J Electromyogr Kinesiol 2011;21:283–90.

95. Jull G, Kristjansson E, Dall'Alba P. Impairment in the cervical flexors: a comparison of whiplash and insidious onset. Man Ther 2004;9:89–94.

96. Sarig-Bahat H, Weiss PL, Laufer Y. The effect of neck pain on cervical kinematics, as assessed in a virtual environment. Arch Phys Med Rehabil 2010;91:1884–90.

97. Grip H, Sundelin G, Gerdle B, et al. Cervical helical axis characteristics and its center of rotation during active head and upper arm movements-comparisons of whiplash-associated disorders, non-specific neck pain and asymptomatic individuals. J Biomech 2008;41:2799–805.

98. Sjölander P, Michaelson P, Jaric S, et al. Sensorimotor disturbances in chronic neck pain–range of motion, peak velocity, smoothness of movement, and repositioning acuity. Man Ther 2008;13: 122.

99. Roijezon U, Djupsjobacka M, Bjorklund M, et al. Kinematics of fast cervical rotations in persons with chronic neck pain: a cross-sectional and reliability study. BMC Musculoskelet Disord 2010;11.

100. Woodhouse A, Vasseljen O. Altered motor control patterns in whiplash and chronic neck pain. BMC Musculoskelet Disord 2008;9.

101. Sarig Bahat H, Chen X, Reznik D, et al. Interactive cervical motion kinematics: sensitivity, specificity and clinically significant values for identifying kinematic impairments in patients with chronic neck pain. Man Ther 2015;20:295–302.

102. Sarig Bahat H, Weiss PL, Laufer Y. The effect of neck pain on cervical kinematics, as assessed in a virtual environment. Arch

Phys Med Rehabil 2010;91:1884–90.

103. Bagust J. Assessment of verticality perception by a rod-and-frame test: preliminary observations on the use of a computer monitor and video eye glasses. Arch Phys Med Rehabil 2005;86:1062–4.

104. Treleaven J, Takasaki H. High variability of the subjective visual vertical test of vertical perception, in some people with neck pain - should this be a standard measure of cervical proprioception? Man Ther 2015;20:183–8.

105. Elsig S, Luomajoki H, Sattelmayer M, et al. Sensorimotor tests, such as movement control and laterality judgment accuracy, in persons with recurrent neck pain and controls. A case-control study. Man Ther 2014;19:555–61.

106. Daenen L, Nijs J, Roussel N, et al. Altered perception of distorted visual feedback occurs soon after whiplash injury: an experimental study of central nervous system processing. Pain Physician 2012;15:405–13.

107. Daenen L, Nijs J, Roussel N, et al. Sensorimotor incongruence exacerbates symptoms in patients with chronic whiplash associated disorders: an experimental study. Rheumatology 2012;51:1492–9.

108. Harvie DS, Hillier S, Madden VJ, et al. Neck pain and proprioception revisited using the proprioception incongruence detection test. Phys Ther 2016;96:671–8.

109. Pedler A, Motlagh H, Sterling M. Laterality judgments are not impaired in patients with chronic whiplash associated disorders. Man Ther 2013;18:72–6.

110. Richter HO, Roijezon U, Bjorklund M, et al. Long-term adaptation to neck/shoulder pain and perceptual performance in a hand laterality motor imagery test. Perception 2010;39:119–30.

111. Ålund M, Ledin T, Ödkvist L, et al. Dynamic posturography among patients with common neck disorders. A study of 15 cases with suspected cervical vertigo. J Vestib Res 1993;3:383–9.

112. Field S, Treleaven J, Jull G. Standing balance: a comparison between idiopathic and whiplash-induced neck pain. Man Ther 2008;13:183–91.

113. Karlberg M, Magnusson M, Malmstrom EM, et al. Postural and symptomatic improvement after physiotherapy in patients with dizziness of suspected cervical origin. Arch Phys Med Rehabil 1996;77:874–82.

114. Karlberg M, Persson L, Magnusson M. Impaired postural control in patients with cervico-brachial pain. Acta Otolaryngol Suppl 1995;520(Pt 2):440–2.

115. Michaelson P, Michaelson M, Jaric S, et al. Vertical posture and head stability in patients with chronic neck. J Rehabil Med 2003;35:229–35.

116. Madeleine P, Prietzel H, Svarrer H, et al. Quantitative posturography in altered sensory conditions: A way to assess balance instability in patients with chronic whiplash injury. Arch Phys Med Rehabil 2004;85:432–8.

117. Poole E, Treleaven J, Jull G. The influence of neck pain on balance and gait parameters in community dwelling elders. Man Ther 2008;13:317–24.

118. Quek J, Brauer SG, Clark R, et al. New insights into neck-pain-related postural control using measures of signal frequency and complexity in older adults. Gait Posture 2014;39:1069–73.

119. Roijezon U, Bjorklund M, Djupsjobacka M. The slow and fast components of postural sway in chronic neck pain. Man Ther 2011;16:273–8.

120. Sjöström HJ, Allum J, Carpenter MG, et al. Trunk sway measures of postural stability during clinical balance tests in patients with chronic whiplash injury symptoms. Spine 2003;28:1725–34.

121. Treleaven J, Jull G, Murison R, et al. Is the method of signal analysis and test selection important for measuring standing balance in chronic whiplash? Gait Posture 2005;21:395–402.

122. Treleaven J, Jull G, Low Choy N. Standing balance in persistent WAD-comparison between subjects with and without dizziness. J Rehabil Med 2005;37:224–9.

123. Shumway-Cook A, Horak FB. Assessing the influence of sensory interaction on balance - suggestion from the field. Phys Ther 1986;66:1548–50.

124. Field S, Treleaven J, Jull G. Standing balance: A comparison between idiopathic and whiplash-induced neck pain. Man Ther 2008;13:183–91.

125. Treleaven J, LowChoy N, Darnell R, et al. Comparison of sensorimotor disturbance between subjects with persistent whiplash-associated disorder and subjects with vestibular pathology associated with acoustic neuroma. Arch Phys Med Rehabil 2008;89:522–30.

126. Juul-Kristensen B, Clausen B, Ris I, et al. Increased neck muscle activity and impaired balance among females with whiplash-related chronic neck pain: a cross-sectional study. J Rehabil Med 2013;45:376–84.

127. Stapley PJ, Beretta MV, Dalla Toffola E, et al. Neck muscle fatigue and postural control in patients with whiplash injury. Clin Neurophysiol 2006;47:610–22.

128. Uthaikhup S, Jull G, Sungkarat S, et al. The influence of neck pain on sensorimotor function in the elderly. Arch Gerontol Geriatr 2012;55:667–72.

129. Quek J, Treleaven J, Clark R, et al. An exploratory study examining factors underpinning postural instability in older adults with neck pain. Gait Posture 2018;60:93–8.

130. Treleaven J, Jull G, Low Choy N. Smooth pursuit neck torsion test in whiplash associated disorders-relationship to self reports of neck pain and disability, dizziness and anxiety. J Rehabil Med 2005;37:219–23.

131. Yu LJ, Stokell R, Treleaven J. The effect of neck torsion on postural stability in subjects with persistent whiplash. Man Ther 2011;16:339–43.

132. Williams K, Tarmizi A, Treleaven J. Use of neck torsion as a specific test of neck related postural instability. Musculoskelet Sci Pract 2017;29:115–19.

133. Cote JN, Patenaude I, St-Onge N, et al. Whiplash-associated disorders affect postural reactions to antero-posterior support surface translations during sitting. Gait Posture 2009;29:603–11.

134. Stokell R, Yu AN, Williams K, et al. Dynamic and functional balance tasks in subjects with persistent whiplash: a pilot trial. Man Ther 2011;16:394–8.

135. Ciavarro GL, Nozza M, Zaccheddu M, et al. Assessment of whiplash injuries through 3D digital craniocorpography. J Biomech 2006;39:S149.

136. Poole E, Treleaven J, Jull G. The influence of neck pain on balance and gait parameters in community-dwelling elders. Man Ther 2008;13:317–24.

137. Uthaikhup S, Sunkarat S, Khamsaen K, et al. The effects of head movement and walking speed on gait parameters in patients with chronic neck pain. Man Ther 2014;19:137–41.

138. Kendall JC, Hartvigsen J, French SD, et al. Is there a role for neck manipulation in elderly falls prevention? An overview. J Can Chiropr Assoc 2015;59:53–63.

139. Kendall JC, Boyle E, Hartvigsen J, et al. Neck pain, concerns of falling and physical performance in community-dwelling Danish citizens over 75 years of age: a cross-sectional study. Scand J Public Health 2016;44:695–701.

140. Mork R, Bruenech JR, Thorud HMS. Effect of direct glare on orbicularis oculi and trapezius during computer reading. Optom Vis Sci 2016;93:738–49.

141. Richter HO, Banziger T, Forsman M. Eye-lens accommodation load and static trapezius muscle activity. Eur J Appl Physiol 2011;111:29–36.

142. Gimse R, Tjell C, Bjorgen IA, et al. Disturbed eye movements after whiplash due to injuries to the posture control system. J Clin Exp Neuropsychol 1996;18:178–86.

143. Heikkila HV, Wenngren BI. Cervicocephalic kinesthetic sensibility, active range of cervical motion, and oculomotor function in patients with whiplash injury. Arch Phys Med Rehabil 1998;79:1089–94.

144. Hildingsson C, Wenngren B, Bring G, et al. Oculomotor problems after cervical spine injury. Acta Orthop Scand 1989;60:513–16.

145. Kelders WPA, Kleinrensink GJ, Van der Geest JN, et al. The cervico-ocular reflex is increased in whiplash injury patients. J Neurotrauma 2005;22:133–7.

146. Montfoort I, Kelders WPA, van der Geest JN, et al. Interaction between ocular stabilization reflexes in patients with whiplash injury. Invest Ophthalmol Vis Sci 2006;47:2881–4.

147. Prushansky T, Dvir Z, Pevzner E, et al. Electro-oculographic measures in patients with chronic whiplash and healthy subjects: a comparative study. J Neurol Neurosurg Psychiatry 2004;75:1642–4.

148. Storaci R, Manelli A, Schiavone N, et al. Whiplash injury and oculomotor dysfunctions: clinical-posturographic correlations. Eur Spine J 2006;15:1811–16.

149. Tjell C, Rosenhall U. Smooth pursuit neck torsion test: A specific test for cervical dizziness. Am J Otol 1998;19:76–81.

150. Tjell C, Tenenbaum A, Sandström S. Smooth pursuit neck torsion test- a specific test for whiplash associated disorders? J Whiplash Relat Disord 2003;1:9–24.

151. Wenngren B, Pettersson K, Lowenhielm G, et al. Eye motility and auditory brainstem response dysfunction after whiplash injury. Acta Orthop Scand 2002;122:276–83.

152. Brown S. Effect of whiplash injury on accommodation. Clin Exp Ophthalmol 2003;31:424–9.

153. Giffard P, Daly L, Treleaven J. Influence of neck torsion on near point convergence in subjects with idiopathic neck pain. Musculoskelet Sci Pract 2017;32:51–6.

154. Bexander CSM, Hodges PW. Cervico-ocular coordination during neck rotation is distorted in people with whiplash-associated disorders. Exp Brain Res 2012;217:67–77.

155. Grip H, Jull G, Treleaven J. Head eye co-ordination and gaze stability using simultaneous measurement of eye in head and head in space movements -potential for use in subjects with a whiplash injury. J Clin Monit Comput 2009;23:31–40.

156. Treleaven J, Jull G, Grip H. Head eye co-ordination and gaze stability in subjects with persistent whiplash associated disorders. Man Ther 2011;16:252–7.

157. de Vries J, Ischebeck BK, Voogt LP, et al. Cervico-ocular reflex is increased in people with nonspecific neck pain. Phys Ther 2016;96:1190–5.

158. Montfoort I, Van der Geest JN, Slijper HP, et al. Adaptation of the cervico- and vestibulo-ocular reflex in whiplash injury patients. J Neurotrauma 2008;25:687–93.

159. Hildingsson C, Toolanen G. Outcome after soft-tissue injury of the cervical spine: a prospective study of 93 car-accident victims. Acta Orthop Scand 1990;61:357–9.

160. Gimse R, Bjorgen IA, Tjell C, et al. Reduced cognitive functions in a group of whiplash patients with demonstrated disturbances in the posture control system. J Clin Exp Neuropsychol 1997;19:838–49.

161. Gimse R, Bjorgen I, Straume A. Driving skills after whiplash. Scand J Psychol 1997;38:165–70.

162. Treleaven J, Clamaron-Cheers C, Jull G. Does the region of pain influence the presence of sensorimotor disturbances in neck pain disorders? Man Ther 2011;16:636–40.

163. Dispenza F, Gargano R, Mathur N, et al. Analysis of visually guided eye movements in subjects after whiplash injury. Auris Nasus Larynx 2011;38:185–9.

164. Kongsted A, Jorgensen LV, Bendix T, et al. Are smooth pursuit eye movements altered in chronic whiplash-associated disorders? A cross-sectional study. Clin Rehabil 2007;21:1038–49.

165. Janssen M, Ischebeck BK, de Vries J, et al. Smooth pursuit eye movement deficits in patients with whiplash and neck pain are modulated by target predictability. Spine 2015;40:E1052–7.

166. Della Casa E, Helbling JA, Meichtry A, et al. Head-eye movement control tests in patients with chronic neck pain; inter-observer reliability and discriminative validity. BMC Musculoskelet Disord 2014;15.

167. Daley L, Giffard P, Thomas LC, et al. Validity of clinical measures of smooth pursuit eye movement control in patients with idiopathic neck pain. Musculoskelet Sci Pract 2017;33:18–23.

168. McDevitt J, Appiah-Kubi KO, Tierney R, Wright WG. Vestibular and oculomotor assessments may increase accuracy of subacute concussion assessment. Int J Sports Med 2016;37:738–47.

169. Mucha A, Collins MW, Elbin RJ, et al. A brief vestibular/ocular motor screening (VOMS) assessment to evaluate concussions preliminary findings. Am J Sports Med 2014;42:2479–86.

170. Descarreaux M, Passmore S, Cantin V. Head movement kinematics during rapid aiming task performance in healthy and neck-pain participants: the importance of optimal task difficulty. Man Ther 2010;15:445–50.

171. Sandlund J, Roijezon U, Bjorklund M, et al. Acuity of goal-directed arm movements to visible targets in chronic neck pain. J Rehabil Med 2008;40:366–74.

172. Treleaven J, Takasaki H, Grip H. Trunk head co-ordination in neck pain. Quebec Canada: IFOMPT; 2012.

173. Cobo EP, Garcia-Alsina J, Almazan CG, et al. Postural control disorders in initial phases of whiplash. Med Clin 2009;132:616–20.

174. Dehner C, Heym B, Maier D, et al. Postural control deficit in acute QTF grade II whiplash injuries. Gait Posture 2008;28:113–19.

175. Jull G, Kenardy J, Hendrikz J, et al. Management of acute whiplash: a randomized controlled trial of multidisciplinary stratified treatments. Pain 2013;154:1798–806.

176. Oddsdottir GL, Kristjansson E. Two different courses of impaired cervical kinaesthesia following a whiplash injury. A one-year prospective study. Man Ther 2012;17:60–5.

177. Treleaven J, Jull G, LowChoy N. The relationship of cervical joint position error to balance and eye movement disturbances in persistent whiplash. Man Ther 2006;11:99–106.

178. Swait G, Rushton AB, Miall C, et al. Evaluation of cervical proprioceptive function. Spine 2007;32:E692–701.

179. Garret W, Nikolaou P, Ribbeck B, et al. The effect of muscle architecture on the biomechanical failure properties of skeletal muscle under passive extension. Am J Sports Med 1988;16:7–12.

180. Quick D. Acute lesion of the intrafusal muscle of muscle spindles. Ultrastructural and electrophysiological consequences. J Neurosci 1986;6:2097–105.

181. Uhlig Y, Weber BR, Grob D, et al. Fiber composition and fiber transformation in neck muscles of patients with dysfunction of the cervical spine. J Orthop Res 1995;13:240–9.

182. Loescher AR, Holland GR, Robinson PP. The distribution and morphological characteristics of axons innervating the periodontal ligament of reimplanted teeth in cats. Arch Oral Biol 1993;38:813–22.

183. Solomonow M, Zhou BH, Baratta RV, et al. Biomechanics of increased exposure to lumbar injury caused by cyclic loading: Part 1. Loss of reflexive muscular stabilization. Spine 1999;24:2426–34.

184. Falla D, Jull G, Dall'Alba P, et al. An electromyographic analysis of the deep cervical flexor muscles in performance of craniocervical flexion. Phys Ther 2003;83:899–906.

185. Curatolo M, Petersen-Felix S, Arendt-Nielsen L, et al. Central hypersensitivity in chronic pain after whiplash injury. Clin J Pain 2001;17:306–15.

186. Seaman D. Dysafferentation: a novel term to describe the neuropathological effects of joint complex dysfunction - a look at likely mechanisms of symptom generation - in reply. J

Manipulative Physiol Ther 1999;22:493–4.

187. Bani D, Bergamini M. Ultrastructural abnormalities of muscle spindles in the rat masseter muscle with malocclusion-induced damage. Histol Histopathol 2002;17:45–54.

188. Falla D, Jull G, Hodges PW. Feedforward activity of the cervical flexor muscles during voluntary arm movements is delayed in chronic neck pain. Exp Brain Res 2004;157:43–8.

189. Diwan F, Milburn A. The effects of temporary ischaemia on rat muscle spindles. J Embryol Exp Morphol 1986;92: 223–54.

190. Jull G. Deep cervical flexor muscle dysfunction in whiplash. J Musculoskelet Pain 2000;8:143–54.

191. Falla D. Unravelling the complexity of muscle impairment in chronic neck pain. Man Ther 2004;9:125–33.

192. Rossi S, Della Volpe R, Ginanneschi F, et al. Early somatosensory processing during tonic muscle pain in humans: Relation to loss of proprioception and motor defensive strategies. Clin Neurophysiol 2003;114:1351–8.

193. Gentle M, Thorp B. Sensory properties of ankle joint capsule mechanoreceptors in acute monoarthritic chickens. Pain 1994;57:361–74.

194. Gedalia U, Solomonow M, Zhou BH, et al. Biomechanics of increased exposure to lumbar injury caused by cyclic loading - part 2. Recovery of reflexive muscular stability with rest. Spine 1999;24:2461–7.

195. Falla D, Jull G, Edwards S, et al. Neuromuscular efficiency of the sternocleidomastoid and anterior scalene muscles in patients with chronic neck pain. Disabil Rehabil 2004;26: 712–17.

196. Falla D, Jull G, Rainoldi A, et al. Neck flexor muscle fatigue is side specific in patients with unilateral neck pain. Eur J Pain 2004;8:71–7.

第七章 颈痛障碍的心理和社会因素

近几十年,研究人员和临床医务人员对疼痛障碍的心理社会因素的兴趣大大增加。这反映了所有医疗专业人员在理解个体呈现的疼痛障碍时,除了生物学特征,还要考虑行为、心理和社会因素[1,2]。无益的情绪、行为和认知特征可能会影响疼痛障碍的管理和预后。本章概述了与颈痛障碍相关的心理和社会特征,值得注意的是,刻意地将这些特征与生物学特征分离是不科学的,因为它们分别分映了生物 – 心理 – 社会模型中不同的方面。伤害性感受不能与情绪和行为分开。同样,情绪不能与一系列生理反应分开,比如焦虑和心率增加、压力和皮质醇产生都存在特定联系。事实上,目前许多研究都在关注心理身体的相互作用,以更好地理解与管理颈痛和其他肌肉骨骼疾病[3-7]。

心理特征

许多情绪、行为和认知都与颈痛障碍有关,通常包括心理困扰和认知因素。心理困扰包括焦虑、抑郁和应激(包括创伤后应激);认知因素包括疼痛灾难化、高度警惕、恐惧回避信念(运动恐惧症、对疼痛的恐惧)、自我效能(一般或疼痛自我效能)和康复预期。研究的多样性导致很难对心理特征在颈痛障碍的表现或预后中的作用做出概括性陈述[8]。颈痛患者的心理特征各不相同。因为测量工具不同,而且某些问卷调查表没有预先确定临界值,所以对应用这些工具所得的结果的解释也不同。心理特征往往共存并相互作用,以缓和或调解特定症状、行为或想法。它们可

能是慢性颈痛的风险因素[9,10]。虽然已经认识到这些特征的复杂性,但为了更清晰起见,将考虑选定的单一心理特征,而且承认它们经常相互作用。

显而易见的是,在颈痛障碍个体之间,不良心理特征的频率和程度存在差异。例如,2项关于抑郁症的研究阐明了这种差异性。在一项对神经外科诊所的慢性颈神经根病患者研究中,抑郁症不是导致失能或健康状况的主要特征。抑郁症、焦虑和疼痛灾难化,只解释了7.6%的差异,且焦虑是这3个中最强的负荷变量[11]。与此相反,在介入性疼痛管理诊所就诊的一组慢性颈痛患者中,较高的抑郁水平是临床失眠的最强预测因子,组中28%的患者超过了抑郁症状的阈值分数[12]。值得注意的是,2组均被描述为患有疼痛时间超过3个月的慢性颈部疾病。这些发现不仅说明了颈痛障碍患者心理特征的异质性,而且还说明了基于时间的慢性病定义不足以描述疾病的特征(见第一章)。

抑郁

抑郁在颈痛的研究中通常是被考虑的。对一般颈痛人群的研究表明,问卷中显示针对抑郁症状或情绪低落的平均得分远低于抑郁症状的阈值[6,11,13,14]。因此,大多数颈痛(尽管不是全部)患者没有明显的抑郁症状。然而,抑郁症状的发生频率和程度在某些特定的患者群体中可能更高,比如持续性挥鞭伤相关疾病患者或其他顽固的颈痛障碍患者[10,12,15-17]。因此,对每位患者进行个性化评估非常重要。

应激与焦虑

应激和焦虑是与所有疼痛相关的常见情绪，特别是在急性阶段。一项系统评价和 Meta 分析证实了这些关系遍及各种颈痛障碍[18]。研究发现与焦虑程度升高相比，应激更容易导致颈痛，但因为目前所回顾的研究结果质量不高，没有足够的证据支持应激是慢性颈痛的危险因素。然而，创伤后应激的症状与挥鞭伤患者预后的相关性越来越高。恢复轨迹显示，在受伤 12 个月后，寻求挥鞭伤相关疾病治疗的患者中有 20% 会有持续和显著的创伤后应激症状[19]。特别是，创伤后应激诊断量表（posttraumatic stress diagnostic scale）的过度觉醒亚量表已被证明是挥鞭伤后恢复或不恢复的预测因子之一[20]。应激和焦虑等症状可能是疼痛的结果。此外，病前焦虑可能会增加患慢性疼痛的风险，如对事故前焦虑基线进行测量[21]的大型纵向挪威北部特伦德拉格健康研究（Norwegian Nord-Trøndelag Health Study，HUNT）所示，在患和不患慢性挥鞭伤相关疾病的人群中，分别有 23.8% 和 13.8% 超过了焦虑的临界值，这表明那些有先天焦虑症的人更有可能经历长期痛苦。然而，这并不是绝对的，即使是慢性挥鞭伤相关疾病的患者，焦虑水平也不一定高[22]。

疼痛灾难化

疼痛灾难化是一种消极的情绪，比如认为颈痛或伤害比它实际上要严重得多并且对未来感到毫无希望。与其他心理特征类似，疼痛的灾难化程度也有很大不同[22,23]。在一些研究中，疼痛灾难化水平较低，对疼痛、功能障碍或治疗结局没有重大影响[11,14]。然而，在另一项研究中[24]，疼痛灾难化与较高的疼痛严重程度一起改变了治疗的成功率，但本研究中灾难化平均评分远低于临床相关的灾难化评分。在特发性颈痛组中疼痛的灾难化程度更高，这也是挥鞭伤后预后不良的因素之一[25]。在创伤性疼痛（如道路交通事故）中，它似乎是一种更常见的特征[26]。这些患者较高的疼痛灾难化程度可能会影响重返工作岗位的可能性[9]，尽管对重返工作岗位的期望部分地调解了这种关系。高度疼痛灾难化可能与抑郁症有关[26,27]。从积极的方面说，灾难化水平可以随着疼痛的减少

和功能的恢复而降低，即使在顽固的挥鞭伤相关疾病的情况下也是如此[14,28]。

恐惧回避

恐惧回避体现了和疼痛相关的恐惧与焦虑，会造成患者避免活动，预期会加剧疼痛和造成更多的失能[29,30]。对运动的恐惧是对急性颈痛的一种非常正常的反应，与疼痛相关的恐惧回避信念和运动恐惧症被发现通常与颈痛障碍有关[11,14,31-33]。对运动的恐惧是可以调节疼痛强度和失能之间关系的几个特征之一[34,35]。与其他特征一样，恐惧回避和运动恐惧症的程度在个体之间是高度可变的，范围从可忽略到远高于阈值[36-38]。值得注意的是，恐惧回避信念和运动恐惧症似乎是与颈痛障碍相关的最一致的心理特征[14,33,39]，并且无益的信念会影响恢复结果[39]。

患者的期望

在治疗一开始就应该从患者那里引出他们的期望，因为期望会影响临床医务人员和患者之间的沟通[40]。患者关于治疗结局的积极和消极期望会影响（尽管是多变的）预后[41-44]。期望与治疗结局之间可能存在直接联系[41]，但通常有几个因素会影响期望。例如 Ozegovic 等[45]发现有 10 个不同的因素对挥鞭伤康复预期有影响，其中影响最强烈的是最初的颈痛程度和抑郁症状。同样，对重返工作岗位的积极和消极期望也受到几个特征的影响[46]。反过来，患者的期望也可能会调解其他相关因素，比如疼痛灾难化和对运动的恐惧会影响挥鞭伤后重返工作的结果[9]。

自我效能

自我效能是指一个人对自己管理任务和活动能力的信念，即使存在困难[47]。疼痛自我效能与个体在疼痛情况下执行活动和任务的信念有关[48]。低自我效能可直接影响颈痛、疼痛相关失能[13,49]和工作能力[50]。在不同的颈痛组中，自我效能水平在个体和环境之间有明显差异，这反映在自我效能从相对次要至重要的二分法研究中[11,49,51]。较低的自我效能水平不一定会成为恢复的障碍，如在结构化运动干预后，疼痛自我效能

基线与疼痛强度和失能改善之间呈负相关[14]。作者推断,专业的结构化运动计划可能提供了有效的支持,并减轻了患者在疼痛下执行任务时的不确定性。

评估和管理心理特征的意义

在评估和管理颈痛患者时,人们强烈呼吁考虑各种心理特征[10,39,43,45],这与生物－心理－社会模型一致。患者不是无生命的物体,颈痛的经历会唤起各种情绪、行为和想法。在评估和管理颈痛的各类患者时,了解身体和精神/心理健康之间的平衡是很重要的。

最近对1100名患有颈痛的社区居民进行的纵向研究表明,颈痛与身体健康呈负相关,但心理健康与生活质量无关[52]。证据表明,只有少数人远远超出了心理特征的临界值。本章所回顾的各种研究问卷的分数要么远低于某一心理特征的阈值,要么属于轻度类别,这意味着许多患者没有实质性的不良情绪或者行为。这与一项前瞻性研究的结果一致,该研究对917名患者进行了97项脊椎按摩治疗,以管理颈痛或腰痛[53]。只有少数患者在心理变化上得分很高(对于颈痛患者,依据测量的特征在1%～7.5%)。此外,心理特征对预测治疗结果几乎没有附加价值(约1%)。因此,作者建议在初步评估时不要使用广泛的心理筛查工具。

在以社区为基础的实践中表现出实质性心理特征的患者的发病率较低,但这并不一定反映正在接受疼痛门诊或专门干预门诊治疗的颈痛障碍患者的发病率也较低。[12,54]此外,由创伤(如挥鞭伤)引起的持续性颈痛患者平均比隐匿性颈痛患者有更强烈的感觉、身体和心理反应[55],有些可能还有其他特殊问题,如与失落和痛苦相关的不公正感[10,26]。一项治疗急性挥鞭伤的临床试验表明,一般性的痛苦是在12个月内缓解颈痛和功能障碍的因素之一[37]。然而,其他针对慢性挥鞭伤相关疾病患者管理的试验发现,心理特征与结果无关[56,57]。这强化了一个事实,即不能自动假设个别患者的情况。

需要考虑的另一个问题是干预心理特征是否可以改善颈痛障碍患者的预后。认知行为疗法可以积极改变与慢性肌肉骨骼疼痛相关的情绪

和行为[36,58,59]。然而,最近的系统评价显示,没有有力或一致的证据表明,对急性或慢性颈痛或挥鞭伤相关疾病患者进行心理干预,对颈痛和功能障碍有任何临床相关的变化[60-63]。最近的试验结果显示,与单独运动相比,将认知行为疗法附加到慢性颈痛患者的运动计划中,并没有使颈痛和(或)功能障碍[22,64]获得更好的预后[65]。然而,在这项试验中,更多的患者使用联合方案减轻了临床上有意义的疼痛,并且在提高功能性自我效能和减轻疼痛相关恐惧方面具有更佳的益处。进一步的试验表明,干预后没有明显差异,但在12个月的疼痛、功能障碍和心理特征随访中,认知行为疗法和运动治疗的结合具有显著优势[58]。这些结果鼓励我们就联合干预措施的性质进行进一步研究。其他特征如"接受性"正在被研究,因其在慢性颈痛患者康复结果中有潜在的作用[66]。

目前,关于社会心理特征的信息相当零散,而且往往倾向于特定时间点特定颈痛障碍的特定背景。目前的数据相当不一致。理想的情况是开发一个国际大型数据库,以建立一个涵盖颈痛的所有领域的心理特征图,考虑多个变量,包括:疼痛程度和功能障碍级别;颈痛是偶发的还是持续的;病情处于哪种阶段;颈痛是隐匿发病还是创伤性发病;该情况是可代偿的还是不可代偿的;颈痛人群是基于社区还是基于专科医院或三级医院。最重要的是,还需要了解清楚颈痛患者中"高于阈值"的发生率是多少,或者最好是能了解患者心理特征是处于正常、轻度、中度,还是重度的反应水平。

目前缺乏关于超过正常阈值的心理特征发生率的可靠流行病学数据,但这并不影响帮助颈痛患者解决无益的情绪、行为和信念的需要,甚至可能在低于阈值水平的情况下也不影响。各种研究都在提倡解决对运动的恐惧[33,39,67]、疼痛灾难化[24,68]、自我效能[49,51]和康复预期的重要性[44]。颈痛障碍在本质上是异质性的。情绪、行为和认知反应的性质和范围是可变的,因为疼痛强度、运动范围和肌肉表现等特征存在变异性。专栏7.1提供了一些在评估和解释颈痛障碍患者的心理特征时需要考虑的因素。

专栏7.1   推理颈痛患者心理特征的作用时应考虑的一些因素

■ 许多情绪反应是正常反应,而不是异常行为
   ● 当一个人出现明显的颈痛并且不明白其原因时,可能很焦虑是可以理解的。正常焦虑的时间通常是有限的。当临床医务人员解释颈部疾病和疼痛的本质后,患者的焦虑应会减少,并使患者能够积极参与其恢复。
   ● 在急性或严重状态下,如当运动导致剧烈恶心、疼痛时,对运动或活动的恐惧是可以理解的。人们会很关心一个不遵从自己颈部状况,故意活动从而给自己造成急性疼痛的患者。当对运动的恐惧是疼痛的正常反应时,运动和活动通常会随着疼痛的解决而恢复 [37, 114, 115]。
   ● 临床医务人员必须及时发现患者无益的恐惧回避信念,并帮助他们调整这些信念,因为这些信念可能对康复无益。
   ● 临床医务人员可以通过有见地的解释、宣教、保证和应有的共情,以及有效的疼痛缓解的管理去帮助患者

平息情绪反应。
■ 区分情绪和行为反应与精神心理疾病
   ● 真正的心理病理学的诊断和管理远远超出了肌骨临床医务人员实践的范围。
   ● 与颈痛相关的暂时的或轻度的低落情绪应得到合理的解决,并且会随着疼痛减退、活动增加和参与常规活动而改善。
   ● 对情绪低落的人的诊断和管理,表明临床抑郁症需要临床心理医师或精神病医院的专家。
■ 问卷提供有关症状的信息,而不是对心理障碍的诊断
   ● 抑郁症和创伤后应激障碍的诊断,如疾病只能由受过训练的执业者进行临床检查。调查问卷上的分数仅表明存在症状。
■ 人和颈痛障碍特点是异质性的
   ● 痛苦是一种个人经历。
   ● 心理反应和社会决定因素是并不一致。一个人对颈痛的感知和反应是完全因人而异的。

社会特征——工作环境

社会环境可以同时影响颈痛体验和颈椎疾病。社会特征包括与家人和朋友的关系、文化背景、医疗获取情况、教育情况、社会经济状况、工作环境和生活方式因素(如爱好或娱乐兴趣)。已经对大部分的社会特征进行了研究,但最活跃的领域与工作环境有关。社会因素和心理因素在工作环境中是交织在一起的,这将是本节的重点。两者都将被讨论,并且相关的生物学联系也将会被包括在内。不足为奇的是,每个因素都或多或少地造成变化,而且环境和个体特征之间有很大的变异。

工作性质的变化

科技和数字化革命正在迅速改变全世界不同职业的工作性质。比如机器人可以制造汽车,并执行复杂的外科手术。人类的角色在许多情况下,已经演变为与计算机连接的久坐职业。因此,颈痛的发生与电脑的普遍使用有关 [69, 70]。每天使用电脑超过 6 小时与发生颈痛的风险增加有关 [71]。与此同时,Shahidi 和其同事 [6] 发现,21% 的员工从事全职办公室工作(其中 75% 的时间在使用电脑),在工作的头 12 个月内会出现慢性颈痛。并非所

有工作都是久坐不动的,但随着社交媒体和其他电子设备的普及,各个年龄段的人都在追求久坐的休闲活动,久坐工作的频率也在增加。这种工作和生活方式增加了颈部的负荷,并造成其他健康问题。久坐、老龄化、工作时间长等因素都是导致颈痛和腰痛成为世界范围内引起功能障碍的主要原因 [72]。

颈部持续一个姿势、糟糕的颈部姿势、高机械工作量、以糟糕的姿势举起重物、工作时把手臂抬到或高于肩部水平、工作时手臂长期保持同一姿势等都与颈痛相关 [73-78]。各行各业的人都可能患颈椎病,如牙医、腹腔镜外科医师、护士、眼科医师和验光师、超声科医师、美发师、电工、水管工、裁缝、办公室工作人员等 [74-77, 79-83]。而且,办公室工作人员似乎特别容易发生颈痛 [69, 70, 84]。

虽然许多特征都与颈痛有关,但工作的身体性质是主要风险因素之一 [73, 76, 78, 81, 85]。临床医务人员必须彻底了解患者所从事的工作以及该工作的身体要求。通常,可以通过调整工作或个性化地执行工作,以减少颈部和肩部的不利应力。同样,简单的预防策略也有助于降低长时间工作导致的颈痛发生风险。这一点在外科医师的报告中得到了证实,他们在手术过程中加入了简单的、有

针对性的、微小的牵伸,减轻了颈部和肩部的疼痛和疲劳[82]。Hanvold 及其同事[76]的纵向研究说明了颈痛的发生有多容易。他们对青年人进行了长达 6.5 年的追踪调查,从他们进入技术培训学院到学徒再到进入工作环境。他们发现,从技术学院到工作生活的转变伴随着一些职业的颈肩部疼痛加剧。光是时间因素就增加了中度至重度疼痛的发展趋势。尝试预防这种可预测的工作相关的疼痛的发生是合乎逻辑的。预防是理想的,可能不仅可以提供有关如何保护身体免受过度劳累的信息,而且可以在那些已知有颈痛风险职业的技术和专业培训项目中,常规地将监督实践纳入到良好的工作技术中。

职场社会心理因素及颈痛的发展

围绕工作与颈痛的关系,已经调查了几个社会问题。研究在所测量特征的性质、所调查职业和考虑的人口学特征方面各有不同。毫不意外,研究结果也不同,这说明了各种社会心理特征都可能会潜在地影响颈痛的体验。例如,Yang 等[86]从 2010 年美国健康访谈和职业健康补充调查(National Health Interview and Occupational Health Supplementary Surveys)中得到了近 14000 名美国人的数据。他们的分析表明,工作上颈痛的危险因素包括工作与家庭失衡、工作环境恶劣、工作不安全感、工作安排不标准、工作多样化和工作时间长。挪威北部特伦德拉格健康研究对 29496 名工人[87]进行的一项大型前瞻性研究发现,工作压力是慢性颈痛的独立预测因子,虽然男性比女性更具有潜在压力,但工作控制差并不是一个危险因素。Christian 等[73]在另一项大型人口研究中(超过 4000 名工人)发现,最初颈痛的最大社会危险因素是角色冲突。在 4 年的时间里,持续性疼痛或颈痛新发作的危险因素是角色冲突、社会风气和决策控制[85]。似乎与颈痛相关的因素还包括高工作要求和低水平的支持性领导能力(即工作压力)[78,81]。社会经济环境似乎不是一个主要因素[88],鉴于与颈痛有关的职业涉及各个领域,这是可以理解的。

建立最佳工作环境对于保护工人免受颈痛特别重要。可以预见,这些与刺激性因素相反。例如,Christensen 和同事[73]发现,增强领导力和决策

控制能力可以预防颈痛。瑞典的一项研究发现,对于肌肉骨骼疼痛的患者来说,较少的病假与较少的压力和更多的领导支持存在相关性;此外,与一般逻辑相反,还与工作时间有关,这些患者的工作时间长且不规则[89]。当然,前瞻性研究已经表明,更高的社会支持在减少颈痛的发展方面具有预防作用[90,91]。临床医务人员必须了解可能与颈痛障碍有关的社会特征中的变量,评估患者的具体情况,并在有能力时与管理层讨论问题。

与工作相关的社会和心理因素和生物学因素联合

在生物 - 心理 - 社会模型的理念中,研究者一直在考虑颈痛与心理和社会特征相关的可能的生物学因素。几项研究已经明确,感知到的肌肉紧张要么是肌肉骨骼症状的早期征兆,要么是未来颈痛的预测因子[76,92,93]。肌肉紧张可能是与工作压力相关的身体表现,也可能通过增加颈部肌肉的共同收缩来反映神经肌肉控制的变化,颈痛的人群包括办公室工作人员都有这种症状[94,95]。视觉和颈部之间存在功能性耦合,因此所感知的肌肉张力可以反映如强光照射[96-98]等不利的视觉条件对颈部肌肉组织的影响。研究还发现,基线更小的颈伸肌耐力是开始工作后 12 个月内发生新发慢性颈痛的危险因素[6]。

较高的疼痛强度和较高的功能障碍基线值通常是持续疼痛或预后较差的有力预测因子[8,99]。疼痛机制开始与其他心理或社会变量相结合进行测量,以确定在工作人员疼痛状态下是否影响中枢神经系统的变化。虽然研究之间存在变异性,但在有颈痛的办公室工作人员中,已发现广泛的机械性和冷性痛觉过敏的轻微症状[100]。减少的弥漫性有害抑制控制或受损的内源性疼痛抑制也是办公室工作人员颈痛的诱发因素[6]。此外,在应对身体任务时经历的疼痛程度,被称为对运动引起的疼痛的敏感性,这被证明与挥鞭伤后的工作失能程度有关[101]。这些研究的发现开始揭示心理生理特征的潜在作用,并强调在生物 - 心理 - 社会背景下考虑变量及其相互作用的必要性。

一个在颈痛和腰痛中快速增加的兴趣领域是睡眠模式和疼痛相关的睡眠干扰。睡眠障碍会影

响颈痛,颈痛会影响睡眠质量[102]。心理特征,如情绪低落,可能导致睡眠不良,以及社会因素如工作支持率低、努力与报酬不平衡等[12, 103]也会影响睡眠。睡眠障碍也与病假增加[104]相关,而且对物理治疗的反应较差也不足为奇[105, 106]。因此,必须询问患者的睡眠质量,并且将所有睡眠障碍或失眠都作为疼痛管理的一部分加以处理。

重返工作岗位

颈痛患者经常继续工作(出勤),而不是休假(缺勤),这与许多腰痛患者的情况相反。无论原因如何,出勤都与生产力缺失[107]以及社会成本相关,比如如果有些同事必须长期承担额外工作,则使员工关系紧张。如果考虑到所有因素,目前出勤的成本似乎可能超过缺勤的成本[108]。

研究与重返工作岗位相关的特征时,研究对象通常包括颈痛或腰痛患者[99, 109],因此从身体角度来看有明显的局限性。然而,在个人和社会观点方面,确实存在共同之处。与更有可能重返工作岗位相关的因素包括积极期望、更高的自我效能、积极的应对技能、良好的教育背景、社会经济地位较高以及疼痛/损伤/功能障碍的严重程度较低[9, 99, 101, 109, 110]。重返工作的可能性较小与相反的属性有关。此外,年龄大、女性、抑郁和较高的体力劳动要求等因素,会减少重返工作岗位或重返全职工作的情况[46, 99, 111]。

对于临床医务人员来说了解患者的工作状态是至关重要的。有些特征是不可改变的,如年龄和性别,但其他特征是可改良的。临床医务人员可以协助制订策略,提高患者职场表现或促进重返工作岗位,并采用良好的管理方法减轻疼痛,恢复身体功能,通过有效的自我管理策略鼓励患者积极应对工作和家庭的问题。这种做法似乎比注重工作的干预措施更有效,或者至少同样有效[112–115]。

总结

颈痛和功能障碍可以通过心理和社会因素来缓和或调解。很明显,生物、心理和社会特征的相对影响程度在患者之间和患者内部因环境的变化、各种疾病以及急性和持续性的疼痛状态而有显著差异。必须把每位患者作为独立个体去了解,不应该有先入为主的判断。这需要更多的研究,同时考虑一系列生物、心理和社会特征的相对影响程度,而不是相对孤立地考虑它们。相关的研究正在进行中。

(王雪强、张前程译,刘浩、廖麟荣、王于领审)

参考文献

1. Engel G. The need for a new medical model: a challenge for biomedicine. Science 1977;196:129–36.
2. Waddell G. 1987 Volvo award in clinical sciences. A new clinical model for the treatment of low-back pain. Spine 1987;12:632–44.
3. Dunne-Proctor R, Kenardy J, Sterling M. The impact of post-traumatic stress disorder on physiological arousal, disability, and sensory pain thresholds in patients with chronic whiplash. Clin J Pain 2016;32:645–53.
4. Feinberg R, Hu J, Weaver M, et al. Stress-related psychological symptoms contribute to axial pain persistence after motor vehicle collision: path analysis results from a prospective longitudinal study. Pain 2017;158:682–90.
5. Pedler A, Sterling M. Patients with chronic whiplash can be subgrouped on the basis of symptoms of sensory hypersensitivity and posttraumatic stress. Pain 2013;154:1640–8.
6. Shahidi B, Curran-Everett D, Maluf K. Psychosocial, physical, and neurophysiological risk factors for chronic neck pain: a prospective inception cohort study. J Pain 2015;16:1288–99.
7. Walton D, Kwok T, Mehta S, et al. Cluster analysis of an international pressure pain threshold database identifies 4 meaningful subgroups of adults with mechanical neck pain. Clin J Pain 2017;33:422–8.
8. Walton D, Carroll L, Kasch H, et al. An overview of systematic reviews on prognostic factors in neck pain: results from the International Collaboration on Neck Pain (ICON) Project. Open Orthop J 2013;7(Suppl 4: M9):494–505.
9. Carriere J, Thibault P, Milioto M, et al. Expectancies mediate the relations among pain catastrophizing, fear of movement, and return to work outcomes after whiplash injury. J Pain 2015;16:1280–7.
10. Scott W, Trost Z, Milioto M, et al. Barriers to change in depressive symptoms after multidisciplinary rehabilitation for whiplash: the role of perceived injustice. Clin J Pain 2015;31:145–51.
11. Halvorsen M, Kierkegaard M, Harms-Ringdahl K, et al. Dimensions underlying measures of disability, personal factors, and health status in cervical radiculopathy: a cross-sectional study. Medicine 2015;94:e999.
12. Kim S, Lee D, Yoon K, et al. Factors associated with increased risk for clinical insomnia in patients with chronic neck pain. Pain Physician 2015;18:593–8.
13. Falla D, Peolsson A, Peterson G, et al. Perceived pain extent is associated with disability, depression and self-efficacy in individuals with whiplash-associated disorders. Eur J Pain 2016;20:1490–501.
14. Karlsson L, Gerdle B, Takala E, et al. Associations between psychological factors and the effect of home-based physical exercise in women with chronic neck and shoulder pain. SAGE Open Med 2016;4:1–12.
15. Börsbo B, Peolsson M, Gerdle B. Catastrophizing, depression, and pain: correlation with and influence on quality of life and health - a study of chronic whiplash-associated disorders. J Rehabil Med 2008;40:562–9.
16. Degen R, MacDermid J, Grewal R, et al. Prevalence of symptoms of depression, anxiety, and posttraumatic stress disorder in

workers with upper extremity complaints. J Orthop Sports Phys Ther 2016;46:590–5.

17. Young S, Aprill C, Braswell J, et al. Psychological factors and domains of neck pain disability. Pain Med 2009;10:310–18.

18. Ortego G, Villafañe J, Doménech-García V, et al. Is there a relationship between psychological stress or anxiety and chronic nonspecific neck-arm pain in adults? A systematic review and meta-analysis. J Psychosom Res 2016;90:70–81.

19. Sterling M, Hendrikz J, Kenardy J. Similar factors predict disability and posttraumatic stress disorder trajectories after whiplash injury. Pain 2011;152:1272–8.

20. Ritchie C, Hendrikz J, Jull G, et al. External validation of a clinical prediction rule to predict full recovery and continued moderate/severe disability following acute whiplash injury. J Orthop Sports Phys Ther 2015;45:242–50.

21. Myrtveit S, Wilhelmsen I, Petrie K, et al. What characterizes individuals developing chronic whiplash?: The Nord-Trøndelag Health Study (HUNT). J Psychosom Res 2013;74: 393–400.

22. Overmeer T, Peterson G, Ludvigsson ML, et al. The effect of neck-specific exercise with or without a behavioral approach on psychological factors in chronic whiplash-associated disorders: a randomized controlled trial with a 2-year follow-up. Medicine 2016;95:e4430.

23. Sullivan M, Adams H, Rhodenizer T, et al. A psychosocial risk factor-targeted intervention for the prevention of chronic pain and disability following whiplash injury. Phys Ther 2006;86: 8–18.

24. Verhagen A, Karels C, Schellingerhout J, et al. Pain severity and catastrophising modify treatment success in neck pain patients in primary care. Man Ther 2010;15:267–72.

25. Walton D, Macdermid J, Giorgianni A, et al. Risk factors for persistent problems following acute whiplash injury: update of a systematic review and meta-analysis. J Orthop Sports Phys Ther 2013;43:31–43.

26. Margiotta F, Hannigan A, Imran A, et al. Pain, Perceived injustice, and pain catastrophizing in chronic pain patients in Ireland. Pain Pract 2017;17:663–8.

27. Park S, Lee R, Yoon D, et al. Factors associated with increased risk for pain catastrophizing in patients with chronic neck pain: a retrospective cross-sectional study. Medicine 2016; 95:e4698.

28. Smith A, Jull G, Schneider G, et al. Cervical radiofrequency neurotomy reduces psychological features in individuals with chronic whiplash symptoms. Pain Physician 2014;17:265–74.

29. Vlaeyen J, Linton S. Fear-avoidance model of chronic musculoskeletal pain: 12 years on. Pain 2012;153:1144–7.

30. Zale E, Lange K, Fields S, et al. The relation between pain-related fear and disability: a meta-analysis. J Pain 2013;14:1019–30.

31. Bahat HS, Weiss P, Sprecher E, et al. Do neck kinematics correlate with pain intensity, neck disability or with fear of motion? Man Ther 2014;19:252–8.

32. Lindstroem R, Graven-Nielsen T, Falla D. Current pain and fear of pain contribute to reduced maximum voluntary contraction of neck muscles in patients with chronic neck pain. Arch Phys Med Rehabil 2012;93:2042–8.

33. Pool J, Ostelo R, Knol D, et al. Are psychological factors prognostic indicators of outcome in patients with sub-acute neck pain? Man Ther 2010;15:111–16.

34. Kamper S, Maher C, Lda C, et al. Does fear of movement mediate the relationship between pain intensity and disability in patients following whiplash injury? A prospective longitudinal study. Pain 2012;153:113–19.

35. Pedler A, Kamper S, Sterling M. Addition of posttraumatic stress and sensory hypersensitivity more accurately estimates disability and pain than fear avoidance measures alone after whiplash injury. Pain 2016;157:1645–54.

36. Jay K, Brandt M, Jakobsen M, et al. Ten weeks of physical-cognitive-mindfulness training reduces fear-avoidance beliefs about work-related activity: randomized controlled trial. Medicine 2016;95:e3945.

37. Jull G, Kenardy J, Hendrikz J, et al. Management of acute whiplash: a randomized controlled trial of multidisciplinary stratified treatments. Pain 2013;154:1798–806.

38. Sterling M, Kenardy J, Jull G, et al. The development of psychological changes following whiplash injury. Pain 2003;106: 481–9.

39. Robinson J, Theodore B, Dansie E, et al. The role of fear of movement in subacute whiplash-associated disorders grades I and II. Pain 2013;154:393–401.

40. Stenneberg M, Rood M, de Bie R, et al. To what degree does active cervical range of motion differ between patients with neck pain, patients with whiplash, and those without neck pain? A systematic review and meta-analysis. Arch Phys Med Rehabil 2017;98:1407–34.

41. Bishop M, Mintken P, Bialosky J, et al. Patient expectations of benefit from interventions for neck pain and resulting influence on outcomes. J Orthop Sports Phys Ther 2013;43:457–65.

42. Groeneweg R, Haanstra T, Bolman C, et al. Treatment success in neck pain: the added predictive value of psychosocial variables in addition to clinical variables. Scand J Pain 2017;14: 44–52.

43. Oka H, Matsudaira K, Fujii T, et al. Risk factors for prolonged treatment of whiplash-associated disorders. PLoS ONE 2015;10:e0132191.

44. Palmlöf L, Holm L, Alfredsson L, et al. Expectations of recovery: a prognostic factor in patients with neck pain undergoing manual therapy treatment. Eur J Pain 2016;20:1384–91.

45. Ozegovic D, Carroll L, Cassidy J. Factors associated with recovery expectations following vehicle collision: a population-based study. J Rehabil Med 2010;42:66–73.

46. Ozegovic D, Carroll L, Cassidy J. What influences positive return to work expectation? Examining associated factors in a population-based cohort of whiplash-associated disorders. Spine 2010;35:E708–13.

47. Altmaier E, Russell D, Kao C, et al. Role of self-efficacy in rehabilitation outcome among chronic low back pain patients. J Couns Psychol 1993;40:335–9.

48. Nicholas M. The pain self-efficacy questionnaire: taking pain into account. Eur J Pain 2007;11:153–63.

49. Söderlund A, Sandborgh M, Johansson A. Is self-efficacy and catastrophizing in pain-related disability mediated by control over pain and ability to decrease pain in whiplash-associated disorders? Physiother Theory Pract 2017;33:376–85.

50. Agnew L, Johnston V, Ludvigsson ML, et al. Factors associated with work ability in patients with chronic whiplash-associated disorder grade II-III: a cross-sectional analysis. J Rehabil Med 2015;47:546–51.

51. Gustavsson C, Bergström J, Denison E, et al. Predictive factors for disability outcome at twenty weeks and two years following a pain self-management group intervention in patients with persistent neck pain in primary health care. J Rehabil Med 2013;45:170–6.

52. Nolet P, Côté P, Kristman V, et al. Is neck pain associated with worse health-related quality of life 6 months later? A population-based cohort study. Spine J 2015;15:675–84.

53. Ailliet L, Rubinstein S, Hoekstra T, et al. Adding psychosocial factors does not improve predictive models for people with spinal pain enough to warrant extensive screening for them at baseline. Phys Ther 2016;96:1179–89.

54. Elbinoune I, Amine B, Shyen S, et al. Chronic neck pain and anxiety-depression: prevalence and associated risk factors. Pan Afr Med J 2016;24:89.

55. Ris I, Juul-Kristensen B, Boyle E, et al. Chronic neck pain

patients with traumatic or non-traumatic onset: differences in characteristics. A cross-sectional study. Scand J Pain 2017;14: 1–8.

56. Ludvigsson M, Peterson G, Dedering A, et al. Factors associated with pain and disability reduction following exercise interventions in chronic whiplash. Eur J Pain 2016;20:307–15.

57. Michaleff Z, Maher C, Lin C, et al. Comprehensive physiotherapy exercise programme or advice for chronic whiplash (PROMISE): a pragmatic randomised controlled trial. Lancet 2014;384: 133–41.

58. Monticone M, Ambrosini E, Rocca B, et al. Group-based multimodal exercises integrated with cognitive-behavioural therapy improve disability, pain and quality of life of subjects with chronic neck pain: a randomized controlled trial with one-year follow-up. Clin Rehabil 2017;37:742–52.

59. O'Moore K, Newby J, Andrews G, et al. Internet cognitive behaviour therapy for depression in older adults with knee osteoarthritis: a randomized controlled trial. Arthritis Care Res 2018;70:61–70.

60. Gross A, Kaplan F, Huang S, et al. Psychological care, patient education, orthotics, ergonomics and prevention strategies for neck pain: a systematic overview update as part of the ICON Project. Open Orthop J 2013;7:530–61.

61. Markozannes G, Aretouli E, Rintou E, et al. An umbrella review of the literature on the effectiveness of psychological interventions for pain reduction. BMC Psychol 2017;5:31.

62. Monticone M, Ambrosini E, Cedraschi C, et al. Cognitive-behavioral treatment for subacute and chronic neck pain: a Cochrane Review. Spine 2015;40:1495–504.

63. Shearer H, Carroll L, Wong J, et al. Are psychological interventions effective for the management of neck pain and whiplash-associated disorders? A systematic review by the Ontario Protocol for Traffic Injury Management (OPTIMa) Collaboration. Spine J 2016;16:1566–81.

64. Monticone M, Baiardi P, Vanti C, et al. Chronic neck pain and treatment of cognitive and behavioural factors: results of a randomised controlled clinical trial. Eur Spine J 2012;21:1558–66.

65. Thompson D, Oldham J, Woby S. Does adding cognitive-behavioural physiotherapy to exercise improve outcome in patients with chronic neck pain? A randomised controlled trial. Physiotherapy 2016;102:170–7.

66. Thompson D, Woby S. Acceptance in chronic neck pain: associations with disability and fear avoidance beliefs. Int J Rehabil Res 2017;40:220–6.

67. Vangronsveld K, Peters M, Goossens M, et al. The influence of fear of movement and pain catastrophizing on daily pain and disability in individuals with acute whiplash injury: a daily diary study. Pain 2008;139:449–57.

68. Thompson D, Woby S. The processes underpinning reductions in disability among people with chronic neck pain. A preliminary comparison between two distinct types of physiotherapy intervention. Disabil Rehabil 2018;40:779–83.

69. Côté P, van der Velde G, Cassidy J, et al. The burden and determinants of neck pain in workers: results of the Bone and Joint Decade 2000-2010 Task Force on Neck Pain and its Associated Disorders. Spine 2008;33:S60–74.

70. Tornqvist E, Hagberg M, Hagman M, et al. The influence of working conditions and individual factors on the incidence of neck and upper limb symptoms among professional computer users. Int Arch Occup Environ Health 2009;82:689–702.

71. Blatter B, Bongers P. Duration of computer use and mouse use in relation to musculoskeletal disorders of neck or upper limb. Int J Ind Ergon 2002;30:295–306.

72. Vos T, Barber R, Bell B, et al. Global, regional, and national incidence, prevalence, and years lived with disability for 301 acute and chronic diseases and injuries in 188 countries, 1990-2013: a systematic analysis for the Global Burden of Disease Study 2013. Lancet 2015;386:743–800.

73. Christensen J, Knardahl S. Work and neck pain: a prospective study of psychological, social, and mechanical risk factors. Pain 2010;151:162–73.

74. Dianat I, Karimi M. Musculoskeletal symptoms among handicraft workers engaged in hand sewing tasks. J Occup Health 2016;58:644–52.

75. Feng Q, Liu S, Yang L, et al. The prevalence of and risk factors associated with musculoskeletal disorders among sonographers in central China: a cross-sectional study. PLoS ONE 2016;11:e0163903.

76. Hanvold T, Wærsted M, Mengshoel A, et al. A longitudinal study on risk factors for neck and shoulder pain among young adults in the transition from technical school to working life. Scand J Work Environ Health 2014;40:597–609.

77. Simonsen J, Axmon A, Nordander C, et al. Neck and upper extremity pain in sonographers. Associations with occupational factors. Appl Ergon 2017;58:245–53.

78. Sterud T, Johannessen H, Tynes T. Work-related psychosocial and mechanical risk factors for neck/shoulder pain: a 3-year follow-up study of the general working population in Norway. Int Arch Occup Environ Health 2014;87:471–81.

79. Al-Juhani MA-M, Khandekar R, Al-Harby M, et al. Neck and upper back pain among eye care professionals. Occup Med 2015;65:753–7.

80. Carroll LJ, Hogg-Johnson S, Cote P, et al. Course and prognostic factors for neck pain in workers - Results of the bone and joint decade 2000-2010 task force on neck pain and its associated disorders. Spine 2008;33:S93–100.

81. Jun D, Michaleff Z, Johnston V, et al. Physical risk factors for developing non-specific neck pain in office workers: a systematic review and meta-analysis. Int Arch Occup Environ Health 2017;90:373–410.

82. Park A, Zahiri H, Hallbeck M, et al. Intraoperative "Micro Breaks" with targeted stretching enhance surgeon physical function and mental focus: a multicenter cohort study. Ann Surg 2017;265: 340–6.

83. Radanović B, Vučinić P, Janković T, et al. Musculoskeletal symptoms of the neck and shoulder among dental practitioners. J Back Musculoskelet Rehabil 2017;30:675–9.

84. Hush J, Michaleff Z, Maher C, et al. Individual, physical and psychological risk factors for neck pain in Australian office workers: a 1-year longitudinal study. Eur Spine J 2009;18:1532–40.

85. Christensen J, Knardahl S. Time-course of occupational psychological and social factors as predictors of new-onset and persistent neck pain: a three-wave prospective study over 4 years. Pain 2014;155:1262–71.

86. Yang H, Hitchcock E, Haldeman S, et al. Workplace psychosocial and organizational factors for neck pain in workers in the United States. Am J Ind Med 2016;59:549–60.

87. Fanavoll R, Nilsen T, Holtermann A, et al. Psychosocial work stress, leisure time physical exercise and the risk of chronic pain in the neck/shoulders: longitudinal data from the Norwegian HUNT Study. Int J Occup Med Environ Health 2016;29: 585–95.

88. Leclerc A, Chastang J, Taiba R, et al. Musculoskeletal pain at various anatomical sites and socioeconomic position: results of a national survey. Rev Epidemiol Sante Publique 2016;64: 331–9.

89. Schell E, Theorell T, Nilsson B, et al. Work health determinants in employees without sickness absence. Occup Med 2013;63: 17–22.

90. van den Heuvel S, van der Beek A, Blatter B, et al. Psychosocial work characteristics in relation to neck and upper limb symptoms. Pain 2005;114:47–53.

91. Ostergren P, Hanson B, Balogh I, et al. Incidence of shoulder

and neck pain in a working population: effect modification between mechanical and psychosocial exposures at work? Results from a one year follow up of the Malmo shoulder and neck study cohort. J Epidemiol Community Health 2005;59:721–8.

92. Huysmans M, Blatter B, van der Beek A. Perceived muscular tension predicts future neck-shoulder and arm-wrist-hand symptoms. Occup Environ Med 2012;69:261–7.

93. Paksaichol A, Lawsirirat C, Janwantanakul P. Contribution of biopsychosocial risk factors to nonspecific neck pain in office workers: a path analysis model. J Occup Health 2015;57:100–9.

94. Johnston V, Jull G, Darnell R, et al. Alterations in cervical muscle activity in functional and stressful tasks in female office workers with neck pain. Eur J Appl Physiol 2008;103:253–64.

95. Lindstrøm R, Schomacher J, Farina D, et al. Association between neck muscle coactivation, pain, and strength in women with neck pain. Man Ther 2011;16:80–6.

96. Mork R, Bruenech J, Thorud H. Effect of direct glare on orbicularis oculi and trapezius during computer reading. Optom Vis Sci 2016;93:738–49.

97. Richter H, Zetterlund C, Lundqvist L. Eye-neck interactions triggered by visually deficient computer work. Work 2011;39: 67–78.

98. Zetterberg C, Forsman M, Richter H. Effects of visually demand-ing near work on trapezius muscle activity. J Electromyogr Kinesiol 2013;23:1190–8.

99. Cancelliere C, Donovan J, Stochkendahl M, et al. Factors affecting return to work after injury or illness: best evidence synthesis of systematic reviews. Chiropr Man Therap 2016;24:32.

100. Johnston V, Jimmieson NL, Jull G, et al. Quantitative sensory measures distinguish office workers with varying levels of neck pain and disability. Pain 2008;137:257–65.

101. Mankovsky-Arnold T, Wideman T, Thibault P, et al. Sensitivity to movement-evoked pain and multi-site pain are associated with work-disability following whiplash injury: a cross-sectional study. J Occup Rehabil 2017;27:413–21.

102. Christensen J, Johansen S, Knardahl S. Psychological predictors of change in the number of musculoskeletal pain sites among Norwegian employees: a prospective study. BMC Musculoskelet Disord 2017;18:140.

103. Johannessen H, Sterud T. Psychosocial factors at work and sleep problems: a longitudinal study of the general working population in Norway. Int Arch Occup Environ Health 2017;90:587–608.

104. Aili K, Nyman T, Hillert L, et al. Sleep disturbances predict future sickness absence among individuals with lower back or neck-shoulder pain: a 5-year prospective study. Scand J Public Health 2015;43:315–23.

105. Kovacs F, Seco J, Royuela A, et al. Patients with neck pain are less likely to improve if they experience poor sleep quality: a prospective study in routine practice. Clin J Pain 2015;31: 713–21.

106. Paanalahti K, Wertli M, Held U, et al. Spinal pain–good sleep matters: a secondary analysis of a randomized controlled trial. Eur Spine J 2016;25:760–5.

107. Vänni K, Neupane S, Nygård C. An effort to assess the relation between productivity loss costs and presenteeism at work. Int J Occup Saf Ergon 2017;23:33–43.

108. Pereira M, Johnston V, Straker L, et al. An investigation of self-reported health-related productivity loss in office workers and associations with individual and work-related factors using an employer's perspective. J Occup Environ Med 2017;59: e138–44.

109. Rinaldo U, Selander J. Return to work after vocational rehabilita-tion for sick-listed workers with long-term back, neck and shoulder problems: a follow-up study of factors involved. Work 2016;55:115–31.

110. Ng E, Johnston V, Wibault J, et al. Factors associated with work ability in patients undergoing surgery for cervical radiculopathy. Spine 2015;40:1270–6.

111. Ahlstrom L, Dellve L, Hagberg M, et al. Women with neck pain on long-term sick leave-approaches used in the return to work process: a qualitative study. J Occup Rehabil 2017;27: 92–105.

112. Marchand G, Myhre K, Leivseth G, et al. Change in pain, disability and influence of fear-avoidance in a work-focused intervention on neck and back pain: a randomized controlled trial. BMC Musculoskelet Disord 2015;16:94.

113. Myhre K, Marchand G, Leivseth G, et al. The effect of work-focused rehabilitation among patients with neck and back pain: a randomized controlled trial. Spine 2014;39:1999–2006.

114. Pedler A, Sterling M. Assessing fear-avoidance beliefs in patients with whiplash-associated disorders. A comparison of 2 measures. Clin J Pain 2011;27:502–7.

115. Smith A, Jull G, Schneider G, et al. Cervical radiofrequency neurotomy reduces central hyperexcitability and improves neck movement in individuals with chronic whiplash. Pain Med 2014;15:128–41.

第三部分 临床评估

这一部分的临床评估包括对颈痛障碍患者的问诊和体格检查,并强调了临床推理能力的重要性。高水平的临床推理能力能够确保患者现有障碍/疾病得到一个准确的解释,也是制订一个相关的和全面的以患者为中心的管理计划的基础。

另外,这些章节还讨论了眩晕和感觉运动控制障碍的鉴别诊断以及头痛的鉴别诊断。这些症状有许多潜在原因,颈部肌肉骨骼因素是其中之一。需要通过准确的检查来明确颈部肌肉骨骼原因是否为致病因素,以便患者得到相应的治疗。

第八章 临床评估：问诊

临床推理能力是良好的临床工作需要的基本功之一。临床推理是一个持续且不断改进的过程，贯穿于体格检查和患者管理计划的各个方面。基于问诊的临床推理是一个复杂的过程，需要从不同的视角去分析多种症状。可以通过多方面的问诊来了解患者，如了解患者的需求及期望值，了解患者的颈痛障碍以及颈痛对患者日常生活和工作的影响。根据这些信息可得出一个初步的诊断、指导体格检查、确定以患者为中心的治疗目标、证实相关的检查结果和制订治疗计划。

临床推理过程现在已被很好地融合到物理治疗教育及实践中[1]。有关临床推理的研究尚在继续，其涉及临床推理的许多因素，包括临床医务人员[2, 3]和患者管理视角[4, 5]以及不同的实践环境[6]。在本章中，将会概述临床上颈痛障碍患者的问诊要素，并讨论问诊的预期结果。

问诊的要素

以患者为中心的治疗被认为是最佳的治疗模式[7]，在治疗中患者参与到治疗方案的决策中，这是对患者个人的喜好、需求、信仰及治疗目标的尊重和回应。问诊的要素包括：首先，建立良好的医患关系，在给患者诊断、体格检查和做出治疗医嘱时要做到充分理解患者；其次，了解颈痛障碍以及颈痛对患者日常生活和工作的影响。读者可以参考相关的书籍来回顾问题的构成[1, 8]。常见的临床思推理模式包括假设演绎法（hypothetico-deductive reasoning）、模式识别（pattern recognition）和叙事推理（narrative reasoning）[1]。这些模式并不是相互排斥的，临床医务人员在评估中可以使

用这3种方法中的任何部分。无论采用何种推理模式，总有模式与之符合，或者换句话说，症状产生的机制与其特性符合，症状与躯体活动受限或参与受限符合，并且最后症状和功能受限与体征符合。当推理模式符合时，在解释和制订治疗计划方面就更有把握。当推理模式不符合时，临床医务人员应该使用假设演绎法，重新考虑和验证新的假设，反思整个过程以确保对患者及其颈痛障碍有准确的理解。

问诊的结局

从问诊中可以获得一些结局，同样对症状进行分析也可获得一些结局（专栏 8.1 ）。每个结局都会通过举例来说明是如何获得的。重要的是，问诊能指导体格检查。这里的讨论并不详尽，其目的只是为了对过程有一些深入的了解。

医患沟通和协作

体格检查奠定了医患关系的基础，首次沟通的重要性不能被低估。良好的沟通是成功管理的重要因素。尽管需要了解患者颈痛的特殊信息，但临床医务人员不应该主导这次问诊[9]。相反地，本着以患者为中心的精神，临床医务人员应该让患者讲述他们的故事，临床医务人员需要做的只是专注地倾听、总结要点和询问更多的细节或具体的信息。患者希望被倾听、被理解以及希望他们的颈痛被承认或被验证[10]。例如，如果他们的颈部症状被怀疑是挥鞭伤引起的，患者可能会认为诊断是不公正的[11]。如果患者的颈痛障碍和表现"正常"的 X 线之间存在不一致而没有得到很

专栏8.1   问诊

问诊的要素
- 颈痛障碍的病史和发病时间
- 疼痛的区域和性质
- 其他症状
- 所有症状的行为:诱发或缓解的姿势、动作及活动
- 一般情况:睡眠、一般活动水平
- 对工作和社会参与的影响
- 心理或者个人特征
- 健康情况;药物
- 调查;影像学检查;实验室检查
- 患者的期望

结局
- 患者:良好的医患关系和治疗依从性;了解患者的关注、需求和信仰
- 肌肉骨骼障碍的识别
- 红旗征的识别
- 疼痛机制的临时判断
- 其他症状的临时判断
- 对身体诱发因素、功能限制、参与水平的了解
- 对心理或社会调节的了解
- 初步诊断
- 预后特征
- 治疗目标和结局测量

好的解释时,他们可能会觉得他们的疼痛和功能障碍没有被理解或确认。同样,类似的话语,如"你的疼痛在你的大脑里"这句话很容易被误解,让患者很紧张,以为临床医务人员认为他们的疼痛"在大脑里"。

与患者交流,表露同理心、兴趣和友好是临床医务人员的重要品质[12]。当患者讲述他们的故事时,临床医务人员必须倾听和解释其含义,将信息用于临床决策。当专注于获取具体的信息时,临床医务人员必须留心不要忽略或忘记去回应任何患者关心的或者担忧的事情[13]。对患者的担忧和需求保持敏感,将会有助于建立一个成功的医患合作关系。

肌肉骨骼障碍的识别

颈痛是一个多种起源的症状。虽然肌肉骨骼原因或"机械性颈痛"是迄今为止最常见的颈痛原因,但颈痛也可能是非肌肉骨骼障碍来源的一个症状。首次检查的主要结局是判断患者是否出现了肌肉骨骼障碍。尽管在一些患者中,其表现和疼痛综合征可能很复杂,但如果疼痛是在后颈部(无论有或没有牵涉到邻近区域),症状常见的模式是随着颈部运动和姿势而加重或缓解,这些基本情况可以在首次检查中获得。同样,我们要清楚地了解其发病史及其与不良力学负荷的关系,明确是否为隐匿性发病,或轻微或严重的创伤增加了肌肉骨骼障碍。颈痛障碍常常复发,重要的是要了解这种具有复发性或具有激惹特性的行为。通常有一个熟悉的急性加重或者缓解的模式。当发病史与我们熟悉的模式不相符时,临床医务人员需要注意。因此,在患者的问诊中,临床医务人员必须倾听既往史、患者所呈现的特征和症状表现的行为,是否始终符合"机械性"相关的颈部肌肉骨骼障碍。

红旗征的识别

识别不寻常的既往史、症状或症状行为,以及任何潜在的"红旗征"是很有必要的,它们可能表明潜在的严重肌肉骨骼病变(如骨折)或非肌肉骨骼病变。在颈部创伤案例中,尤其在老年患者中,或者当有危险的生物力学受伤机制及神经症状出现时,临床医务人员必须要考虑是否存在颈部骨折[14]。"红旗征"病变是会发生在颈椎,但这种情况比较少见。尽管颈椎可以是原发性肿瘤和转移瘤的位置[15, 16],但这种情况不常发生在当患者主要是后颈痛而没有其他神经或系统性症状时[17]。临床医务人员应非常注意椎动脉或颈动脉剥离引起的潜在的灾难性的后果。当出现最近发作、中度到重度不寻常的头痛或进展性的颈痛、短暂的神经症状史和近期暴露感染,或者甚至是轻微的头部或颈部创伤,临床医务人员应警惕患者可能存在颈动脉剥离[18, 19]。颈部也可以是内脏牵涉痛的一个位置,如心脏牵涉痛可能表现在前颈部[20]。当有任何迹象或怀疑有严重的潜在病理情况且模式不符合肌肉骨骼障碍时,应强制转诊进行相关的医学检查。

上颈椎的椎体和韧带异常已经很好地记录在先天性疾病(如唐氏综合征)中[21]。儿童出现急性斜颈可能需要进行影像学检查,因为影像可以确定或排除寰枢椎旋转脱位固定[22]。寰枢椎旋转脱位固定不常见,但可以自发地发生在轻微的创

伤之后。它也可能继发于韧带松弛、炎症（如扁桃体炎）或头颈部手术（如腺样扁桃体切除术）。寰枢椎旋转脱位固定通常进行保守治疗，但有时候手术固定也是必需的[23]。

需要注意到的情形

一些神经性和风湿性疾病并不否定物理治疗的管理，但需要适当的关注。比如，颈肌张力障碍有很多原因，其特征是头部姿势异常、颈部肌肉不随意收缩（导致异常运动）和头颈部姿势不适。颈痛可能是一个特征。一线治疗（first-line treatment）通常是注射 A 型肉毒杆菌毒素，但其他方法（如肌电生物反馈疗法、肌肉牵伸训练、姿势性运动训练和电疗法）可以作为辅助治疗方法[24]。颈痛可能出现在炎症性关节病，如类风湿关节炎或强直性脊柱炎[25, 26]。上颈椎受累在类风湿关节炎中并不少见，并可能导致寰枢椎半脱位。这种情况要求在适当安全的情况下进行治疗。

当制订颈部障碍管理计划时，还会询问患者的一般状况、药物使用情况和任何相关的外科手术史或病史，以寻求需要适当关注的任何合并症或其他注意事项。

疼痛机制的临时判断

患者被要求描述疼痛的许多信息，如疼痛分布、强度和性质，随着动作和姿势改变疼痛是如何反应的，以及疼痛在 24 小时后的一般模式和发作史。这些信息有几个方面的作用，包括可以初步地评估疼痛的严重程度和可能的疼痛来源区域（上、中、下颈段）。疼痛机制包括伤害感受性的、炎症性的、神经病理性的、外周和中枢神经敏化的。疼痛机制（第二章）需要进行评估。例如，严重的疼痛和伴随中枢敏化的疼痛提示临床医务人员在体格检查时需要特别注意，因为疼痛可能很容易加重。中枢敏化可能发生在任何情况，不仅会出现在慢性疼痛中，也可能存在于急性疼痛状态中[27]。它更常见于创伤后，并存在于一小部分的挥鞭伤相关疾病的患者和颈神经根病的患者[28]，很少出现在特发性颈痛患者中[29]。

临床医务人员应该倾听患者关于疼痛的描述和表现，这有助于明确疼痛机制。伤害感受性疼痛局限在颈肩疼痛区域［可能会牵涉到手臂和（或）胸部］，在 24 小时内会发生间歇性或连续性的钝痛，常伴有剧痛。有一个典型的力学模式，即随着动作和姿势的改变，症状可能加重或缓解[30]。炎症性疼痛被认为是与伤害感受性疼痛相关，特别是伴随或者不伴随活动，都会有明显或持续的疼痛。

外周性神经病理性疼痛来源于颈神经根。疼痛通常（但不总是）分布在手臂的皮区，性质是尖锐的刺痛或灼痛，常常是不间断的且难以获得缓解，可能还有其他感觉如针刺感或麻木等[31]。

当表现有广泛分布的疼痛、触摸痛和痛觉过敏（机械性、热）时，应怀疑周围和中枢神经系统敏化。它通常对运动有明显的疼痛敏感性，一旦疼痛加剧，可能需要数小时才能消退。

多种机制可能同时出现在同一个患者的颈痛障碍中。例如，颈神经根病（神经病理性）的患者同时存在运动时局部的颈痛（伤害感受性）。局部疼痛、神经病理性疼痛和中枢敏化性疼痛可能出现在急性和慢性期、中度至重度的挥鞭伤相关疾病患者中[27, 32]。在颈源性头痛中，有来源于局部关节功能障碍的疼痛（C0-1、C1-2 或 C2-3），尽管这被认为反映了三叉神经核中枢敏化的轴向扩散[33]。

其他症状的临时判断

感觉运动障碍

除了疼痛，颈痛障碍还伴随其他各种各样的症状。这些症状包括轻微的头痛或头晕、不稳定、视觉障碍和认知障碍（如注意力下降等）。当与颈痛密切相关时，它们常与颈感觉运动控制障碍有关。然而，头晕是一种常见的症状，可能与创伤性颈痛的轻微颅脑损伤（如车祸、运动损伤引起的脑震荡）、中枢或外周前庭紊乱、血管紊乱（如椎动脉阻塞或颈动脉剥离）有关。这些症状的起源和鉴别诊断在第六章和第十章将详细探讨。临床医务人员必须仔细地了解症状的性质和表现，以便临时判断其可能的来源并指导进一步的体格检查。

睡眠

　　患者的睡眠模式作为一般状况应定期进行检查。睡眠质量差与肌肉骨骼疼痛的关系引起了广泛的关注。有研究表明,与睡眠质量良好的患者相比,睡眠质量不好的颈痛患者预后差[34, 35]。睡眠质量差可能不仅影响颈部健康,还影响整体健康[36]。在接受疼痛干预管理的慢性颈痛患者中,较高程度的抑郁与临床失眠相关[37]。如果患者报告有睡眠问题,则需要探究睡眠质量差和颈痛之间的关系,因为颈痛可能导致睡眠中断,睡眠障碍也可能影响颈痛的状况。改善睡眠应该成为整体管理的一个重要方面,当患者患有原发性睡眠障碍时,可能需要将患者转诊给一位合适的专科医师。

对身体诱发因素和功能限制的了解

　　理解哪一种动作、姿势及其他因素会引起活动激惹或症状缓解是必需的。如前文所述,第 1 个是疼痛机制;第 2 个是哪种运动方向、力或负荷不能被颈部区域的结构所承受;第 3 个是提供有意义的结果以此来判断干预措施的影响。专栏 8.2 给出了诱发因素可能的解释,反过来可以指导体格检查和推测可能的预期结果。如果预期的结果在体格检查中被证实,则说明临床推理是准确的,而且更重要的是"模式符合"。同样重要的是,要了解什么姿势、动作和活动能缓解症状。这些信息有助于身体诊断和帮助患者解决颈部治疗的问题。

　　病史记录应提供运动、功能活动和工作实践的情况,这些可能是导致颈痛障碍恶化的不利因素[38]。医疗往往是被动的,治疗重点通常是急性发作期而忽略了全局。全局应该考虑到颈痛是一种复发性疾病,如果想要减少复发和使得颈部疾病进展缓慢,则必须解决从工作或休闲的姿势和实践中获得的持续压力。成功地减轻不利压力,保持更适合的工作或休闲实践方式,从而实现长期的协调一致和全面的康复效果是颈部功能障碍管理的一个重要结局。

专栏8.2　诱发因素可能的解释

(1) 长时间低头阅读或使用设备导致颈痛
- 后侧结构的不利压力,前侧结构的压迫
- 颈部伸肌耐力不足以完成任务

(2) 当快速转头时枕骨下区域诱发疼痛(如驾驶等)
- C1-2 节段功能障碍
- 较差的运动感觉

(3) 长时间使用电脑后导致颈痛和继发性头痛
- 上颈椎关节不良的负荷和障碍
- 较差的姿势控制
- 较差的深层的颈屈肌耐力
- 较差的肩胛骨周围肌肉控制

(4) 抬头导致颈痛、轻度头晕、不稳定
- 上颈椎关节功能障碍
- 较差的颈屈肌力量和控制
- 较差的感觉运动功能——本体感觉和平衡
- 要排除椎基底动脉供血不足

(5) 携带物品时增加颈痛
- 颈椎关节过度的压力负荷
- 较差的肩胛骨周围肌肉控制
- 较差的颈屈肌和伸肌控制
- 臂丛的不良负荷

(6) 向后伸展时颈部和手臂疼痛
- 神经组织的不良张力
- 颈椎关节的不良负荷
- 盂肱关节的不良负荷

　　临床医务人员不仅要理解哪些特性会加重颈痛,还要充分了解这种情况对患者参与工作、日常生活和娱乐活动的影响。例如,患者是否因疼痛而减少或改变他们的工作和一般性活动,他们关于恢复到以前的参与水平有何期望等。此外,临床医务人员还应该和患者一起讨论期望目标是否是一个可实现的结局目标。

对心理或社会调节的了解

　　有一些情绪可能与颈痛障碍有关。倾听患者的心声是重要的,因为临床医务人员认为的心理特征和顾虑并不总是与患者的实际顾虑相匹配[39]。对于一个正在经历颈痛障碍的患者来说,临床医务人员必须意识到许多情感是正常的、合理的,特别是在早期阶段,必须避免"病态化"患者的情绪[40]。将正常行为误认为不良行为可能对患者有害,对于良好的康复进程而言适得其反[41]。

有大量的心理问卷可以用来评估各种情绪状态。它们已经被广泛地用于研究，以更好地理解心理特性的调节对治疗效果和预后的作用。然而，这些调查问卷在临床试验和预后的研究中广泛使用，不应该被误解为支持它们在日常临床实践中作为常规使用。相反，心理调查问卷应该被理智地使用，而不是被常规化使用，尤其不能在初次的问诊中使用。临床医务人员应该仔细考虑是否使用、何时使用以及使用的时机。心理调查问卷有局限性，不具备诊断作用。对问卷不恰当的使用和解释可能会导致患者得到较差的服务[40, 41]。

有些患者可能有不利的情感和信念，这可能会阻碍或减慢颈痛障碍的恢复，但如果临床医务人员在首次问诊时会倾听和理解患者，了解他们的状况和信念，可能会形成更好的治疗联盟（therapeutic alliances）[41]。倾听患者如何描述他们的病情，他们是否在保护他们的颈部，颈痛如何影响他们的工作，他们如何应对工作和家庭中的问题，以及询问患者关心的任何问题。他们对治疗的期望和结局目标使临床医务人员可以初步了解患者的焦虑、恐惧、情绪和应对技巧。可以根据这些信息设计和实施患者管理的初步计划。此外，当患者咨询临床医务人员时，他们期望接受体格检查、治疗建议及训练建议，即物理治疗。如果带着这种期望，患者突然面对评估他们心理状态的问卷时，他们很可能有这样的思想反应："我要治疗我的颈部，而不是我的脑袋"。这时治疗关系可能会受到不可挽回的伤害，同时患者也可能不相信他们的颈痛得到了承认[10]。

如果在治疗后期，患者并没有看到他们想象中的进展，此时可能会出现临床医务人员担心的心理特征，如抑郁、焦虑、创伤后应激或个人特质，这是不利于缓解症状的且会阻碍康复，临床医务人员可以向患者解释他们的考量，并根据具体情况要求患者完成一份相关的调查问卷，以减轻或确定临床医务人员的考量。这奠定了合作的基础，临床医务人员或其他合适的从业人员可以参与进来，共同管理可能影响患者恢复的情绪。

临时诊断

患者期待得到一个诊断，这样他们可以了解自己的颈部出现了什么问题，而临床医务人员也需要一个诊断以实施一个适当的治疗计划。物理治疗师需要基于症状、功能限制、运动障碍和病理生理过程而做出诊断以便于指导治疗（即疼痛机制、受损的运动学、受损的神经肌肉和感觉运动控制）。

病理学或病理解剖学诊断在许多情况下是不被鼓励的，但这种"全面禁止"可能是有问题的。当患者出现脊柱疼痛，尤其是影像学成像不能识别相关的损伤及临床测试不具有强敏感性或不足以定义一个病理解剖学病变时，术语"非特异性颈痛"或"非特异性腰痛"被用来表达对疼痛的病理来源有限的理解。病理研究作为脊柱疼痛的一个重要组成部分，如果采用生物－心理－社会模型，其可能会被抑制[42]；此外，周围伤害感受性疼痛自动停止的时间晚于组织愈合的常规时间的观点已经过时。事实上，在颈痛和腰痛的研究中，已经有越来越多的声音呼吁把"生物"模式放回到生物－心理－社会模型中[42-44]。

与疼痛性肢体疾病的情况一样，在颈痛发生过程中，病理过程确实发生在特定的解剖结构中，损伤会发生在椎间盘、关节突关节、韧带和骨骼[45]。一些以了解结构变化和颈痛之间关系为目的的研究正在进行[46; 47]。医疗干预管理，无论是手术还是射频神经切断术，都依赖于准确识别症状的解剖来源。手术依赖于临床表现及病理解剖学的影像检查（如椎间盘碎片或椎体骨赘的侧管狭窄）。普通的X线和临床检查都无法识别较轻的病理改变；当症状存在时，临床检查方法可以可靠地检测症状的节段性来源。屈曲－旋转试验已经被证明可有效识别C1-2节段功能障碍[48; 49]。手法检查可以确定有症状的关节突关节，与麻醉阻滞相比，已证明其准确性更高[50-52]。手法检查可能也可以诊断有症状的中央关节（椎间盘）功能障碍，但是因为没有金标准可以判断，尚未经过验证。

临床试验不能提供病理解剖学诊断，但可以为基本节段性的诊断的价值提出论点，来补充病理生理机制的诊断。颈椎区域的临床检查，其中包括熟练的手法检查，至少能提供疼痛的关节突关节障碍的基本诊断或可能的中央关节（椎间盘）功能障碍。从以下几个角度来看，这是有价值的。第一，它可以指导局部的主动和被动管理技术，引导管理建议。第二，手法检查可以帮助确定疼痛过程（如是否存在周围伤害感受性疼痛）。第三，它可以通过判断颈椎节段性功能障碍的存在与否来判断颈椎在多大程度上与头痛、头晕等症状相关。如果有，将症状的严重程度与功能障碍的程度匹配（即模式符合）。第四，检查颈部并准确识别症状节段的手法技巧，与麻醉阻滞或射频神经切断术相比，更加经济和有效[53, 54]。第五，患者期待一个诊断，而非特异性颈痛并不是一个令人满意的标签，因为它不能通过某种形式的有力证据来证明他们颈痛[10]。用手法检查来诱发关节功能障碍症状可以有效地达到这个目的，并提供了一个临床医务人员可以与患者讨论的非常基本的诊断。

预后特征

预后是临床决策的一个关键组成部分。了解哪些特征表明预后良好、一般或不良，可能有助于理解患者的主诉。它也可以帮助决定在早期阶段谁需要更深入的调查和有针对性的干预，以潜在地影响预后及防止向复发性或持续性疼痛状态的过渡。一些特征并不能始终表明预后良好、一般或较差。在很多特征研究中，许多预测因子只有较低或极低的信度，或者只有不确定的预测价值。许多重要的特征需要更多的研究来证实[55]。职业性颈痛、挥鞭伤诱发颈痛或非创伤性颈痛的预后特征正在调查中[55-60]。

几乎没有证据表明，基于预后指标对颈痛管理做出决定是有益处的。关键在于，许多预后特征是不可改变的，如性别为女性或有颈痛病史等[58, 61]。初始高颈痛强度和严重功能障碍是预示预后不良的两个重要因素。目前尚缺乏药物能够有效治疗严重肌肉骨骼疼痛的证据和共识。每个初始颈痛强度高的患者预后并不差，正如在我们临床实验中所发现的那样，有些患者恢复得很好[62]。

预后的研究是很重要的，并且还需要更多的研究来记录影响预后的特征，这样可以提高可信度。同样，有必要进行研究以确定基于预后特征

的针对性干预的益处，这可能有助于应对防止从急性状态过渡到复发性或持续性疼痛状态的巨大挑战。

治疗目标和结局测量

目标设定是以患者为中心的管理方案中的一个重要组成部分[63, 64]。患者积极参与目标设定和管理计划有助于促进其进行持续的自我管理或维持性训练，这对于预防颈痛障碍的复发是非常重要的[65]。目标设定最初发生在患者的问诊和体格检查之后。患者特定功能量表（patient specific functional scale，PSFS）是一个很有用的结局测量量表，它可以作为讨论设定目标的基础，患者可以在量表中选择自己有困难的功能障碍且给出相应的得分[66]。这个量表可用于设定和评价目标的进展情况。目标应该侧重于活动和参与，通过设定和实现进展性的目标有助于达成想要的结局。

同时，在问诊结束时应该建立一套明确的结局，涉及患者个人及其目标、症状、生理功能、心理功能以及工作和社会参与方面。有几种已经建立好的量表可供临床医务人员使用，包括疼痛强度量表（数值评定量表）、患者特定功能量表[66]、颈部功能障碍指数（neck disability index）[67]和较少使用的颈部活动恐惧量表（pictorial fear of activity scale-cervical）[68]。其他的结局和目标取决于患者的情况，例如眩晕严重程度及其对功能的影响（眩晕障碍评分量表）[69]、疲劳、创伤后应激综合征、恢复惯常的参与程度或重返工作等。Carroll和他的同事[70]通过一个简单的问题："你感觉你恢复得怎么样？"来获得简要的整体康复评估，尤其是针对恢复期较长的患者及一些挥鞭伤相关疾病患者。使用6种反应来回答恢复的情况，选项包括从"总体良好"到"变得更糟"。结局测量必须根据患者的具体情况而定，并能够测量相关的临床变化。

总结

高效的问诊有以下几个重要作用：建立重要的医患关系；允许患者讲述他们的故事和表达

任何担忧；使临床医务人员对患者和颈痛障碍有一个全面的了解，并以此计划体格检查和开始计划管理策略。在问诊时，患者和临床医务人员需要讨论期望和管理目标，以便有一个清晰的康复路径。

（王茂源译，苏彬、王雪强、王于领审）

参考文献

1. Jones M, Rivett D, editors. Clinical reasoning in musculoskeletal practice. 2nd ed. London: Elsevier; 2018.
2. Chowdhury A, Bjorbækmo W. Clinical reasoning-embodied meaning-making in physiotherapy. Physiother Theory Pract 2017;33:550–9.
3. Langridge N, Roberts L, Pope C. The role of clinician emotion in clinical reasoning: balancing the analytical process. Man Ther 2016;21:277–81.
4. Elvén M, Hochwälder J, Dean E, et al. A clinical reasoning model focused on clients' behaviour change with reference to physiotherapists: its multiphase development and validation. Physiother Theory Pract 2015;31:231–43.
5. Jones L, O'Shaughnessy D. The pain and movement reasoning model: introduction to a simple tool for integrated pain assessment. Man Ther 2014;19:270–6.
6. Langridge N, Roberts L, Pope C. The clinical reasoning processes of extended scope physiotherapists assessing patients with low back pain. Man Ther 2015;20:745–50.
7. Committee on Quality of Health Care in America. Institute of Medicine. Crossing the quality chasm: a new health system for the 21st century. Washington, DC: National Academy Press; 2001.
8. Hengeveld E, Banks K. Maitland's vertebral manipulation: management of neuromusculoskeletal disorders. 8th ed. UK: Churchill Livingstone, Elsevier; 2013.
9. Hiller A, Guillemin M, Delany C. Exploring healthcare communication models in private physiotherapy practice. Patient Educ Couns 2015;98:1222–8.
10. MacDermid J, Walton D, Miller J, et al. What is the experience of receiving health care for neck pain? Open Orthop J 2013;7(Suppl. 4: M5):428–39.
11. Sullivan M, Adams H, Martel M, et al. Catastrophizing and perceived injustice: risk factors for the transition to chronicity after whiplash injury. Spine 2011;36:S244–9.
12. O'Keeffe M, Cullinane P, Hurley J, et al. What influences patient-therapist interactions in musculoskeletal physical therapy? Qualitative systematic review and meta-synthesis. Phys Ther 2016;96:609–22.
13. Josephson I, Woodward-Kron R, Delany C, et al. Evaluative language in physiotherapy practice: how does it contribute to the therapeutic relationship? Soc Sci Med 2015;143:128–36.
14. Stiell I, Clement C, McKnight D, et al. The Canadian C-Spine Rule versus the NEXUS low-risk criteria in patients with trauma. N Engl J Med 2003;349:2510–18.
15. Katsuura Y, Cason G, Osborn J. Rare cause of neck pain: tumours of the posterior elements of the cervical spine. BMJ Case Rep 2016 in press.
16. Luksanapruksa P, Buchowski J, Wright N, et al. Outcomes and effectiveness of posterior occipitocervical fusion for suboccipital spinal metastases. J Neurosurg Spine 2017;26:554–9.
17. Bogduk N. Regional musculoskeletal pain. The neck. Baillière's best practice & research. Clin Rheumatol 1999;13:261–85.
18. Cassidy J, Boyle E, Côté P, et al. Risk of carotid stroke after chiropractic care: a population-based case-crossover study. J Stroke Cerebrovasc Dis 2017;26:842–50.
19. Thomas L. Cervical arterial dissection: an overview and implications for manipulative therapy practice. Man Ther 2016;21:2–9.
20. Bakhshi M, Rezaei R, Baharvand M, et al. Frequency of craniofacial pain in patients with ischemic heart disease. J Clin Exp Dent 2017;9:e91–5.
21. Dlouhy B, Policeni B, Menezes A. Reduction of atlantoaxial dislocation prevented by pathological position of the transverse ligament in fixed, irreducible os odontoideum: operative illustrations and radiographic correlates in 41 patients. J Neurosurg Spine 2017;27:20–8.
22. Roche C, O'Malley M, Dorgan J, et al. A pictorial review of atlanto-axial rotatory fixation: key points for the radiologist. Clin Radiol 2001;56:947–58.
23. Morales L, Alvarado F, Corredor J, et al. Bilateral C1 laminar hooks combined with C2 pedicle screw fixation in the treatment of atlantoaxial subluxation after Grisel syndrome. Spine J 2016;16:e755–60.
24. De Pauw J, Van der Velden K, Meirte J, et al. The effectiveness of physiotherapy for cervical dystonia: a systematic literature review. J Neurol 2014;261:1857–65.
25. Holden W, Taylor Stephens H, et al. Neck pain is a major clinical problem in ankylosing spondylitis, and impacts on driving and safety. Scand J Rheumatol 2005;34:159–60.
26. Kim D, Hilibrand A. Rheumatoid arthritis in the cervical spine. J Am Acad Orthop Surg 2005;13:463–74.
27. Sterling M, Jull G, Vicenzino B, et al. Sensory hypersensitivity occurs soon after whiplash injury and is associated with poor recovery. Pain 2003;104:509–17.
28. Chien A, Eliav E, Sterling M. Whiplash (grade II) and cervical radi5culopathy share a similar sensory presentation: an investigation using quantitative sensory testing. Clin J Pain 2008;24:595–603.
29. Malfliet A, Kregel J, Cagnie B, et al. Lack of evidence for central sensitization in idiopathic, non-traumatic neck pain: a systematic review. Pain Physician 2015;18:223–36.
30. Smart K, Blake C, Staines A, et al. Mechanisms-based classifications of musculoskeletal pain: part 3 of 3: symptoms and signs of nociceptive pain in patients with low back (± leg) pain. Man Ther 2012;17:352–7.
31. Smart K, Blake C, Staines A, et al. Mechanisms-based classifications of musculoskeletal pain: part 2 of 3: symptoms and signs of peripheral neuropathic pain in patients with low back (± leg) pain. Man Ther 2012;17:345–51.
32. Smith A, Jull G, Schneider G, et al. Cervical radiofrequency neurotomy reduces central hyperexcitability and improves neck movement in individuals with chronic whiplash. Pain Med 2014;15:128–41.
33. Chua N, van Suijlekom H, Vissers K, et al. Differences in sensory processing between chronic cervical zygapophysial joint pain patients with and without cervicogenic headache. Cephalalgia 2011;31:953–63.
34. Kovacs F, Seco J, Royuela A, et al. Patients with neck pain are less likely to improve if they experience poor sleep quality: a prospective study in routine practice. Clin J Pain 2015;31:713–21.
35. Paanalahti K, Wertli M, Held U, et al. Spinal pain-good sleep matters: a secondary analysis of a randomized controlled trial. Eur Spine J 2016;25:760–5.
36. Aili K, Nyman T, Hillert L, et al. Sleep disturbances predict future sickness absence among individuals with lower back or neck-shoulder pain: a 5-year prospective study. Scand J Public Health 2015;43:315–23.
37. Kim S, Lee D, Yoon K, et al. Factors associated with increased risk for clinical insomnia in patients with chronic neck pain. Pain Physician 2015;18:593–8.

38. Hanvold T, Wærsted M, Mengshoel A, et al. A longitudinal study on risk factors for neck and shoulder pain among young adults in the transition from technical school to working life. Scand J Work Environ Health 2014;40:597–609.

39. van Randeraad-van der Zee CH, Beurskens A, Swinkels R, et al. The burden of neck pain: its meaning for persons with neck pain and healthcare providers, explored by concept mapping. Qual Life Res 2016;25:1219–25.

40. Maujean A, Sterling M. 'De-pathologising' the psychological responses to injury and pain. Musculoskelet Sci Pract 2017;30: vii–viii.

41. Stewart J, Kempenaar L, Lauchlan D. Rethinking yellow flags. Man Ther 2011;16:196–8.

42. Hancock M, Maher C, Laslett M, et al. Discussion paper: what happened to the "bio" in the bio-psycho-social model of low back pain? Eur Spine J 2011;20:2105–10.

43. Petersen T, Laslett M, Juhl C. Clinical classification in low back pain: best-evidence diagnostic rules based on systematic reviews. BMC Musculoskelet Disord 2017;18:188.

44. Sterling M. Balancing the 'bio' with the psychosocial in whiplash associated disorders. Man Ther 2006;11:180–1.

45. Taylor J. The Cervical Spine. An atlas of normal anatomy and the morbid anatomy of ageing and injuries. Australia: Elsevier; 2017.

46. Farrell S, Osmotherly P, Cornwall J, et al. Morphology of cervical spine meniscoids in individuals with chronic whiplash-associated disorder: a case-control study. J Orthop Sports Phys Ther 2016;46:902–10.

47. Farrell S, Osmotherly P, Cornwall J, et al. Cervical spine meniscoids: an update on their morphological characteristics and potential clinical significance. Eur Spine J 2017;26:939–47.

48. Hall T, Briffa K, Hopper D, et al. Comparative analysis and diagnostic accuracy of the cervical flexion-rotation test. J Headache Pain 2010;11:391–7.

49. Takasaki H, Hall T, Oshiro S, et al. Normal kinematics of the upper cervical spine during the Flexion-Rotation Test - In vivo measurements using magnetic resonance imaging. Man Ther 2011;16:167–71.

50. Jull G, Bogduk N, Marsland A. The accuracy of manual diagnosis for cervical zygapophysial joint pain syndromes. Med J Aust 1988;148:233–6.

51. Phillips D, Twomey L. A comparison of manual diagnosis with a diagnosis established by a uni-level lumbar spinal block procedure. Man Ther 1996;1:82–7.

52. Schneider G, Jull G, Thomas K, et al. Intrarater and interrater reliability for select clinical tests in patients referred for diagnostic facet joint blocks in the cervical spine. Arch Phys Med Rehabil 2013;94:1628–34.

53. Rabey M, Hall T, Hebron C, et al. Reconceptualising manual therapy skills in contemporary practice. Musculoskelet Sci Pract 2017;29:28–32.

54. Schneider G, Jull G, Thomas K, et al. Derivation of a clinical decision guide in the diagnosis of cervical facet joint pain. Arch Phys Med Rehabil 2014;95:1695–701.

55. Walton D, Carroll L, Kasch H, et al. An overview of systematic reviews on prognostic factors in neck pain: results from the International Collaboration on Neck Pain (ICON) Project. Open Orthop J 2013;7(Suppl. 4: M9):494–505.

56. Bruls V, Bastiaenen C, Bie RD. Prognostic factors of complaints of arm, neck, and/or shoulder: a systematic review of prospective cohort studies. Pain 2015;156:765–88.

57. Jun D, Michaleff Z, Johnston V, et al. Physical risk factors for developing non-specific neck pain in office workers: a systematic review and meta-analysis. Int Arch Occup Environ Health 2017;90:373–410.

58. Paksaichol A, Janwantanakul P, Purepong N, et al. Office workers' risk factors for the development of non-specific neck pain: a systematic review of prospective cohort studies. Occup Environ Med 2012;69:610–18.

59. Sterud T, Johannessen H, Tynes T. Work-related psychosocial and mechanical risk factors for neck/shoulder pain: a 3-year follow-up study of the general working population in Norway. Int Arch Occup Environ Health 2014;87:471–81.

60. Walton D, Macdermid J, Giorgianni A, et al. Risk factors for persistent problems following acute whiplash injury: update of a systematic review and meta-analysis. J Orthop Sports Phys Ther 2013;43:31–43.

61. Nolet P, Côté P, Cassidy J, et al. The association between a lifetime history of a work-related neck injury and future neck pain: a population based cohort study. J Manipulative Physiol Ther 2011;34:348–55.

62. Jull G, Kenardy J, Hendrikz J, et al. Management of acute whiplash: a randomized controlled trial of multidisciplinary stratified treatments. Pain 2013;154:1798–806.

63. Stevens A, Köke A, van der Weijden T, et al. The development of a patient-specific method for physiotherapy goal setting: a user-centered design. Disabil Rehabil 2017;17:618.

64. Stevens A, Moser A, Köke A, et al. The use and perceived usefulness of a patient-specific measurement instrument in physiotherapy goal setting. A qualitative study. Musculoskelet Sci Pract 2017;27:23–31.

65. Lenzen S, Daniels R, Bokhoven MV, et al. Setting goals in chronic care: shared decision making as self-management support by the family physician. Eur J Gen Pract 2015;21:138–44.

66. Westaway MD, Stratford PW, Blinkley JM. The patient-specific functional scale: validation of its use in persons with neck dysfunction. J Orthop Sports Phys Ther 1998;27:331–8.

67. Vernon H. The Neck Disability Index: patient assessment and outcome monitoring in whiplash. J Musculskel Pain 1996;4:95–104.

68. Turk D, Robinson J, Sherman J, et al. Assessing fear in patients with cervical pain: development and validation of the Pictorial Fear of Activity Scale-Cervical (PFActS-C). Pain 2008;139:55–62.

69. Tesio L, Alpini D, Cesarani A, et al. Short form of the dizziness handicap inventory. Am J Phys Med Rehabil 1999;78:233–41.

70. Carroll L, Jones D, Ozegovic D, et al. How well are you recovering? The association between a simple question about recovery and patient reports of pain intensity and pain disability in whiplash-associated disorders. Disabil Rehabil 2012;34:45–52.

第九章 临床评估：体格检查

颈痛障碍的体格检查包括局部和区域的检查。在颈椎的不同区域之间，以及在颈椎、胸椎、颅下颌和上肢带骨之间的姿势和动作是相互依赖的。

进行体格检查时，临床推理仍在继续。通过问诊做出的临床诊断假设正在被验证，如果不被接受，则需要被否定然后重新制订。体格检查的预期结局如下：①确定症状来源、疼痛机制，并确定感觉、关节、神经、神经肌肉和感觉运动系统相关障碍的物理诊断；②功能性诊断，能够定义姿势、运动和活动如何立即加重或减轻颈痛；③了解工作实践、工作环境、运动或功能性活动是如何导致该障碍的；④明确管理计划的方向；⑤一套适当的结局测量方法，用以评估治疗的进展。

在整个体格检查中，良好的临床推理对于做出良好的决策至关重要。从理想姿势开始的正常变化是常见的，在健康个体之间，颈部关节活动范围和肌肉力量方面存在差异。因此，必须始终考虑检查结果与患者颈痛情况的相关性。在特定的测试中，一个常用的相关性指标是"患者疼痛的再现"。在更深的层次上，当患者的主诉、加重的特征和体格检查的结果之间出现明显的相关模式时，相关性是明确的。不能也不应该根据单一或孤立的调查结果做出决定。单一或孤立的障碍并不是肌肉骨骼疾病问题的本质。临床医务人员应该要考虑的首要问题是："是否存在相应的模式？"或"这个模式正确吗？"

体格检查是一个不断评估、干预、再评估和反思的过程[1]。最重要且最相关的是以患者为中心的结局测量，比如体现症状变化的数字等级量表（numeric rating scale）或患者特定功能量表的评分

变化[2, 3]。然而，疼痛症状的解决并不意味着导致这些症状的损伤因素已经自行解决[4-6]。当干预的目的不仅是减轻症状，而且还要使患者的颈痛障碍得到恢复时，从与患者症状和功能障碍相关的体格检查中得出一系列测量结局是至关重要的。这样的一系列测量结局还能指导治疗过程和治疗的合适剂量，并为患者提供目标，以鼓励患者更好地遵守自我管理方案。

在鼓励患者遵守自我管理方案这一目标上，体格检查是对患者进行宣教的绝佳机会。证明症状和功能性异常（比如姿势不当、运动方式改变或肌肉功能改变）之间的联系，可以帮助患者了解病情和治疗。展示静态或功能性姿势的改变能减少颈痛并能使患者信服。这为改变行为方式（如患者的坐姿或工作方式）提供了基础，并强调了他们参与自我管理项目的必要性，以解决可能导致或加剧颈痛的问题。

在本章中，我们将对颈部区域进行全面的体格检查，包括姿势分析和对关节、神经、神经肌肉和感觉运动系统进行检查，必要时对相邻区域进行检查。建议制订测试顺序，如表9.1所示。这样能避免患者过多的体位变化，重要的是，它有助于理解不同结构之间是如何相互作用的。检查将按照这个顺序进行，但是顺序可以根据患者的表现和临床医务人员的判断而变化。虽然检查形式是全面的，但在实践中应从对患者问诊中获得的相应信息来指导体格检查。并不是所有的检查对所有患者都是相关或必要的。临床医务人员应将检查程序作为临床推理过程的一部分，将检查结果与有效的管理方法相匹配。第十八章将提供一些案例来阐述这个过程。

表9.1　颈部的全面检查

体位	评估
坐位、站位	患者报告有激惹动作或姿势 姿势分析
坐位	姿势分析 关节活动范围分析 　基本运动平面的评估 　运动加速度和速度的概况 　进一步指导管理的运动测试 　运动诊断性测试 椎动脉供血不足的体位检查
仰卧位	感觉测试和疼痛机制 对神经系统的检查 　临床神经系统检查 　神经组织机械性敏化试验 　神经触诊 手法检查 　被动生理性椎间运动 颅颈韧带测试
俯卧位	手法检查 　后前向的滑动 肌肉测试 　肩胛肌肉测试
仰卧位	肩胛肌肉测试 颅颈屈曲试验 颈屈肌的肌力和耐力
四点跪位	颈伸肌测试 颈伸肌的肌力和耐力
感觉运动测试	颈椎位置觉和运动觉 　颈椎位置觉 　颈椎运动觉 站立平衡 眼球运动的评估 　凝视稳定性 　平滑追踪颈部扭转测试 眼－头协调；躯干－头协调

激惹动作或姿势的分析

体格检查中最以患者为中心和相关的分析之一是分析患者的姿势、动作或活动对其症状的影响，分析患者的动作或活动是否会激惹他们的症状。这样的分析往往揭示了问题的本质，并引导临床医务人员进行其他体格检查。图 9.1 展示了一个分析患者诱发激惹行为的例子，并举例说明了体格检查中最初的临床推理，包括对可能的检查项目的初步思考。这种分析通常指导进一步检查的方向，使其与患者的临床表现相关。优先分析患者的指定激惹活动不仅是一项至关重要的检查策略，而且这也向患者表明临床医务人员在评估和管理中对患者的顾虑给予重视。患者的指定活动也成为结局测量标准之一。

姿势分析

头前伸姿势（forward head posture，FHP）历来被认为是引起颈痛障碍的不良姿势，这种姿势将上颈椎伸展并屈曲下颈椎区域。与此同时，研究模型也证实了头前伸姿势与头长肌、多裂肌和半棘肌短缩有关 [7]。头前伸姿势通常与较严重的胸椎或颈胸椎后凸相关 [8, 9]，并且与颈椎关节活动范围减少也有关 [9, 10]。然而，并不是所有的颈痛障碍患者都有头前伸姿势，其关联的程度是有争议的 [8, 11–13]。最初的姿势评估可能是在站立位进行的，但重要的是在坐位时评估颅颈姿势，特别是当患者认为坐着的活动会加重他们的问题时。站立位时没有头前伸姿势的患者，在坐位时通常会显示头前伸

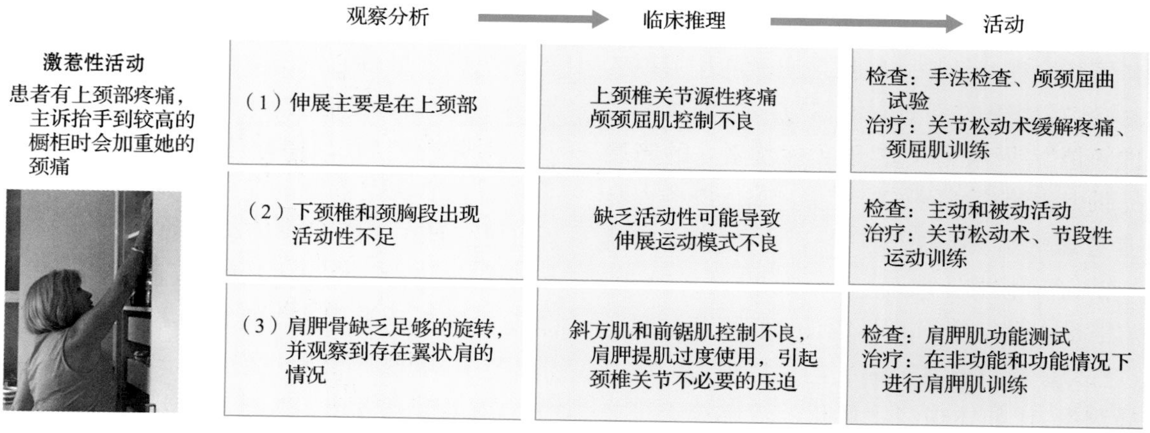

激惹性活动	观察分析 →	临床推理 →	活动
患者有上颈部疼痛，主诉抬手到较高的橱柜时会加重她的颈痛	（1）伸展主要是在上颈部	上颈椎关节源性疼痛 颅颈屈肌控制不良	检查：手法检查、颅颈屈曲试验 治疗：关节松动术缓解疼痛、颈屈肌训练
	（2）下颈椎和颈胸段出现活动性不足	缺乏活动性可能导致伸展运动模式不良	检查：主动和被动活动 治疗：关节松动术、节段性运动训练
	（3）肩胛骨缺乏足够的旋转，并观察到存在翼状肩的情况	斜方肌和前锯肌控制不良，肩胛提肌过度使用，引起颈椎关节不必要的压迫	检查：肩胛肌功能测试 治疗：在非功能和功能情况下进行肩胛肌训练

图 9.1　■　对患者的激惹活动进行临床推理的例子

姿势[14]。在坐位时采用头前伸姿势似乎是一个主要的问题，这一点在对从事计算机工作的颈痛患者的数项研究中得到了验证[14-17]。因此，头前伸姿势与较高的颈伸肌活动（以及颈部结构的负荷）相关[18]。从积极的方面来说，针对患者习惯性头前伸姿势的康复，比试图改变患者固定的或结构性的姿势更容易成功。

其他姿势也可能有问题。头部屈曲的姿势同样与颈痛有关，特别是在这个大量使用各种移动手持设备的网络时代[19]。头部在屈曲姿势下，颈伸肌的机械负荷增加 3~5 倍[20]。对健康男性、女性和儿童的颈椎前凸、直立、后凸曲线进行测量[21,22]，影像学检查结果提示颈椎生理曲度变直或轻度后凸；而这种姿势似乎并不一定和颈痛有关。

通过判断腰背部的姿势、胸椎和颈椎的曲线形态、头部和肩胛带的位置来分析站立时的脊柱形态。异常体位（如肩胛或胸廓姿势不佳）可立即纠正以确定矫正是否能减轻症状。然后评估无支撑时的坐位姿势。患者可以坐直，使腰盆区域和脊柱处于中立位；也可以让患者处于伸展位或相反的姿势（通常是一种放松或屈曲的姿势）。患者被要求以他们认为最舒适的姿势坐着。最好的观察方法是将骨盆上提至中立位，恢复正常的腰椎前凸姿势。脊柱后凸形成于胸段，颈部呈中立位。不正确的姿势是：胸腰椎伸肌和脊柱前凸形成于胸腰椎或下胸椎区，而腰盆区域保持屈曲[23]。这种纠正模式被认为是腰椎区域控制不良的一种表现[24]。

观察肩胛骨的位置。"理想的"肩胛位置是肩胛上角平对 T2 或 T3 棘突水平，肩胛嵴平对 T3 或 T4 棘突水平，肩胛下角平对 T7-9 棘突水平[25]。肩胛骨和锁骨的嵴有轻微的向上、向外，肩胛骨在矢状面和水平面上与胸壁齐平。肩胛骨不对称的情况很常见，常见于无症状者。颈痛患者常见的症状包括肩胛骨下旋、肩胛骨前伸、肩胛骨内侧缘的翼状突起（过度的肩胛内旋）或肩胛下角的突出（过度的前伸）。方向的改变可能提示肩胛部肌肉功能障碍，因此，肩胛骨的位置与肌肉形态的改变有关。过度活动或肌肉静息状态的改变，如肩胛提肌、菱形肌和胸小肌，可能与肩胛斜方肌的 3 个部分及前锯肌的活动受累有关。肩胛骨位置升高可能反映上斜方肌变短，但也可能是一种保护敏感的神经组织的机械性姿势。在后一种情况下，肩胛骨似乎被保持在抬高的位置。它与前斜角肌的"增厚"外观，或明显的中颈椎到下颈椎区域的轻微侧移（向机械性敏化的一侧）有关。保护性姿势的初步解释稍后通过神经动力测试得到证实（见后续章节）。当肩胛骨姿势的改变对神经机械性敏化有保护作用时，试图纠正可能会加重症状。在这种情况下，应延缓肩胛骨姿势矫正，直到神经机械性敏化的问题被解决。

脊柱姿势和肩胛骨位置有相当大的个体差异。因此，有必要研究脊柱或肩胛骨的姿势变化与患者目前颈痛的相关性。通过测定患者自然体位与矫正体位下颈痛和颈椎旋转范围方面的差异来判断相关性（图 9.2）。颈椎旋转是选择测试的运动方向，因为它同时受到头前伸姿势[9,10]和脊柱-肩胛骨肌肉长度的影响[26,27]。从结果中得出有效的解释，可能有助于指导治疗。替代的方法是纠正姿势（脊柱或肩胛骨），结果如下。

■ 疼痛明显减轻，颈椎旋转幅度增大。

解释：不良的脊柱和（或）肩胛骨姿势对颈椎结构造成不利的负荷；它是导致颈痛的重要因素；节段性关节疼痛可能是这种不利负荷的表现。

对管理的启示：①中立位姿势训练可以减少颈椎节段负荷和疼痛；②中立位姿势训练可以锻炼颈深屈肌群和（或）脊柱-肩胛骨姿势肌群（见第十五章）。

■ 疼痛轻微减轻，颈椎旋转幅度轻微增大。

解释：不良的脊柱和（或）肩胛骨姿势是导致颈痛障碍的原因之一。其他因素（如疼痛的节段性功能障碍）可能也与该障碍有关。

对管理的启示：中立位姿势训练可以减少颈椎节段负荷和疼痛。

■ 疼痛未减轻，颈椎旋转范围未增加。

解释：不良的脊柱和（或）肩胛骨姿势与颈痛障碍没有关系。与此疾病更相关的是其他因素（如疼痛节段功能障碍、神经机械性敏化）。

对管理的启示：中立位姿势训练可以锻炼颈深屈肌和（或）脊柱-肩胛姿势肌群。

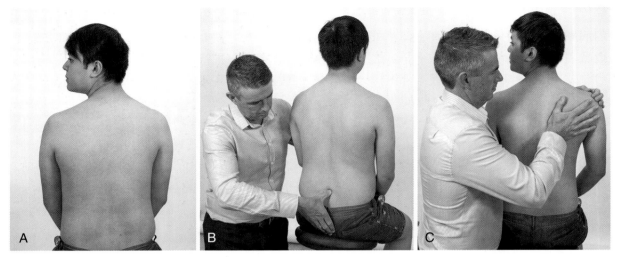

图 9.2 ■（A）评估坐位时脊柱和肩胛骨的姿势。要求患者把头转向两侧,临床医务人员注意观察颈椎关节活动范围及其是否诱发疼痛。（B）脊柱姿势的促进。临床医务人员通过 L5 和腰盆区域的手法引导使脊柱保持直立的中立位姿势。然后,在此姿势下对颈椎 2 个方向的旋转进行重新评估,并记录关节活动范围和疼痛的所有变化。（C）肩胛骨在中立位的测试。观察肩胛骨位置,然后手动定位肩胛骨位置,使肩胛骨与胸壁齐平（中立位）。临床医务人员要注意达到中立位的肩胛骨姿势所必需的矫正方法,因为这将为治疗中的姿势纠正提供指导。在纠正肩胛骨姿势后对颈椎 2 个方向的旋转活动范围进行重新评估,并记录关节活动范围和疼痛的所有变化。两侧肩胛骨都需要矫正

肩胛骨姿势的控制

进一步探讨肩胛骨姿势的控制,特别是当肩胛骨姿势与疼痛有关时。当肩胛骨负重时,缺乏有效的肩胛控制可能变得更加明显。下面做 4 个功能测试来检查肩胛骨。第 1 个,患者被要求慢慢屈曲、外展、外旋手臂。肩关节运动角度应小于30°,以评估肩胛骨在中立功能位下的控制。最初在肩关节抬高 30°～40°时,肩胛骨的运动幅度是最小的[28]。因此,如果肩胛肌有足够的控制能力,肩胛骨应该保持相对稳定。第 2 个,患者在轻微的阻力下进行等长收缩,此时肩部轻微上抬。轻微抵抗肩外展可能表明无法保持肩胛骨的上旋,提示上斜方肌无力。如果抗阻屈曲显示不能维持肩胛骨的后倾,则提示下斜方肌无力和前锯肌无力;如果抗阻外旋显示不能控制肩胛骨的内旋（翼状肩）,则提示前锯肌和下斜方肌无力（图 9.3）。第3 个,通过在低负荷、闭链条件下推墙壁评估肩胛骨的控制。肩部保持在轻度抬高的位置做等长测试。第 4 个,通过上肢抬高的全范围活动来评估肩胛骨的控制能力,在此期间肩胛骨应缓慢地上旋、后倾和外旋。临床医务人员若观察到在肩关节抬高和降低时肩胛骨的旋转减少或延迟,这表明斜方肌 - 前锯肌力偶功能差[29]。手法促进肩胛骨在不同运动平面上的旋转（如上回旋、外旋、后

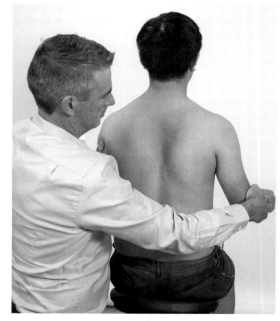

图 9.3 ■ 临床医务人员温和地抵抗肩关节外展等长运动,同时观察肩胛骨的运动。还可以进行肩关节屈曲和外旋的测试

倾）,以确定在手臂抬高过程中肩胛骨失去控制的具体方向及其与症状的关系。

邻近区域

颈椎与颅下颌复合体及上肢之间存在神经生理学、生物力学的功能联系。颈椎问题可与颅下颌疾病[30-35]、肩关节疾病[36]、肱骨外上髁炎[37] 和

腕管综合征[38]有关。因此，在出现这些疾病时，对颈部进行筛查检查（包括主动检查和手法节段检查）是至关重要的第一步。如果检查结果呈阳性，可对颈椎区域进行更详细评估。同样，对于主要表现为颈部不适的患者，应检查邻近区域（如对表现为颈源性头痛的患者进行颅下颌复合体的筛检）[34]。

当没有颈椎、胸椎或腰椎的运动时，肩关节就不可能进行全范围的上举，这就揭示了脊柱和肩关节运动之间的生物力学关系[39-42]。然而，关于颅下颌复合体疾病与颈部生物力学、体位、运动方式和运动功能之间的联系，报道并不一致，这可能反映了颅下颌复合体疾病在特性和功能障碍表现方面的异质性[32]，颈痛障碍也存在同样的问题。普遍认为，神经生理学的相互关系以及中枢神经系统敏化的存在和影响，共同支撑了颈痛、颅下颌复合体疼痛、肩肘部疼痛综合征之间的联系[32, 35, 37, 43]。神经生理学的相互关系可以解释颈部压痛或机械性痛觉过敏以及无颈部肌肉骨骼功能障碍（如颅颈屈曲试验无受限、颈椎屈曲－旋转试验阴性）却存在活动范围受限的表现[32, 35]。临床推理在确定这些患者的症状来源和指导主要的治疗时可能很复杂。通常情况下，通过对前1~2种治疗方法的效果进行仔细评估，就可以得出答案。

颈部运动分析

颈部运动分析是对颈痛患者进行检查的基本组成部分。运动的变化是颈椎疾病的病理表现[44, 45]。关节活动范围、诱发的疼痛以及活动范围受限的性质和模式都可以帮助我们确定障碍，并直接为治疗提供帮助，为预后提供参考。对颈椎运动的分析提供了以下方面的信息。

■ 能够完成的关节活动范围及其与症状的关系。

■ 关节活动范围受限的原因：生物学因素[疼痛、关节受限、神经机械性敏化或神经延展性异常、神经肌肉控制差、肌肉受限（痉挛、挛缩）]、心理问题（害怕活动）。

■ 用于诊断和管理的运动限制模式[46-48]。

■ 运动控制的干扰（加速度、速度、运动的平滑性）[49-51]。

运动分析用于检查功能性的颈椎节段，包括颅颈段（C0-2）、颈段（C2-7）和颈胸段（C7-T4）。虽然每个区域都相互关联，但每个区域仍需分开单独鉴别和评估（见第三章）。在评估患者时，我们不能只关注颈椎部分而忽略胸椎或腰椎部分。

主要运动平面的评估

所有的运动测试都记录了颈椎运动与疼痛或其他症状（如轻度头晕）之间的关系。在此，我们需要对颈椎的运动和运动的神经肌肉控制进行观察和分析。

颈段和颅颈段的运动

颈段屈曲　要求患者向下看以屈曲颈段。此时可以观察到在保持头部中立位、颈椎向下屈曲到胸椎区域时，椎体前凸的曲度则变得平滑平坦。此时需要考虑的问题包括以下几点。

■ 当颅颈屈曲至最大范围接近其被动的最大限制范围时，后侧区域的组织因为神经组织的牵张敏感性而产生保护反应。为了确定这一点，可以请患者收下巴并评估疼痛反应；或用直腿抬高以增加神经组织的敏感性，并评估疼痛的变化。

■ 回到初始位的运动，通常从下颈部开始，此时头部处于中立位。以过度的颅颈伸展（抬下巴）作为起始动作可能预示着浅层颈伸肌（如头夹肌、头半棘肌）的过度兴奋。

颈段伸展　要求患者抬头看天花板，眼睛尽量跟着天花板向后看。此时需要考虑的问题包括以下几点。

■ 头的重量应在肩线后方。如果它与肩线保持一致，患者可能只是活动了他们的上颈椎区域（图9.4）。这种模式的可能原因包括不愿伸展疼痛的节段和（或）屈肌无力，以至于肌肉不能够离心控制头的重量。

■ 在头后伸过程中的某一点，颈部像是"向后平移"。可能的原因是"节段性不稳定"，或是深层和浅层颈屈肌对头部运动控制不良所导致。胸锁乳突肌的力臂随着后伸角度的增加而减小，以及颈部深层屈肌无力导致了患者不能控制头部的运动[52]。有少数患者可能还需要被动的辅助才能使他们的头部恢复到直立的位置。

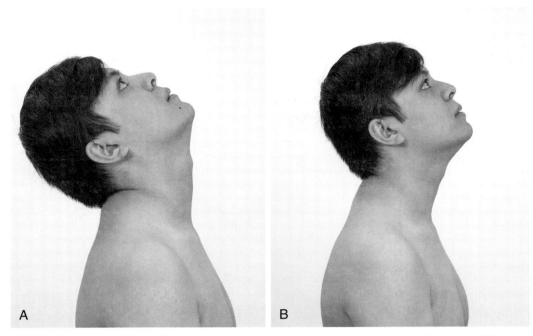

图 9.4 ■（A）患者表现出适当的颈部伸展模式，头部重心位于肩线后方。（B）伸展主要只发生在上颈段。注意患者头部的重心在肩线上而不是在肩线后方

■ 头部从完全伸展的位置返回到中立的垂直位置时，注意应该由颅颈屈曲开始。如果通过下颈椎区域的前平移式运动（胸锁乳突肌动作）和颅颈屈曲为最后的运动而完成中立位置的恢复，这表明颈部深层屈肌无力。

颅颈段屈曲和伸展　颈椎保持中立位，要求患者先点头低下巴，然后尽量抬起下巴。此时需要考虑的问题包括以下几点。

■ 上颈椎屈曲：关节活动范围的受限和牵拉感。可能的原因是关节受限、枕下伸肌短缩和神经机械性敏化。神经机械性敏化可通过增加神经组织的预敏性来区分，比如可以增加直腿抬高或躯干屈曲（坐位 Slump 试验），也可以预先调整颅颈屈曲或增加颈椎屈曲[53]。

■ 上颈椎伸展：关节活动范围受限，最常见的原因是关节问题。注意是否产生眩晕或轻度的头晕。

■ 上颈椎屈曲或伸展：眩晕或轻度头晕的症状。可能的原因是颈源性眩晕或椎动脉血流改变，注意利用眩晕的性质、其他症状以及病史等因素进行鉴别诊断（见第十章）。

颅颈段和颈段的侧曲　要求患者将头部侧向肩部。这个检查两侧都需进行。此时需要考虑的问题包括以下几点。

■ 颅颈段侧屈（C0-2）。大部分颅颈段侧屈发生在 C0-1，注意上 2 个颈椎关节的对侧侧屈和旋转模式。如果颅颈段向左侧侧屈受到限制，则该模式下颅颈段右侧旋转将受限。

■ 观察颈部侧面曲线的形状。节段受限表现不明显时，也可以通过曲线的形状来识别。

■ 由于斜角肌张力过高或缩短，颈段侧屈受限常出现在 C2 节段以下。可能的原因包括：①对机械性敏化神经组织的保护反应［当神经组织预敏时（将肩关节轻微外展、外旋，腕关节伸展和手指伸展），侧屈的角度和疼痛反应会发生改变］；②胸式呼吸模式；③对较弱的颈深屈肌的代偿性活动[54]。

颅颈段和颈段旋转　请患者转过头来看看肩部。此时需要考虑的问题包括以下几点。

■ C1-2 提供了几乎头部一半的旋转范围，运动应由头部开始。当运动受限时，头部缺乏自由旋转则提示上颈椎受限；自由旋转时则意味着较低节段的颈椎受限。在后一种情况下，头部旋转时可能伴有同侧侧屈，这说明在缺少了正常 C0-2 对侧侧屈的同时，还伴随着 C0-2 旋转。

■ C1-2 的旋转可通过屈曲 - 旋转试验进行专门检查[55]。

■ 除非上胸椎有 10° 的旋转,否则头部无法完成全范围的旋转[56]。

运动加速和速度概况

轴向旋转的评估为测试运动表现提供了机会。此时的评估,患者以自己选择的速度进行运动。颈部运动的平均速度和峰值速度受损已经在颈痛障碍患者的身上得到了确认,也就是说,虽然他们的颈部运动较慢,但不一定会减少关节活动范围。这种不足对身体动态功能有重要的影响,如驾驶、对视觉和听觉刺激做出反应[51,57]。确定这一点非常重要。

对于颈部运动速度概况的初步定性评估如下。

■ 要求患者尽可能快地移动到范围内的特定点(如旋转到 45°),停止,保持该位置,然后尽快回到起始位置,以判断动作的速度。

■ 评估整体加速和速度概况。观察动作执行的速度和流畅程度。临床医务人员应该观察到的是患者动作平稳加速和平稳减速,而不是生硬的动作。

颈胸段

颈胸段和胸段脊柱区域的充分活动对颈椎和肩关节的正常活动是很重要的。

颈胸段的屈曲和伸展 颈胸段的运动是通过邻近的颈椎运动来检查的。此时需要考虑的问题包括以下几点。

■ 观察从 C7 到 T3-4 的屈曲和伸展。

■ 在伸展时,如果颈胸段活动范围受限,则在下颈椎会出现一个隆起。

■ 如果观察的结果不令人满意,临床医务人员可在运动过程中触诊每个节段的棘间运动。

颈胸段旋转和侧屈 颈胸段的运动是通过邻近的颈椎旋转和手臂抬高的动作进行检查的。在这些检查的同时进行棘突触诊比仅进行视觉观察更容易、更准确。

■ 当患者旋转头部时,可触诊胸椎棘突的侧移(旋转)(图 9.5)。

■ 单臂抬高可引起旋转和同侧上胸椎的侧屈[41,42]。在辅助患者单侧手臂抬高时,触诊胸椎棘突移位(图 3.4)。

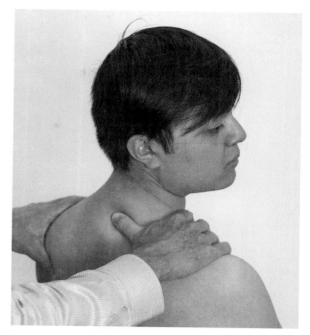

图 9.5 ■ 患者重复头部旋转时,临床医务人员触诊胸椎各节段(C7-T1 至 T3-4 或 T4-5)棘突的侧移(旋转)。每个方向的运动都要检查。这种检查技术可以作为一种治疗手段。当患者旋转头部时,临床医务人员可以在活动受限的胸部节段进行棘突的横向滑动

通过运动测试指导进一步的治疗

2 种在主平面上的运动检查方法进一步指导了特异性的治疗方案。一种方法是 Edwards[46] 最初提出的复合运动检查,它以功能活动的性质、脊柱节段性耦合运动以及以相似承载节段之间的运动关系为理论基础,发展出了一个全面的理论体系来支持这个复合运动的检查方法[58]。在这个方法中主动活动的目的是寻找最精确的能诱发患者疼痛、剧烈疼痛及缓解疼痛的主要运动和主要复合运动,它是临床手法治疗时确定初始体位和进阶方式的基础和原理。主动复合运动评估的主要组成部分使不同评估者之间的评估结果能够有较高的信度[59]。

另一种主动运动检查方法与力学诊断和治疗方法有关。主要目的是确定是否可以通过重复运动或持续的姿势来消除或减轻颈痛或相关的手臂症状。评估的一个原则是使用特定方向的加压策略来缓解疼痛或使疼痛出现"向心化",即将周围的疼痛转移到更近端的位置。根据患者的表现,可以使用任何方向的运动,但其中一个关键的运动是颈部后缩。评估结果可能有助于将患者分为

以下 3 种综合征之一：颈部错乱、功能障碍或姿势综合征，这有助于指导治疗。对于接受麦肯基疗法（McKenzie method）培训的人员，此方法已经建立起了足够的信度[60]。

运动诊断测试

关于体格检查有助于诊断这一点，常引起争论。现在有证据表明，无论是单一测试还是联合测试，都可以有效地检查颈椎关节突关节的功能障碍。

颈椎屈曲 - 旋转试验　屈曲 - 旋转试验用于确定 C1-2 功能障碍，其基础是 C1-2 轴向旋转与颈部轴向旋转是分开的，在进行头部旋转之前，应先充分屈曲颈部（图 3.1）[61]。该测试首次被描述是在 40 年前[62]，但是最近的研究已经证明了它的结构效度、信度和鉴别能力[47,55,63,64]。这是一个有价值的测试，可用以确定与 C1-2 功能障碍相关的颈源性头痛，并将颈源性头痛与偏头痛和无头痛症状相鉴别[47,64]。

伸展旋转试验、手法节段检查、节段触诊压痛　这种联合测试能够检测出有症状的颈椎关节突关节的麻醉阻滞试验：敏感性（79% 置信区间，72-86），特异性（84% 置信区间，77-90），阳性似然比 4.94（置信区间 2.80-8.20）和阴性似然比 0.25（置信区间 0.15-0.43）[48]。本实验的研究对象是在干预性疼痛管理诊所就诊的慢性颈痛患者。有趣的是，疼痛灾难化和心理问题的存在并没有改变或混淆体格检查的结果。该临床检查的有效性不仅有助于颈痛障碍的诊断，而且有助于确定可能适合关节突关节干预治疗的患者[65]。

椎间孔挤压试验　这项测试用于帮助确定患者的手臂疼痛是否与颈神经根病有关。此试验是临床医务人员通过为患者头部施加压力，使颈部或旋转或侧屈或后伸，从而椎间孔变窄，阳性反应为诱发手臂疼痛。这是一项有力的测试，而检查其他方面的神经根症状时不会表现得很明显。椎间孔挤压试验特异性高、敏感性低[66]。因此，这种测试充其量只能有助于临床诊断。

椎动脉功能不全的体位检查

与颈痛相关的头晕或不稳定可能起源于前庭、颈部或血管疾病（见第十章）。颈椎病的血管病变包括相对少见的颈动脉夹层形成（cervical arterial dissection, CAD）或椎基底动脉供血不足。此时需要考虑的问题包括以下几点。

■ 当有任何关于颈动脉夹层形成或椎基底动脉供血不足存在的担忧时，无论进行哪种体格检查，都必须先检查这些因素。

■ 在严重怀疑罕见的颈动脉夹层形成的情况下，建议临床医务人员不要进行可能引起争议的颈椎运动检查。应将这个患者立即送到急诊科并携带好相关检查结果资料 [55 岁以下年轻患者，急性发作，突然出现以往未出现过的中度至重度头痛或颈痛并呈进行性加重，近期有轻微颈部或头部创伤史，存在平衡障碍或视觉障碍，存在呼吸道感染或出现神经障碍的表现，如 5 个 D：头晕（dizziness）和（或）不稳定（unsteadiness）、复视（diplopia）、构音障碍 / 言语障碍（dysarthria/dysphasia）、吞咽困难（dysphagia）、跌倒（drop attacks）；3 个 N：眼球震颤（nystagmus）、恶心（nausea）、麻木（numbness）][67]。

■ 当怀疑存在椎基底动脉供血不足时，首先进行椎基底动脉供血不足测试（通常是报告有 5 个 D 或 3 个 N 症状的老年人患者）。从以往资料上看，已经有许多针对椎基底动脉供血不足的测试被提出，但都不具有较高的敏感性和特异性或预测价值，以致无法确定颈动脉夹层形成的风险或与手法整复治疗相关的不良事件。然而，对于椎基底动脉供血不足患者来说，持续的末端旋转被认为是最具挑战性和最可靠的测试[68]。测试方式是在坐位下至少保持末端旋转 10 秒，阳性反应包括头晕、视物模糊或持续的眼球震颤，且在几秒钟内不能缓解，或者是出现其他 5 个 D 的症状。在对另一侧进行末端旋转测试之前，建议期间至少有 10 秒的休息间隔，以防出现延迟反应。

需要接受椎基底动脉供血不足测试的第 2 个适应证是：需要进行颈部整复技术，或需要进行触及关节活动范围终末端的大强度整复技术治疗的患者。整复前的筛查包括旋转维持测试，同时维持即将进行整复技术的颈部姿势，以确定该患者是否是无症状的椎基底动脉供血不足患者。国际骨科手法物理治疗师联盟（International Federation of Orthopaedic Manipulative Physical Therapists）制订了一个全面的指南，用于检查怀疑有血管功能障碍的颈椎病患者，读者可以参考这个指南了解具体的操作方法[69]。

感觉检查和疼痛机制

定量感觉检查测试可以帮助理解疼痛机制（见第二章）。这些检查尤其适合用于那些具有疼痛病史，或者患者主诉疼痛，表明可能存在中枢疼痛机制的患者。这种情况发生在某些伴有挥鞭伤相关疾病[70]、颈神经根病[71]、头痛（包括颈源性头痛）[72]或其他神经病理性疼痛状态的受试者中。这些感觉变化发生比较早，因此在检查患者的急性和持续性障碍阶段，这些检查都是相关的[70]。有许多感觉检查可以进行，其中有 2 种感觉检查被广泛用于颈痛障碍的研究中，那就是诱发机械性痛觉过敏和热性痛觉过敏症状的检查。在颈部相关区域进行检查，以检查任何潜在的外周敏化；也可以在远端部位进行检查，通常在胫骨前肌，以检查收集痛觉过敏是否广泛存在的证据，这些证据可表明存在中枢敏化。

机械痛阈的测量可以用压力测定仪来实现。热敏感性（热痛阈和冷痛阈）可以通过热感应器来检查，并在预定的温度下设置热阈值[73]。冷性痛觉过敏已经被证明在确定中枢敏化方面起到很重要的作用，并且是在判断降低挥鞭伤恢复效果中的一个潜在的预测因子。Maxwell 和 Sterling[74]认为，相对于实验室的温度检查系统，在颈部的冰疗法（2 个装在塑料袋里的冰块）是一种更简单、临床意义更好的方法。他们发现在冷性痛觉过敏检查中，疼痛强度评分大于 5 分（总分 10 分），其阳性的可能性比率为 8.44，提示可能存在冷性痛觉过敏。

神经系统检查

在进行了一系列检查来确定神经病变的存在和神经功能的变化后，我们发现与任何单一的检查相比，多项检查可提高对颈神经根病[75]和上肢神经病变[76,77]诊断的准确性。检查通常包括临床神经学检查和神经组织机械性敏化测试，定量感

觉检查的原理也可以用来研究神经传导的完整性（如小纤维功能）。

临床神经学检查

当出现以下症状时，应进行神经学检查以评估神经传导的完整性：①从肩部放射到上肢；②感觉异常、感觉缺失、无力、上半身敏捷性降低；③有明确的疼痛表明神经受到刺激（如灼烧、针刺、瘙痒）。这些症状可能已经在特定的神经性疼痛问卷中被报道，如利兹大学神经痛症状和体征自我管理评价量表、神经病理性疼痛问卷、疼痛 DETECT 问卷[78,79]。其他因素如肌肉萎缩，或平衡和步态的变化也表明需要进行神经学检查。

标准的神经学检查包括：脊髓反射的评估（肱二头肌 C5、C6，肱桡肌 C6，肱三头肌 C7）；相关肌肉力量检查（上斜方肌 C4，三角肌中部 C5，肱二头肌 C6，肱三头肌 C7，拇长伸肌 C8，骨间肌 T1）；相关皮节的感觉检查[80]（轻触觉，针刺觉，振动觉）。这些检查的可靠性在临床神经学检查中是被认可的[81]。

神经学检查可因临床表现的变化而扩大，示例包括以下内容。

■ 当怀疑有神经卡压（如腕管综合征的正中神经、肘管综合征的尺神经）时，可以进行感觉检查以区分皮节神经和周围神经的分布[80,82]。

■ 当怀疑存在神经卡压病变，但是通过常规的神经学检查没有检查到神经功能的变化时，可以用定量感觉测试来检查确定。进一步的检查可以包括检测 Aβ 纤维的振动阈值，以及对 Aδ 纤维和 C 纤维进行冷检查和热检查[83]。

■ 如果怀疑脊髓受损时（颈脊髓病变），需要增加对上运动神经元的检查。这些检查包括霍夫曼征、巴宾斯基征和阵挛检查，以及平衡功能和步态的评估。脊髓损伤的检查不应依赖于任何单一的检查，因为脊髓信号的改变可能与上肢反射和其他病理反射关系不大。在磁共振成像显示的颈脊髓病变和脊髓释放信号改变的患者中，67% 的患者有霍夫曼征，16% 有阵挛，44% 有龙贝格征，60% 有步态异常[84]。

■ 患者的主诉或症状表现出神经学症状，如平衡或协调能力的改变、说话含糊、感觉改变、视

力模糊、行为改变或疲劳,有助于评估脑神经功能[85]。当患者有头部和颈部创伤性损伤时,这些症状提示脑震荡;当患者出现急性发作、伴有中度至重度头痛时,可能提示颈动脉夹层形成急性发作等。

神经组织机械性敏化检查

　　神经组织机械性敏化可能与静止性姿势、主动和被动运动的疼痛限制(包括神经动力学检查)、触诊时的疼痛以及相关的局部体征(如关节功能障碍)有关[86-88]。如果进行主动运动和神经动力学检查时症状再现,则证明神经组织机械性敏化是阳性的,且症状可以通过结构鉴别(structural differentiation)来改变。结构鉴别描述了神经组织的机械性敏化,并可通过它改变症状,即在避免出现症状的地方有选择地加强或减少对神经系统的操控[89-91]。例如,当手法矫正凹陷或向下旋转的肩胛骨,以减少远端手臂疼痛时,这可能表明在放松的直立姿势下,基于姿势的臂丛神经张力改变;与中立位相比,重复肩外展、腕伸展时,肩部和上臂疼痛增加;坐位时,膝关节伸直,颈屈曲疼痛增加。

神经动力学检查

　　上肢神经动力学检查的 4 个变量[87, 90](图 9.6)和 Slump 检查[91]与上半身相关。正如前文所提到的,如果一项检查重现了可以通过结构鉴别来改变的症状[89-91],那么它就被认为是阳性的[75, 81, 87, 92]。当这些标准用于阳性检查时,上肢的神经动力检查是具有信度的。重现症状的检查动作的偏移点(如正中神经偏移检查中肘部的伸展),是一个可靠的测量方法[93],通常代表神经组织机械性敏化检查结果为阳性。然而情况可能并非总是如此,例如,关节活动范围反映了在有症状[94]和无症状[95]状态下引起的保护性肌肉反应。一项针对慢性挥鞭伤相关疾病患者的研究显示,在神经动力学检查中,无论是否存在臂痛[96],双侧肘关节伸展功能均丧失,这些患者活动能力的降低可能体现了屈肌过敏的反应。

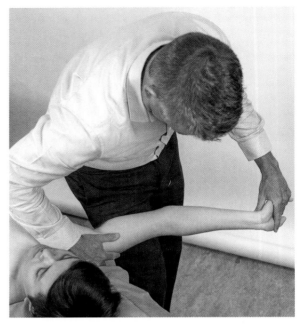

图 9.6 ■ 神经动力学检查包括常规检查,会使臂丛神经和正中神经(如图所示)产生偏移,也会使正中神经、桡神经和尺神经产生偏移。在常规检查中,运动顺序为轻柔地将肩胛带固定在中立位,然后依次为肩外展和外旋、肘部伸展、前臂旋后和腕部伸展。检查动作的顺序可以改变,检查通常在肘部伸展之前进行腕部伸展,以便在评估中测量一个角度,即肘部伸展的角度。致敏性运动包括对侧颈部侧屈或颅颈屈曲试验

　　神经组织机械性敏化可能是颈源性头痛的一个特征,其发生率约为 10%[5, 97]。此处的刺激动作是颅颈屈曲,而机械性敏化可能与硬脊膜的活动有关。硬脊膜连接枕骨大孔和 C2 椎体,被称为肌小桥。其后部的头后小直肌和这个区域的黄韧带之间也有纤维连接[98-100]。神经组织机械性的检查包括被动的颅颈屈曲测试。关节活动范围的受限可反映头向硬脊膜活动不足、枕下伸肌紧绷,或者是 C0-1 和 C1-2 关节节段屈曲能力降低。为了在结构上区分神经组织来源的限制,反复进行颅颈屈曲,即将下肢伸直抬高,然后把上肢放在神经动力测试的位置,从而预敏神经组织(图 9.7)[101]。再现颈部或头痛症状的试验是一个阳性的神经组织反应,在进行颅颈屈曲检查之前,必须进行这项检查,以避免任何神经病理性疼痛症状的加重。虽然目前对这项检查的信度还没有进行正式的评估,但类似的神经组织刺激测试已经建立了较高的信度,那就是使用颅颈屈曲与增加屈曲刺激神经组织[53]。

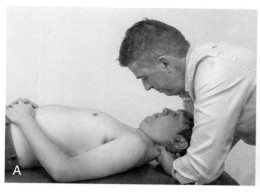
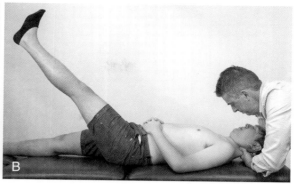

图 9.7 ■（A）颅颈段神经组织机械性敏化检查。临床医务人员协助患者被动地屈曲颅颈段，并注意关节活动范围、末端感觉和疼痛反应。颅颈屈曲可重复 4 次（即反复 4 次，下肢伸直抬高，上肢呈神经动力学姿势）。（B）患者保持直腿抬高姿势，临床医务人员再次使患者被动地进行颅颈屈曲，判断关节活动范围、末端感觉和疼痛反应。屈曲幅度的轻微变化很常见。颈部或头部疼痛的再现是一个阳性信号，通常与稳固的末端感觉和关节活动范围的明确减少有关

神经触诊

　　神经触诊是评估神经组织机械性敏化的一个重要组成部分，对臂丛干和周围神经的触诊在中等到相当程度上具有测量的信度[81]。触诊神经包括颈臂痛患者的正中神经、尺神经和桡神经，颈源性头痛患者的 C2 神经和枕大神经、枕小神经。在周围神经敏感的情况下，较轻的神经触诊，即可表现为机械性疼痛，这些表现强调了仔细进行体格检查和物理治疗的必要性，以避免激惹引起患者的症状。

手法检查

　　颈椎节段的检查应从 C0-1 到 T3-4 或 T4-5 节段。出于各种原因，不同的位置可以有不同的检查手法。读者可参阅相关专著，以获得详细的原理和技术描述[46, 102-104]。进行手法检查时，患者可以采用坐位、仰卧位或俯卧位。手法可以作为单个（图 9.8）或组合（图 9.9）平面上的被动运动来执行，也可以与主动运动一起执行（图 9.10）[105]。手法可能强调对生理运动平面的检查（图 9.11），也可能被认为是更具"挑衅"的运动检查（图 9.12）。许多手法都可用于临床决策，尽管各有不同，但手法检查想要的结局都是相似的，即确定有症状的节段，以进一步决定治疗方法。虽然没有一种治疗方法是有绝对优势的，但其共同点是都需要通过熟练的技能来获得最佳效果。技能是通过集中注意力和反复实践获得的，这是获得任何技能所必需的，无论是往预定的方向打高尔夫球、进行关节镜手术还是评估颈椎节段间运动。手法

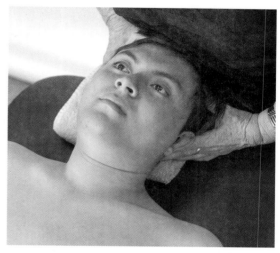

图 9.8 ■ 仰卧位时寰枕关节（C0-1）左侧屈检查。示指指尖位于 C1 的横突上，中指触摸到乳突。进行颅骨相对于 C1 的侧屈，临床医务人员感觉到乳突靠近横突

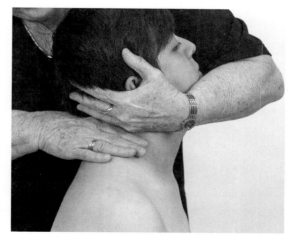

图 9.9 ■ C3-4 伸展伴右侧屈检查作为联合运动检查的组成部分。C4 通过示指和拇指之间的虎口来稳定。头部至 C3 被另一只手握住（小鱼际隆起置于 C3 上），侧屈运动由肩关节和上肢带骨产生

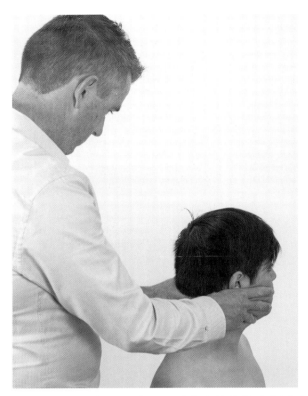

图 9.10 ■ 使用持续的、自然的关节突关节滑动来测试 C4-5 左侧旋转。（右）拇指的内侧缘位于 C5 的椎板上，（左）拇指位于 C4 上并与（右）拇指在小关节平面上相垂直。当患者主动旋转时应用被动滑动

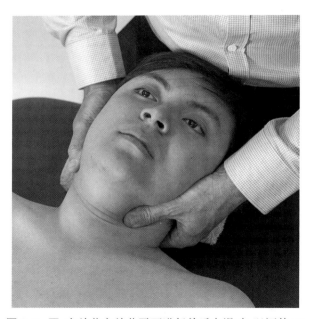

图 9.11 ■ 在关节突关节平面进行前后向滑动，以评估 C2 在 C3（伸展）上的向下滑动。必须小心确保 C2 的支撑良好，用拇指在横突前部轻轻地压住，示指和其他手指握紧椎板。这种运动是由肘部轻轻伸展和屈曲产生的，而拇指直接用力将造成疼痛。滑动的方向是头侧，如果向内侧偏移，会导致屈曲动作

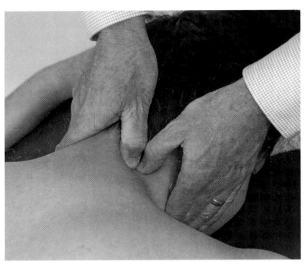

图 9.12 ■ 在 C3-4 上进行单侧后前向滑动。后前向滑动可以被看作是一种温和的刺激检查，它会引起覆盖在关节上的深层节段肌群（多裂肌）对手法刺激的反应。覆盖关节突关节的伸肌被推向内侧，以便临床医务人员尽可能地将拇指置于 C3 椎板附近。手指轻轻握住 C3 侧面和颈部。这种运动是由肘部轻轻伸展和屈曲产生的，拇指直接用力将造成疼痛。临床医务人员在使用该手法时因拇指产生的疼痛可能导致假阳性结果

操作技能的一个重要方面是，临床医务人员可以在没有临床症状引起的局部不适的情况下完成所有检查手法，因为临床症状引起的局部不适可能导致错误的阳性解释。

　　手法检查节段性运动是一种定性评估，而不是一个绝对定量的方法，从科学的角度来看，它有一段不稳定的发展史。在过去，它作为半定量方法用于测量节段运动和组织顺应性。在早期，人们极度相信与组织顺应性有关的手法检查技术的准确性。这一点在治疗师间信度研究的设计中得到了明显的体现，该研究旨在检查临床医务人员评估节段运动的能力（根据其应用的徒手力量的大小，对一个节段的位移和刚度进行分级）评分标准各不相同，曾在一项研究中使用了 11 分的评分标准 [106]。这意味着临床医务人员被要求评估在腰椎段 2 ~ 2.8mm 矢状位平移位移范围内，找到他们所观察到的 11 条应力应变曲线中具体的那一条，这是一项艰巨而又不切实际的任务。基于这些早期研究的系统评价发现手法检查的信度很低 [107]，因此现在才对手法检查在实践中的持续使用提出了质疑。相比之下，最近的一项关于寰枢关节 3 种手法运动技术的研究发

现,检查者之间和检查者内使用该技术产生相似运动的信度都很高[108]。因此,更多的研究提出不同的问题,并使用不同的设计和措施,这可能会对手法检查或手法诱导的节段运动带来不同的启示。

通常很难将临床技术具体化成可量化的研究问题,而且还提出了手法检查的其他相关问题。其中一个关键的问题是,患者的颈痛是否与疼痛的节段性功能障碍有关,以及临床医务人员能否有效地检查出这种节段性功能障碍。在这些方面,手法检查被证明是一种准确且有价值的检查方法[109-114]。大多数研究已经验证了其准确性,并且公认它就是诊断的"金标准"。这种通过手法检查做出的判断需要一个是与否的决定,而这个决定基于同时进行的多层面评估,包括组织对手法施加的力的抵抗的性质和数量、感知到的位移和疼痛刺激的程度。

在临床上,无论是通过触诊腹部肿块来检查急性阑尾炎所致的压痛和肌肉保护,还是通过诱发疼痛来检查颈椎节段性障碍,触诊或手法检查都是一个基本的检查[107]。因此,在一些考虑不周的组织顺应性研究的基础上,对手法检查的质疑可以通过患者的后天表现来证实。然而,这些关于运动和组织运动阻力的检查的精确性的要求也需要修改以符合证据。手法检查是一项重要的诊断检查,有助于了解患者的颈痛情况[115]。从这个角度来看,X线不能明确地鉴别出有症状的部分,这体现了熟练的手法检查的必要性和重要性。熟练的手法检查有助于确定是否存在有症状的颈椎节段。在推断外周或中枢机制在患者颈痛表现中的相对作用时,还可以判断关节体征与报告的疼痛程度的可比性。

不稳定检查

头部或颈部创伤（如车祸、运动损伤、跌倒）、炎症性关节炎（如类风湿关节炎、强直性脊柱炎）、遗传性疾病（如唐氏综合征）、上颈部区域先天性畸形的患者必须考虑颅颈部的不稳定性以及韧带的不完整性[116-118]。车祸造成的创伤可能会导致韧带损伤[119, 120],但让人争议最多的是在没有发生骨折或脱臼的情况下颅颈韧带断裂的频率,其诊断是困难的。关于翼状韧带和横韧带的磁共振

成像信号改变的相关性也存在争议。因为它们与结构损伤[121]、疼痛和功能障碍有关[122]。没有影像学诊断的"金标准",很难验证临床检查。因此,针对上颈椎不稳定检查诊断准确性的系统评价的结果表明,没有足够的证据表明颅颈韧带检查可以准确地识别韧带不稳定,这种情况不足为奇[123]。

最近的研究调查了几项针对健康年轻受试者的颅颈韧带测试的内容效度（content validity）,以确定这些测试是否取代了与之一致的相关解剖点,并提出了试验的机制。测试方法是磁共振成像。这些研究证实了临床前向的剪切力（横韧带）和牵张力（覆膜）测试的内容效度[124],以及侧屈（图 9.13）和翼状韧带旋转应力测试的内容效度[125]。在旋转应力检查中,当存在完整的翼状韧带时,颅颈旋转的范围一般不应大于 21°[126]。非常有必要确定测量位移是否对颈部创伤后的患者有临床应用价值,以及肌肉痉挛等体内变量是否会使检查混淆,因为这些可能发生在膝关节前交叉韧带等的检查中。

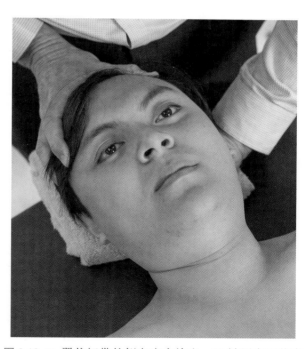

图 9.13 ■ 翼状韧带的侧向应力检查。C2 被固定于临床医务人员的拇指和示指之间,枕骨部和 C1 侧屈,应该有一个坚实的末端感觉。这项检查是在中立位、轻微屈曲和伸展姿势来解释韧带方向的变化,旋转应力检查也可用于翼状韧带。如果韧带部分或完全断裂,可能会造成一些过度的活动,但肌肉保护通常会使检查结果混乱。尽管如此,颈传入神经紊乱、疼痛和头晕等症状可能也会重现

颈椎节段性（C2-7）不稳定可能是创伤的结果，也可能是退行性过程的一部分。可以用后前向滑动法检查节段不稳定性（图9.14），但是目前临床医务人员在多大程度上可以依赖颈椎节段稳定性检查或颅颈韧带检查的结果还尚不清楚。在临床推理过程中，也要考虑病史和症状的性质。在Delphi的研究中，临床医务人员列出了各种可能引起怀疑的症状，包括无法抬起头的感觉、想要用衣领或手支撑的想法、不稳定或缺乏控制的感觉[127]。保护性肌肉痉挛是意料之中的。因此，应寻找一种症状和体征的模式，而不是依赖于任何一种检查。当患者出现任何神经体征尤其是上运动神经元体征时，应立即进行进一步的医学检查。

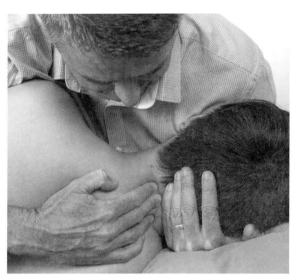

图9.14 ■ 矢状面滑动手法检查。本检查用于C2-3到C7-T1段。临床医务人员通过将手指放置在棘突的两侧来稳定尾端，患者头靠在检查者前臂上，小鱼际隆起和小指向头部脊柱节段的方向抓住固定，平移运动由手臂完成，当临床医务人员察觉到存在组织对移动的阻力减少的情况时，同时与相邻的节段进行比较，症状可能会重现

神经肌肉系统的评估

在首次评估中，检查者主要检查肌肉群的激活、协调性和耐力，一般是在低负荷的情况下进行检查的，因此，特定的肌肉可以尽可能多地被用来检测。对抗阻力的检查必然需要许多肌肉来抵抗这种力量。此外，低负荷检查可以在没有疼痛的情况下进行，从而抵消疼痛抑制在最初评估中的作用。在随后的评估中包括力量和更高水平耐力

的检查。

肩胛肌检查

肩胛夹持检查（下斜方肌）

如果在姿势评估中观察到上斜方肌的保护，且上肢神经动力学检查证实了存在神经组织机械性敏化，则此检查可能需要推迟。肩胛夹持检查是改良的下斜方肌3级检查[128]。相较之前所做的改良是将手臂置于一侧，临床医务人员将患者的肩胛骨被动地置于胸壁上的中立位置（图9.15）。要求患者保持肩胛姿势，从而评估2个方面。

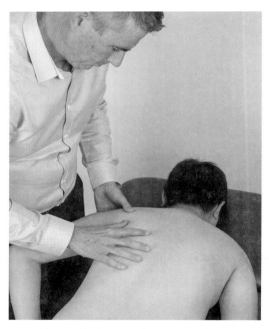

图9.15 ■ 肩胛夹持检查。临床医务人员将患者的肩胛骨抬高到胸壁上，并要求患者保持这个姿势，分析用来保持姿势的肌肉策略

■ 保持肩胛姿势的肌肉活动模式。临床医务人员观察下斜方肌的活动和其他肩胛肌的"平衡"活动。掩盖下斜方肌无力的动作包括主要使用背阔肌（手臂和肩胛下沉）、菱形肌或肩胛提肌（肩胛边缘向下旋转和抬高）、冈下肌或小圆肌（提高或向外旋转手臂）。肩胛骨的翼状突起表示前锯肌无力。

■ 下斜方肌（和前锯肌）的"保持夹持能力"。这种耐力检查的低负荷性质类似于肌肉在保持肩胛直立姿势时的功能作用，要求患者保持肩胛姿势约5秒，重复5次，或直到临床医务人员对肌肉

使用模式有很好的认识。当该姿势不能被保持时（肩胛骨滑向外侧），或出现"疲劳"性震颤时，或患者改为另一种肌肉策略以保持姿势（如过度使用背阔肌）时，可观察到患者的保持夹持能力受损。

颈部后前向滑动的再评估

在肩胛夹持检查中，通过收缩肩胛下沉的肌肉来交互放松肩胛上提的肌肉（如肩胛提肌、上斜方肌），从而减轻颈椎的肌肉负荷。这为临床上评估肩胛部肌肉活动减少对节段性关节体征和疼痛可能存在影响提供了依据。在后前向滑动的手法评估后，要求患者对症状节段引起的疼痛进行评分。在肩胛夹持检查之后，临床医务人员再次检查同一症状节段的后前向滑动，并重新评估疼痛等级，对反应的解释方式与姿势矫正的解释方式类似。

肩胛夹持检查结果如下。

■ 后前向滑动刺激诱发的疼痛明显减轻。

解释：负荷是肩胛提肌活动时节段关节疼痛的一个主要因素。

对管理的启示：建议训练肩胛肌（斜方肌、前锯肌）及肩胛姿势，以减轻不必要的负荷。训练成为干预的一个主要措施。如果这个检查和肩胛姿势的矫正都能减轻疼痛，那么这种模式适用于肩胛肌肉控制不良的情况。这种反应在疼痛缓解和适当的肌肉控制之间建立了一个让患者信任的联系，从而激发了患者运动动机和姿势训练的动机。

■ 后前向滑动刺激诱发的疼痛略微减轻。

解释：负荷是肩胛提肌活动时节段关节疼痛的部分原因。

对管理的启示：训练肩胛肌（斜方肌、前锯肌）和肩胛姿势，认识到疼痛的关节功能障碍需要通过其他方法（如手法治疗）和特定的主动节段运动来解决。

■ 后前向滑动刺激诱发的疼痛没有减轻。

解释：负荷对肩胛提肌活动时节段关节疼痛几乎没有直接的作用。

对管理的启示：根据其他肩胛姿势和运动控制的检查结果，发现需要其他的方法来处理疼痛造成的关节功能障碍，如手法治疗和特定的主动节段运动。

后前向滑动刺激检查的后易化评估也可在颅颈屈曲试验后进行，颅颈屈曲试验可使颈伸肌得到相应的放松。在肌肉检查后，颈部的压力痛阈发生了变化[129, 130]。目的是证明节段性肌肉痉挛在多大程度上可能导致关节疼痛和功能障碍。

斜方肌检查

肩胛夹持检查主要强调斜方肌的下半部分。上斜方肌常有压痛和"紧绷"的感觉，但当观察到肩胛向下旋转时，上斜方肌一般处于延长状态。上斜方肌通常较弱，而且在颈痛患者中也更容易疲劳[131]。

通过观察前臂抬高时的姿势和肩胛的运动是获得斜方肌功能的第一印象。通过控制肩胛骨外展可以更好地确定斜方肌的功能。110°的外展抗阻检查被认为是检查斜方肌3个部分控制肩胛向上旋转能力的最好的方法，比对其3个部分单独进行检查更好[132]。上斜方肌可以通过传统的耸肩检查来进行正式的检查。首先，患者耸肩的能力是通过观察患者是否能正确完成肩胛骨向上旋转来判断的，而不是通过抬高肩胛骨的总高度，从而促进肩胛提肌的活动来判断的。检查过程中，要求患者听从口令，执行重复的肩外展或耸肩，从不抵抗检查者阻力到抵抗检查者阻力，根据手臂位置负荷的提示，进行上斜方肌疲劳的评估[131]。

前锯肌检查

前锯肌功能是通过观察肩胛姿势和分析肩胛骨在轻负荷下的控制及手臂抬高来进行初步评估的。可以通过经典的肩胛前伸肌检查来进一步检查，该检查可以在仰卧位或坐位时进行，也可以在手臂抬高的不同位置进行。此外，还可以进行闭链检查，如推墙或更有挑战性的四点跪位。四点跪位或俯卧位通常用于颈痛患者（与盂肱关节紊乱症相反）。在这些体位中，鼓励患者让他们的胸廓在肩胛骨之间下沉，然后通过他们的手臂将他们的胸廓抬高，回到他们的肩胛骨处，保持脊柱中立（注意不是弯曲胸部）。这个检查可以评估肩胛肌在负荷下以中立姿势将肩胛骨固定在胸壁上的能力。肩胛骨内侧缘的翼状突起是前锯肌肌腹控制力较差的表现。

肩胛肌长度检查

有过度活动或紧张倾向的肌肉包括肩胛提

肌、枕下伸肌、斜角肌、胸小肌和胸大肌。颈部和肩胛姿势以及肌肉体积都提示有过度活动。正式的肌肉长度检查证实了观察结果[133,134]。我们不会优先考虑肌肉长度检查，因为我们的治疗理念是训练障碍的肌肉或矫正异常姿势，这是增加某些肌肉使用的基础。例如，我们不会牵伸肩胛提肌，而是优先考虑斜方肌的训练活动和控制；也不会牵伸枕下伸肌，而是优先训练颈深屈肌和颈椎姿势。一个值得注意的例外是胸小肌，需要通过牵伸胸小肌来训练肩胛姿势。我们的方法并不是说使用肌肉牵伸来治疗颈痛障碍是错误的，而是肌肉牵伸的治疗效果通常并不持久，除非潜在的运动控制障碍得到解决。当肌肉"短缩"对神经组织的机械性敏化起保护作用时（颈部和手臂疼痛时为斜角肌和上斜方肌，颈源性头痛时为枕下伸肌），则不需要肌肉牵伸。

颅颈屈曲试验

相关数据表明，无论发病机制如何，颈深屈肌（头长肌和颈长肌）的肌力和耐力差在急性和慢性颈痛患者中很常见[135-140]。颈深屈肌的检查通常在颅颈屈曲试验中进行[141]。颅颈屈曲试验具有内容效度[54]，并且在治疗师之间具有较好的可信度[142-145]。该试验是低负荷的，可用于急性或慢性颈痛患者的初步评估。只有当患者有神经组织机械性敏化的体征时才例外，在检查之前，临床医务人员会对这种情况进行筛查（图9.7），如果存在神经组织机械性敏化，则颅颈屈曲试验会延迟，此时优先考虑神经组织的管理。在筛选检查中，临床医务人员也会评估颅颈运动的范围，以获得颅颈屈曲试验运动分析的基线。

测试准备

颅颈屈曲试验采用仰卧位，患者双膝屈曲，颅颈部处于中立位（没有枕头）以使面部保持在水平位。当患者的头部轻微伸展时（常伴有胸椎或颈胸椎后凸），可在头部下方放几层毛巾以获得一个中立位的姿势。毛巾通常被放置在颈部后面，支撑面与颈部后面之间的距离以0.5~1cm为宜，太大的空间会导致生物反馈的压力垫过度充盈膨胀，从而迫使颈部伸展，使检查无效。如果患者以头部屈曲的方式休息，他们就会被提示要

保持一个中立位的姿势，方法是观察头部后方天花板上的一点。患者在颅颈屈曲试验的每个阶段之间回到这个位置。压力生物反馈装置（稳定器，田纳西州查塔努加，美国）折叠垫被放置在颈后，使其紧贴枕部。患者（和临床医务人员）无法看到或触诊颈深屈肌，所以无法了解它们是否在收缩。通过对每个检查阶段的目标压力提供反馈，该装置可以在颅颈屈曲试验过程中指导患者[146]。它随着颈深屈肌的收缩而变平，迫使充气压力垫监测曲线形状发生变化。压力传感器充气至20mmHg的基准压力是一个足以填满检查表面和颈部之间空间的标准压力。在进行检查之前，必须使空气分布在整个压力垫上，并保持压力稳定（图9.16）。

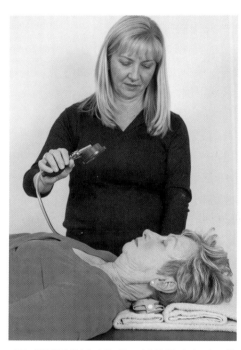

图9.16 ■ 颅颈屈曲试验姿势。折叠的毛巾可以使头部和颈部处于中立位。颈部后面和支撑面之间的距离最好不要超过1cm。将压力传感器放在颈后，使其边缘紧靠枕骨。这里需要注意的是，要让患者看到压力传感器的反馈。临床医务人员在测试期间要注意观察患者的运动模式和代偿策略

颅颈屈曲是一种主动辅助运动，根据指示，当患者感觉后脑勺滑到床上时，就让患者点一下下巴。以2mmHg压力增幅从基线20mmHg逐渐升高到最大值30mmHg。这个动作应该轻柔而缓慢地进行，在2个阶段之间有2~3秒的休息时间。患者应该在正式评估前进行1~2次该检查动作，

以熟悉整个过程。

正式测试程序

正式测试分为 2 个阶段进行[141]。

第 1 阶段：分析颅颈屈曲在 5 个进阶阶段的屈曲范围和完成质量情况。

第 2 阶段：测试颈深屈肌的等长收缩。

第 1 阶段。让患者慢慢地感受后脑勺在床面上的滑动，并点头，以达到第一个目标压力 22mmHg，保持这个姿势 2~3 秒后放松。在测试的其他 4 个阶段中都要重复这个过程。临床医务人员需要分析患者颅颈屈曲运动的模式和关节活动范围、观测动作的质量，并观察或触诊有没有出现浅屈肌（胸锁乳突肌和前斜角肌）的过度运动。随着测试阶段不断递进，患者头部的转动范围也应成比例地增加[147]。

临床测量：患者可以达到并暂时保持正确的颅颈屈曲动作，且无过度的前斜角肌活动的压力值，被称为激活压力得分（activation score）。无症状测试者的预期压力值各不相同，但是大部分都在 26~30mmHg。颈痛患者的预期压力值则通常在 22~24mmHg[138, 144]。

患者出现以下几个特征则表明功能不佳。

■ 在 2 个阶段之间，颅颈屈曲的活动范围并没有逐渐增加。患者尝试了测试的所有阶段，但只能使用细微的头部回缩动作（如向后推压力传感器）来获得渐进压力测试的增量[54]。

■ 无论患者采取什么样的运动策略，都不能完成测试的所有阶段。

■ 患者的动作很快时，就会掩盖弱点。

■ 临床医务人员观察或触诊到了胸锁乳突肌和前斜角肌的过度活动。在颅颈屈曲试验中，尤其是后期阶段出现一些胸锁乳突肌和前斜角肌的活动是正常的，但无症状者显著低于颈痛患者[54, 137, 138, 140]。在测试过程中，胸锁乳突肌和颈深屈肌的活动程度呈反比关系（如胸锁乳突肌的活动越多，颈深屈肌的活动就越少）[148]。

■ 如果患者是上胸段呼吸，则应在缓慢呼气时进行测试，以尽量减少前斜角肌的过度活动[149]。

■ 患者咬紧牙关，用舌骨肌来增强颈深屈肌的收缩。在测试中，要求患者采取下颌骨的休息体位以纠正运动策略：舌头轻轻顶住上腭，上下牙齿微开，嘴唇闭合。

■ 当从测试阶段返回时，表盘会下降到 20mmHg 以下（测试前需要检查压力传感器中的压力是否稳定）。在恢复动作中，患者头部偏离中立位的同时还伴有压力值的下降，则可能表明本体感觉有障碍。

■ 回到起始位置时，刻度盘的压力可能会大于 20mmHg，这通常表明肌肉不能在收缩后放松。当要求患者看他们头后天花板上的一个点时，肌肉就会放松，同时压力值也会回到基线。

第 2 阶段。这个阶段测试颈深屈肌的耐力（或紧张性维持）。第 2 阶段可在第 1 阶段结束后立刻进行，但是当代偿运动（如头部回缩）在第 1 阶段占主导地位时，第 2 阶段就要延迟进行。测试错误的肌肉耐力和运动策略并没有意义。首先，要通过正确的运动训练激活头长肌和颈长肌，然后在随后的评估中测试耐力。

在研究中，患者用最小量的胸锁乳突肌或前斜角肌运动让姿势稳定 10 秒，这时的压力水平就可以表明颈深屈肌的低负荷耐力能力。测试起始的最低水平为 22mmHg，当患者可以重复 10 次和 10 秒的姿势维持时，测试就进展到下一个目标压力值，直到压力值达到 30mmHg 或患者不能继续维持。在临床上，这种方法可能会非常耗时，但如果使用快捷方式又可能违背研究需要的正规方法。临床测试从 22mmHg 的目标压力值开始，每次肌肉收缩大约 5 秒，如果发现患者在 2~3 次重复后仍能完成得很好，则让他们先放松几秒钟再尝试下一个压力水平。测试一直这样继续，直到出现患者不能达到的压力水平。

临床测量：患者不能达到的压力水平。训练从压力水平以下开始（例如，如果患者的压力水平不能达到 24mmHg，那么训练就从 22mmHg 开始）。同样，个体之间的表现也是有差异的，但是大多数无症状个体都能成功地将测试重复到至少 26 mmHg 的压力水平（如果不是 28mmHg 和 30mmHg 阶段的话）。然而颈痛患者经常不能完成超过第 1 级或第 2 级的测试[5, 144, 150]。

当患者出现以下特征时则表明功能不佳或测试失败。

■ 在测试阶段中不能维持颅颈屈曲姿势，并恢复为回缩策略。

■ 不能在指定的测试阶段维持压力稳定（尽管患者看上去保持在头部屈曲体位，但表盘上的指针仍有回落）。

■ 没有浅屈肌的过度活动就不能维持姿势。

■ 用快速动作维持了姿势，需要注意这是肌肉疲劳的表现。

颈屈肌肌力和耐力

一旦患者可以在抬头试验中控制颅颈段肌肉的收缩，那么在后续的治疗中临床医务人员就要对患者肌肉的肌力和耐力进行一个渐进的评估。没有适当控制的早期肌力测试可能会加重症状，同样的，疼痛抑制也可能会影响测试结果。

颈屈肌的肌力和耐力可以使用测力仪进行测试[151-152]，但最常见的测试是抬头试验。抬头试验主要是测试颈深屈肌的肌力，受试者将头抬离支撑面2cm并同时保持下巴位置固定。在这方面，这个测试已经被证明是可靠的[153-156]。不过，胸锁乳突肌是主要的颈屈肌，头抬起的反重力体位可以测试所有颈屈肌的肌力。

但当测试耐力时，颈屈肌在各层次收缩强度下的能力有所削弱。在自发能力最大值的50%和20%~25%，会出现肌肉耐力下降和疲劳[157, 158]。因此，不能在头抬起的反重力体位下测试耐力，而是应在消除重力和消除头负荷影响的体位下进行测试（如不同角度的靠坐体位）。

颈伸肌测试

颈伸肌的弱化可能会导致颈部经常性疲劳并伴有颈痛（见第五章）。研究出现了新的证据，即颈深伸肌（如颈半棘肌和多裂肌）的障碍相对更明显[159-161]，并且一些挥鞭伤相关疾病患者和有头痛的老年人经常会出现枕下肌的萎缩或大量脂肪浸润[159, 162-165]。可以根据这一证据指导临床试验，评估时要更偏向这些肌群。

患者要从3个减少重力负荷的体位中选择一个他们最初能耐受的体位，这3个体位是四点跪位（或者俯卧位，头伸出床沿）、俯卧在手肘上或手肘支撑身体前倾坐位。所有颈伸肌都有助于支撑头部重量。该测试针对的是特定肌群，而不是作用于某一肌群。

枕下肌

这是对枕下伸肌（头大直肌、头小直肌）和枕下回旋肌（头上斜肌、头下斜肌）的测试。临床医务人员轻轻固定住C2椎体，以协助定位上颈部的运动。

测试头大直肌和头小直肌时，让患者颈椎（C2-T1）保持在中立位，同时嘱咐患者抬起和收回下巴，以此来完成颅颈在小范围内交替伸展和屈曲（图9.17A）。这是一个大家都很熟悉的动作，通常人们完成它不会有困难。然而，这个动作是基于颈痛障碍患者的肌肉形态变化及其对感觉运动

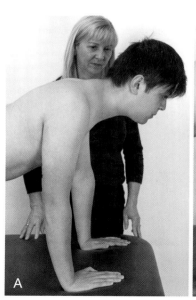
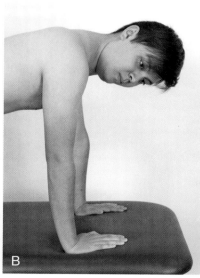
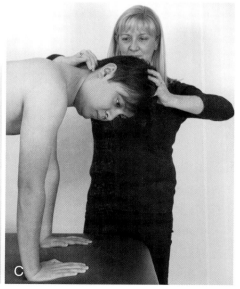

图 9.17 ■ 颈伸肌测试。（A）颅颈伸展，颈部保持在中立位。（B）颅颈旋转，确保C1-2椎体的旋转。观察是否存在中颈部旋转的错误动作。（C）通过稳定C1-2椎体和旋转患者头部的助力主动运动可以促进C1-2椎体的旋转

控制的主要贡献而进行的测试（和锻炼）（见第六章）。

　　测试头大斜肌和头小斜肌时，让患者把头在小范围内旋转，像摇头说"不"一样（图9.17B）。头最好在颈部以不超过40°的范围进行一个单纯的旋转（C1–2旋转）。临床医务人员必须观察哪个部位发起了运动。这个动作经常在颈中、下部位发起而不是C1–2椎体，有上颈椎障碍的患者尤其会出现这种情况。如果出现了这种情况，那么临床医务人员就有必要确定出现这种运动模式的原因。这时，临床医务人员需要牢牢固定住患者的C2椎体，并要求患者再次转头，像摇头说"不"一样。患者在临床医务人员的手抓握固定的帮助下可能会完成C1–2椎体的运动。另外，患者还会出现不能将头旋转到所需的范围甚至几乎不能完成旋转的情况，这可能提示患者C1–2椎体的活动性很低或者本体感觉较差，也可能提示患者无法完成头与颈部的分离动作。临床医务人员能简单地通过促进患者C1–2椎体的旋转（图9.17C）来辨别以上情况。这将会出现以下3种结果。

　　■ 旋转范围立刻出现改善，并接近正常偏移。这就表明，患者的关节活动性没有问题，而是运动觉差。

　　■ 旋转范围受限。这通常表现为一边的活动范围比另一边要大，并提示患者C1–2椎体的活动性差。该结果应与颈椎屈曲–旋转试验的结果相一致。

　　■ 旋转范围有改善但是仍小于正常值。这表明患者存在多个问题：患者不仅运动觉差，而且C1–2椎体的活动性也差。

颈伸肌

　　所有的颈伸肌都被募集以对抗重力支持头部的重量。这个测试更偏向于颈深伸肌群（颈半棘肌和颈多裂肌）。患者在保持颅颈段处于中立位的同时做颈部伸展的动作，以便让头伸肌（如头夹肌和半棘肌）处于力学上的障碍。这个动作的旋转轴要通过C7椎体。

　　在颈部伸展时，可通过眼聚焦任务（eye focus task）来帮助颅颈段保持在中立位：患者呈四点跪位（或其他等效姿势），双手间放置一支笔或一本书。先让患者卷曲（curl）颈椎看自己的膝关节，

然后再尽量向后卷曲颈椎，同时让眼睛视线一直保持在书或笔上。关于这个指令，"卷曲"一词对于阻止头向后回缩或旋转很重要（图9.18）。通常，患者可以伸展颈椎20°~30°。患者出现以下表现则表明功能不佳。

　　■ 颈部不能伸展到20°。许多颈痛患者不能在中立位下伸展颈部（这与颈胸段活动性低而导致的颈部伸展受限不同）。

　　■ 患者不能分离头部伸展和颈部伸展动作。临床医务人员可以观察到颅骨的轻微伸展，并常伴有头夹肌和头半棘肌过度活动的可视见轮廓。

　　■ 疲劳。患者反馈在重复几次动作后就疲劳。此外，还可观察到，随着头颅伸肌开始支配运动，上颈椎区出现越来越明显的前凸。

　　当患者主动伸展颈部出现疼痛和受限时，可能会在最初评估时就抗拒做颈伸展测试。这2个测试中的头负荷和肌肉运动都很不一样，因此颈部主动伸展引起的疼痛不应该阻碍测试。在颈伸肌的测试体位中，头负荷和重力的合力已经被抵消了，这个动作就只单纯地被颈伸肌所支配。患者会发现这个测试很舒适，因为一些相关原因引起的疼痛被消除了。

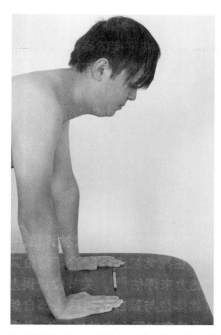

图9.18 ■ 颈部伸展：患者卷曲颈椎，使其处于伸展位，同时眼睛视线一直集中在书或笔上（即颅颈处于中立位）。临床医务人员要确保患者能将头部伸展和颈部伸展动作分离，并且头伸肌（如头夹肌和头半棘肌）不能在这个伸展动作中过度活动

颈伸肌的肌力和耐力

一旦患者可以在颅颈段保持中立位的情况下完成所有范围的颈伸展动作,那么在后续的治疗中就要对肌肉的肌力和耐力进行一个渐进的评估。

可以通过测力计(如有)或手持式测力计来测试颈伸肌的肌力,这是一个非常可靠的测量方法[166]。耐力可通过改良的 Biering-Sorensen 等长运动负荷试验来评估[167],在头部施加轻微的重量以测试肌肉不同收缩强度下的耐力。

感觉运动控制障碍的评估

当患者主诉头昏眼花、头晕或感觉站不住并伴有颈痛时,就需要进行感觉运动控制障碍的评估。在那些没主诉颈痛等症状的患者身上也发现了感觉运动控制的缺陷,这为将这些测试纳入所有颈痛患者的常规检查提供了合理的论据(见第六章)。然而,这些测试应该在头昏眼花或头晕症状患者以及与创伤有关的颈痛患者中常规进行。在不符合预期管理的患者中,也应考虑感觉运动试验。

这里需要进行 4 种测量:本体感觉(关节位置觉和运动觉)、平衡、动眼神经控制和协调功能。

区分一个障碍是颈源性还是前庭源性是很困难的,尤其是存在平衡障碍和眼球运动障碍的患者(见第十章)。同样,对于颈部或头部遭受创伤(如脑震荡或挥鞭伤)的患者来说,确定颈椎在感觉运动控制改变中所起的作用也是非常困难的(见第十章)。

颈部本体感觉

颈部位置觉

在临床中颈部位置觉经常被评估,一般通过测量一个人在视觉被遮挡时重新定位其头部自然体位的能力来评估[168]。关节位置误差是起始的头部自然体位与颈部运动后头部自然体位的角度差。虽然在时间允许的情况下,关节位置误差可以通过从颈屈曲和侧屈返回来测量,但通常是通过从颈部伸展和向左、向右旋转返回来测量的。作为这个试验的拓展,颈关节的位置觉还可通过测量定点在一定范围内重新定位的精准度来

评估[169]。

在临床中,中度障碍可在视觉上直观地观察到。但是当关节位置误差只有 4°~5° 时,就表明关节位置觉有障碍并且很难在视觉上直观地观察到[170, 171]。一个简单的量化指标是可取的,并且它可以成为一个结局指标,用来重新评估管理的效果。一种简单、可靠和有效的测量方法是使用靶标和安装在轻型头带上的激光指示器[168, 172]。可替代的测量仪包括:重力测角仪[173],或者使用标准电脑、网络摄像机、自由头部跟踪软件[174]。

当使用激光指示器和靶标进行测试时,患者舒适地坐着,激光指示器距离墙壁 90cm,激光投射在墙壁上的位置就是起始位(图 9.19)。在放置靶标时,要让激光投射在靶标的中心。患者视线集中在起始位,接着闭上眼睛,主动向特定的方向移动头部(向左或右旋转,或伸展),然后尽可能精准地返回至起始位。为了达到研究目的,进行 6 次试验为佳[175],但至少要有 3 次结果一致才可以在临床使用。在测试期间,被测者的头部被重新手动定位到起始位。在没有口头反馈的情况下,患者闭眼重复这些动作。在靶标上标记每个返回点,起始点和返回点之间的差值用可转换为度数的"cm"为单位进行测量[172]。除了对颈部位置觉的定量测量,还可通过快速运动、不确定或寻找起始位、超过起始位、头晕再现或者睁眼与闭眼时的运动模式有很大的差异等,来观察其他颈部位置觉障碍的表现。

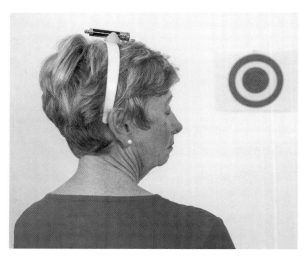

图 9.19 ■ 头部重定位精准度:将激光指示器安置在患者头部。患者闭上眼睛,颈部做出指定的动作,然后尽可能地让头回到起始位

尤其在区分前庭源性还是颈源性的头昏眼花或头晕时，可以考虑另一种测试方法。将激光指示器放置在患者胸骨上（图 9.20），患者头部保持不动（排除前庭因素），旋转躯干，通过躯干重新定位的精准度来测量关节位置觉[176, 177]。

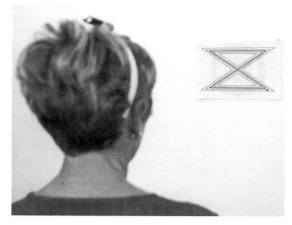

图 9.21 ■ 运动觉：当患者试图精确地移动头部的激光以描绘前方的图案时，对运动质量进行评估

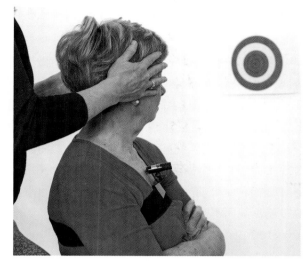

图 9.20 ■ 躯干重定位精准度：将激光指示器放置在患者胸骨上。患者闭上眼睛，让躯干重新回到中立位。测试者从始至终都要轻轻地稳定住患者头部，以防止头部移动

颈部运动觉

颈部运动觉是通过评估患者描绘复杂图案（如对角"之"字形图案）而做出头部和颈部运动的精准度来测量的。在距离患者 90cm 的墙上放上图案，用激光法描绘（图 9.21）。目前，可使用定性评估来判断动作的精准度、目标偏离程度和速度 – 精准度权衡。目前正在为这项测试开发一种定量方法。在不可预测的运动中，"飞行测试"是一种更复杂的测量头部和颈部运动精准度的计算机化方法[178]。智能手机将是检测和比较颈部运动的有用的临床工具。目前正在研制一种用于评估头部运动精度的虚拟现实装置[51]。

站立平衡

站立平衡的临床检查是指让患者通过改变足部位置、视觉输入和支撑面来逐步挑战姿势稳定性。患者分别站在一个坚硬的表面和一个柔软的表面（如一块厚度为 10cm 的致密泡沫垫）上，然后测量在舒适站立（图 9.22）和狭窄站立姿势下的平衡。测试分别在患者睁眼和闭眼下进行。60

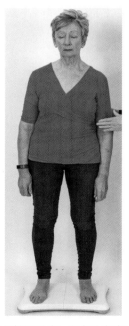

图 9.22 ■ 舒适站姿的平衡：患者头部保持中立位，闭眼。可以使用例如 Wii 板这样的简单设备来获得摆动的客观测量。与头部中立体位相比，转动体位（头保持不动，躯体旋转 45°）的平衡更差，表明是颈部原因引起的平衡障碍

岁以下的人通常可以在舒适站立和狭窄站立姿势下保持长达 30 秒的稳定性。异常表现包括身体摇摆幅度大、纠正摇摆的反应较慢、为了防止过度摇摆而身体僵直以及无法保持平衡。临床医务人员要记录下患者测试结果的级别和表现反馈。目前还正在研究偏向于颈部本体感觉的平衡测试[179, 180]。将正常站姿与头部朝前保持不动但躯干旋转的站姿进行比较，这种利用旋转的方法获得的测试结果是有参考价值的，可以区分平衡障碍到底是由

前庭源性原因还是颈源性原因引起的[179]。

年龄在 45 岁以下的患者,可能需要更有挑战性的任务来测试平衡功能障碍。为了增加难度,可分别测试在睁眼和闭眼的情况下双腿交叉站立、单腿站立在坚固表面上的平衡功能[181]。与无症状的人相比,有隐匿性或创伤性颈痛的患者尤其是那些有头晕或站不稳症状的患者,在坚硬表面上完成双腿站立要困难得多[181, 182]。

此外,如果患者在行走、失去平衡或跌倒时感到头晕,我们还会考虑进行动态测试,例如阶跃测试、计时 10 米转头步行及跟尖步行等(图 9.23)[183, 184]。在临床中,特别是对于跌倒风险增加的老年人来说,动态步态指数(Dynamic Gait Index)可以用来测量动态平衡功能[185-187]。

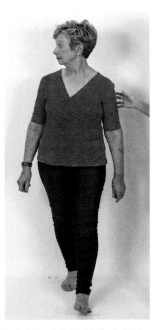

图 9.23 ■ 转头步行:对比头部静止行走 10 米和从左到右、由上到下大范围转动头部时的行走质量和时间

动眼神经评估

动眼神经评估包括对以下能力进行定性评估:①在头部移动时保持眼睛凝视;②头部保持不动但眼睛进行跟踪。但这些评估并不是颈痛患者所特有的,它们也不能特异性地诊断颈痛患者,而是经常被用于评估前庭或中枢神经系统障碍。尽管如此,一些评估已经往更偏向于颈部的因素改进,试图确定颈部对视觉系统的影响。常规评估包括凝视稳定性和平滑追踪颈部扭转测

试,它们都是在患者坐位下进行。异常的测试反应包括困难或无法完成任务、症状再现、头部或眼睛动作急促或不流畅。一般来说,与颈部相关的动眼神经障碍患者在休息或测试中不会出现眼球震颤。眼球震颤的出现表明可能是前庭发生病变。

凝视稳定性

凝视稳定性的评估是要求患者在主动做头屈曲、头伸展和头左右转动的动作时,眼睛一直集中凝视在一个目标上(图 9.24)。试验结果会发现患者无法对目标保持注视、颈部运动迟钝或减少(< 45°,尽管没有保持也有有效的动作)或者再次出现头晕、视力模糊和恶心等症状。这项评估要相对缓慢地而不是快速地进行,以使评估重点更偏向于颈部而不是前庭区。

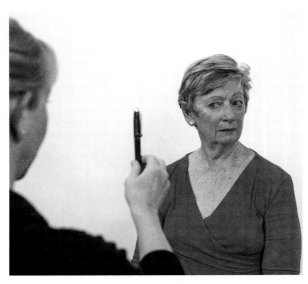

图 9.24 ■ 凝视稳定性:要求患者注视前方的一个点(如笔),同时尽量朝各个方向移动头部。

平滑追踪颈部扭转测试

眼球运动评估通过平滑追踪颈部扭转测试来进行[188]。在这个测试中,会比较头部在中立位时和躯干不动头转动时(颈部转动)的眼球运动能力,这样就可避免前庭区的信息输入。要求患者保持头部静止或移动,并用眼睛尽可能紧跟移动目标(如医务人员的示指或笔)。目标从一边向另一边缓慢地移动(通过 40° 视角,每秒移动 20°)。先让患者头部和躯干保持中立位进行测试。然后

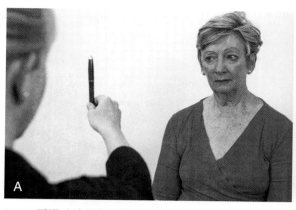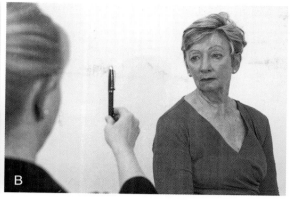

图 9.25 ■ 平滑追踪颈部扭转测试。（A）患者在头部静止时，用眼睛追踪一支移动的笔（通过 40° 视角，每秒移动 20°）。临床医务人员观察患者眼睛的追踪情况。（B）将头部在中立位时和头部保持不动躯干向左转动 45°（向右转动）时的眼睛追踪情况进行比较。另一边重复。与头部中立位相比，转动体位特别是患者视线越过中线和（或）引发症状时眼球运动增加，为试验阳性

躯干和肩部向右旋转 45° 从而使颈部向左旋转（颈部向左转动）且头部保持不动，再次进行测试。重复这个测试，躯干和肩部向左转动 45°（颈部向右转动）且头部保持不动（图 9.25）。中立位和扭转位在平滑追踪颈部扭转测试中或再次出现症状时有任何不同都要注意。颈痛患者在颈部转动时，往往无法跟上目标，并出现快速眼球运动（扫视），尤其是当目标越过中线时。表 9.2 列出了试验可能出现的结果。有两点值得注意的是，在视角末端和运动方向改变时出现快速眼球运动是很正常的[189]。当头部处于中立位且测试表现很差，增加了颈部转动也仍未改善时，就可以考虑另一个原因。眼球运动的定性评估具有一定的有效性和可靠性[190, 191]，如果将患者的症状添加到眼球运动评估中，结果可能会更准确。

眼 – 头协调训练；
躯干 – 头协调训练

图 9.26 描述了眼 – 头协调训练。患者先看着目标移动双眼，再移动头部让眼睛始终保持注视目标，然后将眼睛移动回中心，接着是头部。可以从左右和上下方向进行测试。当眼睛移动时，颈痛患者往往无法保持头部静止，或者在头部移动时失去注意力。颈痛患者通常不能在眼睛移动的同时保持头部不动，或者不能在头部运动期间眼睛保持注视目标[192, 193]。眼睛和头部的运动也能通过跟踪躯干或手的动作来评估。

躯干 – 头协调训练是在站立位下评估的。患者保持头部不动，当躯干向左或右转动时眼睛睁开向前看（图 9.27）。颈痛患者在躯干移动时往往

表9.2	平滑追踪颈部扭转测试中头部中立位和扭转位的眼球运动评定量表
等级	**等级标准**
阴性 0	所有方向的眼睛动作流畅、精确
阴性 00	越过所有位置的中线时出现追赶性眼球运动，但扭转位和中立位的眼球运动没有区别
阳性 1	中度阳性，与中立位相比，越过中线时有轻微的追赶性眼球运动，两边都可能发生
阳性 2	强阳性，与中立位相比，越过中线时有强烈的追赶性眼球运动，两边都可能发生

注：引自 Casa ED, Helbling JA, Meichtry A, et al. Head–eye movement control tests in patients with chronic neck pain; inter–observer reliability and discriminative validity. BMC Musculoskelet Disord 2014;15:16.

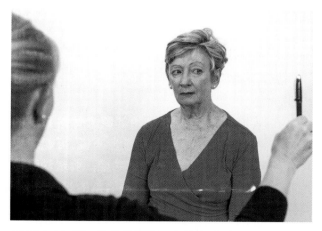

图 9.26 ■ 眼 – 头协调训练：患者先移动眼睛以聚焦在 30° 外的目标上，然后，头部转向目标，此时要确保眼睛一直注视在目标上。可以从左右、上下方向进行训练。

难以保持头部静止或难以分离头部和躯干运动。测试阳性是无法固定头部和（或）躯干运动范围缩小。固定在头部的激光指示器可以监视任何头部运动[194]。

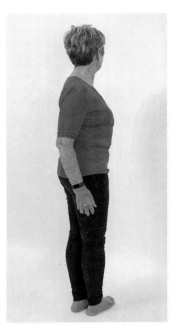

图 9.27 ■ 躯干 - 头协调训练：患者眼睛睁开，头部保持静止，同时向左或向右转动躯干

引起感觉运动控制障碍的其他原因

原发性前庭病变可能是由颈部挥鞭伤引起的，尤其是当它与头部创伤有关时。这些患者的症状可能由前庭病变导致，或者相反，有证据表明颈部也有可能影响前庭功能（见第六章）[195]。颈部感觉输入的障碍可能会引起颈部感觉输入信息和前庭系统不匹配，这可能是前庭 - 眼反射不对称的原因[196]。部分前庭功能正常的颈痛患者，可能会有颈部因素导致的前庭 - 眼反射不对称[197]。颈痛患者可能需要考虑前庭对感觉运动控制的继发性影响。

在许多测试中，前庭和颈部肌肉骨骼系统的反应有一些重叠。对于一些患者来说，可能需要额外的测试来进一步检查前庭功能。前庭动眼神经筛查试验（见第十章）是一种简单的筛查试验，可适用于肌肉骨骼系统[198]。它包括眼球跳动测试和平滑追踪眼球运动测试、近点聚焦测试（图9.28）、头快速运动（180 次 / 分）时的凝视稳定性和视觉运动灵敏性测试（图 9.29）。在一个 11 分

的数值评定量表中，症状增加超过 2 分被认为是中枢或前庭原因的阳性反应。

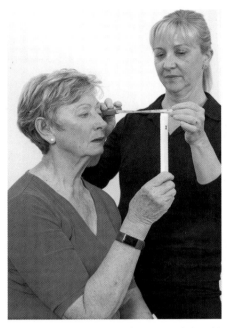

图 9.28 ■ 近点聚焦测试：被测者注视一臂之遥的小目标，然后将目标慢慢带到鼻尖，直到看到 2 个清晰的图像。测量并记录目标与鼻尖之间的距离（距离 ≥ 6cm 是不正常的）

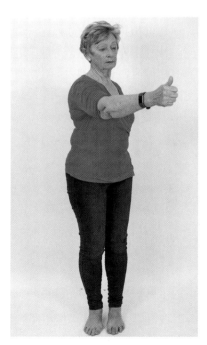

图 9.29 ■ 视觉运动灵敏性测试：被测者站立时双脚与肩同宽，手臂伸开，注意力集中在拇指上，同时进行 5 次重复旋转全身（眼睛、头部和躯干）的动作，左右移动 80°

前庭 - 眼反射障碍可能需要更多具体的测试来确定，例如摇头眼球震颤测试[183]或头部

冲击试验[199]。如果怀疑存在后骨半规管良性阵发性位置性眩晕（benign paroxysmal positional vertigo,BPPV），那么就需要进行 Hallpike-Dix 动作筛查试验[183]。为了更详细地回顾前庭评估，临床医务人员应该参考与此有关的专著文章[183]。如果不能证实是颈源性眩晕或感觉运动系统紊乱，则可以将评估方向转向针对前庭或中枢神经系统的更详细的检查。

感觉运动控制障碍的其他原因可能与颈痛有关，也可能和患者自身的基础病（如糖尿病）有关，或者仅仅是年龄大的原因。前庭功能也会随着年龄增长而下降[200]。对于老年患者来说，颈痛可能会加重感觉运动控制系统障碍的程度[201]。这些症状的共同出现不应妨碍康复治疗，但可能会影响恢复速度或结局。

总结

本章提供了一套全面的临床测试，用于检测颈痛患者受损的过程和功能。当然，并非所有检查都适合每个患者，临床医务人员需要根据患者的表现来确定检查程序的优先顺序。体格检查为此提供了大量的信息。临床医务人员应该不断地反思患者的主诉，检验患者主诉和体征是否相符，最重要的是，根据检查结果和患者一起制订相关的管理计划。管理计划既要考虑患者的主诉，也要预防颈痛的进一步发作，即恢复功能，而不仅仅是缓解疼痛。同样，一套结果评估可以告知临床干预是否有效，并为患者和临床医务人员提供了一套可实现的激励措施。

（苏彬、廖麟荣、陈青红译，王茂源、
王雪强、王于领审）

参考文献

1. Hengeveld E, Banks K. Maitland's vertebral manipulation: management of neuromusculoskeletal disorders. 8th ed. UK: Churchill Livingstone, Elsevier; 2013.
2. Abbott J, Schmitt J. Minimum important differences for the patient-specific functional scale, 4 region-specific outcome measures, and the numeric pain rating scale. J Orthop Sports Phys Ther 2014;44:560–4.
3. Westaway MD, Stratford PW, Blinkley JM. The patient-specific functional scale: validation of its use in persons with neck dysfunction. J Orthop Sports Phys Ther 1998;27:331–8.
4. Fisher A, Bacon C, Mannion V. The effect of cervical spine manipulation on postural sway in patients with non-specific neck pain. J Manipulative Physiol Ther 2015;38: 65–73.
5. Jull G, Trott P, Potter H, et al. A randomized controlled trial of exercise and manipulative therapy for cervicogenic headache. Spine 2002;27:1835–43.
6. Reid S, Callister R, Snodgrass S, et al. Manual therapy for cervicogenic dizziness: long-term outcomes of a randomised trial. Man Ther 2015;20:148–56.
7. Khayatzadeh S, Kalmanson O, Schuit D, et al. Cervical spine muscle-tendon unit length differences between neutral and forward head postures: biomechanical study using human cadaveric specimens. Phys Ther 2017;97:756–66.
8. Lau K, Cheung K, Chan K, et al. Relationships between sagittal postures of thoracic and cervical spine, presence of neck pain, neck pain severity and disability. Man Ther 2010;15: 457–62.
9. Quek J, Pua Y-H, Clark R, et al. Effects of thoracic kyphosis and forward head posture on cervical range of motion in older adults. Man Ther 2013;18:65–71.
10. De-la-Llave-Rincón A, Fernández-de-las-Peñas C, Palacios-Ceña D, et al. Increased forward head posture and restricted cervical range of motion in patients with carpal tunnel syndrome. J Orthop Sports Phys Ther 2009;39:658–64.
11. Oliveira A, Silva A. Neck muscle endurance and head posture: a comparison between adolescents with and without neck pain. Man Ther 2016;22:62–7.
12. Richards K, Beales D, Smith A, et al. Neck posture clusters and their association with biopsychosocial factors and neck pain in Australian adolescents. Phys Ther 2016;96:1576–87.
13. Yip C, Chiu T, Poon A. The relationship between head posture and severity and disability of patients with neck pain. Man Ther 2008;13:148–54.
14. ShaghayeghFard B, Ahmadi A, Maroufi N, et al. Evaluation of forward head posture in sitting and standing positions. Eur Spine J 2016;25:3577–82.
15. Falla D, Jull G, Russell T, et al. Effect of neck exercise on sitting posture in patients with chronic neck pain. Phys Ther 2007;87:408–17.
16. Nejati P, Lotfian S, Moezy A, et al. The study of correlation between forward head posture and neck pain in Iranian office workers. Int J Occup Med Environ Health 2015;28: 295–303.
17. Szeto G, Straker L, Raine S. A field comparison of neck and shoulder postures in symptomatic and asymptomatic office workers. Appl Ergon 2002;33:75–84.
18. Edmondston S, Sharp M, Symes A, et al. Changes in mechanical load and extensor muscle activity in the cervico-thoracic spine induced by sitting posture modification. Ergonomics 2011;54:179–86.
19. Xie Y, Szeto G, Dai J. Prevalence and risk factors associated with musculoskeletal complaints among users of mobile handheld devices: a systematic review. Appl Ergon 2017;59:132–42.
20. Vasavada A, Nevins D, Monda S, et al. Gravitational demand on the neck musculature during tablet computer use. Ergonomics 2015;58:990–1004.
21. Been E, Shefi S, Soudack M. Cervical lordosis: the effect of age and gender. Spine J 2017;17:880–8.
22. Grob D, Frauenfelder H, Mannion AF. The association between cervical spine curvature and neck pain. Eur Spine J 2007;16:669–78.
23. Caneiro J, O'Sullivan P, Burnett A, et al. The influence of different sitting postures on head/neck posture and muscle activity. Man Ther 2010;15:54–60.
24. Richardson C, Hodges P, Hides J. Therapeutic exercise for lumbopelvic stabilization: a motor control approach for the treatment and prevention of low back pain. 2nd ed. Edinburgh:

Churchill Livingstone; 2004.

25. Sobush DC, Simoneau GG, Dietz KE, et al. The Lennie test for measuring scapular position in healthy young adult females: a reliability and validity study. J Orthop Sports Phys Ther 1996;23:39–50.

26. Dillen LV, McDonnell M, Susco T, et al. The immediate effect of passive scapular elevation on symptoms with active neck rotation in patients with neck pain. Clin J Pain 2007;23:641–7.

27. Ha S, Kwon O, Yi C, et al. Effects of passive correction of scapular position on pain, proprioception, and range of motion in neck-pain patients with bilateral scapular downward-rotation syndrome. Man Ther 2011;16:585–9.

28. McClure P, Michener L, Sennett B, et al. Direct 3-dimensional measurement of scapular kinematics during dynamic movements in vivo. J Shoulder Elbow Surg 2001;10:269–77.

29. Helgadottir H, Kristjansson E, Einarsson E, et al. Altered activity of the serratus anterior during unilateral arm elevation in patients with cervical disorders. J Electromyog Kinesiol 2011;21:947–53.

30. Armijo-Olivo S, Silvestre R, Fuentes J, et al. Electromyographic activity of the cervical flexor muscles in patients with temporomandibular disorders while performing the craniocervical flexion test: a cross-sectional study. Phys Ther 2011;91:1184–97.

31. Armijo-Olivo S, Silvestre R, Fuentes J, et al. Patients with temporomandibular disorders have increased fatigability of the cervical extensor muscles. Clin J Pain 2012;28:55–64.

32. Ballenberger N, Piekartz Hv, Danzeisen M, et al. Patterns of cervical and masticatory impairment in subgroups of people with temporomandibular disorders-an explorative approach based on factor analysis. Cranio 2017;20:1–11.

33. Grondin F, Hall T, Laurentjoye M, et al. Upper cervical range of motion is impaired in patients with temporomandibular disorders. Cranio 2015;33:91–9.

34. Piekartz H, Lüdtke K. Effect of treatment of temporomandibular disorders (TMD) in patients with cervicogenic headache: a single-blind, randomized controlled study. Cranio 2011;29:43–56.

35. Piekartz Hv, Pudelko A, Danzeisen M, et al. Do subjects with acute/subacute temporomandibular disorder have associated cervical impairments: a cross-sectional study. Man Ther 2016;26:208–15.

36. Norlander S, Gustavsson B, Lindell J, et al. Reduced mobility in the cervico-thoracic motion segment-a risk factor for musculoskeletal neck-shoulder pain: a two-year prospective follow-up study. Scand J Rehabil Med 1997;29:167–74.

37. Coombes B, Bisset L, Vicenzino B. Cervical dysfunction is evident in individuals with LE without obvious neck pain and may reflect central sensitization mechanisms. Further study of the nature of the relationship between cervical dysfunction and LE is required. J Manipulative Physiol Ther 2014;37: 79–86.

38. Fernández-de-Las-Peñas C, Cleland J, Palacios-Ceña M, et al. The effectiveness of manual therapy versus surgery on self-reported function, cervical range of motion, and pinch grip force in carpal tunnel syndrome: a randomized clinical trial. J Orthop Sports Phys Ther 2017;47:151–61.

39. Crawford H, Jull G. The influence of thoracic posture and movement on range of arm elevation. Physiother Theory Pract 1993;9:143–8.

40. Crosbie J, Kilbreath S, Hollmann L, et al. Scapulohumeral rhythm and associated spinal motion. Clin Biomech 2008;23: 184–92.

41. Stewart S, Jull G, Willems J, et al. An initial analysis of thoracic spine motion with unilateral arm elevation in the scapular plane. J Man Manipulative Ther 1995;3:15–21.

42. Theodoridis D, Ruston S. The effect of shoulder movements on thoracic spine 3D motion. Clin Biomech 2002;17: 418–21.

43. Grondin F, Hall T, von Piekartz H. Does altered mandibular position and dental occlusion influence upper cervical movement: a cross-sectional study in asymptomatic people. Musculoskelet Sci Pract 2017;27:85–90.

44. Snodgrass S, Cleland J, Haskins R, et al. The clinical utility of cervical range of motion in diagnosis, prognosis, and evaluating the effects of manipulation: a systematic review. Physiother 2014;100:290–304.

45. Waeyaert P, Jansen D, Bastiaansen M, et al. Three-dimensional cervical movement characteristics in healthy subjects and subgroups of chronic neck pain patients based on their pain location. Spine 2016;14:E908–14.

46. Edwards BC. Manual of combined movements. 2nd ed. Edinburgh: Churchill Livingstone; 1999.

47. Hall T, Briffa K, Hopper D, et al. Comparative analysis and diagnostic accuracy of the cervical flexion-rotation test. J Headache Pain 2010;11:391–7.

48. Schneider G, Jull G, Thomas K, et al. Derivation of a clinical decision guide in the diagnosis of cervical facet joint pain. Arch Phys Med Rehabil 2014;95:1695–701.

49. Röijezon U, Djupsjöbacka M, Björklund M, et al. Kinematics of fast cervical rotations in persons with chronic neck pain: a cross-sectional and reliability study. BMC Musculoskelet Disord 2010;11:222.

50. Sjölander P, Michaelson P, Jaricb S, et al. Sensorimotor disturbances in chronic neck pain-Range of motion, peak velocity, smoothness of movement, and repositioning acuity. Man Ther 2008;13:122–31.

51. Bahat HS, Chen X, Reznik D, et al. Interactive cervical motion kinematics: sensitivity, specificity and clinically significant values for identifying kinematic impairments in patients with chronic neck pain. Man Ther 2015;20:295–302.

52. Vasavada A, Li S, Delp S. Influence of muscle morphometry and moment arms on the moment - generating capacity of human neck muscles. Spine 1998;23:412–22.

53. López-de-Uralde-Villanueva I, Acuyo-Osorio M, Prieto-Aldana M, et al. Reliability and minimal detectable change of a modified passive neck flexion test in patients with chronic nonspecific neck pain and asymptomatic subjects. Musculoskelet Sci Pract 2017;28:10–17.

54. Falla DL, Jull GA, Hodges PW. Patients with neck pain demonstrate reduced electromyographic activity of the deep cervical flexor muscles during performance of the craniocervical flexion test. Spine 2004;29:2108–14.

55. Hall T, Robinson K, Fujinawa O, et al. Intertester reliability and diagnostic validity of the cervical flexion-rotation test. J Manipulative Physiol Ther 2008;31:293–300.

56. Tsang S, Szeto G, Lee R. Normal kinematics of the neck: the interplay between the cervical and thoracic spines. Man Ther 2013;18:431–7.

57. Bahat HS, Weiss P, Laufer Y. The effect of neck pain on cervical kinematics, as assessed in a virtual environment. Arch Phys Med Rehabil 2010;91:1884–90.

58. McCarthy C. Combined movement theory. UK: Churchill Livingstone, Elsevier; 2010.

59. Stamos I, Heneghan N, McCarthy C, et al. Inter-examiner reliability of active combined movements assessment of subjects with a history of mechanical neck problems. Man Ther 2012;17:438–44.

60. Clare H, Adams R, Maher C. Reliability of McKenzie classification of patients with cervical or lumbar pain. J Manipulative Physiol Ther 2005;28:122–7.

61. Takasaki H, Hall T, Oshiro S, et al. Normal kinematics of the upper cervical spine during the Flexion-Rotation Test - In vivo measurements using magnetic resonance imaging. Man Ther 2011;16:167–71.

62. Dvorak J, Dvorak V. Manual medicine. Diagnostics. Stuttgart, New York: Georg Thieme Verlag; 1984.

63. Hall T, Briffa K, Hopper D, et al. Long-term stability and minimal detectable change of the cervical flexion-rotation test. J Orthop Sports Phys Ther 2010;40:225–9.

64. Hall T, Briffa K, Hopper D, et al. The relationship between cervicogenic headache and impairment determined by the flexion-rotation test. J Manipulative Physiol Ther 2010;33:666–71.

65. Lemeunier N, da Silva-Oolup S, Chow N, et al. Reliability and validity of clinical tests to assess the anatomical integrity of the cervical spine in adults with neck pain and its associated disorders: part 1-A systematic review from the Cervical Assessment and Diagnosis Research Evaluation (CADRE) Collaboration. Eur Spine J 2017;26:2225–41.

66. Rubinstein S, Pool J, van Tulder M, et al. A systematic review of the diagnostic accuracy of provocative tests of the neck for diagnosing cervical radiculopathy. Eur Spine J 2007;16:307–19.

67. Thomas L. Cervical arterial dissection: an overview and implications for manipulative therapy practice. Man Ther 2016;21:2–9.

68. Mitchell J, Keene D, Dyson C, et al. Is cervical spine rotation, as used in the standard vertebrobasilar insufficiency test, associated with a measureable change in intracranial vertebral artery blood flow? Man Ther 2004;9:220–7.

69. Rushton A, Rivett D, Carlesso L, et al. International framework for the examination of the cervical region for cervical arterial dysfunction prior to orthopaedic manual therapy intervention. Man Ther 2014;19:222–8.

70. Sterling M, Jull G, Vicenzino B, et al. Sensory hypersensitivity occurs soon after whiplash injury and is associated with poor recovery. Pain 2003;104:509–17.

71. Chien A, Eliav E, Sterling M. Whiplash (grade II) and cervical radiculopathy share a similar sensory presentation: an investigation using quantitative sensory testing. Clin J Pain 2008;24:595–603.

72. Chua N, van Suijlekom H, Vissers K, et al. Differences in sensory processing between chronic cervical zygapophysial joint pain patients with and without cervicogenic headache. Cephalalgia 2011;31:953–63.

73. Jensen T, Baron R. Translation of symptoms and signs into mechanisms in neuropathic pain. Pain 2003;102:1–8.

74. Maxwell S, Sterling M. An investigation of the use of a numeric pain rating scale with ice application to the neck to determine cold hyperalgesia. Man Ther 2013;18:172–4.

75. Wainner R, Fritz J, Irrgang J, et al. Reliability and diagnostic accuracy of the clinical examination and patient self report measures for cervical radiculopathy. Spine 2003;28:52–62.

76. Jepsen J, Laursen L, Hagert C, et al. Diagnostic accuracy of the neurological upper limb examination I: inter-rater reproducibility of selected findings and patterns. BMC Neurol 2006;6:8.

77. Jepsen J, Laursen L, Hagert C, et al. Diagnostic accuracy of the neurological upper limb examination II: relation to symptoms of patterns of findings. BMC Neurol 2006;6:10.

78. Bennett M, Smith B, Torrance N, et al. The S-LANSS score for identifying pain of predominantly neuropathic origin: validation for use in clinical and postal research. J Pain 2005;6:149–58.

79. Krause S, Backonja M. Development of a neuropathic pain questionnaire. Clin J Pain 2003;19:306–14.

80. Lee M, McPhee R, Stringer M. An evidence-based approach to human dermatomes. Clin Anat 2008;21:363–73.

81. Schmid A, Brunner F, Luomajoki H, et al. Reliability of clinical tests to evaluate nerve function and mechanosensitivity of the upper limb peripheral nervous system. BMC Musculoskelet Disord 2009;21:11.

82. Apok V, Gurusinghe N, Mitchell J, et al. Dermatomes and dogma. Pract Neurol 2011;11:100–5.

83. Rolke R, Baron R, Maier C, et al. Quantitative sensory testing in the German Research Network on Neuropathic Pain (DFNS): standardized protocol and reference values. Pain 2006;123:231–43.

84. Nemani V, Kim H, Piyaskulkaew C, et al. Correlation of cord signal change with physical examination findings in patients with cervical myelopathy. Spine 2014;40:6–10.

85. Damodaran O, Rizk E, Rodriguez J, et al. Cranial nerve assessment: a concise guide to clinical examination. Clin Anat 2014;27:25–30.

86. Elvey R. Treatment of arm pain associated with abnormal brachial plexus tension. Aust J Physiother 1986;32:225–33.

87. Elvey R. Physical evaluation of the peripheral nervous system in disorders of pain and dysfunction. J Hand Ther 1997;10:122–9.

88. Hall T, Elvey R. Nerve trunk pain: physical diagnosis and treatment. Man Ther 1999;4:63–73.

89. Butler D. The sensitive nervous system. Adelaide: NOIgroup Publications; 2000.

90. Coppieters M, Kurz K, Mortensen T. The impact of neurodynamic testing on the perception of experimentally induced muscle pain. Man Ther 2005;10:52–60.

91. Maitland G. The slump test: examination and treatment. Aust J Physiother 1985;31:215–19.

92. Nee R, Jull G, Vicenzino B, et al. The validity of upper-limb neurodynamic tests for detecting peripheral neuropathic pain. J Orthop Sports Phys Ther 2012;42:413–24.

93. Coppieters M, Stappaerts K, Janssens K, et al. Reliability of detecting 'onset of pain' and 'submaximal pain' during neural provocation testing of the upper quadrant. Physiother Res Int 2002;7:146–56.

94. Coppieters M, Stappaerts K, Wouters L, et al. Aberrant protective force generation during neural provocation testing and the effect of treatment in patients with neurogenic cervicobrachial pain. J Manipulative Physiol Ther 2003;26:99–106.

95. Coppieters M, Stappaerts K, Staes F, et al. Shoulder girdle elevation during neurodynamic testing: an assessable sign? Man Ther 2001;6:88–96.

96. Sterling M, Treleaven J, Jull G. Responses to a clinical test of nerve tissue provocation in whiplash associated disorders. Man Ther 2002;7:89–94.

97. Zito G, Jull G, Story I. Clinical tests of musculoskeletal dysfunction in the diagnosis of cervicogenic headache. Man Ther 2006;11:118–29.

98. Enix D, Scali F, Pontell M. The cervical myodural bridge, a review of literature and clinical implications. J Can Chiropr Assoc 2014;58:184–92.

99. Hack GD, Koritzer RT, Robinson WL, et al. Anatomic relation between the rectus capitis posterior minor muscle and the dura mater. Spine 1995;20:2484–6.

100. Pontell M, Scali F, Enix D, et al. Histological examination of the human obliquus capitis inferior myodural bridge. Ann Anat 2013;195:522–6.

101. Jull G. Management of cervical headache. Man Ther 1997;2:182–90.

102. Kaltenborn F, Evjenth O, Kaltenborn TB, et al. Manual mobilization of the joints: the spine. vol. 2. 4th ed. Oslo: Norli; 2003.

103. Maitland GD, Hengeveld E, Banks K, et al. Maitland's vertebral manipulation. 7th ed. London: Butterworth; 2005.

104. Mulligan B. Manual therapy 'NAGS', 'SNAGS', 'MWMS'. 5th ed. Wellington: Plane View Press; 1995.

105. Hing W, Hall T, Rivett D, et al. The mulligan concept of manual therapy. Sydney: Churchill Livingstone, Elsevier; 2015.

106. Maher C, Adams R. Reliability of pain and resistance assessments in clinical manual lumbar spine examination. Phys Ther 1994;74:801–11.

107. van Trijffel E, Anderegg Q, Bossuyt P, et al. Inter-examiner reliability of passive assessment of intervertebral motion in the cervical and lumbar spine: a systematic review. Man Ther 2005;10:256–69.

108. Cattrysse E, Provyn S, Kool P, et al. Reproducibility of global three-dimensional motion during manual atlanto-axial rotation

mobilization: an in vitro study. J Man Manip Ther 2010;18:15–20.

109. Clec'h YL, Peterson C, Brunner F, et al. Cervical facet joint imaging-guided injections: a comparison of outcomes in patients referred based on imaging findings Vs palpation for pain. J Manipulative Physiol Ther 2016;39:480–6.

110. Hall T, Briffa K, Hopper D, et al. Reliability of manual examination and frequency of symptomatic cervical motion segment dysfunction in cervicogenic headache. Man Ther 2010;15:542–6.

111. Jull G, Bogduk N, Marsland A. The accuracy of manual diagnosis for cervical zygapophysial joint pain syndromes. Med J Aust 1988;148:233–6.

112. Jull G, Zito G, Trott P, et al. Inter-examiner reliability to detect painful upper cervical joint dysfunction. Aust J Physiother 1997;43:125–9.

113. Phillips D, Twomey L. A comparison of manual diagnosis with a diagnosis established by a uni-level lumbar spinal block procedure. Man Ther 1996;1:82–7.

114. Schneider G, Jull G, Thomas K, et al. Intrarater and interrater reliability for select clinical tests in patients referred for diagnostic facet joint blocks in the cervical spine. Arch Phys Med Rehab 2013;94:1628–34.

115. Rabey M, Hall T, Hebron C, et al. Reconceptualising manual therapy skills in contemporary practice. Musculoskelet Sci Pract 2017;29:28–32.

116. Holden W, Taylor S, Stevens H, et al. Neck pain is a major clinical problem in ankylosing spondylitis, and impacts on driving and safety. Scand J Rheumatol 2005;34:159–60.

117. Kim D, Hilibrand A. Rheumatoid arthritis in the cervical spine. J Am Acad Orthop Surg 2005;13:463–74.

118. Mintken P, Metrick L, Flynn T. Upper cervical ligament testing in a patient with os odontoideum presenting with headaches. J Orthop Sports Phys Ther 2008;38:465–75.

119. Fice J, Cronin D. Investigation of whiplash injuries in the upper cervical spine using a detailed neck model. J Biomech 2012;45:1098–102.

120. Vetti N, Kråkenes J, Ask T, et al. Follow-up MR imaging of the alar and transverse ligaments after whiplash injury: a prospective controlled study. AJNR Am J Neuroradiol 2011;32:1836–41.

121. Li Q, Shen H, Li M. Magnetic resonance imaging signal changes of alar and transverse ligaments not correlated with whiplash-associated disorders: a meta-analysis of case-control studies. Eur Spine J 2013;22:14–20.

122. Myran R, Zwart J, Kvistad K, et al. Clinical characteristics, pain, and disability in relation to alar ligament MRI findings. Spine 2011;36:E862–7.

123. Hutting N, Scholten-Peeters G, Vijverman V, et al. Diagnostic accuracy of upper cervical spine instability tests: a systematic review. Phys Ther 2013;93:1686–95.

124. Osmotherly P, Rivett D, Rowe L. The anterior shear and distraction tests for craniocervical instability. An evaluation using magnetic resonance imaging. Man Ther 2012;17:416–21.

125. Osmotherly P, Rivett D, Rowe L. Construct validity of clinical tests for alar ligament integrity: an evaluation using magnetic resonance imaging. Phys Ther 2012;92:718–25.

126. Osmotherly P, Rivett D, Rowe L. Toward understanding normal craniocervical rotation occurring during the rotation stress test for the alar ligaments. Phys Ther 2013;93:986–92.

127. Cook C, Brismée J-M, Fleming R, et al. Identifiers suggestive of clinical cervical spine instability: a Delphi study of physical therapists. Phys Ther 2005;85:895–906.

128. Kendall F, McGeary E, Provance P. Muscles: testing and function. 4th ed. Baltimore: Williams and Wilkins; 1993.

129. Lluch E, Schomacher J, Gizzi L, et al. Immediate effects of active craniocervical flexion exercise versus passive mobilisation of the upper cervical spine on pain and performance on the craniocervical flexion test. Man Ther 2014;19:25–31.

130. O'Leary S, Falla D, Hodges PW, et al. Specific therapeutic exercise of the neck induces immediate local hypoalgesia. J Pain 2007;8:832–9.

131. Falla D, Farina D. Muscle fiber conduction velocity of the upper trapezius muscle during dynamic contraction of the upper limb in patients with chronic neck pain. Pain 2005;116:138–45.

132. Cibulka M, Weissenborn D, Donham M, et al. A new manual muscle test for assessing the entire trapezius muscle. Physiother Theory Pract 2013;29:242–8.

133. Evjenth O, Hamberg J. Muscle stretching in manual therapy. Alfta: Alfta Rehab Forlag; 1984.

134. Janda V. Muscles and motor control in cervicogenic disorders: assessment and management. In: Grant R, editor. Physical therapy of the cervical and thoracic spine. 2nd ed. New York: Churchill Livingstone; 1994. p. 195–216.

135. Chiu T, Law E, Chiu T. Performance of the craniocervical flexion test in subjects with and without chronic neck pain. J Orthop Sports Phys Ther 2005;35:567–71.

136. Johnston V, Jull G, Souvlis T, et al. Neck movement and muscle activity characteristics in office workers with neck pain. Spine 2008;33:555–63.

137. Jull G, Amiri M, Bullock-Saxton J, et al. Cervical musculoskeletal impairment in frequent intermittent headache. Part 1: subjects with single headaches. Cephalalgia 2007;27:793–802.

138. Jull G, Kristjansson E, Dall'Alba P. Impairment in the cervical flexors: a comparison of whiplash and insidious onset neck pain patients. Man Ther 2004;9:89–94.

139. Steinmetz A, Claus A, Hodges P, et al. Neck muscle function in violinists/violists with and without neck pain. Clin Rheumatol 2016;35:1045–51.

140. Sterling M, Jull G, Vicenzino B, et al. Development of motor system dysfunction following whiplash injury. Pain 2003;103:65–73.

141. Jull G, O'Leary S, Falla D. Clinical assessment of the deep cervical flexor muscles: the craniocervical flexion test. J Manipulative Physiol Ther 2008;31:525–33.

142. Arumugam A, Mani R, Raja K. Interrater reliability of the craniocervical flexion test in asymptomatic individuals–a cross-sectional study. J Manipulative Physiol Ther 2011;34:247–53.

143. James G, Doe T. The craniocervical flexion test: intra-tester reliability in asymptomatic subjects. Physiother Res Int 2010;15:144–9.

144. Jull G, Barrett C, Magee R, et al. Further clinical clarification of the muscle dysfunction in cervical headache. Cephalalgia 1999;19:179–85.

145. Juul T, Langberg H, Enoch F, et al. The intra- and inter-rater reliability of five clinical muscle performance tests in patients with and without neck pain. BMC Musculoskelet Disord 2013;3:339.

146. Mayoux-Benhamou MA, Revel M, Vallee C, et al. Longus colli has a postural function on cervical curvature. Surg Radiol Anat 1994;16:367–71.

147. Falla DL, Campbell CD, Fagan AE, et al. Relationship between craniocervical flexion range of motion and pressure change during the craniocervical flexion test. Man Ther 2003;8:92–6.

148. Jull G, Falla D. Does increased activity of the superficial neck flexor muscles during performance of the craniocervical flexion test reflect reduced activation of the deep flexor muscles in people with neck pain? Man Ther 2016;25:43–7.

149. Cagnie B, Danneels L, Cools A, et al. The influence of breathing type, expiration and cervical posture on the performance of the craniocervical flexion test in healthy subjects. Man Ther 2008;13:232–8.

150. Jull GA. Deep cervical neck flexor dysfunction in whiplash. J Musculoskel Pain 2000;8:143–54.

151. O'Leary S, Falla D, Jull G, et al. Muscle specificity in tests of cervical flexor muscle performance. J Electromyogr Kinesiol 2007;17:35–40.

152. O'Leary S, Vicenzino B, Jull G. A new method of isometric dynamometry for the cranio-cervical flexors. Phys Ther 2005;85:556–64.

153. Domenech M, Sizer P, Dedrick G, et al. The deep neck flexor endurance test: normative data scores in healthy adults. PM R 2011;3:105–10.

154. Grimmer K. Measuring the endurance capacity of the cervical short flexor muscle group. Aust J Physiother 1994;40:251–4.

155. Jarman N, Brooks T, James C, et al. Deep neck flexor endurance in the adolescent and young adult: normative data and associated attributes. PM R 2017;9:969–75.

156. Kumbhare D, Balsor B, Parkinson W, et al. Measurement of cervical flexor endurance following whiplash. Disabil Rehabil 2005;27:801–7.

157. Falla D, Rainoldi A, Merletti R, et al. Myoelectric manifestations of sternocleidomastoid and anterior scalene muscle fatigue in chronic neck pain patients. Clin Neurophysiol 2003;114:488–95.

158. O'Leary S, Jull G, Kim M, et al. Cranio-cervical flexor muscle impairment at maximal, moderate, and low loads is a feature of neck pain. Man Ther 2007;12:34–9.

159. Elliott J, Pedler A, Jull G, et al. Differential changes in muscle composition exist in traumatic and non-traumatic neck pain. Spine 2014;39:39–47.

160. O'Leary S, Cagnie B, Reeve A, et al. Is there altered activity of the extensor muscles in chronic mechanical neck pain? A functional magnetic resonance imaging study. Arch Phys Med Rehabil 2011;92:929–34.

161. Schomacher J, Erlenwein J, Dieterich A, et al. Can neck exercises enhance the activation of the semispinalis cervicis relative to the splenius capitis at specific spinal levels? Man Ther 2015;20:694–702.

162. Elliott J, Jull G, Noteboom J, et al. Fatty infiltration in the cervical extensor muscles in persistent whiplash associated disorders (WAD): an MRI analysis. Spine 2006;31:E847–55.

163. Elliott J, Pedler A, Kenardy J, et al. The temporal development of fatty infiltrates in the neck muscles following whiplash injury: an association with pain and posttraumatic stress. PLoS ONE 2011;6:e21194.

164. McPartland JM, Brodeur RR, Hallgren RC. Chronic neck pain, standing balance, and suboccipital muscle atrophy - a pilot study. J Manipulative Physiol Ther 1997;20:24–9.

165. Uthaikhup S, Assapun J, Kothan S, et al. Structural changes of the cervical muscles in elder women with cervicogenic headache. Musculoskelet Sci Pract 2017;29:1–6.

166. Geary K, Green B, Delahunt E. Intrarater reliability of neck strength measurement of rugby union players using a handheld dynamometer. J Manipulative Physiol Ther 2013;36:444–9.

167. Lee H, Nicholson L, Adams R. Neck muscle endurance, self-report, and range of motion data from subjects with treated and untreated neck pain. J Manipulative Physiol Ther 2005;28:25–32.

168. Revel M, Andre-Deshays C, Minguet M. Cervicocephalic kinesthetic sensibility in patients with cervical pain. Arch Phys Med Rehabil 1991;72:288–91.

169. Loudon JK, Ruhl M, Field E. Ability to reproduce head position after whiplash injury. Spine 1997;22:865–8.

170. Kristjansson E, Dall'Alba P, Jull G. A study of five cervicocephalic relocation tests in three different subject groups. Clin Rehabil 2003;17:768–74.

171. Treleaven J, Jull G, Sterling M. Dizziness and unsteadiness following whiplash injury - characteristic features and relationship to cervical joint position error. J Rehab Med 2003;35:36–43.

172. Roren A, Mayoux-Benhamou M, Fayad F, et al. Comparison of visual and ultrasound based techniques to measure head repositioning in healthy and neck-pain subjects. Man Ther 2009;14:270–7.

173. Treleaven J. Dizziness, unsteadiness, visual disturbances, and sensorimotor control in traumatic neck pain. J Orthop Sports Phys Ther 2017;47:492–502.

174. Basteris A, Pedler A, Sterling M. Evaluating the neck joint position sense error with a standard computer and a webcam. Man Ther 2016;26:231–4.

175. Swait G, Rushton A, Miall C, et al. Evaluation of cervical proprioceptive function. Spine 2007;32:E692–701.

176. Chen X, Treleaven J. The effect of neck torsion on joint position error in subjects with chronic neck pain. Man Ther 2013;18:562–7.

177. Hides J, Smith MF, Mendis M, et al. A prospective investigation of changes in the sensorimotor system following sports concussion. An exploratory study. Musculoskelet Sci Pract 2017;29:7–19.

178. Kristjansson E, Oddsdottir G. "The Fly": a new clinical assessment and treatment method for deficits of movement control in the cervical spine: reliability and validity. Spine 2010;35:E1298–305.

179. Williams K, Tarmizi A, Treleaven J. Use of neck torsion as a specific test of neck related postural instability. Musculoskelet Sci Pract 2017;29:115–19.

180. Yu L, Stokell R, Treleaven J. The effect of neck torsion on postural stability in subjects with persistent whiplash. Man Ther 2011;16:339–43.

181. Treleaven J, Jull G, LowChoy N. Standing balance in chronic whiplash- Comparison between subjects with and without dizziness. J Rehab Med 2005;37:219–23.

182. Field S, Treleaven J, Jull G. Standing balance: a comparison between idiopathic and whiplash-induced neck pain. Man Ther 2008;13:183–91.

183. Herdman S, Clendaniel R. Vestibular rehabilitation. 4th ed. Philadelphia FA: Davis Company; 2014.

184. Stokell R, Yu A, Williams K, et al. Dynamic and functional balance tasks in subjects with persistent whiplash: a pilot trial. Man Ther 2011;16:394–8.

185. Shumway-Cook A, Baldwin M, Polissar N, et al. Predicting the probability for falls in community-dwelling older adults. Phys Ther 1997;77:812–19.

186. Quek J, Brauer S, Clark R, et al. New insights into neck-pain-related postural control using measures of signal frequency and complexity in older adults. Gait Posture 2014;39:1069–73.

187. Quek J, Treleaven J, Clark R, et al. Towards understanding factors underpinning postural instability in older adults with neck pain. Gait Posture 2018;60:93–8.

188. Tjell C, Rosenhall U. Smooth pursuit neck torsion test: a specific test for cervical dizziness. Amer J Otol 1998;19:76–81.

189. Treleaven J, Jull G, LowChoy N. Smooth pursuit neck torsion test in whiplash associated disorders- Relationship to self reports of neck pain and disability, dizziness and anxiety. J Rehab Med 2005;37:219–23.

190. Daley L, Giffard P, Thomas L, et al. Validity of clinical measures of smooth pursuit eye movement control in patients with idiopathic neck pain. Musculoskel Sci Prac 2018;33:18–23.

191. Casa ED, Helbling JA, Meichtry A, et al. Head-eye movement control tests in patients with chronic neck pain; inter-observer reliability and discriminative validity. BMC Musculoskelet Disord 2014;15:16.

192. Grip H, Jull G, Treleaven J. Head eye co-ordination and gaze stability using simultaneous measurement of eye in head and head in space movements -potential for use in subjects with a whiplash injury. J Clin Monit Comput 2009;23:31–40.

193. Treleaven J, Jull G, Grip H. Head eye co-ordination and gaze stability in subjects with persistent whiplash associated disorders.

Man Ther 2011;16:252–7.

194. Treleaven J, Takasaki H, Grip H. Trunk head co-ordination in neck pain; 2012. IFOMPT; Quebec Canada.

195. Hikosaka O, Maeda M. Cervical effects on abducens motoneurons and their interaction with vestibulo-ocular reflex. Exp Brain Res 1973;18:512–530.

196. Fischer A, Verhagen W, Huygen P. Whiplash injury. A clinical review with emphasis on neurootological aspects. Clin Otolaryngol 1997;22:192–201.

197. Padoan S, Karlberg M, Fransson P, et al. Passive sustained turning of the head induces asymmetric gain of the vestibulo-ocular reflex in healthy subjects. Acta Otolaryngol 1998;118: 778–82.

198. Mucha A, Collins M, Elbin R, et al. A brief vestibular/ocular motor screening (voms) assessment to evaluate concussions preliminary findings. Am J Sports Med 2014;42:2479–86.

199. Halmagyi G, Curthoys I. Clinical testing of otolith function. Ann NY Acad Sci 1999;871:195–204.

200. Speers R, Ashton-Miller J, Schultz A, et al. Age differences in abilities to perform tandem stand and walk tasks of graded difficulty. Gait Posture 1998;7:207–13.

201. Poole E, Treleaven J, Jull G. The influence of neck pain on balance and gait parameters in community-dwelling elders. Man Ther 2008;13:317–24.

第十章 感觉运动控制障碍基于症状和体征的鉴别诊断

本体感觉、视觉和前庭系统共同作用,维持头部位置、眼睛活动和姿势稳定,组成人体的感觉运动控制系统。它们在功能上紧密联系,颈部的本体感受器在前庭和视觉系统有反射连接,能够直接影响这些系统的功能,也能互相代偿部分功能障碍。颈部躯体感觉信息的改变(第六章)也会对输入信号的控制和协调性产生影响,进一步导致前庭和视觉系统产生适应性改变[1-4]。同理,视觉和前庭的障碍也会对颈部产生影响,导致头部或者颈部的姿势位置改变以及肌肉活动增加。比如,原发性的前庭功能障碍会引起颈部的不适[5,6],视觉功能的下降能直接影响颈部的肌群[7,8]。因此,临床上进行疾病的鉴别诊断时需要充分考虑多种相互作用的因素。

原发性的颈部、视觉或前庭系统的障碍可能会引起感觉运动控制的改变,导致相应的症状或体征,部分障碍还可能会引起其他系统的继发性病变。而已经存在视觉或前庭信息输入障碍的患者会更加依赖于颈部的感觉统合。如果颈部的信息输入有误,还可能反作用于前庭或视觉系统,加重其原本的障碍。同时存在视觉、前庭和颈部的感觉运动障碍(如脑震荡后综合征、老龄化)会出现混合的症状表现。特定的药物或者情绪改变(如焦虑)会通过不同的机制引发症状[9,10]。脑震荡后,由于自主神经系统的改变以及脑部血流变化,也可能加重症状[11]。因此,鉴别感觉运动控制障碍的确切原因十分困难。尽管如此,临床上还是需要明确如眩晕、视觉障碍、耳鸣、头眼部控制障碍和姿势不稳的常见原因,并且能在以下情形中做出决策:①当存在颈部障碍时;②当颈椎的治疗干预提示合适时;③当需要转诊给专家进行评估和检查时。

头晕的鉴别诊断

由于颈部的感觉输入异常引起的颈源性眩晕常表现为不稳定或者头晕,这种情况在挥鞭伤相关疾病[12]或者颈源性头痛[13]患者中比较常见。然而,颈部的感觉输入异常并不是引起不稳定或者头晕的唯一原因。颈椎和眩晕之间的关系也一直颇有争议。几乎没有可靠的临床试验能够鉴别眩晕是否来源于颈部,部分神经病学专家也否定颈椎作为其中的成因[14-16]。然而,还是有足够的实验检查或者临床证据支持颈椎是影响因素之一[12,17-20]。例如,与没有头晕症状的患者相比,罹患颈痛和头晕的患者在进行颈部感觉运动控制测试时,其功能障碍表现更明显[12,21-23]。当对颈部进行相应治疗处理后,部分头晕的症状也能得到改善,这都支持颈椎问题是成因之一的观点[18,24-27]。

如果已经存在原发性的颈痛,那么颈痛障碍就更可能是头晕的来源。相反,如果患者曾经有过创伤(如挥鞭伤),那么头晕的原因可能就来源于别处(如前庭的损伤)。有说法指出挥鞭伤相关疾病伴随的头晕或者不稳也可能是由药物的副作用或焦虑所致[28]。我们的研究不认同这一观点。我们发现对于慢性挥鞭伤相关疾病伴或不伴有头晕症状的患者来说,他们在药物使用、焦虑水平或者代偿情况方面都没有明显的差异。这些因素也不影响其感觉运动控制能力[12,21,22,29]。因此,必须考虑引起头晕的其他因素——对于无颅脑损伤的挥鞭伤患者,头晕多是由颈部的感觉输入改变所致[12,30-35]。

在头晕的鉴别诊断中,需要特别留意的问题

包括：中枢前庭障碍（椎基底动脉供血不足、颈动脉夹层、前庭性偏头痛和轻度颅脑损伤／脑震荡）和前庭外周病变（良性阵发性位置性眩晕、迷路震荡、耳石障碍）。对于存在颈痛的患者，临床医务人员应当认识到所有可能存在的原因以助于头晕的鉴别诊断。

中枢前庭障碍

　　由于中枢神经系统原因导致的眩晕都和中枢前庭障碍有关。对于从事肌肉骨骼疾病的临床医务人员来说，最常见的中枢前庭障碍是颈部血管的继发病变（椎基底动脉供血不足或颈动脉夹层、前庭性偏头痛和轻度颅脑损伤／脑震荡）。

颈部血管障碍

　　前庭系统的血供来自椎基底动脉，该动脉是颈动脉的一个分支，因此颈动脉血管损伤如椎基底动脉供血不足或颈动脉夹层引起的中枢性眩晕或其他神经症状在临床上十分常见[36]。读者可以参考 Thomas[37]的关于颈椎动脉功能障碍的综述。

　　对于罹患肌肉骨骼疾病或周围血管有问题的老年人群，椎基底动脉供血不足十分常见，其中的原因主要是动脉血流受到了影响。挥鞭伤患者也可能会出现异常动脉改变而引起头晕[38,39]。尽管椎基底动脉供血不足会引起头晕症状，但它在颈部疾患中引起头晕的可能性却可能由于整复手法的使用而被高估了。然而，处理高龄患者时除低速的关节松动术治疗外，常规的治疗也不可缺少[40,41]。椎基底动脉供血不足患者会出现短时的眩晕或者神经症状，并会在维持颈部特定位置时诱发，且不会减轻。头部回到中立位置后，诱发症状出现的动作可能还会有潜在的影响[42-44]。然而，其他研究也发现并非所有椎动脉血流异常的患者都有头晕出现。尽管如此，临床上对于椎动脉测试阳性的患者还是应当十分谨慎，因为患者有发生脑血管意外的潜在风险。

　　颈动脉夹层是由动脉血管壁的撕裂或者血肿形成。10%~25% 的青年至中年人群出现的脑缺血是由颈动脉夹层导致。它可以是自发出现，但多数是发生在轻度的颈椎或者头部创伤后[45]。颈动脉夹层最初的常见症状是单侧颈部疼痛或头痛，因此他们一开始可能向从事肌肉骨骼疾病相关的临床医务人员求助。早期应当尽快甄别出颈动脉夹层，以便患者能够转介到合适的部门进行医疗干预，避免不恰当的治疗。磁共振成像或者 CT 血管造影都可确诊颈动脉夹层[37,46]。颈动脉夹层的危险因素包括：偏头痛的遗传特质或发病史[47]；新近的感染和头颈部轻微损伤，如头部快速转动或拎重物[48]。虽然例数较少，但已有报道称挥鞭伤后出现了脑部缺血发作或颈动脉夹层[42]。然而，如果没有骨折或者脱位，颈部动脉的损伤还是很罕见的[49,50]，就算发生了也可能由于侧支血管的代偿而不出现症状。

　　Thomas 等[51,52]建议 55 岁以下患者要特别留意颈动脉夹层，尤其是在曾有过中度到重度的头颈部疼痛、在最近 5 周内新发的或者异常的单侧症状，以及伴随有短暂或持续的神经系统功能障碍的情况下。与椎动脉供血有关的脑功能区相应的神经学症状和体征，如霍纳综合征、耳鸣、面部疼痛、眩晕和共济失调等也应当考虑在内，尽管这些症状在早期可能不会表现出来[53]。也应注意其他危险因素如新近的头颈部创伤和感染。学者们正在开发和测试一种临床预测工具，以帮助首诊临床医务人员能够早期发现颈动脉夹层。

轻微颅脑损伤

　　中枢前庭功能障碍引起的头晕可能来源于轻微颅脑损伤，如车祸和竞技运动导致的头颈部碰撞。出现选择性遗忘或者头部创伤的情况时都应当检查是否有脑部损伤[54,55]。挥鞭伤后轻微颅脑损伤或者脑震荡有时会导致头晕，而运动时的碰撞则更容易诱发头晕。头部钝性伤后的颈性头晕相对常见，脑震荡意外时颈部损伤已被认为是引起头晕和其他症状的主要因素[56-61]。

前庭性偏头痛

　　前庭性偏头痛也是引起中枢前庭眩晕的常见原因，发病率在 1% 左右，主要影响的人群是中年妇女[62]。不定期的眩晕症状可能会持续数分钟到数天，发作时常伴随偏头痛或明显的中枢前庭功能障碍。在发作之间通常没有前庭功能异常的体征[63]。可能会出现发作前先兆（可逆的神经症状）和前驱症状，如疲劳[64,65]。其中的具体原因未明，但有迹象表明颈部损伤和疼痛会激惹这些症状[62,66]。

前庭外周病变

颈部受到创伤后，前庭外周系统的结构可能产生剪切应力，从而引起良性阵发性位置性眩晕、迷路震荡或耳石障碍[20]，导致眩晕出现。创伤也可能导致耳囊的撕裂，引起外淋巴瘘[67]。对于没有颈部创伤的案例，鉴别诊断时主要考虑的疾病是梅尼埃病、迷路炎、前庭神经炎、听神经瘤和良性阵发性位置性眩晕[36]。

虽然轻微颅脑损伤的患者也有 35% 的可能性出现前庭的障碍[20,67,68]，但对于挥鞭伤后出现头晕的患者来说，其诱发因素是前庭外周障碍还是颈部疾病仍然存在很大争议。一种极端情况是，把前庭系统作为引起头晕的主要因素时仅参考其症状表现，却不进行前庭系统的测试[32,69,70]。其他使用前庭系统测试的研究则得到不同比例的数据结果[20]。Hinoki[71] 和 Fischer 等[1] 发现，虽然许多挥鞭伤患者因为颈部的活动范围受限和疼痛，导致前庭 – 眼反射亢进从而使得前庭系统过度活跃，但他们的前庭测试却是正常的。在车祸中轴向旋转或者直线加速撞击都可能会导致不同类型的耳神经损伤[72]。临床医务人员在对患者进行问诊检查时应当发现其中损伤的机制和细节，并选择合适的测试进行鉴别诊断以明确病因。

良性阵发性位置性眩晕

良性阵发性位置性眩晕是最常见的前庭外周病变。临床上表现为突发、短时的眩晕，常伴有恶心、呕吐的症状。在床上翻身或头部倾斜都可诱发症状，是由于耳石脱落进入半规管引起的。后骨半规管是最常受累的位置，但有时候也会影响到其他半规管[68]。当耳石复位后，良性阵发性位置性眩晕的症状会自发缓解，但容易复发[73]。引起良性阵发性位置性眩晕可能的原因包括创伤、感染、退化或是先天因素。

外淋巴瘘

外淋巴瘘是指在内耳形成的异常瘘道。当耳压改变（如咳嗽、打喷嚏或者听到巨响）时，会出现头晕、眩晕、平衡障碍、恶心、呕吐、耳鸣和耳堵等症状[74,75]。

梅尼埃病

梅尼埃病是一种会导致周期性眩晕的内耳疾病。症状比较多，但最常见的是自发性旋转性的眩晕发作，持续 20 分钟到数小时。同时也可以伴有耳鸣和听力减退[76]。

迷路炎和前庭神经炎

迷路炎和前庭神经炎发作时会有急性、持续性眩晕，伴有恶心和呕吐，当姿势变化时症状还可能会加重。患者被迫在床上静躺数天[36]。亚急性期为了避免症状加重，患者可能会限制头部活动，进而出现头晕、颈痛和僵硬的症状，从而转至肌肉骨骼相关的临床医务人员进行治疗。

听神经瘤

听神经瘤是第 8 对脑神经（听神经）的良性肿瘤，生长速度缓慢，会影响到听力和平衡能力。患者常出现的症状包括耳鸣、听力减退、眩晕和平衡障碍以及耳堵的感觉[36]。

其他症状的鉴别诊断

除头晕外，颈痛最常见的感觉运动障碍还包括视觉系统障碍[77]和耳鸣[78,79]，其他症状如主观的听力减退或者耳堵也可能出现。和头晕一样，许多疾病都可能会导致以上症状，可能是外周或者前庭中枢的原因，也可能是颈部的信息输入改变所致。这些症状的鉴别诊断流程与头晕相似。现在将探讨视觉症状和耳鸣应考虑的特殊方面。

视觉系统障碍

颈部或头部创伤后，视觉神经通路相关的组织会受损，进而出现一系列视觉症状，通常表现为视物模糊、复视、畏光，以及聚焦、阅读和追踪困难等。其他功能障碍还包括斜视、聚焦和（或）对焦调节不足、眼球运动控制障碍、视觉空间功能障碍等。总的来说，这些症状可称为创伤后视觉综合征[80,81]。视动反射障碍也可能会出现，并被认为是脑震荡后的一种特殊表现[82]。

如果颈部疼痛或不适持续存在，也应考虑到视觉系统的问题。进行视觉任务测试或者本身存在视觉功能障碍都会影响到颈部的姿势、活动和肌肉功能。有学者已经发现了视觉障碍和颈部肌群的直接相关性，而颈部肌肉活动与姿势变化无关。这表明视觉系统、交感神经系统和头颈部稳定肌群之间可能存在着关联性[83]。视觉工效学（visual ergonomics）可能是部分患者产生症状的潜在驱动因素[7,83-85]。

耳鸣

耳鸣和前庭外周病变相关，如梅尼埃病、外淋巴瘘[74]、迷路震荡[86]；也可能与前庭中枢障碍相关，如前庭性偏头痛[62]；还可能与异常的颈部感觉输入相关，如颈源性体觉耳鸣（cervicogenic somatic tinnitus，CST）。其中，颈源性体觉耳鸣是较为严重的主观性耳鸣，伴随颈部不适但实际上听力并没有障碍[87]。颞下颌关节障碍患者耳鸣的发病率也十分高，同样它也可能是由颈部、头面部的疼痛所致[88]。

临床检查

诊断过程需要考虑不同症状之间的联系，如头晕、视觉障碍和耳鸣以及颈部功能障碍的表现。临床诊断要基于患者的病史、颈部体格检查和感觉运动障碍的情况，如果有必要的话需使用动眼神经检查、前庭功能测试和神经学检查来帮助排除前庭和视觉的障碍[89]。虽然目前确诊颈源性眩晕的主要标准是排除其他病变，但仍有一系列的检查测试能够帮助鉴别诊断，确诊颈椎相关的疾患。这对于同时存在多种问题的患者来说尤为重要。

病史采集

临床医务人员将寻找与患者症状相关的潜在病因。症状的类型（头晕或者不稳定、耳鸣或者视觉障碍）与颈痛的关系、发作的频率和持续时间以及诱发因素都有助于颈部障碍的鉴别。然而，对于亚急性期的前庭障碍，机体出现代偿时，患者会感觉到不稳定而不是眩晕，这可能会混淆诊断[90]。部分患者主诉的颈痛或者僵硬，是为了避免头晕或者眩晕出现而限制头部活动导致的[6]。在上述情况下，头晕主要是前庭病变导致，而颈部肌肉骨骼的问题是继发性因素。

症状鉴别

表10.1总结了头晕的不同的病因及其特征表现，有助于鉴别诊断。

颈源性眩晕的表现多描述为头昏或者不稳定[91,92]，而不像前庭病变是真性眩晕（天旋地转）[93]。除了前庭神经炎或梅尼埃病，前庭外周病变的发作周期较短，可伴有听力减退和耳鸣，但不存在神经学阳性体征。这与前庭中枢障碍的表现不同，后者眩晕发作的时间比较长，多伴有神经学阳性体征，如脑神经功能障碍、共济失调和协调障碍[94]。

颈部障碍常引起的视觉症状有视物模糊、畏光、视觉疲劳和判距困难[77,95]。它们会体现在颈-眼反射异常[33]。看东西出现复视或者字体晃动则是视觉系统出了问题，但颈部障碍较少出现这种症状。耳鸣、耳堵以及主观的感觉丧失可能会和颈椎疾患有关[79,87]，但更常见于前庭外周病变。

症状的表现将有助于鉴别诊断。颈部感觉运动障碍引起的症状通常源于特定的颈部运动或体位，而不是与全身的运动（前庭）、咳嗽（增加颅内压）或焦虑[96]有关。症状应与颈痛一起变化，并且在疼痛和损伤发生时有较强的时间相关性。相应地，症状缓解的时候也伴随着颈痛的改善[89,91]。因此，症状的描述、随着时间变化的模式和加重的因素都是鉴别诊断的基础[12,90,97-99]。由2个问题组成的眩晕障碍评分（即"向上看或者快速活动头部的时候会加重你的症状吗？"给予肯定回答；"你会由于症状出现而害怕走出房间吗"给予否定回答）被证明能够有效地识别出颈源性眩晕[96]。然而，单凭症状不足以确诊疾病。这在脑震荡后出现头晕的研究中得到了证实，其症状不足以确定或排除颈部因素。肌肉骨骼障碍的体格检查，尤其是上颈段的手法检查，对于鉴别颈部是否受累是最有帮助的[100-103]。

表10.1　头晕的不同来源及特征表现

类型	颈源性	椎动脉疾病	良性阵发性位置眩晕	外淋巴瘘	前庭外周病变	前庭中枢障碍	心理疾病	视觉疾病	前庭偏性头痛
症状描述	头昏,不稳定	昏倒,眩晕,头晕	眩晕	眩晕,不平衡,活动不可耐受	眩晕,不稳定,活动不可耐受	不平衡,运动不可耐受	漂浮感/摇摆,头胀	光敏感,视物摇晃	眩晕,不稳定
发作频率	周期性	周期性	不经意发作	周期性,持续性	周期性眩晕,持续性不稳定	多变的	多变的	多变的	反复发作
持续时间	数分钟到数小时	数秒钟	数秒钟	长时间	数秒钟到数分钟	多变的	多变的	多变的	5分钟~72小时
加重因素	颈部疼痛和活动	持续颈部后伸或者旋转	在床上翻身,往上看,仰卧	视觉改变,颅内压增加,听到巨响	头部位置改变	自发性	压力,焦虑,过度通气	阅读,视觉刺激,眼球运动	体力活动,压力,节食,失眠,月经期
减轻因素	颈痛减轻	颈部回到中立位	诱发症状后保持固定体位		头部或身体静止	多变的	放松	休息	药物
相关症状	视物模糊,对光敏感,视觉疲劳,耳鸣	头晕,构音障碍,吞咽困难,复视,跌倒感,麻木,恶心	恶心,呕吐	单侧耳鸣,听觉压力增加	恶心,呕吐,听力减退,耳堵	恶心,不稳定,中枢神经系统症状,复视,视野改变	颈部肿块,心脏触诊,胸锁筋膜紧张	复视,疲劳和头痛	中至重度的头痛,声光敏感,恶心,呕吐,活动敏感,视觉先兆
可能病因	颈部感觉输入异常	颈动脉夹层或椎基底动脉供血不足	内淋巴细胞碎片	外淋巴液渗漏	血管损伤,骨折,创伤,听神经瘤	脑干,小脑	焦虑,压力	周围视系统功能障碍	脑血管痉挛
主要体征	颈部肌肉骨骼疾病 关节位置误差大于4.5°,颈部扭转,头-躯干协调障碍;无其他体征	椎基底动脉供血不足测试,选择性颅神经测试和协调测试阴性	Hallpike Dix 试验和头部旋转试验阳性	压力测试阳性	头部跳动感,头部震颤动;眼球震颤;共济失调	自发性的或诱发的眼球震颤;动眼神经 ª 功能障碍和激惹症状;共济失调	无	中线偏移,近点聚焦,眼睛对线不良	发作之间表现为正常的前庭功能

注: ª 动眼神经: 负责眼睛的平滑追踪、扫视、反向偏斜及瞳孔的对光反射。

体格检查

颈部肌肉骨骼检查

临床医务人员需要根据颈部障碍的特点（如关节活动范围减少、颈椎关节疼痛和神经肌肉控制的改变），再结合颈椎相关的感觉运动体征和症状，才能确认颈源性问题[104,105]。这些颈部肌肉骨骼疾病的存在，尤其是上颈段，对于有颈源性眩晕[26,103]或者脑震荡后治疗有正向效果的患者是非常重要的[101]。

颈部感觉运动检查

目前的共识是，与鉴别颈源性眩晕和感觉运动控制障碍的试验相比，用于测试前庭系统或中枢神经系统障碍的试验更有临床价值[106]。尽管如此，许多颈部特殊检查同样有助于鉴别诊断，并且同时运用多个测试更具敏感性[103]。例如，在一项比较颈源性眩晕和良性阵发性位置性眩晕患者的研究中，测试结果包括至少一个方向上的颈部关节位置误差大于4.5°、颈部扭转测试异常、颈部旋转过程僵硬，这些对于颈源性眩晕都是特异性的[103]。

单独的感觉运动测试不足以确诊，鉴别诊断过程中更精确的临床推理应当基于一系列的感觉运动测试，并结合患者的主诉症状以及颈部肌肉骨骼障碍。基于实验室研究和临床研究为基础的感觉运动测试最具鉴别力，其中包括颈部位置重置测试、颈椎旋转试验等[103]。

颈椎旋转与整体躯干旋转

颈椎扭转是指保持头部固定不动，旋转整个躯干从而产生颈椎的旋转运动。它的目的是选择性诱发颈椎活动，而不影响前庭的感觉输入。该测试与整体躯干旋转测试不同，后者是整个躯干和头部的旋转活动（不产生颈部旋转），因此会诱发前庭系统而不影响颈椎。如果症状是由整体躯干旋转测试诱发，而颈椎扭转测试为阴性，那么问题的来源更可能是前庭功能，反之亦然[36]。还有几项研究把眼部运动[21,33]、平衡[107]和关节位置误差整合到颈椎扭转测试中，以更好地识别出颈椎导致的感觉运动障碍。

头部位于中立位和扭转位的症状变化有助于明确平滑追踪眼球运动测试和平衡测试的结果。

如果与中立位相比，扭转位出现了眼球运动能力下降或者躯干摇摆增多，则提示颈部存在信息传入障碍。这种变化会发生在颈痛患者的身上，对于健康人、颅脑损伤或前庭外周病变的患者则不会发生[21,33,108]。最近一项研究也指出，特发性颈痛患者在躯干扭转时也会出现近点聚焦能力的改变，提示该测试在鉴别诊断中的应用价值[109]。

在关节位置误差测试的研究中，我们进行了改良测试，即保持头部静止不动，让患者躯干旋转后重新回到原来的中立位置（将激光指示器放置于胸廓，而不是头部）[110]。与健康人相比，颈痛患者在所有的"测试"中都表现出明显的误差。对于慢性颈痛或者头晕患者，当需要鉴别是颈部还是前庭的影响时，扭转体位下的关节位置误差测试相比传统的关节位置误差测试更合适，但这个假设仍需进一步验证[111]。

另一个使用类似方法的测试是颈椎扭转测试，该测试同样要求保持头部固定不动，嘱患者向左旋转躯干后回到中立位置，再向右旋转躯干最后再回到中立位。该测试是有效鉴别颈源性头晕的系列测试之一。每个姿势位置需要维持30秒，在任何一个末端范围出现超过2°的眼球震颤即为阳性测试[103]。学者 L' Heureux–Lebeau 团队[103]发现颈源性眩晕患者中有52%测试结果为阳性，而良性阵发性位置性眩晕患者有仅有8%为阳性。同样的，这个测试如果仅依赖于观察而不测量眼球震颤，64%的挥鞭伤患者也会出现眼球震颤阳性[112]。然而，也有高达50%无颈部病变的患者在测试中出现可观察到的眼球震颤[113]，这可能是因为诱发了正常的颈-眼反射[89]。因此，还需要更多的研究来证实这个测试的真实价值。

前庭和视觉测试

对于有颈部创伤的患者，或者其症状描述提示存在前庭或者视觉系统障碍的患者，则需要进行更多特殊检查。

最近，前庭动眼神经筛查测试被用作脑震荡后的筛查试验[114]。通过在临床测试如扫视、眼球缓慢追踪、凝视稳定性、近点聚焦和视觉运动敏感性中所激发的症状（如头痛、朦胧感、头晕和恶心）来筛查是否同时存在前庭外周性和中枢性症状以及视觉系统障碍。另一项研究在视动反射刺激时运用了类似的方法[82]。

前庭动眼神经筛查测试、视动反射和良性阵发性位置性眩晕测试都是临床上相对简易和快速的筛查,有助于鉴别诊断和指导干预。然而,如果运用上述方法仍不能够解释相应的症状,这类患者可能要转至前庭物理治疗师、行为验光师或视觉治疗师进行更全面的专科检查,包括前庭系统、中枢神经系统和视觉系统的检查。部分案例需要转诊以进行更全面的病情检查和精准的医疗干预。

在良性病例中如果怀疑存在颈椎问题,尽管存在前庭病变,也应当尝试各种方法来治疗颈椎。当颈椎存在问题时,前庭康复通常会受到影响,因此我们建议首先针对颈椎进行治疗。相反,如果发现视觉系统是患者主要的受累原因,则可能需要首先治疗视觉障碍,以维持后续颈椎治疗的效果。

总结

对于颈椎原因所导致的感觉运动控制障碍,不能依赖于单一测试,而应当结合多个临床检查。临床推理时需要考虑患者的症状描述、病史以及颈部肌肉骨骼的体格检查结果和感觉运动测试的结果。还要根据检查的结果选择性测试前庭和视觉功能。

(王伟铭译,李晓刚、王雪强、廖麟荣、王于领审)

参考文献

1. Fischer A, Huygen PLM, Folgering HT, et al. Vestibular hyper-reactivity and hyperventilation after whiplash injury. J Neurol Sci 1995;132(1):35–43.
2. Fischer A, Verhagen WIM, Huygen PLM. Whiplash injury. A clinical review with emphasis on neuro-otological aspects. Clin Otolaryngol 1997;22:192–201.
3. Hikosaka O, Maeda M. Cervical effects on abducens motoneurons and their interaction with vestibulo-ocular reflex. Exp Brain Res 1973;18:512–30.
4. Solarino B, Coppola F, Di Vella G, et al. Vestibular evoked myogenic potentials (vemps) in whiplash injury: a prospective study. Acta Otolaryngol 2009;129:976–81.
5. Bjorne A, Berven A, Agerberg G. Cervical signs and symptoms in patients with Meniere's disease: a controlled study. Cranio 1998;16:194–202.
6. Asama Y, Goto F, Tsutsumi T, et al. Objective evaluation of neck muscle tension and static balance in patients with chronic dizziness. Acta Otolaryngol 2012;132:1168–71.
7. Richter HO. Neck pain brought into focus. Work 2014;47:413–18.
8. Richter HO, Zetterlund C, Lundqvist LO. Eye-neck interactions triggered by visually deficient computer work. Work 2011;39:67–78.
9. Furman JM, Jacob RG. A clinical taxonomy of dizziness and anxiety in the otoneurological setting. J Anxiety Disord 2001;15:9–26.
10. Passatore M, Roatta S. Influence of sympathetic nervous system on sensorimotor function: whiplash associated disorders (WAD) as a model. Eur J Appl Physiol 2006;98:423–49.
11. Leddy JJ, Willer B. Use of graded exercise testing in concussion and return-to-activity management. Curr Sports Med Rep 2013;12:370–6.
12. Treleaven J, Jull G, Sterling M. Dizziness and unsteadiness following whiplash injury: characteristic features and relationship with cervical joint position error. J Rehabil Med 2003;35:36–43.
13. Jull G, Stanton W. Predictors of responsiveness to physiotherapy treatment of cervicogenic headache. Cephalalgia 2005;25:101–8.
14. Brandt T. Cervical vertigo-reality or fiction? Audiol Neurootol 1996;1:187–96.
15. Yacovino DA, Hain TC. Clinical characteristics of cervicogenic-related dizziness and vertigo. Semin Neurol 2013;33:244–55.
16. van Leeuwen RB, van der Zaag-Loonen H. Dizziness and neck pain: a correct diagnosis is required before consulting a physiotherapist. Acta Neurol Belg 2017;117:241–4.
17. Reid SA, Rivett DA. Manual therapy treatment of cervicogenic dizziness: a systematic review. Man Ther 2005;10:4–13.
18. Heikkila H, Johansson M, Wenngren BI. Effects of acupuncture, cervical manipulation and NSAID therapy on dizziness and impaired head repositioning of suspected cervical origin: a pilot study. Man Ther 2000;5:151–7.
19. Humphreys BK, Bolton J, Peterson C, et al. A cross-sectional study of the association between pain and disability in neck pain patients with dizziness of suspected cervical origin. J Whiplash Relat Disord 2003;1:63–73.
20. Ernst A, Basta D, Seidl RO, et al. Management of posttraumatic vertigo. Otolaryngol Head Neck Surg 2005;132:554–8.
21. Treleaven J, Jull G, Low Choy N. Smooth pursuit neck torsion test in whiplash associated disorders - relationship to self reports of neck pain and disability, dizziness and anxiety. J Rehabil Med 2005;37:219–23.
22. Treleaven J, Jull G, Low Choy N. Standing balance in persistent wad - comparison between subjects with and without dizziness. J Rehabil Med 2005;37:224–9.
23. Tjell C, Tenenbaum A, Sandström S. Smooth pursuit neck torsion test - a specific test for whiplash associated disorders? J Whiplash Relat Disord 2003;1:9–24.
24. Karlberg M, Magnusson M, Malmstrom EM, et al. Postural and symptomatic improvement after physiotherapy in patients with dizziness of suspected cervical origin. Arch Phys Med Rehabil 1996;77:874–82.
25. Galm R, Rittmeister M, Schmitt E. Vertigo in patients with cervical spine dysfunction. Eur Spine J 1998;7:55–8.
26. Reid SA, Callister R, Snodgrass SJ, et al. Manual therapy for cervicogenic dizziness: long-term outcomes of a randomised trial. Man Ther 2015;20:148–56.
27. Reid SA, Rivett DA, Katekar MG, et al. Comparison of Mulligan sustained natural apophyseal glides and Maitland mobilizations for treatment of cervicogenic dizziness: a randomized controlled trial. Phys Ther 2014;94:466–76.
28. Ferrari R, Russell AS. Development of persistent neurologic symptoms in patients with simple neck sprain. Arthritis Care Res 1999;12:70–6.
29. Treleaven J, Jull G, LowChoy N. The relationship of cervical joint position error to balance and eye movement disturbances in persistent whiplash. Man Ther 2006;11:99–106.
30. Hildingsson C, Wenngren BI, Toolanen G. Eye motility dysfunction after soft-tissue injury of the cervical-spine - a controlled, prospective-study of 38 patients. Acta Orthop Scand 1993;64:129–32.
31. Gimse R, Bjorgen IA, Tjell C, et al. Reduced cognitive functions

in a group of whiplash patients with demonstrated disturbances in the posture control system. J Clin Exp Neuropsychol 1997;19:838–49.

32. Rubin AM, Woolley SM, Dailey VM, et al. Postural stability following mild head or whiplash injuries. Am J Otol 1995;16:216–21.

33. Tjell C, Rosenhall U. Smooth pursuit neck torsion test: a specific test for cervical dizziness. Am J Otol 1998;19:76–81.

34. Heikkila H, Astrom PG. Cervicocephalic kinesthetic sensibility in patients with whiplash injury. Scand J Rehabil Med 1996;28:133–8.

35. Treleaven J. Dizziness handicap inventory (DHI). Aust J Physiother 2006;52:67.

36. Herdman S, Clendaniel RA. Vestibular rehabilitation. 4th ed. Philadelphia: Davis Company; 2014.

37. Thomas LC. Cervical arterial dissection: an overview and implications for manipulative therapy practice. Man Ther 2016;21:2–9.

38. Panjabi MM, Cholewicki J, Nibu K, et al. Mechanism of whiplash injury. Clin Biomech (Bristol, Avon) 1998;13:239–49.

39. Endo K, Ichimaru K, Komagata M, et al. Cervical vertigo and dizziness after whiplash injury. Eur Spine J 2006;15:886–90.

40. Cagnie B, Barbaix E, Vinck E, et al. Atherosclerosis in the vertebral artery: an intrinsic risk factor in the use of spinal manipulation? Surg Radiol Anat 2006;28:129–34.

41. Cagnie B, Barbaix E, Vinck E, et al. Extrinsic risk factors for compromised blood flow in the vertebral artery: anatomical observations of the transverse foramina from C3 to C7. Surg Radiol Anat 2005;27:312–16.

42. Michaud TC. Uneventful upper cervical manipulation in the presence of a damaged vertebral artery. J Manipulative Physiol Ther 2002;25:472–83.

43. Arnold C, Bourassa R, Langer T, Stoneham G. Doppler studies evaluating the effect of a physical therapy screening protocol on vertebral artery blood flow. Man Ther 2004;9:13–21.

44. Thompson L, Rivett D, Bolton P, editors. Changes in vertebral artery blood flow during neck rotation. Musculoskeletal Physiotherapy Australia 13th Biennial conference. Sydney Australia: 2003.

45. Robertson JJ, Koyfman A. Cervical artery dissections: a review. J Emerg Med 2016;51:508–17.

46. Sheikh HU. Headache in intracranial and cervical artery dissections. Curr Pain Headache Rep 2016;20:8.

47. Mawet J, Debette S, Bousser MG, et al. The link between migraine, reversible cerebral vasoconstriction syndrome and cervical artery dissection. Headache 2016;56:645–56.

48. Thomas LC, Rivett DA, Attia JR, et al. Risk factors and clinical features of craniocervical arterial dissection. Man Ther 2011;16:351–6.

49. Kloen P, Patterson JD, Wintman BI, et al. Closed cervical spine trauma associated with bilateral vertebral artery injuries. Arch Orthop Trauma Surg 1999;119:478–81.

50. Biffl WL, Moore EE, Elliott JP, et al. The devastating potential of blunt vertebral arterial injuries. Ann Surg 2000;231:672–81.

51. Thomas LC. Cervical arterial dissection: an overview and implications for manipulative therapy practice. Man Ther 2016;21:2–9.

52. Thomas LC, Rivett DA, Attia JR, et al. Risk factors and clinical presentation of cervical arterial dissection: preliminary results of a prospective case-control study. J Orthop Sports Phys Ther 2015;45:503–11.

53. Fukuhara K, Ogata T, Ouma S, et al. Impact of initial symptoms for accurate diagnosis of vertebral artery dissection. Int J Stroke 2015;10:30–3.

54. Taylor AE, Cox CA, Mailis A. Persistent neuropsychological deficits following whiplash: evidence for chronic mild traumatic brain injury? Arch Phys Med Rehabil 1996;77:529–35.

55. Wenngren B, Pettersson K, Lowenhielm G, et al. Eye motility and auditory brainstem response dysfunction after whiplash injury. Acta Orthop Scand 2002;122:276–83.

56. Ellis MJ, Leddy JJ, Willer B. Physiological, vestibulo-ocular and cervicogenic post-concussion disorders: an evidence-based classification system with directions for treatment. Brain Inj 2015;29:238–48.

57. Marshall CM, Vernon H, Leddy JJ, et al. The role of the cervical spine in post-concussion syndrome. Phys Sportsmed 2015;43:274–84.

58. Schneider K, Meeuwisse WH, Nettel-Aguirre A, et al. Cervicovestibular physiotherapy in the treatment of individuals with persistent symptoms following sport related concussion: a randomised controlled trial. Br J Sports Med 2013;47:e1.

59. Schneider KJ. Sport-related concussion: optimizing treatment through evidence-informed practice. J Orthop Sports Phys Ther 2016;46:613–16.

60. Schneider KJ, Meeuwisse WH, Kang J, et al. Preseason reports of neck pain, dizziness, and headache as risk factors for concussion in male youth ice hockey players. Clin J Sport Med 2013;23:267–72.

61. Schneider KJ, Meeuwisse WH, Nettel-Aguirre A, et al. Cervicovestibular rehabilitation in sport-related concussion: a randomised controlled trial. Br J Sports Med 2014;48:1294–8.

62. Morganti LO, Salmito MC, Duarte JA, et al. Vestibular migraine: clinical and epidemiological aspects. Braz J Otorhinolaryngol 2016;82:397–402.

63. Lee JW, Jung JY, Chung YS, et al. Clinical manifestation and prognosis of vestibular migraine according to the vestibular function test results. Korean J Audiol 2013;17:18–22.

64. O'Connell Ferster AP, Priesol AJ, et al. The clinical manifestations of vestibular migraine: a review. Auris Nasus Larynx 2017;44:249–52.

65. Zhang YX, Kong QT, Chen JJ, et al. International Classification of Headache Disorders 3rd edn Beta-based field testing of vestibular migraine in China: demographic, clinical characteristics, audiometric findings and diagnosis statues. Cephalalgia 2016;36:240–8.

66. Lempert T, Olesen J, Furman J, et al. Vestibular migraine: diagnostic criteria. J Vestib Res 2012;22:167–72.

67. Grimm RJ. Inner ear injuries in whiplash. J Whiplash Relat Disord 2002;1:65–75.

68. Dispenza F, De Stefano A, Mathur N, et al. Benign paroxysmal positional vertigo following whiplash injury: a myth or a reality? Am J Otolaryngol 2011;32:376–80.

69. Toglia JU. Acute flexion-extension injury of neck - electronystagmographic study of 309 patients. Neurology 1976;26:808–14.

70. Chester JB. Whiplash, postural control, and the inner-ear. Spine 1991;16:716–20.

71. Hinoki M. Vertigo due to whiplash injury: a neuro-otological approach. Acta Otolaryngol 1975;419:9–29.

72. Geiger G, Aliyev RM. Whiplash injury as a function of the accident mechanism neuro-otological differential diagnostic findings. Unfallchirurg 2012;115:629–34.

73. Bhattacharyya N, Gubbels SP, Schwartz SR, et al. Clinical practice guideline: benign paroxysmal positional vertigo (update). Otolaryngol Head Neck Surg 2017;156:S1–47.

74. Fitzgerald DC. Persistent dizziness following head trauma and perilymphatic fistula. Arch Phys Med Rehabil 1995;76:1017–20.

75. Grimm RJ, Hemenway WG, Febray PR, et al. The perilymph fistula syndrome defined in mild head trauma. Acta Otolaryngol Suppl 1989;464:221–5.

76. Neff BA, Staab JP, Eggers SD, et al. Auditory and vestibular symptoms and chronic subjective dizziness in patients with Ménière's disease, vestibular migraine, and Ménière's disease

with concomitant vestibular migraine. Otol Neurotol 2012;33:1235–44.

77. Treleaven J, Takasaki H. Characteristics of visual disturbances reported by subjects with neck pain. Man Ther 2014;19:203–7.

78. Michiels S, Hallemans A, Van de Heyning P, et al. Measurement of cervical sensorimotor control: the reliability of a continuous linear movement test. Man Ther 2014;19:399–404.

79. Peng BG, Pang XD, Yang H. Chronic neck pain and episodic vertigo and tinnitus. Pain Med 2015;16:200–2.

80. Hunt AW, Mah K, Reed N, et al. Oculomotor-based vision assessment in mild traumatic brain injury: a systematic review. J Head Trauma Rehabil 2016;31:252–61.

81. Padula WV, Argyris S. Post trauma vision syndrome and visual midline shift syndrome. Neurorehabilitation 1996;6:165–71.

82. McDevitt J, Appiah-Kubi KO, Tierney R, et al. Vestibular and oculomotor assessments may increase accuracy of subacute concussion assessment. Int J Sports Med 2016;37:738–47.

83. Mork R, Bruenech JR, Thorud HMS. Effect of direct glare on orbicularis oculi and trapezius during computer reading. Optom Vis Sci 2016;93:738–49.

84. Richter HO, Banziger T, Abdi S, et al. Stabilization of gaze: a relationship between ciliary muscle contraction and trapezius muscle activity. Vision Res 2010;50:2559–69.

85. Thorud HMS, Helland M, Aaras A, et al. Eye-related pain induced by visually demanding computer work. Optom Vis Sci 2012;89:E452–64.

86. Choi MS, Shin SO, Yeon JY, et al. Clinical characteristics of labyrinthine concussion. Korean J Audiol 2013;17:13–17.

87. Michiels S, Van de Heyning P, Truijen S, et al. Does multi-modal cervical physical therapy improve tinnitus in patients with cervicogenic somatic tinnitus? Man Ther 2016;26:125–31.

88. Buergers R, Kleinjung T, Behr M, et al. Is there a link between tinnitus and temporomandibular disorders? J Prosthet Dent 2014;111:222–7.

89. Wrisley DM, Sparto PJ, Whitney SL, Furman J. Cervicogenic dizziness: a review of diagnosis and treatment. J Orthop Sports Phys Ther 2000;30:755–66.

90. Treleaven J, LowChoy N, Darnell R, et al. Comparison of sensorimotor disturbance between subjects with persistent whiplash-associated disorder and subjects with vestibular pathology associated with acoustic neuroma. Arch Phys Med Rehabil 2008;89:522–30.

91. Bracher ES, Almeida CI, Almeida RR, et al. A combined approach for the treatment of cervical vertigo. J Manipulative Physiol Ther 2000;23:96–100.

92. Karlberg M, Persson L, Magnusson M. Impaired postural control in patients with cervico-brachial pain. Acta Otolaryngol Suppl 1995;440–2.

93. Baloh R, Halmagyi G. Disorders of the vestibular system. New York: Oxford University Press; 1996.

94. Alpini D, Ciavarro GL, Andreoni G, et al. Evaluation of head-to-trunk control in whiplash patients using digital craniocorpography during a stepping test. Gait Posture 2005;22:308–16.

95. Hülse M, Holzl M. Vestibulospinal reflexes in patients with cervical disequilibrium ("the cervical staggering"). HNO 2000;48:295–301.

96. Reid SA, Callister R, Katekar MG, et al. Utility of a brief assessment tool developed from the dizziness handicap inventory to screen for cervicogenic dizziness: a case control study. Musculoskelet Sci Pract 2017;30:42–8.

97. Imai T, Higashi-Shingai K, Takimoto Y, et al. New scoring system of an interview for the diagnosis of benign paroxysmal positional vertigo. Acta Otolaryngol 2016;136:283–8.

98. Cohen JM, Bigal ME, Newman LC. Migraine and vestibular symptoms-identifying clinical features that predict "vestibular migraine." Headache 2011;51:1393–7.

99. Cohen JM, Newman LC, Bigal ME. Classifying vestibular migraine: demographics, associated features, and triggers. Cephalalgia 2009;29:162–3.

100. Leddy JJ, Baker JG, Merchant A, et al. Brain or strain? Symptoms alone do not distinguish physiologic concussion from cervical/vestibular injury. Clin J Sport Med 2015;25:237–42.

101. Kennedy E, Quinn D, Tumilty S, et al. Clinical characteristics and outcomes of treatment of the cervical spine in patients with persistent post-concussion symptoms: a retrospective analysis. Musculoskelet Sci Pract 2017;29:91–8.

102. Reid SA, Callister R, Katekar MG, et al. Effects of cervical spine manual therapy on range of motion, head repositioning, and balance in participants with cervicogenic dizziness: a randomized controlled trial. Arch Phys Med Rehabil 2014;95:1603–12.

103. L'Heureux-Lebeau B, Godbout A, Berbiche D, et al. Evaluation of paraclinical tests in the diagnosis of cervicogenic dizziness. Otol Neurotol 2014;35:1858–65.

104. Malmstrom EM, Karlberg M, Melander A, et al. Cervicogenic dizziness - musculoskeletal findings before and after treatment and long-term outcome. Disabil Rehabil 2007;29:1193–205.

105. Jull GA, O'Leary SP, Falla DL. Clinical assessment of the deep cervical flexor muscles: the craniocervical flexion test. J Manipulative Physiol Ther 2008;31:525–33.

106. Reneker JC, Moughiman MC, Cook CE. The diagnostic utility of clinical tests for differentiating between cervicogenic and other causes of dizziness after a sports-related concussion: an international delphi study. J Sci Med Sport 2015;18:366–72.

107. Yu LJ, Stokell R, Treleaven J. The effect of neck torsion on postural stability in subjects with persistent whiplash. Man Ther 2011;16:339–43.

108. Williams K, Tarmizi A, Treleaven J. Use of neck torsion as a specific test of neck related postural instability. Musculoskelet Sci Pract 2017;29:115–19.

109. Giffard P, Daly L, Treleaven J. Influence of neck torsion on near point convergence in subjects with idiopathic neck pain. Musculoskelet Sci Pract 2017;32:51–6.

110. Chen X, Treleaven J. The effect of neck torsion on joint position error in subjects with chronic neck pain. Man Ther 2013;18:562–7.

111. Chen XQ, Treleaven J. The effect of neck torsion on joint position error in subjects with chronic neck pain. Man Ther 2013;18:562–7.

112. Oosterveld WJ, Kortschot HW, Kingma GG, et al. Electronystagmographic findings following cervical whiplash injuries. Acta Otolaryngol 1991;111:201–5.

113. Norre ME. Cervical vertigo. Diagnostic and semiological problem with special emphasis upon "cervical nystagmus". Acta Otorhinolaryngol Belg 1987;41:436–52.

114. Mucha A, Collins MW, Elbin RJ, et al. A brief vestibular/ocular motor screening (voms) assessment to evaluate concussions preliminary findings. Am J Sports Med 2014;42:2479–86.

第十一章 头痛：颈部肌肉骨骼原因或病因的鉴别诊断

头痛是一种常见的疾病,不分年龄、性别或社会人口学特征等[1]。头痛会加重个人、社会和经济成本压力[1-3]。一直以来,物理治疗师长期专注于对颈源性头痛的治疗,这是一种继发于颈部肌肉骨骼系统疾病的头痛[4]。近年来,人们对原发性头痛、偏头痛和紧张性头痛(tension-type headache,TTH)越来越感兴趣,因为在这些头痛中常伴有颈痛。据统计,多达 60%~80% 的偏头痛患者和紧张性头痛患者自诉头痛伴有颈痛[5-8]。颈痛非常常见,一些学者甚至认为未来的全球疾病负担研究应将颈痛归属到头痛组而不是腰痛组[1],因为从病因上讲,许多颈痛是继发于头痛的[3]。此外,颈椎的手法治疗(整复、关节松动术、按摩)似乎是治疗偏头痛、紧张性头痛和颈源性头痛等常见复发性头痛最常用的非药物治疗方法[9]。因此,由头痛导致的颈痛与颈部肌肉骨骼系统功能障碍很可能是密切相关的。

显而易见,治疗应该做到"对症下药",比如曲坦类药物(triptans)适用于治疗偏头痛,但不适用于治疗颈源性头痛。但是,颈部整复和关节松动术等方法适用于治疗颈源性头痛。然而,当颈痛伴随原发性头痛(如偏头痛和紧张性头痛)时,这些方法是否依旧有效?本章重点讨论各种颈部肌肉骨骼疾病病因的鉴别诊断或引起各种头痛的病因,这些头痛类型是决定局部颈部治疗(如手法治疗和特定的运动治疗)在治疗各种头痛类型中是否有效的基础。

颈痛和头痛

颈痛是头痛的常见伴随症状。关键问题是:"颈痛伴头痛是否与颈部肌肉骨骼疾病有关?"认为疼痛部位就是疼痛的源头是不正确的,比如强烈的前臂疼痛可能是中枢性颈神经根病的症状,膝关节前部疼痛可能源于髋部。类似地,与头痛有关的颈痛可能存在局部或远处的根源。

头痛和颈痛关系的潜在机制涉及脑干三叉神经颈核区中颈部和三叉神经传入的汇聚点。上 3 对颈神经(C1、C2、C3)的伤害性传入及三叉神经的传入均汇聚到共同的二级神经元上[10]。该路径是双向的。它不仅解释了上 3 节颈段的伤害性感受如何将疼痛引入头部的额叶区域,而且也解释了在中枢敏化和对汇聚突触输入的兴奋性增强的情况下,三叉神经传入的伤害性感受如何引起颈痛[11-13]。

偏头痛是一种原发性头痛。这是一种尚未被完全了解的神经生物学疾病,但三叉神经血管系统的作用、疼痛通路敏化、中枢神经系统和神经传递都被认为是可能的机制。颈痛也是常见的,触诊颈部可能会产生头痛[14]。有报道称偏头痛患者存在颈部肌肉骨骼功能障碍[15,16],但同时也有证据表明颈痛是偏头痛症状的一部分,而不是局部颈部功能障碍的症状。当与偏头痛相关的颈痛对急性曲坦类药物疗法(acute triptan therapy)有反应时[17],意味着疼痛具有共同的潜在的病理生理学基础,而不是有单独的原因。有一项研究表明,偏头痛相关的颈痛是中枢敏化的生物标志[18],因为颈痛和偏头痛常常紧密相关。例如,颈痛强度与偏头痛严重程度有关,颈痛和恶心随着偏头痛严重程度的增加而增加[6],颈痛预示着偏头痛相关的功能障碍,颈痛程度越高偏头痛的治疗抵抗性(treatment resistant)越强[19]。偏头痛患者可能不会自动地将颈痛与刚开始发作的头痛联系起来[20]，这导致他们经常会延迟服药[21]。有研究表明，在一开始有颈痛体征时就服药，偏头痛能够得到更好的控制[18]。

因此，颈痛可能是偏头痛复杂症状的一部分，与任何局部颈部肌肉骨骼疾病都无关。当然这与一些研究中偏头痛患者未发现颈部骨骼肌肉损伤的结果相吻合[22-29]。这也符合以下证据，即直接针对颈部的手法治疗和其他局部治疗对头痛频率、强度或偏头痛病程没有实质性影响[30-32]。

然而，颈痛障碍和功能障碍的患病率似乎随着偏头痛的慢性发作而增加[6,33]。目前国际头痛分类（International Headache Classification, ICHD Ⅲ）[34]中的慢性偏头痛分类也可能在颈部肌肉骨骼功能障碍和偏头痛之间的关系方面出现混淆。慢性偏头痛被定义为"每月15天或以上，持续3个月以上的头痛，其特征是每月至少有8天存在偏头痛"（ICHD Ⅲ第650页）。这意味着，一个被诊断为慢性偏头痛的人每月可能有8次偏头痛和7次或7次以上的颈源性头痛，这可以导致任何与慢性偏头痛相关的颈部肌肉骨骼症状。偏头痛和颈源性头痛之间已经存在公认的症状重叠，这可能会增加诊断混淆[35]。因此，在病史采集的时候需要注意梳理潜在的不同头痛类型，否则，关于颈部肌肉骨骼功能障碍在偏头痛中的作用的结论可能会有错误。

颈痛和颈部肌肉骨骼功能障碍在紧张性头痛中的作用也存在同样的问题。紧张性头痛的发病机制尚不清楚。虽然紧张性头痛在 ICHD Ⅲ 中被归类为原发性头痛，但中枢和外周机制都可能起作用，这表明它可能是原发性或继发性头痛，或两者兼而有之[34]。紧张性头痛在病因或原因上可能存在多样性，这是鉴别诊断的最大挑战。有学者将紧张性头痛和颈部肌肉骨骼功能障碍一样归类为颈源性头痛[36]，也有学者认为颈部肌肉中存在触发点是颈源性头痛的指征[37]，还有学者认为颈源性肌肉骨骼功能障碍与紧张性头痛之间没有联系[26,29]。与偏头痛相似，当紧张性头痛被归类为慢性（每月超过15天头痛）时，只需要每月存在8次头痛即可符合紧张性头痛标准[34]，这意味着慢性紧张性头

痛可能是头痛的症状之一。有证据表明，手法治疗和其他物理治疗可能有助于缓解紧张性头痛[38,39]，但在许多研究中，当对治疗颈源性头痛的治疗有效时，很难确定该头痛类型（尽管它被命名为紧张性头痛）确实就是紧张性头痛。导致紧张性头痛的原因和因素的潜在异质性表明，需要对颈部区域进行熟练的临床检查，以确定颈部肌肉骨骼功能障碍在个体紧张性头痛表现中是否存在作用。

颈痛是颈源性头痛的一个重要特征，也是颈源性头痛的一个分类标准[34,40]。与大多数其他类型的头痛不同，颈源性头痛的主要特征是颈痛。典型的是，疼痛开始于颈部，一旦形成，头痛也就开始了[41]。颈痛与颈部肌肉骨骼功能障碍直接相关。颈部活动受限和症状性上颈椎关节功能障碍（进行麻醉关节阻滞或背支内侧支阻滞可减轻疼痛）是分类标准。颈源性头痛被归类为继发性头痛，直接归因于颈部肌肉骨骼功能障碍，已经证明传统的治疗方法对颈部肌肉骨骼功能障碍是有帮助的[39,42-45]。

如果颈部肌肉骨骼功能障碍与一种头痛类型，即颈源性头痛有关，那就很简单了，但事实并不是那么简单。颈部肌肉骨骼功能障碍在偏头痛和紧张性头痛的病因、促进因素及并发症中的作用尚待确定。颈部肌肉骨骼功能障碍也可能导致其他类型的头痛，如与颅下颌功能障碍和脑震荡相关的头痛[46-48]，而且是老年人头痛的常见共同特征[8]。混合性头痛是常见的。根据慢性偏头痛和紧张性头痛的定义，患者可能同时患有2种不同类型的头痛。颈痛的原因可能比单纯的颈源性头痛关系更复杂。挪威人群纵向队列研究发现，慢性肌肉骨骼疾病（颈椎、腰椎和四肢疼痛）的发展与慢性日常头痛的发展之间存在双向关系。慢性肌肉骨骼疾病的患者患慢性头痛的可能性几乎是正常人的2倍，反之亦然[49]。作者总结说，中枢神经系统敏化、心理倾向、降低疼痛应对技能或遗传易感性共同的潜在机制可能是这些关系的基础。

与头痛相关的颈痛可能有局部或远处的来源。这就要求临床医务人员对头痛患者进行有效的临床检查。重要的是要了解患者对病史、发病情况、时间模式和头痛形式的描述，并确定病史是

否匹配特定头痛类型的分类标准，或有可能暗示混合其他头痛类型的异常特征。从所有相关的颈痛的角度来看，为了确定每个颈部肌肉骨骼功能障碍存在与否及其可比性，对颈部区域进行熟练的体格检查是必要的。

什么是颈部肌肉骨骼功能障碍？

关于需要明确存在哪些颈部肌肉骨骼损伤，才能说明颈部肌肉骨骼损伤在特定头痛类型中具有致病、促发因素或共病作用，在关于头痛的文献中几乎没有一致性的结论。

颈源性头痛的病因有以下几种可能。早期易患因素有：颈交感神经刺激、颈源性偏头痛、颈椎椎间盘病[50]及颈神经根功能紊乱[51-54]。20世纪60年代以后的研究证实，最常见的原因来自上颈椎关节（C0-3）的牵涉痛，其中C1-2和C2-3节段是好发部位[55-58]，目前还不能排除其他节段。关于手术对头痛缓解的报道并不罕见[59]。对疼痛的上颈椎关节进行影像学检查通常不会显示任何相关的病理变化，尤其是在中青年患者中。然而，使用骨单光子发射计算机断层扫描或计算机断层摄影术在中老年颈源性头痛患者的影像学上明显可见骨性关节炎[60]。在晚期骨性关节炎中，C2颈神经根病是颈源性头痛的病因[61]。

上3对颈神经支配的所有结构都能通过三叉神经颈核的共同神经元将疼痛传入头部。尽管如此，根据颈源性头痛的分类标准[34,40]，关节功能障碍和运动障碍仍是诊断颈源性头痛或颈椎在头痛中作用的基础。疼痛性关节功能障碍不是孤立发生的，而是与神经肌肉系统的变化有关。神经系统和感觉运动系统的异常也可能导致疼痛综合征。问题是："哪些损伤可以证实颈部肌肉骨骼病变是导致头痛的根本原因？"

骨关节系统

颈源性头痛的分类标准包括颈椎活动减少、麻醉颈椎关节或神经阻滞后可缓解头痛[34,40]，许多研究调查了头痛中的颈部肌肉骨骼障碍，包括颈椎活动范围的测量[15,23,26,29,62,63]。在所有年龄段的颈源性头痛患者中都发现其颈椎活动范围减少，而且颈椎屈曲-旋转试验已被证明可有效识别与C1-2节段功能障碍有关的头痛[8,26,28,29,63-66]。

颈源性头痛的第2个诊断标准是上颈椎关节功能障碍。影像学检查通常不能提供足够的信息，而手法检查是一种安全的临床辅助方法，但手法检查并非没有争议。当问题和临床决策仅是简单地确定一个人是否患有症状性上颈椎关节功能障碍时，事实证明它是一种有效且有价值的检查技术[26,28,66-71]。值得注意的是，通过触诊检查颈部结构（无论是骨骼还是肌肉）以再现头痛并不一定是颈部病变的阳性体征[14]。中枢神经系统在偏头痛和紧张性头痛中都是致敏的，外界伤害性刺激进入致敏系统可能会加重头痛。单纯颈部压痛不能作为颈源性头痛的阳性体征。当临床医务人员通过手法检查发现颈部关节活动范围改变、对运动诱发的抵抗力改变和疼痛重现时，则认为是关节功能障碍。手法检查必须熟练。拇指和其余手指的接触不能引起患者不适或疼痛，否则会影响诊断。手法检查不熟练可能会导致假阳性的结果。

神经肌肉系统

肌肉功能的改变是对疼痛性关节功能障碍的反应，包括运动控制的改变以及肌力和耐力的降低。到目前为止，记录在案的颈源性头痛的变化包括：颅颈屈曲试验测量的屈曲肌肉的激活模式改变（深层屈肌激活减少和浅层屈肌激活增强）；头屈肌、颈屈肌和颈伸肌的肌力和耐力降低[22,24,26,28,72]。偏头痛患者未显示紧张性头痛中肌肉活动模式的改变或颅颈屈肌、颈屈肌和颈伸肌的肌力降低[26,74]。一项研究报道了偏头痛患者的颅颈屈曲试验与对照组存在差异，但颅颈屈曲试验记录的平均值（26mmHg）在对照组范围之内[16]。肌肉功能的改变尚未在紧张性头痛中得到证实[22,26,73]。一项关于紧张性头痛的小型研究显示，40%的受试者在颅颈屈曲试验中的表现较差[75]。一项偏头痛[76]和一项紧张性头痛[77]的研究证实了颈伸肌肌力降低，但颈屈肌的肌力未降低。颈伸肌的肌力减弱，但颈屈肌无任何肌力或耐力不足，这并不是颈部肌肉骨骼疾病的典型表现。这些发现可能反映了在试验过程中施加抗阻时的疼痛抑制,因为这 2 种头痛都伴有明显的颅周压痛。

　　部分学者认为肌肉触发点属于原发性颈部肌肉骨骼功能障碍[37,78,79]。然而,在偏头痛和紧张性头痛以及非肌肉骨骼疾病(如癌性疼痛、内脏痛和慢性前列腺炎)中也可能存在触发点[62,78,80-85]。也许触发点更应该被认为是肌肉对各种原因引起的疼痛状态的继发反应。触发点的存在不能确定或鉴别颈源性头痛。关于头痛,大多数触发点的研究是围绕紧张性头痛进行的。

　　在偏头痛患者中观察到颈部肌肉骨骼活动的变化并不奇怪[76,82,86]。这很可能是对疼痛的反应,而不是对原发性颈部肌肉骨骼功能障碍的反应,总体而言,这是偏头痛患者存在颈部肌肉骨骼功能障碍的证据。虽然关于上颈椎旋转时僵硬特征的生物力学研究显示偏头痛患者、紧张性头痛患者和对照组之间没有差异,但这些全身肌肉紧张的情况可能是头痛伴随颈部僵硬感觉的基础[87]。

姿势

　　静态姿势,特别是头前伸姿势的角度已被测量,并且确定为颈部肌肉骨骼功能障碍的指征。但该姿势与颈痛障碍的相关性仍存在分歧,因为有关静态头前伸姿势和颈痛疾病(包括颈源性头痛)之间关系的研究也存在分歧[28,72,88]。头前伸姿势虽不是偏头痛的特征[15,28,79],但在某些慢性紧张性头痛中常见,偶尔也见于发作性紧张性头痛中,然而头前伸姿势与头痛的频率、强度或持续时间无关[62,75,78,89]。静态头前伸姿势并不总是与颈肌肉骨骼疾病有关,因此它不是一个衡量引起颈部肌肉骨骼系统疾病或引起头痛的指标。然而,越来越多的证据表明工作时采取头前伸姿势与颈痛之间存在相关性[90-92],但是这种功能性姿势在偏头痛、紧张性头痛或真正的颈源性头痛中尚未得到证实。

神经系统

　　颈深部肌肉与硬脊膜之间存在解剖联系[93],上颈椎和枕下肌肉的运动可以使该区域的硬脊膜移动。该区域的硬脊膜被上 3 对颈神经支配。如果硬脊膜变得易激惹并且对运动敏感(如来自附近的关节发炎)或可延展性降低,则它有可能引起头痛,成为"颈源性头痛"。关于颈源性头痛或其他类型头痛的神经组织机械性敏化的研究很少[28,44,94,95]。初步证据表明,神经组织机械性敏化最多可导致 8% ~10% 的颈源性头痛[28,44],神经组织机械性敏化的低发生率导致它不能作为确定颈痛病因的特征。

感觉运动功能障碍

　　第六章和第十章详细讨论了感觉运动控制和感觉运动功能障碍的鉴别,如本体感觉和平衡障碍。感觉运动功能障碍在颈椎病中并不少见,尤其是在出现头晕和不稳定症状时。在一项颈源性头痛的研究中,约 30% 的受试者报告有轻度头痛或头晕[44]。然而,感觉运动功能障碍并非颈部肌肉骨骼疾病所独有,它们也可能是脑震荡后头痛[96]和偏头痛的一个特征,特别是前庭性偏头痛,最近的一项研究报道约 21% 的偏头痛患者有前庭性偏头痛[97,98]。紧张性头痛和颈源性头痛的感觉运动功能障碍是不同的[99-101],但是这方面的研究很少。感觉运动控制中的症状和障碍并非颈源性头痛独有,因此不能作为鉴别颈源性头痛的特征。尽管如此,未来仍有可能出现鉴别与颈椎相关的感觉运动控制障碍的措施。

颈部肌肉骨骼功能障碍的定义

　　我们回到之前的问题上,目前需要明确存在哪些颈部肌肉骨骼损伤,才能表明颈部肌肉骨骼疾病的原因或其在头痛中的作用。颈椎活动范围或肌力下降是颈源性头痛的特征,但对个体患者的鉴别诊断没有帮助。每个指标都受年龄和性别的影响,除屈曲 – 旋转试验外[25],颈椎关节活动范围或肌力没有异常临界值来提示什么是"正常"或"功能障碍"。在临床实践中,临床医务人员不会单凭一个特征做出决定,相反,临床推理决策会基于功能障碍模式。颈源性头痛患者的肌肉骨骼特征是关节活动范围减少、上颈椎关节功能障碍和神经肌肉功能障碍。事实上,这些特征已经被证明对鉴别颈部肌肉骨骼源性头痛具有特异性和敏感性(即区分颈源性头痛与偏头痛和紧张性头痛)[22,26]。

颈椎活动范围减少（如屈曲－旋转试验[25,63]、伸展旋转试验[11]）、上颈椎关节功能障碍和颈椎肌肉功能不良是颈部肌肉骨骼功能障碍的基本特征。如果与头痛相关的颈痛是由颈部肌肉骨骼引起的，则应出现上述特征。

头痛中的颈部肌肉骨骼功能障碍：临床决策

颈部肌肉骨骼疾病是颈源性头痛的主要原因。然而，颈部肌肉骨骼功能障碍也可能存在于其他类型的头痛中，如颅颌功能障碍相关的头痛、脑震荡相关的头痛、混合性头痛和慢性偏头痛或紧张性头痛。

临床检查、头痛病史和症状变化以及体格检查在鉴别诊断中具有相当重要的意义。无论是否存在颈部肌肉骨骼功能障碍模式（关节活动范围减少、上颈椎关节功能障碍和神经肌肉功能障碍），都应该首先从颈部肌肉骨骼角度考虑决策。如果不存在以上模式，颈痛则更可能是头痛复杂症状的表现之一。如果存在颈部肌肉骨骼功能障碍的模式，则需要判断：①它是否是原发性的致病原因（头痛病史、症状和功能障碍程度的模式是否与颈源性头痛的分类相匹配）；②诱发作用（如颈部肌肉骨骼功能障碍的程度与头痛强度和频率的病史是否匹配）；③共病作用（即颈痛及其相关颈部肌肉骨骼功能障碍的行为与头痛的相关性是否一致）（图11.1）。治疗决策和疾病预后都是基于这些判断考虑的。

总结

颈痛通常伴随头痛出现。如果要进一步了解颈部肌肉骨骼疾病在颈源性头痛和其他头痛类型中的作用，并为患者提供适当的治疗，就必须知道这种颈痛是否与局部颈部肌肉骨骼原因有关，或只是头痛复杂症状的一部分。

颈部肌肉骨骼疾病显然与颈源性头痛（或与颈部相关的头痛）有关，但关于颈部肌肉骨骼功能障碍与偏头痛和紧张性头痛之间的关系，目前仍存在分歧。这种不确定性可能是由几个方面造成的，其中包括单一体征的相关性。目前文献中的另一个问题是头痛群体的纳入标准通常被描述为"根据ICHD Ⅲ分类标准"或"由神经科医师诊断"，但没有提供头痛特征的细节以确保研究人群中分类的"一致性"[102]。因此，当一项研究报道偏头痛或紧张性头痛患者颈椎活动范围减少时，结果是存在不确定性的，因为偏头痛和颈源性头痛之间的诊断可能存在混淆[20,35]，而且慢性偏头痛或紧张性头痛可能包括每月7天或7天以

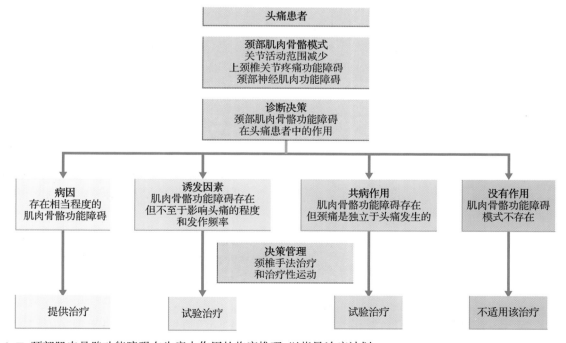

图 11.1 ■ 颈部肌肉骨骼功能障碍在头痛中作用的临床推理，以指导治疗计划

上的第 2 种头痛类型[34]。因此，未来研究不同头痛类型的颈部肌肉骨骼功能障碍的 2 个重要标准是：①确认研究人群；②确认颈部肌肉骨骼功能的所有关键决定因素（即关节活动范围减少、上颈椎关节功能障碍和神经肌肉功能障碍）是否存在。

　　这些建议也适用于临床试验的入选标准。颈椎手法治疗结合特定训练的治疗方法已成功用于颈源性头痛的治疗。当颈部肌肉骨骼功能障碍是头痛的明显"诱因"时，这些方法也会对其有所帮助[103]。然而，使用这些方法治疗与局部关节和神经肌肉功能障碍无关的头痛与颈痛时则缺乏理论依据，并且可能缺乏其有效性证据。但这并不意味着没有任何颈椎关节或神经肌肉功能障碍的偏头痛和紧张性头痛患者不能从多元化治疗手段（如颈部治疗、放松指导、疼痛应对方法和生活方式建议）中获益，但这种多元化治疗手段有着不同的理论基础。

　　需要在临床实践中进行更多的研究和批判性思考，以更好地理解颈部肌肉骨骼功能障碍在各种头痛类型中的作用。未来的临床试验需要评估颈椎管理方法的益处，当他们明确地理清作为颈部肌肉骨骼功能障碍的病因、诱发因素或共病作用时，这些针对头痛的治疗效益才能被充分理解。

（李晓刚译，王伟铭、张志杰、廖麟荣、王于领审）

参考文献

1. Vos T, Barber R, Bell B, et al. Global, regional, and national incidence, prevalence, and years lived with disability for 301 acute and chronic diseases and injuries in 188 countries, 1990-2013: a systematic analysis for the Global Burden of Disease Study 2013. Lancet 2015;386:743–800.
2. Linde M, Gustavsson A, Stovner L, et al. The cost of headache disorders in Europe: the Eurolight project. Eur J Neurol 2012;19:703–11.
3. Steiner T, Stovner L, Vos T. GBD 2015: migraine is the third cause of disability in under 50s. J Headache Pain 2016;17:104.
4. Sjaastad O, Saunte C, Hovdahl H, et al. "Cervicogenic" headache. An hypothesis. Cephalalgia 1983;3:249–56.
5. Ashina S, Bendtsen L, Lyngberg A, et al. Prevalence of neck pain in migraine and tension-type headache: a population study. Cephalalgia 2015;35:211–19.
6. Calhoun A, Ford S, Millen C, et al. The prevalence of neck pain in migraine. Headache 2010;50:1273–7.
7. Landgraf M, Kries Rv, Heinen F, et al. Self-reported neck and shoulder pain in adolescents is associated with episodic and chronic migraine. Cephalalgia 2016;36:807–11.
8. Uthaikhup S, Sterling M, Jull G. Cervical musculoskeletal impairment is common in elders with headache. Man Ther

9. Moore C, Sibbritt D, Adams J. A critical review of manual therapy use for headache disorders: prevalence, profiles, motivations, communication and self-reported effectiveness. BMC Neurol 2017;17:61.
10. Bogduk N, Govind J. Cervicogenic headache: an assessment of the evidence on clinical diagnosis, invasive tests, and treatment. Lancet Neurol 2009;8:959–68.
11. Bartsch T. Migraine and the neck: new insights from basic data. Curr Pain Headache Rep 2005;9:191–6.
12. Bartsch T, Goadsby P. The trigeminocervical complex and migraine: current concepts and synthesis. Curr Pain Headache Rep 2003;7:371–6.
13. Bartsch T, Goadsby PJ. Anatomy and physiology of pain referral patterns in primary and cervicogenic headache disorders. Headache Curr 2005;2:42–8.
14. Watson D, Drummond P. Head pain referral during examination of the neck in migraine and tension-type headache. Headache 2012;52:1226–35.
15. Ferracini G, Florencio L, Dach F, et al. Musculoskeletal disorders of the upper cervical spine in women with episodic or chronic migraine. Eur J Phys Rehabil 2017;53:342–50.
16. Luedtke K, Stark W, May A. Musculoskeletal dysfunction in migraine patients. Cephalalgia 2018;38:865–75.
17. Kaniecki R. Migraine and tension-type headache: an assessment of challenges in diagnosis. Neurology 2002;58:S15–20.
18. Calhoun A, Ford S. Double-blind, placebo-controlled, crossover study of early-intervention with sumatriptan 85/naproxen sodium 500 in (truly) episodic migraine: what's neck pain got to do with it? Postgrad Med 2014;126:86–90.
19. Ford S, Calhoun A, Kahn K, et al. Predictors of disability in migraineurs referred to a tertiary clinic: neck pain, headache characteristics, and coping behaviors. Headache 2008;48:523–8.
20. Viana M, Sances G, Terrazzino S, et al. When cervical pain is actually migraine: an observational study in 207 patients. Cephalalgia 2018;38:383–8.
21. Calhoun A, Ford S, Pruitt A. Presence of neck pain may delay migraine treatment. Postgrad Med 2011;123:163–8.
22. Amiri M, Jull G, Bullock-Saxton J, et al. Cervical musculoskeletal impairment in frequent intermittent headache. Part 2: subjects with multiple headaches. Cephalalgia 2007;27:891–8.
23. Bevilaqua-Grossi D, Pegoretti K, Goncalves M, et al. Cervical mobility in women with migraine. Headache 2009;49:726–31.
24. Dumas JP, Arsenault AB, Boudreau G, et al. Physical impairments in cervicogenic headache: traumatic vs. non-traumatic onset. Cephalalgia 2001;21:884–93.
25. Hall T, Briffa K, Hopper D, et al. Comparative analysis and diagnostic accuracy of the cervical flexion-rotation test. J Headache Pain 2010;11:391–7.
26. Jull G, Amiri M, Bullock-Saxton J, et al. Cervical musculoskeletal impairment in frequent intermittent headache. Part 1: subjects with single headaches. Cephalalgia 2007;27:793–802.
27. Robertson BA, Morris M. The role of cervical dysfunction in migraine: a systematic review. Cephalalgia 2008;28:474–83.
28. Zito G, Jull G, Story I. Clinical tests of musculoskeletal dysfunction in the diagnosis of cervicogenic headache. Man Ther 2006;11:118–29.
29. Zwart JA. Neck mobility in different headache disorders. Headache 1997;37:6–11.
30. Bevilaqua-Grossi D, Gonçalves M, Carvalho G, et al. Additional effects of a physical therapy protocol on headache frequency, pressure pain threshold, and improvement perception in patients with migraine and associated neck pain: a randomized controlled trial. Arch Phys Med Rehabil 2016;97:866–74.
31. Chaibi A, Tuchin P, Russell M. Manual therapies for migraine: a systematic review. J Headache Pain 2011;12:127–33.
32. Chaibi A, Benth J, Tuchin P, et al. Chiropractic spinal manipula-

tive therapy for migraine: a three-armed, single-blinded, placebo, randomized controlled trial. Eur J Neurol 2017;24:143–53.

33. Florencio L, Chaves T, Carvalho G, et al. Neck pain disability is related to the frequency of migraine attacks: a cross-sectional study. Headache 2014;54:1203–10.

34. Headache Classification Subcommittee of the International Headache Society. The International Classification of Headache Disorders 3rd Edn. Cephalalgia 2013;33:629–808.

35. Yi X, Cook A, Hamill-Ruth R, et al. Cervicogenic headache in patients with presumed migraine: missed diagnosis or misdiagnosis? J Pain 2005;6:700–3.

36. Castien R, Blankenstein A, Windt Dvd, et al. The working mechanism of manual therapy in participants with chronic tension-type headache. J Orthop Sports Phys Ther 2013;43:693–9.

37. Abboud J, Marchand A, Sorra K, et al. Musculoskeletal physical outcome measures in individuals with tension-type headache: a scoping review. Cephalalgia 2013;33:1319–36.

38. Chaibi A, Russell M. Manual therapies for primary chronic headaches: a systematic review of randomized controlled trials. J Headache Pain 2014;15:67.

39. Varatharajan S, Ferguson B, Chrobak K, et al. Are non-invasive interventions effective for the management of headaches associated with neck pain? An update of the Bone and Joint Decade Task Force on Neck Pain and Its Associated Disorders by the Ontario Protocol for Traffic Injury Management (OPTIMa) Collaboration. Eur Spine J 2016;25:1971–99.

40. Sjaastad O, Fredriksen TA, Pfaffenrath V. Cervicogenic headache: diagnostic criteria. The Cervicogenic Headache International Study Group. Headache 1998;38:442–5.

41. Sjaastad O, Fredriksen TA, Sand T. The localisation of the initial pain of attack: a comparison between classic migraine and cervicogenic headache. Funct Neurol 1989;4:73–8.

42. Chaibi A, Russell M. Manual therapies for cervicogenic headache: a systematic review. J Headache Pain 2012;13:351–9.

43. Hall T, Chan HT, Christensen L, et al. Efficacy of a C1-C2 self-sustained natural apophyseal glide (SNAG) in the management of cervicogenic headache. J Orthop Sports Phys Ther 2007;37:100–7.

44. Jull G, Trott P, Potter H, et al. A randomized controlled trial of exercise and manipulative therapy for cervicogenic headache. Spine 2002;27:1835–43.

45. Ylinen J, Nikander R, Nykänen M, et al. Effect of neck exercises on cervicogenic headache: a randomised controlled trial. J Rehabil Med 2010;42:344–9.

46. Finkel A, Ivins B, Yerry J, et al. Which matters more? A retrospective cohort study of headache characteristics and diagnosis type in soldiers with mTBI/Concussion. Headache 2017;57:719–28.

47. Kennedy E, Quinn D, Tumilty S, et al. Clinical characteristics and outcomes of treatment of the cervical spine in patients with persistent post-concussion symptoms: a retrospective analysis. Musculoskelet Sci Pract 2017;29:91–8.

48. von Piekartz H, Pudelko A, Danzeisen M, et al. Do subjects with acute/subacute temporomandibular disorder have associated cervical impairments: a cross-sectional study. Man Ther 2016;26:208–15.

49. Hagen K, Linde M, Steiner T, et al. The bidirectional relationship between headache and chronic musculoskeletal complaints: an 11-year follow-up in the Nord-Trøndelag Health Study (HUNT). Eur J Neurol 2012;19:1447–54.

50. Bogduk N, Lambert G, Duckworth J. The anatomy and physiology of the vertebral nerve in relation to cervical migraine. Cephalalgia 1981;1:11–24.

51. Barré M. Sur un syndrome sympatique cervical posterieur et sa cause frequente: l'arthrite cervicale. Rev Neurol 1926;33:1246–8.

52. Bärtschi-Rochaix W. Migraine cervicale, das encephale syndrome nach Halswirbeltrauma. Bern: Huber; 1949.

53. Hunter C, Mayfield F. Role of the upper cervical roots in the production of pain in the head. Am J Surg 1949;48:743–51.

54. Raney A, Raney R. Headache: a common symptom of cervical disc lesions. Report of cases. Arch Neurol Psychiatr 1948;59:603–21.

55. Bogduk N, Marsland A. On the concept of third occipital headache. J Neurol Neurosurg Psychiatry 1986;49:775–80.

56. Bogduk N, Marsland A. The cervical zygapophysial joints as a source of neck pain. Spine 1988;13:610–17.

57. Ehni G, Benner B. Occipital neuralgia and C_1-C_2 arthrosis. New Engl J Med 1984;310:127.

58. Trevor-Jones R. Osteoarthritis of the paravertebral joints of the second and third cervical vertebrae as a cause of occipital headache. S Afr Med J 1964;38:392–4.

59. Liu J, Cadena G, Panchal R, et al. Relief of cervicogenic headaches after single-level and multilevel anterior cervical diskectomy: a 5-year post hoc analysis. Global Spine J 2016;6:563–70.

60. Russo V, Duits A, Dhawan R, et al. Joint arthropathy at the craniovertebral junction. Scintigraphic patterns on bone SPECT/CT. Br J Neurosurg 2017;31:45–9.

61. Fujiwara Y, Izumi B, Fujiwara M, et al. C2 spondylotic radiculopathy: the nerve root impingement mechanism investigated by para-sagittal CT/MRI, dynamic rotational CT, intraoperative microscopic findings, and treated by microscopic posterior foraminotomy. Eur Spine J 2017;26:1073–81.

62. Fernández-de-Las-Peñas C, Cuadrado M, Pareja J. Myofascial trigger points, neck mobility, and forward head posture in episodic tension-type headache. Headache 2007;47:662–72.

63. Hall T, Robinson K, Fujinawa O, et al. Intertester reliability and diagnostic validity of the cervical flexion-rotation test. J Manipulative Physiol Ther 2008;31:293–300.

64. Budelmann K, Piekartz Hv, Hall T. Is there a difference in head posture and cervical spine movement in children with and without pediatric headache? Eur J Pediatr 2013;172:1349–56.

65. Hall T, Briffa K, Hopper D, et al. The relationship between cervicogenic headache and impairment determined by the flexion-rotation test. J Manipulative Physiol Ther 2010;33:666–71.

66. Rubio-Ochoa J, Benítez-Martínez J, Lluch E, et al. Physical examination tests for screening and diagnosis of cervicogenic headache: a systematic review. Man Ther 2016;21:35–40.

67. Gijsberts TJ, Duquet W, Stoekart R, et al. Pain-provocation tests for C0-4 as a tool in the diagnosis of cervicogenic headache. Cephalalgia 1999;19:436.

68. Hall T, Briffa K, Hopper D, et al. Reliability of manual examination and frequency of symptomatic cervical motion segment dysfunction in cervicogenic headache. Man Ther 2010;15:542–6.

69. Howard P, Behrns W, Martino M, et al. Manual examination in the diagnosis of cervicogenic headache: a systematic literature review. J Man Manip Ther 2015;23:210–18.

70. Jull G, Bogduk N, Marsland A. The accuracy of manual diagnosis for cervical zygapophysial joint pain syndromes. Med J Aust 1988;148:233–6.

71. Schneider G, Jull G, Thomas K, et al. Derivation of a clinical decision guide in the diagnosis of cervical facet joint pain. Arch Phys Med Rehabil 2014;95:1695–701.

72. Watson DH, Trott PH. Cervical headache: an investigation of natural head posture and upper cervical flexor muscle performance. Cephalalgia 1993;13:272–84.

73. Wanderley D, Filho AM, Neto JC, et al. Analysis of dimensions, activation and median frequency of cervical flexor muscles in young women with migraine or tension-type headache. Braz J Phys Ther 2015;19:243–50.

74. Horwitz S, Stewart A. An exploratory study to determine the relationship between cervical dysfunction and perimenstrual migraines. Physiother Can 2015;67:30–8.

75. Fernandez-de-las-Penas C, Perez-de-Heredia M, Molero-Sanchez A, et al. Performance of the craniocervical flexion test, forward

head posture, and headache clinical parameters in patients with chronic tension-type headache: a pilot study. J Orthop Sports Phys Ther 2007;37:33–9.

76. Florencio L, Oliveira Ad, Carvalho G, et al. Cervical muscle strength and muscle coactivation during isometric contractions in patients with migraine: a cross-sectional study. Headache 2015;55:1312–22.

77. Madsen B, Søgaard K, Andersen L, et al. Neck and shoulder muscle strength in patients with tension-type headache: a case-control study. Cephalalgia 2016;36:29–36.

78. Sohn J, Choi H, Lee S, et al. Differences in cervical musculoskeletal impairment between episodic and chronic tension-type headache. Cephalalgia 2010;30:1514–23.

79. Tali D, Menahem I, Vered E, et al. Upper cervical mobility, posture and myofascial trigger points in subjects with episodic migraine: case-control study. J Bodyw Mov Ther 2014;18:569–75.

80. Anderson R, Sawyer T, Wise D, et al. Painful myofascial trigger points and pain sites in men with chronic prostatitis/chronic pelvic pain syndrome. J Urol 2009;182:2753–8.

81. Ferracini G, Florencio F, Dach F, et al. Myofascial trigger points and migraine-related disability in women with episodic and chronic migraine. Clin J Pain 2017;33:109–15.

82. Florencio L, Ferracini G, Chaves T, et al. Active trigger points in the cervical musculature determine the altered activation of superficial neck and extensor muscles in women with migraine. Clin J Pain 2017;33:238–45.

83. Hasuo H, Ishihara T, Kanbara K, et al. Myofacial trigger points in advanced cancer patients. Indian J Palliat Care 2016; 22:80–4.

84. Huang Q, Liu L. Wet needling of myofascial trigger points in abdominal muscles for treatment of primary dysmenorrhoea. Acupunct Med 2014;32:346–9.

85. Palacios-Ceña M, Castaldo M, Wang K, et al. Relationship of active trigger points with related disability and anxiety in people with tension-type headache. Medicine (Baltimore) 2017;96:e6548.

86. Florencio L, Oliveira A, Lemos T, et al. Patients with chronic, but not episodic, migraine display altered activity of their neck extensor muscles. J Electromyogr Kinesiol 2016;30:66–72.

87. Dugailly P, Decuyper A, Salem W, et al. Analysis of the upper cervical spine stiffness during axial rotation: a comparative study among patients with tension-type headache or migraine and asymptomatic subjects. Clin Biomech 2017;42:128–33.

88. Farmer P, Snodgrass S, Buxton A, et al. An investigation of cervical spinal posture in cervicogenic headache. Phys Ther 2015;95:212–22.

89. Fernández-de-las-Peñas C, Alonso-Blanco C, Cuadrado M, et al. Neck mobility and forward head posture are not related to

headache parameters in chronic tension-type headache. Cephalalgia 2007;27:158–64.

90. Falla D, Jull G, Russell T, et al. Effect of neck exercise on sitting posture in patients with chronic neck pain. Phys Ther 2007;87:408–17.

91. Mingels S, Dankaerts W, Etten Lv, et al. Comparative analysis of head-tilt and forward head position during laptop use between females with postural induced headache and healthy controls. J Bodyw Mov Ther 2016;20:533–41.

92. Szeto G, Straker L, Raine S. A field comparison of neck and shoulder postures in symptomatic and asymptomatic office workers. Appl Erg 2002;33:75–84.

93. Palomeque-Del-Cerro L, Arráez-Aybar L, Rodríguez-Blanco C, et al. A systematic review of the soft-tissue connections between neck muscles and dura mater: the myodural bridge. Spine 2017;42:49–54.

94. Piekartz Hv, Schouten S, Aufdemkampe G. Neurodynamic responses in children with migraine or cervicogenic headache versus a control group. A comparative study. Man Ther 2007;12:153–60.

95. Rumore AJ. Slump examination and treatment in a patient suffering headache. Aust J Physiother 1989;35:262–3.

96. Schneider K, Meeuwisse W, Nettel-Aguirre A, et al. Cervicovestibular rehabilitation in sport-related concussion: a randomised controlled trial. Br J Sports Med 2014;48:1294–8.

97. Carvalho G, Bonato P, Florencio L, et al. Balance impairments in different subgroups of patients with migraine. Headache 2017;57:363–74.

98. Yollu U, Uluduz D, Yilmaz M, et al. Vestibular migraine screening in a migraine-diagnosed patient population, and assessment of vestibulocochlear function. Clin Otolaryngol 2017;42:225–33.

99. Giacomini P, Alessandrini M, Evangelista M, et al. Impaired postural control in patients affected by tension-type headache. Eur J Pain 2004;8:579–83.

100. Ishizaki K, Mori N, Takeshima T, et al. Static stabilometry in patients with migraine and tension-type headache during a headache-free period. Psychiatry Clin Neurosci 2002;56:85–90.

101. Marchand A, Cantin V, Murphy B, et al. Is performance in goal oriented head movements altered in patients with tension type headache? BMC Musculoskelet Disord 2014;15:179.

102. Aguila M, Rebbeck T, Mendoza K, et al. Definitions and participant characteristics of frequent recurrent headache types in clinical trials: a systematic review. Cephalalgia 2018;38:786–93.

103. Uthaikhup S, Assapun J, Watcharasaksilp K, et al. Effectiveness of physiotherapy for seniors with recurrent headaches associated with neck pain and dysfunction: a randomized controlled trial. Spine J 2017;17:46–55.

第四部分

临床管理

本 部分将讨论颈痛障碍患者的管理，虽然不同章节讨论干预计划中的不同部分，但在临床上，应同时整体考虑所有部分。沟通和宣教应贯穿整个治疗过程。疼痛的物理治疗和其他相关症状的缓解应整合运动治疗方案，以用于不同神经肌肉和感觉运动功能障碍的康复。应强调自我管理策略的重要性，并在整个治疗期间执行并推进综合计划。

正如前文所述，为了使信息更清晰明了地展示，每章节将讨论不同内容。其中，第十八章将使用一系列颈部功能障碍患者的案例，展示临床推理过程及必要的多模型管理方法。

第十二章 管理的原则

管理计划（management programs）是基于对临床推理过程的解读，并结合在患者及其颈痛障碍的问诊和体格检查中所收集到的详细信息综合发展而来。管理的原则是以患者为中心，患者接收相关信息并参与制订治疗计划[1]。良好的管理依赖于患者和临床医务人员之间有效的治疗关系，这种关系的建立是以良好沟通为基础，使患者可以确认他们的考虑能够被倾听和理解。

管理计划是在生物－心理－社会模型的架构下发展而来。这个模型本身并未对应当实施何种干预措施提供任何特定指引，但它鼓励从管理和结局评估2个维度对生物、行为／心理和社会层面进行考虑。模型中3个方面的内容相对来说是动态的，而非固定不变。这3个方面的内容在不同患者间及同一位患者的康复进程中，都各不相同。

疼痛通常是颈部功能障碍患者寻求帮助的最主要原因。众所周知，疼痛是一种多维感觉和情绪体验，疼痛管理是一项跨多学科的实践和研究。疼痛应当通过药物治疗、物理治疗和一系列基于行为的心理和认知疗法来管理。在以患者为中心的颈痛患者管理中，通常会用到这些治疗方法，其中每个治疗方法在整个管理计划中所占比例是基于患者个体的需求来确定的。本章中，我们将重点关注与宣教、自我管理计划和患者认可有关的疼痛物理治疗。然而，管理计划不应仅关注缓解疼痛。缓解疼痛对于患者固然非常重要，但患者和社会面临的最大问题并非单次颈痛，而是由于复发或常年持续而造成的失能[2]。管理计划必须将治疗目标从缓解疼痛，更改为恢复全部功能，

再到预防复发。所有的计划都必须以康复为关注点。

管理的原则包括以下几点。

- 以患者为中心。特点是沟通清晰、提供相关信息和诊断，并让患者参与决策过程。

- 干预策略的设计应当从物理治疗的角度出发，帮助患者减轻颈痛和失能，并促进最佳功能和参与。

- 综合运用多种方法，包括不同主题的宣教、手法治疗、多样化的运动策略、自我管理策略、工作及生活方式建议。

- 增强应对或其他个人技能的策略，以帮助患者：①在疼痛和无疼痛状态下管理其颈部；②完成居家练习和自我管理计划，以维持并提高治疗获益。

- 实现预防复发及减慢疾病进程目标的策略：①为患者提供一份简单而长期的预防性计划；②帮助患者调整休闲娱乐或工作方式。

- 在将来颈痛复发时，患者可使用自我管理计划。

管理策略的选择

应根据贯穿于患者问诊和体格检查的临床推理过程选择恰当的管理策略。临床推理过程是以循证实践（evidence-based practice，EBP）为引导的，整合现有的最佳证据、临床专业知识、患者的价值观和环境等[3]。临床实践指南（clinical practice guidelines，CPG）是循证实践的一个主要工具。其他指导临床推理过程的工具可能都是由临床实践指南发展而来。包括临

床预测规则和亚分组在内的工具,都尝试将特定的干预措施或管理方法与患者特定的临床表现相匹配。

临床实践指南

临床实践指南基于系统评价及研究证据的Meta分析而构建。临床实践指南由一组跨学科的专家设计,这些专家指出了旨在优化患者治疗的建议。建议包含:评估,特别是确认"红旗征"或损伤的风险、特定治疗的禁忌证;良好、一般、不良或延迟恢复的指征;在不同阶段使用具有有效性证据支持的治疗方法;当患者对治疗的反应不佳时应采取措施的建议;对结局评估的建议[4,5]。目前,在设计指南时,应同时考虑到患者的经验和需求[6],这也符合循证实践的基本思想[3]。在一份用于管理挥鞭伤相关疾病的临床实践指南中[6],充分考虑了患者的意见,他们认为指南中所使用的术语应当对于患者和使用术语的人群都有意义(如把挥鞭伤叫作轻微损伤可能是患者难以接受的)。他们还建议在患者和临床医务人员间强调合作关系并共同进行决策,这样临床医务人员不但可以意识到患者由车祸产生的情绪痛苦,并可在必要时进行主动管理,还可以在患者不太熟悉的医疗体系和保险行业中给予指导。这些建议对临床医务人员来说都非常有价值。

一系列临床实践指南是以特定颈痛障碍的名称命名的,如挥鞭伤相关疾病、颈神经根病和隐匿性颈痛[4,5,7,8]。在这些功能障碍中,提供了挥鞭伤亚分类—WAD I~ Ⅲ级[9]和颈部相关障碍—NAD I~ Ⅲ级[10]的治疗指南。指南中也区分了急性/亚急性或持续性颈痛的管理建议。临床实践指南近期对基于国际疾病分类(ICD)和基于国际功能、残疾和健康分类(ICF)的颈痛障碍分类进行了更新[11]。分类和治疗建议可用于4种类型颈痛:伴活动障碍的颈痛;伴头痛的颈痛;伴运动协调障碍的颈痛;伴放射痛的颈痛。

临床实践指南根据效果的证据可直接指引所使用的治疗,不鼓励使用无有效证据或可用证据提示存在风险的治疗方式。例如,对于颈痛存续3个月或3个月以下的患者,根据证据,推荐使用包括关节活动范围训练、关节松动术/整复、结构化宣教在内的多模型治疗计划。因为没有证据支持其有效性,所以建议临床医务人员不要单独使用结构化宣教、拮抗-松弛技术、颈托或电刺激等[4]。

临床实践指南,正如其名,是最佳循证治疗方法的指南。它们不会提供精确的治疗技术,也不会提供对个体患者最好的技术或剂量,因为这些都需要临床医务人员根据患者问诊和体格检查的发现进行临床推理而得来。临床实践指南也有其局限性。例如,第五章中提到,有证据表明颈痛伴有显著的神经肌肉功能改变,但针对颈痛存续3个月或3个月以下患者的指南中并未包括任何针对肌肉功能障碍训练的建议[4]。这与骨骼肌肉功能障碍的康复原则相悖。尽管有证据表明运动在颈痛障碍管理中的有效性[12],但尚无针对急性/亚急性特发性颈痛患者使用运动的随机对照试验。因此,指南中没有证据表明针对这部分患者可以使用运动治疗。指南中的建议都是基于可用的证据。这些缺失不仅提出了对特定人群运动效果临床试验的迫切需求,而且也表明了这些基于证据指南的局限性。临床实践指南虽然可以提供方向,但患者管理方案还是需要基于临床医务人员的推理以及根据体格检查和管理方法的研究得出。

临床预测规则

临床预测规则是为诊断、判断预后和制订规范化治疗方案而开发的。对于干预措施而言,临床预测规则可以指导应该使用哪个特定治疗技术。颈痛障碍患者的临床表现具有异质性,因此,并不存在对任何一种治疗的普遍反应。临床预测规则尝试更好地匹配患者和治疗。基于既往史和身体特征,对患者的治疗反应进行预测,通常可以从随机对照试验中获得相关信息。一些临床预测规则里已有可直接用于颈部障碍患者的规范化治疗方案。例如,临床预测规则已设计出确认哪些颈痛患者对颈部整复治疗[13,14]、胸椎手法整复治疗[15]、牵引和运动治疗[16]有治疗反应,以及哪些颈肩痛患者对神经组织松动术有治疗反应[17]。

虽然从理论上来说,这是一种有价值的规

范化工具,但临床预测规则却在验证过程中遇到了失败。换而言之,在使用新的患者群体进行前瞻性临床试验时,临床预测规则所建议的技术或治疗并不优于试验中所使用的对比疗法。这种失败不仅出现在治疗颈痛的技术,还存在于治疗腰椎和其他部位的技术[18-22]。有很多明显的原因造成临床预测规则的这种失败,比如样本量严重不足和统计学方法的限制[23,24]。因此,目前对于使用临床预测规则缺乏科学性支持,但将来的科学研究可能会改变这个状态。临床预测规则可以指导特定的管理技术,但目前没有证据表明,这些技术能产生比其他治疗方法更好的结局。

从原则上来说,临床预测规则可能能够辅助执行初始治疗,但其并不能作为一个独立的工具来使用。临床预测规则对治疗的进阶或颈痛患者康复过程的其他治疗方式没有指导意义。此外,对于不符合既定规则或所采用的治疗技术无治疗效果的患者而言,临床预测规则中没有提供可使用的替换方案。因此,即便有有效的临床预测规则,在患者的评估和管理中,也只能作为临床推理的次要补充工具。

亚分组

亚分组是应对颈痛患者异质性以获得更好治疗效果的方法之一。亚分组在腰痛中获得广泛关注。对于颈椎障碍,有2种以物理治疗为基础的亚分组系统来指导治疗。一种是基于患者的临床表现,根据国际疾病分类和国际功能、残疾和健康分类标准进行患者亚分组,即颈痛伴活动障碍、颈痛伴头痛、颈痛伴活动协调障碍和颈痛伴放射痛[11,25]。通过既往证据,提供针对每种亚分组的治疗方法。另一种亚分类体系是基于特定的管理方法——力学诊断和治疗方法。在这个体系中,通过评估反复运动的疼痛反应,将患者分为4种基本症状:姿势、功能障碍,可还原的移位(译者注:"移位"原来是以生物力学为基础,认为椎间盘可复位或不可复位,但目前以症状为导向的临床思维中,若治疗后症状可消失,则为"可还原";若症状不能消失,则为"不可还原";此处还原非真正结构上的还原),不可还原的移位或"其他"类

型[26,27]。针对这些类别的损伤,管理中将采用运动或姿势策略。

亚分组能够辅助选择治疗技术或指定管理策略,这可能适合特定患者,但仍然存在局限性。例如,根据国际疾病分类或国际功能、残疾和健康分类标准形成的4个亚分组[11],描述了4组不同的症状,但可以想象,仍然有很多患者是在这4组症状描述之外的。同样,在力学诊断和治疗方法分类中,若患者属于"其他"类型分组,力学诊断和治疗方法也不能提供相关指导。虽然我们想分组的意愿非常好,但这为我们留下了一个不可能完成的任务:创造一个能够涵盖颈痛障碍患者所有可能表现的分组方式[28]。此外,目前亚分组方案的关注点极窄,对于可能影响管理方法的疼痛机制等因素并未充分考虑。这种方式过分强调处理当前主诉,而不是一个旨在降低复发风险的全面康复计划。而且这种分组并未把颈痛障碍放在生物 – 心理 – 社会模型下。这些局限性使这种分类方式在管理决策时能够发挥的作用有限,但与临床预测规则一样,它们也可以作为临床推理的次要补充工具。

干预措施的选择

众所周知,没有任何一种单一的治疗方法是管理患者颈痛障碍的"灵丹妙药",也没有单一的方法或手段能全面改善颈痛障碍。从系统评价和临床预测规则中获得的证据都支持多模型管理的方案[4,5,29]。诸如手法治疗、运动或感觉运动训练等特定干预措施的选择将在相关章节中讨论。此处主要考虑干预措施选择建议背后的问题。

对于临床实践指南中干预措施或管理方法的建议,来源于一系列随机对照试验累积的有效性证据。影响干预措施建议强度的一个因素是随机对照试验的质量。随机对照试验的质量有一套评估方法,比如随机、评估者和患者治疗师的盲法、治疗意向的统计学分析等。然而,针对许多随机对照试验而言,尚无对临床方面的适用性进行正式评估,例如样本量、所选择干预措施或主要结局测量等。在衡量某一特定干预措施的证据强度时,可认为

以上这些方面的质量与方法学上的卓越同等重要。

对于所有患者对同一种干预措施都有相似反应的错误预判，说明了颈痛患者临床征象异质性的存在。即使随机对照试验的纳入标准为持续3个月或更长时间且年龄在18~65岁的非特异性颈痛患者，仍会招募到许多不同类型的颈痛患者。干预措施可能对一名患者有出色的疗效，但对另一名患者则无效。患者异质性所产生的多种结果的洗退效应（washout consequence），被认为是很多对颈痛有潜在效果的治疗方法只在治疗中显出很小的、至多算中度效果的原因。因此，在未来的研究中尽可能招募同质性高的患者非常重要。然而，虽然随机对照试验依然是产生临床证据的主要来源，但其无法完全重现患者个体在临床上所展现出的所有问题。在目前的情况下，临床医务人员必须意识到，随机对照试验的小效应值（effect size），并不意味着一种干预措施对特定患者的临床表现没有较大效果。

在随机对照试验研究中不仅需要招募同质性患者，而且如果需要判断一种干预措施的效果，这个干预措施应该是适合处理这个人群中的某个具体"问题"。例如，对偏头痛患者来说，药物和颈部手法治疗联合使用对偏头痛发作频率的影响并不比单纯使用药物效果更好[30]。但这个结果并不意味着手法治疗无效。相反的，这正是一个预期的结果，因为没有确凿证据表明偏头痛与颈部肌肉骨骼功能障碍有关。同样，一项研究证实了关于心理和社会因素在急性颈痛过渡至慢性颈痛中的关键作用。研究人员指出，行为分级活动计划可能至少与建议、手法治疗和运动训练同样有效[31]。这种行为计划对12个月后的疼痛缓解和功能障碍改善并没有优势，表明其对心理学变量没有带来显著变化。然而，这个随机对照试验中纳入的大部分过渡期受试者都不存在异常的心理学特征。大部分受试者心理学特征的初始基线分数非常低，因此出现改变的可能性也是极小的。若需要对任何干预措施进行评价，那么受试者是否存在适合使用这种干预措施的"疾病"是至关重要的。例如，目前越来越多的人对肩胛骨姿势不良（与肌肉控制较差有关）引起的颈痛感

兴趣。有初步的证据（案例研究）证实了肩胛骨再训练计划的效果[32]。下一步是使用随机对照试验验证这个训练计划。在选择受试者时，主要的纳入标准（即是否适合这项干预措施）可能是：①表现出肩胛骨姿势改变；②随后在肩胛骨处于中立位（见第九章）时疼痛缓解和颈部活动范围增加。若这个反应在筛查过程中未出现，那么后续通过训练肩胛骨姿势的方案能够成功的可能性也甚低，因此，这部分患者不应被纳入第一个随机对照试验研究中。仅应用在适合这种干预措施的患者身上时，才能够有立场去评价这种干预措施。

评价一项干预措施的有效性时还应评价主要结局测量指标的"适用性"。大部分颈痛障碍管理随机对照试验中所使用的主要结局是疼痛评分、针对疼痛和功能障碍情况的调查问卷或患者整体接受治疗的效果。这反映了与患者相关的结局，这种考虑角度无可厚非，但我们可能会质疑该干预措施唯一期待的结果或评价的标准是否只是缓解疼痛。说到运动治疗，若运动训练干预的目的是缓解颈痛，则与所使用的运动模式（如运动再学习或强化）无关[33,34]。然而，若运动训练干预是为了优化颈部肌肉在日常生活活动、工作或体育活动中的功能，则使用与疼痛相关的结局测量就不是很恰当，此时，应使用肌肉功能测量作为主要结局。若目标是恢复正常肌肉控制，那么则需要关注的是使用的运动类型。正如第五章中所讨论的，训练肌肉协调性和重建方向特异性的运动模式与提高肌肉耐力或力量所需要的运动模式不同。主要结局还应明确所需的剂量或训练期长度，如用于缓解疼痛和强化肌力的运动训练所需要的训练期长度是否一样。干预措施的效果必须以与该干预措施相关的结局作为主要指标来进行评价，而非当今主流所使用的以疼痛缓解程度来作为主要指标进行评价。

总结

颈痛障碍的管理原则是以患者为中心，并采用综合干预措施策略。基于患者个体临床表现和需求的多模型管理是康复过程的关键。一

个康复计划不仅要关注当前的颈痛问题,还应通过建立自我管理计划预防复发。患者必须有足够的知识和动力才能进行颈痛的自我管理。管理策略的选择是以循证实践原则为指导的。此外,临床推理应始终贯穿于患者检查中。临床推理过程可以对所有和患者相关的信息进行灵活解读,并选择恰当的个性化管理策略。

（王欣译,霍烽、张志杰、廖麟荣、王于领审）

参考文献

1. Committee on Quality of Health Care in America. Institute of Medicine. Crossing the quality chasm: a new health system for the 21st Century. Washington, DC: National Academy Press; 2001.

2. GBD 2015 Disease and Injury Incidence and Prevalence Collaborators. Global, regional, and national incidence, prevalence, and years lived with disability for 310 diseases and injuries, 1990-2015: a systematic analysis for the Global Burden of Disease Study 2015. Lancet 2016;388:1545–602.

3. Sackett D, Richardson W, Rosenberg W, et al. Evidence-based medicine. How to practice and teach EBM. London: Churchill Livingstone; 1997.

4. Côté P, Wong J, Sutton D, et al. Management of neck pain and associated disorders: a clinical practice guideline from the Ontario Protocol for Traffic Injury Management (OPTIMa) Collaboration. Eur Spine J 2016;25:2000–22.

5. Motor Accident Authority NSW. Guidelines for the management of acute whiplash disorders for health professionals. Secondary guidelines for the management of acute whiplash disorders for health professionals 2014. maa.nsw.gov.au.

6. Lindsay G, Mior S, Côté P, et al. Patients' experiences with vehicle collision to inform the development of clinical practice guidelines: a narrative inquiry. J Manipulative Physiol Ther 2016;39:218–28.

7. Kjaer P, Kongsted A, Hartvigsen J, et al. National clinical guidelines for non-surgical treatment of patients with recent onset neck pain or cervical radiculopathy. Eur Spine J 2017;26(9):2242–57.

8. Wong J, Côté P, Shearer H, et al. Clinical practice guidelines for the management of conditions related to traffic collisions: a systematic review by the OPTIMa Collaboration. Disabil Rehabil 2015;37:471–89.

9. Spitzer WO, Skovron ML, Salmi LR, et al. Scientific monograph of the Quebec Task Force on whiplash-associated disorders: redefining "Whiplash" and its management. Spine 1995;20(8S):1–73.

10. Guzman J, Hurwitz EL, Carroll LJ, et al. A new conceptual model of neck pain - Linking onset, course, and care: the Bone and Joint Decade 2000-2010 Task Force on Neck Pain and its Associated Disorders. Spine 2008;33:S14–23.

11. Blanpied P, Gross A, Elliott J, et al. Neck pain: revision 2017. J Orthop Sports Phys Ther 2017;47:A1–83.

12. Gross A, Paquin J, Dupont G, et al. Exercises for mechanical neck disorders: a Cochrane review update. Man Ther 2016;24:25–45.

13. Puentedura E, Cleland J, Landers M, et al. Development of a clinical prediction rule to identify patients with neck pain likely to benefit from thrust joint manipulation to the cervical spine. J Orthop Sports Phys Ther 2012;42:577–92.

14. Tseng Y-L, Wang W, Chen W-Y, et al. Predictors for the immediate responders to cervical manipulation in patients with neck pain. Man Ther 2006;11:306–15.

15. Cleland J, Childs J, Fritz J, et al. Development of a clinical prediction rule for guiding treatment of a subgroup of patients with neck pain: use of thoracic spine manipulation, exercise, and patient education. Phys Ther 2007;87:9–23.

16. Raney N, Petersen E, Smith T, et al. Development of a clinical prediction rule to identify patients with neck pain likely to benefit from cervical traction and exercise. Eur Spine J 2009;18:382–9.

17. Nee R, Vicenzino B, Jull GA, et al. Baseline characteristics of patients with nerve-related neck and arm pain predict the likely response to neural tissue management. J Orthop Sports Phys Ther 2013;43:379–91.

18. Cleland J, Mintken P, Carpenter K, et al. Examination of a clinical prediction rule to identify patients with neck pain likely to benefit from thoracic spine thrust manipulation and a general cervical range of motion exercise: multi-center randomized clinical trial. Phys Ther 2010;90:1239–50.

19. Fernández-de-Las-Peñas C, Cleland J, Salom-Moreno J, et al. Prediction of outcome in women with carpal tunnel syndrome who receive manual physical therapy interventions: a validation study. J Orthop Sports Phys Ther 2016;46:443–51.

20. Hancock M, Maher C, Latimer J, et al. Independent evaluation of a clinical prediction rule for spinal manipulative therapy: a randomised controlled trial. Eur Spine J 2008;17:936–43.

21. Learman K, Showalter C, O'Halloran B, et al. No differences in outcomes in people with low back pain who met the clinical prediction rule for lumbar spine manipulation when a pragmatic non-thrust manipulation was used as the comparator. Physiother Can 2014;66:359–66.

22. Mintken P, McDevitt A, Michener L, et al. Examination of the validity of a clinical prediction rule to identify patients with shoulder pain likely to benefit from cervicothoracic manipulation. J Orthop Sports Phys Ther 2017;47:133–49.

23. Haskins R, Cook C. Enthusiasm for prescriptive clinical prediction rules (eg, back pain and more): a quick word of caution. Br J Sports Med 2016;50:960–1.

24. Kent P, Boyle E, Keating J, et al. Four hundred or more participants needed for stable contingency table estimates of clinical prediction rule performance. J Clin Epidemiol 2017;82:137–48.

25. Childs J, Fritz J, Piva S, et al. Proposal of a classification system for patients with neck pain. J Orthop Sports Phys Ther 2004;34:686–96.

26. Clare H, Adams R, Maher C. Reliability of McKenzie classification of patients with cervical or lumbar pain. J Manipulative Physiol Ther 2005;28:122–7.

27. Hefford C. McKenzie classification of mechanical spinal pain: profile of syndromes and directions of preference. Man Ther 2008;13:75–81.

28. Jull G. Management of cervical spine disorders: where to now? J Orthop Sports Phys Ther 2012;42:A3–7.

29. Miller J, Gross A, D'Sylva J, et al. Manual therapy and exercise for neck pain: a systematic review. Man Ther 2010;15:334–54.

30. Bevilaqua-Grossi D, Gonçalves M, Carvalho G, et al. Additional effects of a physical therapy protocol on headache frequency, pressure pain threshold, and improvement perception in patients with migraine and associated neck pain: a randomized controlled trial. Arch Phys Med Rehabil 2016;97:866–74.

31. Pool J, Ostelo R, Knol D, et al. Is a behavioral graded activity program more effective than manual therapy in patients with subacute neck pain? Results of a randomized clinical trial. Spine 2010;35:1017–24.

32. McDonnell M, Sahrmann S, Dillen LV. A specific exercise program and modification of postural alignment for treatment of cervicogenic headache: a case report. J Orthop Sports Phys Ther 2005;35:3–15.

33. Jull G, Trott P, Potter H, et al. A randomized controlled trial of exercise and manipulative therapy for cervicogenic headache. Spine 2002;27:1835–43.

34. Ylinen J, Nikander R, Nykänen M, et al. Effect of neck exercises on cervicogenic headache: a randomised controlled trial. J Rehabil Med 2010;42:344–9.

第十三章 沟通、宣教和自我管理

本章中将讨论的 3 个话题都与良好的患者管理有关。长久以来，人们一直对沟通的艺术和方案感兴趣。越来越多的研究指出了良好沟通对患者结局的积极影响和不良沟通对患者结局的负面影响[1,2]。良好沟通是一种以患者为中心的实践方式，并与有效宣教密切相关。良好沟通和有效宣教能促进患者的认可程度，并提升在治疗期间和二级预防中患者在自我管理策略中的依从性。

沟通

沟通在医疗行业中的应用极广[3]，包括人际沟通技巧、报告书写技巧等，在当下，还包括专业社交媒体技巧。有效沟通的人际技巧包含许多不同的要素，其中包括主动倾听、使用个性化语言、同理心、耐心、尊重、聆听他人考量、理解他人信仰、期望和预期结局管理、提供信息、鼓励提问和讨论来确认理解的内容等方面。信任和融洽的医患关系是积极治疗关系的基础，确保患者能主动地参与一段真正的患者-临床医务人员管理。沟通的所有要素都非常重要，有效沟通在整个管理期间处于中心地位。在此将对一些在颈痛障碍患者初次评估中所使用的沟通技巧进行实践性操作评论。

倾听

通过倾听可以从颈痛或肌肉骨骼障碍患者身上获得大量信息。在初次问诊过程中，临床医务人员需要确认患者有无"红旗征"。同时临床医务人员需要通过这些信息对疼痛机制、潜在诱因和病理生理学、功能活动影响、工作休闲及日常活动参与、心理或社会调节因子、共病作用和预后影响等进行临床推理（见第八章）。我们倾向于问一系列问题，并辅以各种问卷以涵盖所有要素。尽管这是一种新晋临床医务人员能够理解的方法，但他们仍然存在漏掉重要信息的风险，从而无法确保一段最优化的医患关系[4]。

可以通过鼓励患者讲述他们颈痛障碍的故事来获取所需要的信息。临床医务人员应当认真倾听，并对患者所提出的顾虑进行回应，在有需要时进行澄清和解释[5]。就所收到信息的质量而言，倾听的益处不可被低估。倾听患者如何描述其症状、颈痛障碍如何影响其功能和参与活动以及患者如何应对颈部障碍等信息，不仅可以获取颈痛障碍生物学方面的信息，还将掌握患者对其他顾虑或焦虑方面的信息，并了解患者是否存在一些有益或无益的想法或期望。以评论或提问的方式回应患者，让患者看到临床医务人员是站在患者的角度真正理解他们的问题。虽然这种技巧需要不断的经验累积[5]，但这确实是所有临床医务人员都应具备的技能。表现出同理心可以增加信任，让患者感受到被理解。

在体格检查中，临床医务人员应说明其正在进行的测试、进行测试的原因、解释与该阶段检查的相关结果，并回应患者所提出的任何疑问。为患者提供相关信息将帮助患者理解并有助于患者参与初次治疗计划的决策。

语言

语言应因患者而异。在初次检查中，应尽量使用患者描述其问题时所使用的用语。例如，若患者使用"模糊"来描述头晕症状，临床医务人员应当在询问患者或评估该症状反应时也使用"模糊"一词。同样,若患者用"疼痛"来描述痛感,临床医务人员则应同样使用"疼痛"来描述。若患者对其焦虑感描述为"恐惧",那么从这个时间点开始,临床医务人员应该用这个词来描述患者的焦虑感。使用患者的语言可以让患者感受到临床医务人员真正了解他们的感受和情况。

不同临床医务人员之间使用一致的语言和术语也非常重要,因为临床医务人员提供的不同意见可能会对颈痛障碍患者造成困扰[6]。因此,即便一位临床医务人员不同意之前的诊断,但站在患者角度,比较好的做法是当前临床医务人员承认该诊断,而非对之前的诊断做出诋毁性或批评性陈述。若之前的诊断是有危害性且不正确的,此时有技巧的临床医务人员可以采用迂回的方法来对患者的障碍进行解释,尽量不让患者感觉到不同临床医务人员间的不同观点。

语言在解释患者障碍时非常重要。颈部障碍的"缺点"通常是这种障碍无法被直接看到或验证。而肢体障碍的"优点"是常常可见的(肿胀、瘀青、肌肉萎缩或负重时疼痛等)。可使用如踝关节扭伤或过度使用损伤等比喻,通常能够作为解释患者颈痛的良好开端。应避免大惊小怪的解释,比如"X线片显示了所有节段都出现了严重退行性改变,你的颈椎非常糟糕!"。这种解释会使患者对治疗结局产生消极想法,从而影响患者对将来的态度和应对能力。当向患者解释颈痛障碍本质时,临床医务人员应避免使用专业术语。例如,告诉患者他的"C2出现旋转"是导致疼痛出现的原因,最好的结果也是对结局没有任何帮助,最差的结果将是不能产生有效治疗结果。在这种情况下,患者通常会关注处于"旋转位的C2",在说服患者C2"无旋转"前,患者都不会感觉有好转。若C2在首诊中无旋转,或旋转仅仅是由于头部的位置所致,则会使情况变得更加困难[7]。这种类型的语言通常导致患者在临床医务人员诱导下产生适应不良的信念。

通过触摸的沟通

触摸的力量已被广泛认可,不断有研究观察其生理学和治疗效应[8,9]。触摸也是一种非常强大的非言语交流工具,可以帮助构建一种积极的治疗关系。患者想要确认临床医务人员理解他们的颈痛并相信自己[10]。而对于患者来说,没有什么方式比在临床医务人员获得患者反馈以前就以其娴熟的技巧识别患者疼痛颈椎节段所在更能获得患者的信任。这可以建立患者的信心,并使他们在身体接触时对临床医务人员更加有信心。此外,通过这样的触摸,患者可以判断临床医务人员技术的精湛程度。如任意宣教者所证实,患者能够在手法检查中分辨新手和专家的区别。临床医务人员的手法技巧越娴熟,患者对临床医务人员的信心越足。

宣教

系统评价指出,不论宣教是关于保持活力的建议,还是关于压力处理技巧、工作环境中工效学或自我照顾技巧方面的建议,仅使用宣教作为治疗手段对缓解颈痛并无效果[11]。这个结果并不让人意外,因为这是一种对单一治疗方式不切实际的期望。但宣教会产生其他效果。若患者决定接受自我管理,那么确保患者有足够信息并了解他们的颈痛障碍就非常关键,对管理有积极期待,能够有明确的理由坚持进行运动计划并改变生活方式,即拥有更好的自我效能才有助于患者更好的自我管理。宣教是颈痛障碍患者多模型管理方法中的一部分。

患者所需要的信息多种多样,且因人而异,因此为了进行有效的宣教,需要探索患者的健康素养和学习方式。患者的学习经验及他们对治疗和自我管理的参与通常可以反映临床医务人员的沟通和教授技巧。这些技巧的有效性对患者的理解有很大的影响,临床医务人员要多反省自己的宣教技巧和能力。

颈痛障碍的宣教

提供信息并帮助患者了解他们的颈痛问题是整个宣教过程中至关重要的一步,宣教时应涵盖以下方面。

①患者需要了解并确认他们的颈痛障碍。当临床医务人员认识到患者存在的症状和这些症状对患者生活的影响时,可以通过比喻的方式对病理解剖学的可能机制进行解释,如以踝关节扭伤、过度使用导致的损伤,或膝关节炎的炎症期等例子来进行讲解。临床医务人员可基于检查结果做

出物理诊断,对结果的解读应鼓励患者对治疗结局的积极期望。应尽量避免使用传统的解剖学和医学术语向患者解释。

②疼痛宣教对于急性、亚急性或持续性疼痛状态的患者来说都非常重要[12]。宣教应当反映整合了感觉、情绪、认知和行为成分的多维模型,最好针对患者量身定制。信息应当包括对周围神经系统和中枢神经系统中感觉成分或疼痛机制的解读。可在需要时增加对中枢神经系统处理或中枢性敏化的讨论,同样应避免危言耸听的术语。解释情绪是如何通过中枢神经系统和激素影响疼痛的体验,这可为使用能减轻压力或焦虑的治疗策略提供支撑。同样,解释内源性上行和下行疼痛抑制机制可为管理策略的讨论提供支撑。人们对疼痛神经科学的宣教越来越感兴趣,这对患者的治疗非常重要。虽然目前的研究都集中于慢性疼痛[13],但疼痛宣教应贯穿于肌肉骨骼功能障碍的所有阶段。和其他干预措施类似,一些患者对宣教的反应会优于其他患者[14]。已经有研究开始关注疼痛宣教在预防急性背痛过渡到持续性(慢性)背痛中的作用[15]。

③应当讨论颈痛的病程、预后和患者对恢复的期望。这看起来是一组涵盖范围很广的话题,但通过了解患者对恢复的期望,可更好地在更适合的情景中解释颈痛病程和预后。患者可能会使用不同的术语定义其对恢复的期望[16,17],如疼痛完全缓解与症状控制后缓解。恢复可能意味着回归正常日常活动,也可能意味着能够毫不犹豫地完成基本活动。患者期望将受个人信仰和既往经验影响。

不论病因如何,颈痛的流行病学特点表明,其典型病程为在 2 次复发之间会有一定程度的缓解[18-21]。这种相对悲观的信息若用一种积极向上的方式来表述,则可以支撑对自我管理和维持方案的需求,从而达到预防或减少复发的目的。

讨论"多久会好起来"可能更具挑战性。Walton 和其同事[22]开展了一项针对机械性颈痛患者的纵向研究,发现受试者的平均线性轨迹实际上代表了 1 个月内的 3 种不同轨迹。大部分(66%)患者逐步改善,一些(20%)患者改善迅速,一部分(14%)患者加重。那些疼痛在近期(6个月内)出现、疼痛程度较高的患者改善较迅速。Leaver 等[23]在急性颈痛患者队列中进行了类似

的观察。有好转的患者平均时间中位数为 6.4 周(75% 在 4 周内恢复)。因此,虽然疼痛持续时间越短,恢复速度可能越快,但每个个体的症状持续时间还是很难估计。

已有强有力的证据来支持对挥鞭伤恢复预后的判断因子,但对于机械性颈痛来说却缺乏支持证据[24,25]。挥鞭伤后预后不良的危险因素包括疼痛程度高、初始时期表现出较高的失能评分(强证据)、冷阈值异常、创伤后应激症状和疼痛灾难化(中度证据)。与存在不良预后指征的患者讨论疾病进程时非常困难。但并非所有在初始时期表现出疼痛程度高的患者都恢复不良。如果患者在等着保险公司理赔,就不要告诉患者他将不能完全恢复。然而不告知患者其可能存在预后不良的情况,可能会引起患者的"灾难性想法",因为患者的病情没有好转,但临床医务人员却告诉他们会好转。这是尚需讨论和解决的专业沟通和关怀领域。目前,应尽可能合理地告知患者其可能存在一些需要警惕的症状,但尽量不要自动将这些体征向预后不良靠拢。

解剖学和生物力学的宣教

对颈部基本解剖学和生物力学的宣教不是颈痛干预措施之一。但当考虑到自我管理策略和颈部治疗时,患者将会从知悉颈椎和上肢带骨的解剖学及生物力学知识中受益,能够更好地进行自我管理。让患者理解由功能活动引起的负荷和疼痛之间的关系非常重要,这可以使患者为日常功能性活动制订适当的管理策略,并理解运动治疗对提高颈部支撑能力的价值。

行为学策略的宣教和使用

认知行为疗法(cognitive behavior therapy, CBT)是一种由心理学家进行的心理治疗,目标是帮助个体确认并挑战那些负面的想法,学习实践性自我帮助策略以提升生活质量。认知行为疗法有许多形式。基于目前的证据,当以疼痛为主要结局来评估认知行为治疗的有效性时,尽管它可以帮助慢性颈痛患者克服对运动的恐惧,但认知行为疗法对颈痛的益处仍微不足道[26]。认知行为疗法的微弱效果可能并不能反映认知行为治疗的潜在好处,但这再次反映了单一治疗的潜在局限性,

缺乏对颈痛障碍患者异质性的认识及对患者偏好的忽略。例如，Keefe 等[27]指出，最适合疼痛应对技巧训练的患者是那些能够接受疼痛持续存在，并愿意学习疼痛管理新技巧的患者。认知行为疗法分级训练计划可能适合一些持续性颈痛患者，但这并不适用于一些挥鞭伤相关疾病患者，因为后者经历了很长时间和一些活动相关的颈痛症状，长期的积累使他们坚信那些活动会导致颈痛[28,29]。同样，正在进行的一项临床试验，可以测试认知行为疗法应激植入训练计划（stress inoculation training program）的有效性，但仅适用于那些在急性挥鞭伤后表现出早期应激反应的患者[30]。

认知行为治疗是一种由经过培训的健康心理学家执行的治疗方法。并非有意排斥物理治疗师或其他专业人员进行完整的认知行为治疗，但这确定需要大量的培训才能达到心理学家的专业水平[31,32]。物理治疗师还是应该采取用心理咨询的做法[33]。倾听患者、承认患者的疼痛、经常平复患者的焦虑和恐惧是建立良好医患关系的核心。此外，物理治疗师应有能力将一些认知行为疗法"课程"融入他们的管理中，包括（要考虑和患者相关性）渐进式肌肉放松、活动－休息循环、安排愉快的活动，最重要的是解决问题[34]。另一门同等重要的课程是帮助患者意识到复发的潜在体征，并为他们提供管理或处理颈痛急性发作时的策略。

自我管理

自我管理是整个管理计划的重要成分，特别是在一些病例中考虑到颈痛经常复发、持续的本质。最理想的情况是患者从一开始就参与其管理计划，而且临床医务人员可能需要采用一些方法来改变患者的行为。患者参与治疗并依从居家管理计划（home management program），是建立一个有效自我管理计划的基础。患者的依从性是居家或自我管理计划的关键，临床医务人员的技巧和临床建议将对患者的依从性产生影响。

从内容的角度来说，患者需要知识和技巧，通过不让颈部过度负荷产生非必要的应力和疼痛的方式，来管理他们的工作实践和日常生活活动。这些内容都是因患者而异的，可能包括一些在使用电脑或其他设备工作的最佳方法，以及驾驶、提举和搬运、睡觉姿势、健身和运动等方面的最佳方法。若从过程的角度来说，一些信息将以教学的方式来传递，比如有数据显示，与头部中立姿势相比，颈部以屈曲姿势使用设备时，将对颈部伸肌群做功能力的需求增加 3~5 倍（同时将导致颈椎的负荷增加）[35]。然而，这背后更深刻的意义是，当患者确认什么是激惹性活动或姿势时，将有助于解决问题，并帮助患者找到完成活动的正确方式，降低颈部的不良负荷，避免产生疼痛。

自我管理还包括运动成分，首先将关注尽可能确保优化功能的康复策略。患者对待自我管理和运动的积极态度包括更高的运动自我效能和对运动结局的积极期望[36]。计划通常包括一套可自我管理的运动体系帮助缓解疼痛、重建运动，并使神经肌肉和感觉运动系统康复。应制订个性化的计划，并在整个管理期间不断改变和进阶。无论何时，患者都应当可以看到计划的细节。从过程的角度来看，需确认患者接收信息的最佳方式。例如，一位患者可能更乐意通过下载到手机或平板电脑的软件来接收运动描述和演示，但另一位患者可能更喜欢一份纸质版的运动计划。

自我管理应当包括简单且"可行"的维持方案，患者可以在出院后继续完成，以应对颈痛障碍的复发。同样，在意识到可能存在一些颈痛复发体征时，患者应当有一套治疗策略来应对。在整个管理计划中，还应当宣教整体活动和身体健康方面的问题。这些自我管理策略的本质将在后续管理相关章节详述。

（王欣译，霍烽、张志杰、廖麟荣、王于领审）

参考文献

1. Ferreira P, Ferreira M, Maher C, et al. The therapeutic alliance between clinicians and patients predicts outcome in chronic back pain. Phys Ther 2013;93:470–8.
2. Scott W, Milioto M, Trost Z, et al. The relationship between perceived injustice and the working alliance: a cross-sectional study of patients with persistent pain attending multidisciplinary rehabilitation. Disabil Rehabil 2016;38: 2365–73.
3. Higgs J, Ajjawi R, McAllister L, et al. Communicating in the health sciences. 3rd ed. Melbourne, Australia: Oxford University Press; 2012.
4. Potter M, Gordon S, Hamer P. The physiotherapy experience in private practice: the patients' perspective. Aus J Physiother 2003;49:195–202.
5. Opsommer E, Schoeb V. Tell me about your troubles': description of patient-physiotherapist interaction during initial encounters. Physiother Res Int 2014;19:205–21.

6. van Randeraad-van der Zee CH, Beurskens A, Swinkels R, et al. The burden of neck pain: its meaning for persons with neck pain and healthcare providers, explored by concept mapping. Qual Life Res 2016;25:1219–25.

7. Guenkel S, Scheyerer M, Osterhoff G, et al. It is the lateral head tilt, not head rotation, causing an asymmetry of the odontoid-lateral mass interspace. Eur J Trauma Emerg Surg 2016;42:749–54.

8. Peled-Avron L, Goldstein P, Yellinek S, et al. Empathy during consoling touch is modulated by mu-rhythm: an EEG study. Neuropsychologia 2018, in press.

9. Zangrando F, Piccinini G, Tagliolini C, et al. The efficacy of a preparatory phase of a touch-based approach in treating chronic low back pain: a randomized controlled trial. J Pain Res 2017;10:941–9.

10. MacDermid J, Walton D, Miller J, et al. What is the experience of receiving health care for neck pain? Open Orthop J 2013;7(Suppl. 4: M5):428–39.

11. Gross A, Forget M, George KS, et al. Patient education for neck pain. Cochrane Database Syst Rev 2012;(3):CD005106.

12. Moseley G, Butler D. Fifteen years of explaining pain: the past, present, and future. J Pain 2015;16:807–13.

13. Louw A, Diener I, Butler D, et al. The effect of neuroscience education on pain, disability, anxiety, and stress in chronic musculoskeletal pain. Arch Phys Med Rehabil 2011;92:2041–56.

14. Malfliet A, Oosterwijck JV, Meeus M, et al. Kinesiophobia and maladaptive coping strategies prevent improvements in pain catastrophizing following pain neuroscience education in fibromyalgia/chronic fatigue syndrome: an explorative study. Physiother Theory Prac 2017;33:6653–60.

15. Traeger A, Moseley G, Hübscher M, et al. Pain education to prevent chronic low back pain: a study protocol for a randomised controlled trial. BMJ Open 2014;4:e005505.

16. Carroll L, Jones D, Ozegovic D, et al. How well are you recovering? The association between a simple question about recovery and patient reports of pain intensity and pain disability in whiplash-associated disorders. Disabil Rehabil 2012;34:45–52.

17. Walton D, Macdermid J, Taylor T, et al. What does 'recovery' mean to people with neck pain? Results of a descriptive thematic analysis. Open Orthop J 2013;7:420–7.

18. Carroll L, Hogg-Johnson S, van der Velde G, et al. Course and prognostic factors for neck pain in the general population. Results of the bone and joint decade 2000-2010 task force on neck pain and its associated disorders. Spine 2008;33:S75–82.

19. Carroll L, Holm L, Hogg-Johnson S, et al. Course and prognostic factors for neck pain in whiplash-associated disorders (WAD). Spine 2008;33:S83–92.

20. Carroll LJ, Hogg-Johnson S, Cote P, et al. Course and prognostic factors for neck pain in workers - Results of the bone and joint decade 2000-2010 task force on neck pain and its associated disorders. Spine 2008;33:S93–100.

21. Hogg-Johnson S, van der Velde G, Carroll LJ, et al. The burden and determinants of neck pain in the general population - Results of the bone and joint decade 2000-2010 task force on neck pain and its associated disorders. Spine 2008;33:S39–51.

22. Walton D, Eilon-Avigdor Y, Wonderham M, et al. Exploring the clinical course of neck pain in physical therapy: a longitudinal study. Arch Phys Med Rehabil 2014;95:303–8.

23. Leaver A, Maher C, McAuley J, et al. People seeking treatment for a new episode of neck pain typically have rapid improvement in symptoms: an observational study. J Physiother 2013;59:31–7.

24. Sterling M, Hendrik J, Kenardy J, et al. Assessment and validation of a prognostic model for poor functional recovery 12 months following whiplash injury: a multicentre inception cohort study. Pain 2012;153:1727–34.

25. Walton D, Carroll L, Kasch H, et al. An overview of systematic reviews on prognostic factors in neck pain: results from the International Collaboration on Neck Pain (ICON) Project. Open Orthop J 2013;7(Suppl. 4: M9):494–505.

26. Monticone M, Ambrosini E, Cedraschi C, et al. Cognitive-behavioral treatment for subacute and chronic neck pain: a Cochrane Review. Spine 2015;40:1495–504.

27. Keefe F, Beaupre P, Gil K, et al. Group therapy for patients with chronic pain. In: Turk D, Gatchel R, editors. Psychological approaches to pain management; a Practitioner's Handbook. 2nd ed. New York: Guilford Press; 2002. p. 234–54.

28. Mankovsky-Arnold T, Wideman T, Larivière C, et al. Measures of spontaneous and movement-evoked pain are associated with disability in patients with whiplash injuries. J Pain 2014;15:967–75.

29. Mankovsky-Arnold T, Wideman T, Thibault P, et al. Sensitivity to movement-evoked pain and multi-site pain are associated with work-disability following whiplash injury: a cross-sectional study. J Occup Rehabil 2017;29:413–21.

30. Ritchie C, Kenardy J, Smeets R, et al. StressModEx–Physiotherapist-led stress inoculation training integrated with exercise for acute whiplash injury: study protocol for a randomised controlled trial. J Physiother 2015;61:157.

31. Bryant C, Lewis P, Bennell K, et al. Can physical therapists deliver a pain coping skills program? An examination of training processes and outcomes. Phys Ther 2014;94:1443–54.

32. Nielsen M, Keefe F, Bennell K, et al. Physical therapist-delivered cognitive-behavioral therapy: a qualitative study of physical therapists' perceptions and experiences. Phys Ther 2014;94:197–209.

33. Main C, George S. Psychologically informed practice for management of low back pain: future directions in practice and research. Phys Ther 2011;91:820–4.

34. Keefe F, Kashikar-Zuck S, Opiteck J, et al. Pain in arthritis and musculoskeletal disorders: the role of coping skills training and exercise interventions. J Orthop Sports Phys Ther 1996;24:279–90.

35. Vasavada A, Nevins D, Monda S, et al. Gravitational demand on the neck musculature during tablet computer use. Ergonomics 2015;58:990–1004.

36. Quicke J, Foster N, Ogollah R, et al. The relationship between attitudes, beliefs and physical activity in older adults with knee pain: secondary analysis of a randomised controlled trial. Arthritis Care Res 2017;69:1192–200.

第十四章

关节和运动功能障碍的管理

原因和诱发因素不同,处理颈痛和运动功能障碍的方法也不同。通过问诊和体格检查收集的信息,可以帮助我们了解一些诸如姿势和不良肌肉控制相关的外部因素,以及诸如关节改变的内在因素。这些信息可以指导初期的治疗。图 14.1 展示了对一位颈痛和运动受限并伴有关节症状患者的临床推理过程。它说明了如何根据临床检查结果,合理应用手法治疗、主动活动练习和神经肌肉训练对患者进行初期治疗。不论这些治疗方法如何搭配,手法治疗都应结合神经肌肉训练联合应用。

本章主要讨论手法治疗和运动。此处提到的运动,是指通过主动或辅助运动,来增加某节段或局部的关节活动范围和运动质量。患者必须承担主动受试者的身份。虽然手法治疗能够快速改善关节活动范围和运动质量,但如果没有必要的居家训练来进行辅助,治疗效果很快就会降低[1]。

手法治疗

手法治疗(关节松动术和整复)是伴有节段性运动障碍的颈痛患者治疗方案的重要组成部分。[译者注: manipulation 相当于中式手法的整复治疗,而美式整脊(chiropractic)的整复手法,就是 Maitland 的 5 级手法。Mobilization 相当于 Maitland 的 1~4 级手法,即 Mulligan 的治疗方法,和任何没有超出关节生理运动范围的关节松动方法。另外

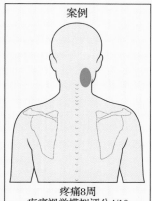

案例

疼痛8周
疼痛视觉模拟评分4/10

体格检查
主动运动:
右旋60°,疼痛评分5/10

手法检查:
C2-3节段活动范围减少,
疼痛评分6/10

最初临床推理
重新测试肩胛骨矫正后的活动范围
肩胛骨肌肉测试以后,重新进行手法检查

- 活动范围增加,疼痛评分减至1/10;C2-3节段运动正常;疼痛评分减至1/10
 推理:姿势和肌肉控制是造成疼痛的主要因素
 治疗优先顺序:①肌肉训练和再教育(80%)
 　　　　　　　②手法治疗残余的疼痛;主动节段性练习(20%)

- 活动范围轻微增加,疼痛评分减至3/10;C2-3节段活动范围减少;疼痛评分减至3/10
 推理:关节功能障碍、姿势和肌肉控制都是致痛因素
 治疗优先顺序:①肌肉训练和再教育(50%)
 　　　　　　　②手法治疗关节疼痛、主动节段性练习(50%)

- 活动范围无改变,疼痛评分无改变;C2-3节段活动范围减少;疼痛评分无改变
 推理:关节功能障碍是主要致痛因素
 治疗优先顺序:①肌肉训练和再教育(30%)
 　　　　　　　②手法治疗关节疼痛;主动节段性练习(70%)

需要额外考虑的因素
- 颈胸段活动范围减少
- 害怕运动
- 存在中枢敏化
- 运动速度和平滑度降低

对进一步管理的提示
- 增加颈胸段的手法治疗和主动节段性练习
- 在四点跪位或其他无痛的姿势下进行旋转练习
- 可使用手法治疗和运动,但不能激发疼痛
- 通过在一定范围内激光靶盘练习的方式提高速度

图 14.1 ■ 临床推理示例——如何在最初的治疗中分配手法治疗和肌肉训练

一个词，manual therapy，则是最广义的手法治疗，它包括所有用手来治疗的技术，如关节松动、神经松动和筋膜松动等。]系统评价研究中已经指出，手法治疗不论是单独使用[2,3]，还是与其他方法联合使用[4]，都能有效减轻颈痛。进一步研究还显示，与单纯运动、宣教和常规治疗相比，手法治疗的性价比（cost effectiveness）是最高的[5-8]。手法治疗对急性、亚急性、持续性（persistent）和慢性颈痛均有疗效，且适用人群年龄分布广泛，包括患有长期或慢性颈痛的老年人[6-9]。（译者注：目前，北美康复界开始不用"chronic pain"这个术语了，而是多用"persistent pain"，因为慢性疼痛这个词对于患者的压力很大，不利于对患者进行疼痛宣教和心理指导。）然而，手法治疗不是万能的。单独使用手法治疗并不是最佳的临床实践方式，应将其整合入多模型管理模式体系中。和其他诸如药物、生理和心理治疗方法相同，不同患者对手法治疗的反应度不同。若在一段合理治疗时间后，没有出现预期的症状改善，应放弃当前方法。

手法治疗的益处

手法治疗的功效是能缓解颈痛以及与颈椎相关的上肢疼痛、头痛和眩晕[2,9-12]。研究表明，手法治疗能够诱发颈部局部和远端痛觉减退的减痛反应（hypoalgesia effect），也能诱发交感神经的兴奋性，这种现象表明系统性疼痛调节效果的存在。针对四肢的研究表明，手法治疗是通过周围神经、脊髓和脊髓上水平的神经机制起效[13]。例如，在周围神经水平，作用于脊柱的手法治疗可以显著下调（down regulate）或者减少腰痛和颈痛患者[15,16]中升高的炎症性趋化因子的生成[14,15]，这在仅接受伪手法治疗的对照组中没有观察到[15]。手法治疗也能促进β内啡肽、内源性大麻素及十六酰胺乙醇（译者注：又名棕榈酰乙醇酰胺，是一种内源性脂肪酸酰胺，可对多种慢性疼痛和炎症相关的生物学功能产生影响，是一种天然的抗炎剂）水平的变化[17]。脊髓机制可能包括脊髓后角激活水平下降[18]和脊髓反射兴奋性改变[19,20]，如H反射减少[21]、痛觉屈曲反射阈值升高[22]。最后，手法治疗所产生的脊髓上水平反应包括与疼痛相关的脑结构的活动性下降，如双侧前扣带回、双侧额叶皮质和对侧感觉运动皮质[18]。

手法治疗也能增加局部[23-25]和远端[23,26]的压痛阈值，但不会影响热敏感性[22,24,25,27]。手法治疗还可以产生即刻交感神经兴奋反应，比如表现为皮肤导电性增加、呼吸和心率加快[24,28]。减轻其他症状的机制还包括安慰剂效应和患者的期望[29,30]。治疗师进行手法治疗所产生的生理和治疗效用也给了患者一种确定感，间接缓解疼痛。

手法治疗的力学作用机制尚不明确[27]。例如，中央后前向滑动技术，正如该技术名称所述，从理论上来说应当在所作用节段上产生节段性滑动。在磁共振成像研究中，测量了Ⅲ级中央后前向滑动技术（Ⅲ级技术是指作用力可直达关节活动的最大范围）应用于C5节段时颈椎的活动范围[31]。毫无悬念，在该大幅度的手法下（节段性移动1~1.5mm），C5的上一节段发生后伸，下一节段发生屈曲。一项早期的研究使用了Ⅳ级技术，观察到几乎可以忽略不计的节段性位移[32]。在另一项类似的研究中，研究了在C1-2节段使用一个局部、高速且小幅度的旋转复位（译者注：高速小幅度是整复治疗的基本技术，这个动作称为"thrust"）对这个节段颈椎的影响。结果表明，这个技术所产生的位移和治疗师原本的意图是无关的，这种位移不可预测且不可复制[33]。这样一来，说明以运动方向为基础的解释在一些技术中并不适用。

有些研究调查了关节松动术对于颈部组织僵硬的影响[僵硬是组织对抗手法施力产生形变的阻力，也可用临床术语描述，即全运动范围阻力（through range resistance）和末端感觉]。虽然僵硬程度与自我报告的疼痛和功能障碍程度没有直接关系，但在有颈痛障碍的患者中，节段性检查发现僵硬程度增加[34]。其实，这也可以理解，因为人体组织的僵硬程度在不同人群中差别很大，这与胶原构成、年龄和性别都有关。颈椎关节松动术能够减少脊柱僵硬和疼痛，但有一篇研究发现这种疼痛的减轻需要在短期随访后（4日后）才能测量出，同时疼痛的减轻与活动范围的增加无关[35]。然而，另一项将单侧后前向滑动技术用于关节突关节的研究，显示了在治疗后即刻出现节段性僵硬程度减轻以及活动范围增加[36]。值得注意的是,这种治疗效果仅在有症状且关节活动范围不足的节段进行治疗后才会出现,这表明需要这种局部治疗技术。

手法治疗缓解症状的神经生理机制的明确,为这种治疗技术提供了进一步支持。但还需更多的研究证明其机械力学因子的重要性,一方面是要知道它的作用机制,另一方面是为指导如何选择不同的手法治疗技术提供依据。

什么效果是手法治疗无法达到的?

手法治疗技术能够调节和减缓疼痛、眩晕、轻度头痛和不稳定等症状。但是康复领域也重视神经肌肉和感觉运动系统的功能障碍,旨在辅助患者恢复正常的安全功能,同时预防颈痛复发。目前剩下的问题是,手法治疗是否能够同时解决症状问题和患者功能障碍问题。

颈椎后前向滑动关节松动技术对于肌肉活动性的即刻作用,可以通过测量颅颈屈曲试验中胸锁乳突肌或颈长肌的活动性来评估[译者注:颈长肌是颈深屈肌,对于维持颈椎的稳定性非常重要,作用类似腰椎的多裂肌。研究发现,在颈痛患者中,深层肌肉经常被抑制,浅层的颈部肌肉(如胸锁乳突肌)活动增强,这会破坏颈椎稳定性,类似于慢性腰痛中腰椎的稳定性出问题]。有研究支持这种治疗后即刻出现的肌肉活动性变化,也有研究反对这个结论[24,37,38]。这种肌肉活动性的变化可能与治疗后疼痛减轻有关。然而一项随机对照试验的结果证实,这种即刻改变无法维持。虽然在手法治疗后颈痛和头痛得到了缓解,但治疗后短期、中期和长期的颅颈屈曲试验表现并没有改善[10]。

眩晕和走路不稳是颈部肌肉骨骼疾病的常见症状,通常与本体感觉和平衡障碍有关。手法治疗虽然能够有效减缓这些症状[39],但在治疗后短期和长期评估中并没有发现关节位置觉的变化。其他研究发现,不论是关节松动术还是整复治疗,都能改变平衡摆动测试(译者注:平衡摆动测试,是让受试者站在一个压力测试板上,闭目大约30秒,压力测试板能够感知重心的变化。颈部受伤、眩晕症患者和老年人的重心摇摆要远高于对照组。)中的数据[12,40,41]。

手法治疗能够成功缓解症状,但症状缓解并不能保证神经肌肉系统和感觉运动系统功能障碍得到改善。通过手法治疗来缓解症状只是其中一个例子,这些结果也可应用于其他能缓解疼痛的治疗方法,甚至也适用于疼痛随时间自愈的情况[42]。由于我们的目标不仅仅是处理当前颈痛,还要减少将来的复发,这强调了颈痛障碍患者对多模型管理的需求。

适用手法治疗的患者

对相关临床试验的系统评价研究了纳入标准,欲归纳适合进行颈部手法治疗患者的类型。通过30个临床试验的数据表明,纳入标准非常广泛,包括机械性或非特异性颈痛、颈椎脊柱炎、挥鞭伤相关疾病和颈源性头痛。"适用手法治疗的损伤"可定义为异常节段运动的临床试验阳性反应[43]。由于针对脊柱节段运动的检查可靠性不高,这个标准并非理想标准[43,44]。

虽然存在这些局限性,但用于鉴别出哪些患者适合于手法治疗的框架还是:颈痛伴有颈部活动障碍(通常有痛感),同时还存在有症状的颈椎节段运动障碍,以及患者无手法治疗的禁忌证。适合人群的范围也可以根据随后的手法治疗来调整。有些手法检查是为找出异常节段运动并重现患者的疼痛[45],而有的手法检查的目的是改善节段运动并减轻患者的疼痛[46]。目前为止,手法治疗的适应证很多,基本包括了除禁忌证外的所有情况。

另一个能确定适合手法治疗患者的方法是,根据患者症状对治疗的反应判断谁更适合(而不是看节段运动异常)。从这个方面入手,很多人已经开始发展一个患者分类系统,或者来找一个对患者预后进行预测的方法[44]。这些努力虽然有帮助,但是它们都有内在的局限性(见第一章)。另外一个途径就是找出患者身上能够提示不适合手法治疗的临床特点[47]。这里虽然只是主要讨论手法治疗,但其实颈痛的好多治疗方法或干预手段都有这个问题,即如何确定哪些患者更适合某个治疗。

临床推理过程会指导我们对处理方法(包括手法治疗)的选择。基本指导就是颈椎的活动障碍和相关症状性节段的功能障碍。如果疼痛可以通过手法治疗得到缓解,同时适用于手法治疗的那些临床指征消除了,就进一步说明这个患者适合手法治疗[43]。通过治疗后临床指征变化的评估和再评估,决定哪些技术可以继续使用,哪些要放弃。在临床试验中要有合适的测量方法来为这个指导原则提供合理性的证据。

手法治疗的禁忌证和注意事项

在临床实践中,对安全问题必须给予应有的重视。本书和临床上发现了一些严重的脊柱疾病[48,49]和一些疑似脊柱疾病[50],但实际上不是脊柱疾病。所以,一些被认为是脊柱手法治疗禁忌证的情况,应该用其他物理治疗手段来处理。读者应该参照其他文献,了解更全面的各种禁忌证及如何识别的方法。在颈椎部分,首先应该注意的是血管异常,其中包括颈动脉间壁性动脉瘤(颈动脉夹层、椎基底动脉供血不足、抗凝治疗,见第十章);还有就是任何会损伤颈椎结构完整性的问题,比如急性创伤、肿瘤转移、炎症反应性关节病创伤或退行性病变造成的关节稳定性下降、结缔组织病、先天结构异常(唐氏综合征)、骨质疏松症、感染造成严重的退行性病变、伴或不伴神经症状的脊髓或椎孔狭窄[51]。

由颈椎手法治疗造成脑卒中和死亡等灾难性副作用是少见的,但是精确的数目尚未知晓,因为记录文献的质量不高,好多案例没有报道。最好的估计是每20000~250000000次手法整复治疗中,就会发生1次(灾难性结果)[52]。未来为了提高精确度,根据临床试验报告统一标准(consolidated standards of reporting trails,CONSORT)来进行的临床试验,会要求报告任何副作用[53]。这有助于更好地分析副作用中临床医务人员、患者和技术等多重因素[54]。一项系统评价研究证实了手法治疗(不管是在颈椎还是腰椎)副作用还是非常少的[55]。有一半的患者经历了轻度和中度不适,一般都是治疗后疼痛,基本上持续时间都小于72小时。值得注意的是,手法治疗和运动训练后发生这些问题的概率相似。所有的临床医务人员都应该尽量避免这些小副作用的发生。我们应该更好地了解患者的疼痛状态、自己的手法技巧和如何给患者制订运动方案。

手法治疗的选择

物理治疗师的手法治疗包括几种不同的方法,虽然这些方法没有本质的区别,但是它们背后的机制、理念和应用都是独特的[45,46,56-59]。在每种治疗技术选择的背后都对应着一种检查方法。这意味着,在治疗患者的颈痛障碍或关节功能障碍时,可根据临床医务人员的专业背景不同而采用不同的治疗技术。然而,经过对比发现,应用不同的手法治疗后,最后的症状效果却是相似的[2,39,60,61]。没有一致的证据显示,手法整复就比关节松动术效果更好[2,60,62-64]。这提示我们应多多考虑它们的作用机制和共同点,而不总是去找各个技术的不同点。各种技术间的共同点就是神经生理机制和对组织僵硬的改变。提出的问题应该围绕在节段活动性下降现象背后组织僵硬或组织顺应性改变的本质。现在看来,不同技术都能对有活动性下降症状的关节发生作用,从而改变周围组织僵硬,而且这种改变能很迅速地发生。

技术的选择和应用

贯穿于整个问诊和体格检查过程的临床推理的作用就是决定使用手法治疗和选择特定的技术。各种方法的差异并不大,但是它们都需要考虑疼痛的特点和强度、功能受损的运动或姿势、颈部活动障碍和疼痛的方向、局部的节段检查结果[45,46,56-59]。技术的选择一般都需要考虑疼痛反应和哪个方向有运动障碍,对于同样的问题总有不同的方法(图14.2和14.3)。临床医务人员必须监测治疗技术带来的反应,如果没有带来预期的效果,要及时更换技术。一个疗程的治疗效果能预测以后的效果[1]。然而,某个关节运动障碍的改善不是必然会带来关节活动范围受限的改善[65],这说明了需要多模式的综合治疗。

行业内也有一些讨论,是关于我们是否需要很精确地治疗功能障碍最明显的节段[44]。目前有几项研究探讨了这个问题[35,66,67],它们比较了颈椎和腰椎问题一个治疗疗程前后的情况,但结果不是很明确。这种比较一个治疗疗程前后变化的研究有很大的局限性。系统评价研究已经发现,对有问题的关节节段进行松动治疗对疼痛的缓解

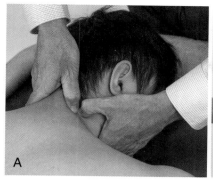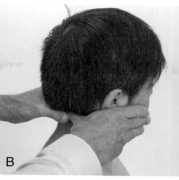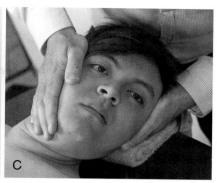

图 14.2 ■ 能改善右侧 C1–2 节段运动受限的技术。（A）在头部和 C1 处于少许右旋的位置下，在 C2 上做单侧的后前向滑动。（B）在主动左旋的同时，在 C1 上施加一个持续的滑动力（译者注：Mulligan 技术）。（C）C0–1 节段右侧屈曲，如果对侧侧屈存在受限，C1–2 左旋会被受限。（译者注：因此，要检查和治疗可能存在的对侧侧屈受限）

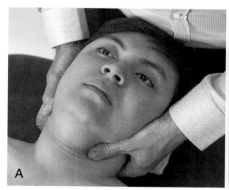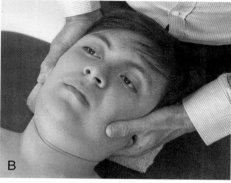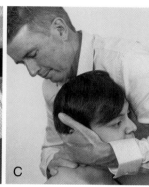

图 14.3 ■ 能改善 C3–4 侧曲受限的技术。（A）在 C3 上做前后向滑动带有内侧偏向。左手拇指指腹放在 C3 横突前方。其他手指在后方抓住椎板，以支持拇指的位置，这样就在前后两个方向固定住了这个节段。保持这个握持，动作由肘部完成。拇指只是力的传输点，而不是动作的发力点。如果这个前后向滑动由拇指来完成，患者就会感到痛。（B）侧屈技术。双手要环抱头部，示指和中指放在 C3 的椎板上，做一个组合运动：侧屈加内侧滑动。把椎间小关节推入侧屈方向（译者注：由于没有明确哪个方向的侧屈受限，侧屈和内侧滑动的方向也不明确）。（C）侧屈运动在坐位完成，右手示指和拇指捏住 C4 棘突固定，左手小指和小指鱼际抓住 C3，由肩和臂做环绕动作来完成这个节段的侧屈活动（译者注：肩和臂做环绕动作，实际是在做轻微环绕动作的同时主要做侧屈动作，左手要抱住患者头部，做一个轻微的牵拉动作，侧屈动作由治疗师的身体动作来完成）

还是有更好的结果[68]。我们还是需要更多的研究来判定在有症状的关节节段进行治疗是否会有最好的治疗效果。更好的问卷和实验设计可以帮助我们研究，在症状最明显的节段进行治疗和自由选择治疗节段这 2 种不同的手段在治疗 3~4 次以后，比如 2 周内有何不同。确实，直觉上会认为在症状最明显的节段上进行治疗是符合逻辑的选择。

在上胸椎进行关节松动术和整复治疗也能缓解颈痛[69,70]。然而，不同的临床试验已经发现这种远离症状部位的治疗没有针对症状的局部治疗效果好[71-73]。现在一些趋势认为我们在治疗颈痛的时候要考虑上胸椎。这是因为这 2 个部位的不可分割性：完好的颈椎运动需要胸椎的参与。目前看来这 2 个部位都应该接受治疗[62,63]。

不同的手法治疗有不同的使用剂量，但是在这一方面还没有很好的研究。技术指导里都会提到，要有合适的治疗等级[45]、治疗部位[58]和力量的分级[46]才能在达到运动改善的同时不造成疼痛。很多因素都会影响"剂量"或者松动力量和整复力量。这些因素包括疼痛的严重程度、疾病的急缓、易激惹的程度和患者自己想要的力度。

一些基础性的研究已经给了我们最基本的指导。比如，一项研究里用了 1~5 组后前向滑动关节松动术在健康人的腰椎上做试验。最后发现，至少 4 组 60 秒的关节松动术才能产生最好的减痛反应[74]。另外一个研究里对比了平均峰值 90N

和 30N 的后前向滑动的不同效果,2 种治疗都作用于慢性颈痛患者中症状最明显的节段上。大力度治疗产生了最好的减痛和松动僵硬的效果。但是这些效果是在治疗后随访 4 天时才体现出来。大力度的治疗在治疗结束即刻是会让疼痛增加的,这也许是一个不太理想的结果。未来在治疗剂量方面还需要更多的研究。

技术的应用应该是让患者感觉舒适的(图 14.4)。理想的情况下,所有治疗应该只造成非常微小的疼痛或者没有疼痛,特别是患者对疼痛敏感或者有中枢敏化的情况下。颈源性头痛患者、颈神经根病患者和一些挥鞭伤患者一般会有这个情况[75-77]。如果这类患者在治疗中出现疼痛增加,治疗效果就会适得其反。但是存在中枢敏化并不代表不能用手法治疗,以前认为挥鞭伤患者如果存在中枢敏化,手法治疗的效果就会不好[78],但是后续的一些研究发现并不是那样[79,80]。

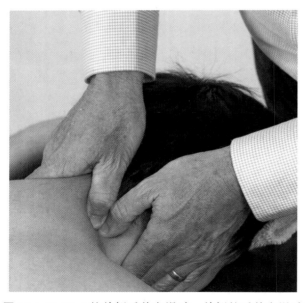

图 14.4 ■ C3-4 的单侧后前向滑动。单侧的后前向滑动应该是无痛的。手应该抓住 C3 的侧面来支撑 2 个拇指在椎板上的后前运动,由肘和前臂发力,拇指是力的传输点,而不是发力点

通过治疗颈椎来治疗邻近区域的疼痛

很多研究都探讨了颈椎问题、颞下颌关节问题和上肢的一些问题之间潜在的神经生理和生物力学联系[81-85]。临床试验也评估了通过治疗颈椎来缓解颞下颌关节或者上肢疼痛综合征的效果,或者通过治疗颞下颌关节的问题来缓解颈痛的效

果[28,82,84-87],但目前结局还没有定论。在临床实践中,患者可能在颈椎和颞下颌关节都存在体征。临床医务人员需要进行一个严格的评估和再评估过程,来确定导致疼痛和功能障碍的根本源头。在颈椎上进行治疗可能会导致颞下颌关节疼痛和关节活动范围即刻的改善,但是一个重要问题就是这些治疗效果是否能在第 2 个治疗疗程中维持。一个基本的指导方针,就是至少 50% 的治疗效果能在第 2 个治疗中维持。这才能为了缓解颞下颌关节疼痛而继续针对颈椎进行治疗提供合理的依据。最初的症状改善通常获查于疼痛调制作用,而不是局部功能障碍真正的改变。一直坚持没有持续疗效的治疗是种很糟糕的治疗行为。

主动运动训练

主动运动训练是关节和运动功能障碍管理的重要部分,被用来恢复主动关节活动范围和训练运动速度。

关节活动范围

主动运动训练是在创伤恢复过程(如挥鞭伤和运动损伤)中为组织提供一个轻柔的负荷。在自发性颈痛伴有关节和运动功能障碍的患者中,主动运动能够增加节段和局部的活动度。主动活动不能作为唯一的治疗方法[88],但是它是多维度治疗项目中重要的一部分。

在颈痛急性期,患者会感觉在坐位进行活动范围的训练非常痛。因此,最好是让患者在四点跪位、肘撑俯卧位或者坐位前倾位来做这些练习。在这些体位做练习时疼痛会减轻,因为在这些体位下头的重量或者重力减小了。

主动运动训练应该作为手法治疗的补充,以解决局部节段运动不足的问题。图 14.5 中 3 个图展示了针对某个节段的训练。之前的一项影像学研究已经证明,主动运动不是对所有节段都起作用[89]。针对某个节段时,区域性训练能够保证我们想让它起作用的节段参与了主动运动。节段性训练最好是在进行手法治疗的同时来教授和练习,这样可以帮助患者来理解和感觉我们想要达到的目的。在做手法治疗的同时教会患者做主动运动练习,患者马上就会理

解这些主动训练的作用,也会提高患者的依从性。如果只是在手法治疗后教患者做练习,把训练只作为一个居家训练,患者的依从性就会很差。

提高运动速度和精确性的训练

最近的一些研究开始探索针对颈椎活动范围、速度和精确性有障碍的患者,使用定制的虚拟现实系统和激光靶标来进行运动学训练的情况[90,91]。这些设备特别适合在家里使用。训练包括快速的头部运动、精确的小范围运动控制

和在不同运动方向的稳定性控制(图14.6)。临床试验中,非急性期的、有持续性颈痛的患者每天20分钟、每周4次做这些练习。这2种形式的训练(虚拟现实系统和激光靶标)都能改善患者颈椎的运动参数(范围、速度和控制),同时也能在短期和中期范围内改善患者的疼痛和功能障碍。因为这2种训练的效果都差不多,可根据设备的情况和患者的喜好进行选择。在这个高科技的时代,有些人可能更喜欢使用虚拟现实系统进行训练,依从患者的偏好也能提高患者的依从性。

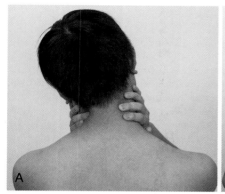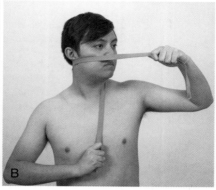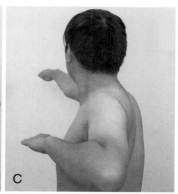

图 14.5 ■ 节段性主动运动训练。(A)C3-4 侧屈。患者把示指或中指放到 C4 节段,专注于 C3-4 水平的侧屈。(B)动态关节松动术(译者注:这是 Mulligan 技术,用带子做是患者的自我练习,带子在 C3 水平)。(C)击剑动作训练。这个训练是要配合颈胸段的被动运动,带侧滑和主动旋转(图 9.5)。患者眼睛专注于想象中的目标靶,用手拉一个想象中的弓箭。患者要专注于上胸椎的运动,而且两侧都要做该动作

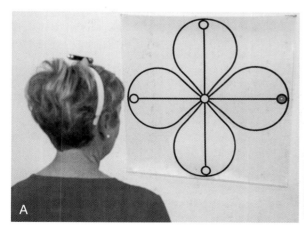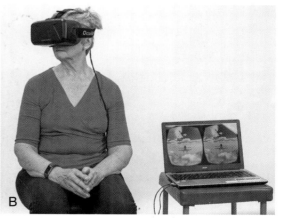

图 14.6 ■ 训练运动速度、精确性和运动范围的练习。(A)运动感训练,带一个激光头套,用激光顺着图上的线运动。训练任务包括:在各个运动方向尽量做大动作,用头控制激光点,从中心位置尽快移动到周围的小圆圈里,同时要稳定住光点,然后用同样的方式移回中央小圆圈里。还可以用光点尽可能精确地沿着垂线、水平线和曲线运动。这个练习可以从坐位开始,然后过渡到站立位和其他更具挑战性的站立位。(B)使用虚拟现实眼镜和定制软件来做家庭练习。这幅图中,用头部的运动来控制一个飞机,运动幅度逐渐增加,用屈曲、后伸、左右旋转的动作来控制飞机击中靶标。运动速度的训练是要求受试者快速移动目标到一个很快就要消失的特定位置。最后,受试者被要求能够控制飞机尽量精确地对准靶标

患者的自我管理

居家训练计划是疼痛管理系统里非常必要的组成部分。在治疗过程中小剂量的运动是不够的。主动节段性训练的练习量和提高速度的练习量,都与病情的急缓有关系。低重复(每次 5~10 次)和每天做几次(如 3~5 次)的练习是在制订自我管理计划时一个好的开始。随着患者病情和治疗的进展,练习也会在种类和重复次数上有所增加。

我们应该鼓励患者思考如何把训练整合到他们的日常生活中去。在随访治疗中,临床医务人员应该给患者说明居家训练计划对于治疗结果的重要性。同样重要的是,我们该如何向患者展示这些练习。例如,有的人喜欢使用一些训练图片;有人更喜欢在学习时给自己录像,以便在家里可以看。

患者如果能主动参与制订运动方案,那么他们的依从性就会更好。

总结

治疗关节和运动功能障碍是颈痛障碍患者的多模式管理方案中重要的一部分。手法治疗对于减痛有效和有益。主动运动训练,包括针对节段和整个颈椎的训练,均是对于关节和运动障碍手法治疗重要的和必须的补充。运动功能障碍的各个方面都需要考虑,比如关节活动范围和质量、运动感觉和速度。临床医务人员需要设计出能让患者有效和成功完成的运动训练。

(霍烽译,王欣、张志杰、廖麟荣、王于领审)

参考文献

1. Tuttle N. Do changes within a manual therapy treatment session predict between-session changes for patients with cervical spine pain? Aust J Physiother 2005;51:43–8.
2. Gross A, Langevin P, Burnie S, et al. Manipulation and mobilisation for neck pain contrasted against an inactive control or another active treatment (Review). Cochrane Database Syst Rev 2015; (9):doi:10.1002/14651858.CD004249.
3. Wong J, Shearer H, Mior S, et al. Are manual therapies, passive physical modalities, or acupuncture effective for the management of patients with whiplash-associated disorders or neck pain and associated disorders? An update of the Bone and Joint Decade Task Force on Neck Pain and Its Associated Disorders by the OPTIMa collaboration. Spine J 2016;16:1598–630.
4. Sutton D, Côté P, Wong J, et al. Is multimodal care effective for the management of patients with whiplash-associated disorders or neck pain and associated disorders? A systematic review by the Ontario Protocol for Traffic Injury Management (OPTIMa) Collaboration. Spine J 2016;16:1541–65.
5. Korthals-de Bos IB, Hoving JIL, Tulder MW, et al. Cost effectiveness of physiotherapy, manual therapy, and general practitioner care for neck pain: economic evaluation alongside a randomised controlled trial. BMJ 2003;326:911.
6. Leininger B, McDonough C, Evans R, et al. Cost-effectiveness of spinal manipulative therapy, supervised exercise, and home exercise for older adults with chronic neck pain. Spine J 2016;16:1292–304.
7. Michaleff Z, Lin C, Maher C, et al. Spinal manipulation epidemiology: systematic review of cost effectiveness studies. J Electromyogr Kinesiol 2012;22:655–62.
8. Tsertsvadze A, Clar C, Court R, et al. Cost-effectiveness of manual therapy for the management of musculoskeletal conditions: a systematic review and narrative synthesis of evidence from randomized controlled trials. J Manipulative Physiol Ther 2014;37:343–62.
9. Uthaikhup S, Assapun J, Watcharasaksilp K, et al. Effectiveness of physiotherapy for seniors with recurrent headaches associated with neck pain and dysfunction: a randomized controlled trial. Spine J 2017;17:46–55.
10. Jull G, Trott P, Potter H, et al. A randomized controlled trial of exercise and manipulative therapy for cervicogenic headache. Spine 2002;27:1835–43.
11. Nee RJ, Vicenzino B, Jull GA, et al. Baseline characteristics of patients with nerve-related neck and arm pain predict the likely response to neural tissue management. J Orthop Sports Phys Ther 2013;43:379–91.
12. Reid S, Callister R, Snodgrass S, et al. Manual therapy for cervicogenic dizziness: long-term outcomes of a randomised trial. Man Ther 2015;20:148–56.
13. Bialosky JE, Bishop MD, Price D, et al. The mechanisms of manual therapy in the treatment of musculoskeletal pain: a comprehensive model. Man Ther 2009;14:531–8.
14. Teodorczyk-Injeyan J, Injeyan H, Ruegg R. Spinal manipulative therapy reduces inflammatory cytokines but not substance P production in normal subjects. J Manipulative Physiol Ther 2006;29:14–21.
15. Teodorczyk-Injeyan J, McGregor M, Triano J, et al. Elevated production of nociceptive CC-chemokines and sE-selectin in patients with low back pain and the effects of spinal manipulation: a non-randomized clinical trial. Clin J Pain 2018;34:68–75.
16. Teodorczyk-Injeyan J, Triano J, McGregor M, et al. Elevated production of inflammatory mediators including nociceptive chemokines in patients with neck pain: a cross-sectional evaluation. J Manipulative Physiol Ther 2011;34:498–505.
17. Degenhardt B, Darmani N, Johnson J, et al. Role of osteopathic manipulative treatment in altering pain biomarkers: a pilot study. J Am Osteopath Assoc 2007;107:387–400.
18. Malisza K, Stroman P, Turner A, et al. Functional MRI of the rat lumbar spinal cord involving painful stimulation and the effect of peripheral joint mobilization. J Magn Reson Imaging 2003;18:152–9.
19. Dishman J, Bulbulian R. Spinal reflex attenuation associated with spinal manipulation. Spine 2000;25:2519–24.
20. Dishman J, Burke J. Spinal reflex excitability changes after cervical and lumbar spinal manipulation: a comparative study. Spine J 2003;3:204–12.
21. Bulbulian R, Burke J, Dishman J. Spinal reflex excitability changes after lumbar spine passive flexion mobilization. J Manipulative Physiol Ther 2002;25:526–32.
22. Sterling M, Pedler A, Chan C, et al. Cervical lateral glide increases nociceptive flexion reflex threshold but not pressure or thermal pain thresholds in chronic whiplash associated disorders: a pilot randomised controlled trial. Man Ther 2010;15:149–53.
23. Coronado R, Gay C, Bialosky J, et al. Changes in pain sensitivity following spinal manipulation: a systematic review and meta-

analysis. J Electromyogr Kinesiol 2012;22:752–67.

24. Sterling M, Jull G, Wright A. Cervical mobilisation: concurrent effects on pain, motor function and sympathetic nervous system activity. Man Ther 2001;6:72–81.

25. Vicenzino B, Collins D, Benson H, et al. An investigation of the interrelationship between manipulative therapy-induced hypoalgesia and sympathoexcitation. J Manipulative Physiol Ther 1998;21:448–53.

26. Vicenzino B, Collins D, Wright A. The initial effects of a cervical spine manipulative physiotherapy treatment on the pain and dysfunction of lateral epicondylalgia. Pain 1996;68:69–74.

27. Lascurain-Aguirreben I, Newham D, Critchley D. Mechanism of action of spinal mobilizations: a systematic review. Spine 2016;41:159–72.

28. Touche RL, París-Alemany A, Mannheimer J, et al. Does mobilization of the upper cervical spine affect pain sensitivity and autonomic nervous system function in patients with cervicocraniofacial pain? A randomized-controlled trial. Clin J Pain 2013;29:205–15.

29. Bialosky J, Bishop M, Penza C. Placebo mechanisms of manual therapy: a sheep in wolf's clothing? J Orthop Sports Phys Ther 2017;47:301–4.

30. Bishop M, Mintken P, Bialosky J, et al. Patient expectations of benefit from interventions for neck pain and resulting influence on outcomes. J Orthop Sports Phys Ther 2013;43:457–65.

31. Lee R, McGregor A, Bull A, et al. Dynamic response of the cervical spine to posteroanterior mobilisation. Clin Biomech (Bristol, Avon) 2005;20:228–31.

32. McGregor A, Wragg P, Gedroyc W. Can interventional MRI provide an insight into the mechanics of a posterior-anterior mobilisation? Clin Biomech 2001;16:926–9.

33. Buzzatti L, Provyn S, Roy PV, et al. Atlanto-axial facet displacement during rotational high-velocity low-amplitude thrust: an in vitro 3D kinematic analysis. Man Ther 2015;20:783–9.

34. Ingram L, Snodgrass S, Rivett D. Comparison of cervical spine stiffness in individuals with chronic non-specific neck pain and asymptomatic individuals. J Orthop Sports Phys Ther 2015; 45:162–9.

35. Snodgrass S, Rivett D, Sterling M, et al. Dose optimization for spinal treatment effectiveness: a randomized controlled trial investigating the effects of high and low mobilization forces in patients with neck pain. J Orthop Sports Phys Ther 2014;44: 141–52.

36. Tuttle N, Barrett R, Laakso L. Relation between changes in posteroanterior stiffness and active range of movement of the cervical spine following manual therapy treatment. Spine 2008;33:E673–9.

37. Jesus-Moraleida F, Ferreira P, Pereira L, et al. Ultrasonographic analysis of the neck flexor muscles in patients with chronic neck pain and changes after cervical spine mobilization. J Manipulative Physiol Ther 2011;34:514–24.

38. Lluch E, Schomacher J, Gizzi L, et al. Immediate effects of active craniocervical flexion exercise versus passive mobilisation of the upper cervical spine on pain and performance on the craniocervical flexion test. Man Ther 2014;19:25–31.

39. Reid S, Rivett R, Katekar M, et al. Comparison of mulligan sustained natural apophyseal glides and Maitland mobilizations for treatment of cervicogenic dizziness: a randomized controlled trial. Phys Ther 2014;94:466–76.

40. Fisher A, Bacon C, Mannion V. The effect of cervical spine manipulation on postural sway in patients with non-specific neck pain. J Manipulative Physiol Ther 2015;38:65–73.

41. Reid S, Callister R, Katekar M, et al. Effects of cervical spine manual therapy on range of motion, head repositioning, and balance in participants with cervicogenic dizziness: a randomized controlled trial. Arch Phys Med Rehabil 2014;95:1603–12.

42. Lee H, Nicholson LL, Adams RD. Cervical range of motion

associations with subclinical neck pain. Spine 2004;29:33–40.

43. Smith J, Bolton P. What are the clinical criteria justifying spinal manipulative therapy for neck pain?- A systematic review of randomized controlled trials. Pain Med 2013;14:460–8.

44. Bialosky J, Simon C, Bishop M, et al. Basis for spinal manipulative therapy: a physical therapist perspective. J Electromyogr Kinesiol 2012;22:643–7.

45. Hengeveld E, Banks K. Maitland's vertebral manipulation: management of neuromusculoskeletal disorders. 8th ed. UK: Churchill Livingstone, Elsevier; 2013.

46. Hing W, Hall T, Rivett D, et al. The mulligan concept of manual therapy. Sydney: Churchill Livingstone, Elsevier; 2015.

47. Jull G, Stanton W. Predictors of responsiveness to physiotherapy treatment of cervicogenic headache. Cephalalgia 2005;25:101–8.

48. Greenhalgh S, Selfe J. Red Flags. Guide to identifying serious pathology of the spine. UK: Churchill Livingston, Elsevier; 2006.

49. Greenhalgh S, Selfe J. Red Flags II. A Guide to solving serious pathology of the spine. UK: Churchill Livingston, Elsevier; 2010.

50. Greenhalgh S, Selfe J. Masqueraders. In: Jull G, Moore A, Falla D, et al, editors. Grieve's modern musculoskeletal physiotherapy. 4th ed. UK: Elsevier; 2015. p. 343–7.

51. Puentedura E, March J, Anders J, et al. Safety of cervical spine manipulation: are adverse events preventable and are manipulations being performed appropriately? A review of 134 case reports. J Man Manip Ther 2012;20:66–74.

52. Nielsen S, Tarp S, Christensen R, et al. The risk associated with spinal manipulation: an overview of reviews. Syst Rev 2017;6:64.

53. Chaibi A, Benth J, Tuchin P, et al. Adverse events in a chiropractic spinal manipulative therapy single-blinded, placebo, randomized controlled trial for migraineurs. Musculoskelet Sci Pract 2017;29:66–71.

54. Kranenburg H, Schmitt M, Puentedura E, et al. Adverse events associated with the use of cervical spine manipulation or mobilization and patient characteristics: a systematic review. Musculoskelet Sci Pract 2017;28:32–8.

55. Carnes D, Mars T, Mullinger B, et al. Adverse events and manual therapy: a systematic review. Man Ther 2010;15:355–63.

56. Edwards BC. Manual of combined movements. 2nd ed. Edinburgh: Churchill Livingstone; 1999.

57. Kaltenborn F, Evjenth O, Kaltenborn TB, et al. Manual mobilization of the joints: the spine, vol. 2. 4th ed. Oslo: Norli. 2003.

58. McCarthy C. Combined movement theory. UK: Churchill Livingstone, Elsevier; 2010.

59. Mulligan B. Manual therapy 'NAGS', 'SNAGS', 'MWMS'. 5th ed. Wellington: Plane View Press; 1995.

60. Lopez-Lopez A, Perez JA, Gutierez JG, et al. Mobilization versus manipulations versus sustain apophyseal natural glide techniques and interaction with psychological factors for patients with chronic neck pain: randomized controlled trial. Eur J Phys Rehabil Med 2015;51:121–32.

61. Pérez H, Perez J, Martinez AG, et al. Is one better than another? A randomized clinical trial of manual therapy for patients with chronic neck pain. Man Ther 2014;19:215–28.

62. Dunning J, Butts R, Mourad F, et al. Upper cervical and upper thoracic manipulation versus mobilization and exercise in patients with cervicogenic headache: a multi-center randomized clinical trial. BMC Musculoskelet Disord 2016;17:64.

63. Griswold D, Learman K, O'Halloran B, et al. A preliminary study comparing the use of cervical/upper thoracic mobilization and manipulation for individuals with mechanical neck pain. J Man Manip Ther 2015;23:75–83.

64. Leaver A, Maher C, Herbert R, et al. A randomized controlled trial comparing manipulation with mobilization for recent onset neck pain. Arch Phys Med Rehabil 2010;91:1313–18.

65. Tuttle N, Laasko L, Barrett R. Change in impairments in the first two treatments predicts outcome in impairments, but not in

activity limitations, in subacute neck pain: an observational study. Aust J Physiother 2006;52:281–5.

66. Aquino R, Caires P, Furtado F, et al. Applying joint mobilization at different cervical vertebral levels does not influence immediate pain reduction in patients with chronic neck pain: a randomized clinical trial. J Man Manip Ther 2009;17:95–100.

67. Chiradejnant A, Maher C, Latimer J, et al. Efficacy of "therapist-selected" versus "randomly selected" mobilisation techniques for the treatment of low back pain: a randomised controlled trial. Aust J Physiother 2003;49:233–41.

68. Slaven E, Goode A, Coronado R, et al. The relative effectiveness of segment specific level and non-specific level spinal joint mobilization on pain and range of motion: results of a systematic review and meta-analysis. J Man Manip Ther 2013;21:7–17.

69. Cleland J, Childs J, McRae M, et al. Immediate effects of thoracic manipulation in patients with neck pain: a randomized clinical trial. Man Ther 2005;10:127–35.

70. González-Iglesias J, Fernández-de-las-Peñas C, Cleland J, et al. Thoracic spine manipulation for the management of patients with neck pain: a randomized clinical trial. J Orthop Sports Phys Ther 2009;39:20–7.

71. Cleland J, Childs J, Fritz J, et al. Development of a clinical prediction rule for guiding treatment of a subgroup of patients with neck pain: use of thoracic spine manipulation, exercise, and patient education. Phys Ther 2007;87:9–23.

72. Puentedura E, Cleland J, Landers M, et al. Development of a clinical prediction rule to identify patients with neck pain likely to benefit from thrust joint manipulation to the cervical spine. J Orthop Sports Phys Ther 2012;42:577–92.

73. Puentedura E, Landers M, Cleland J, et al. Thoracic spine thrust manipulation versus cervical spine thrust manipulation in patients with acute neck pain: a randomized clinical trial. J Orthop Sports Phys Ther 2011;41:208–20.

74. Pentelka L, Hebron C, Shapleski R, et al. The effect of increasing sets (within one treatment session) and different set durations (between treatment sessions) of lumbar spine posteroanterior mobilisations on pressure pain thresholds. Man Ther 2012;17:526–30.

75. Chien A, Eliav E, Sterling M. Whiplash (grade II) and cervical radiculopathy share a similar sensory presentation: an investigation using quantitative sensory testing. Clin J Pain 2008;24:595–603.

76. Chua N, Suijlekom HV, Vissers K, et al. Differences in sensory processing between chronic cervical zygapophysial joint pain patients with and without cervicogenic headache. Cephalalgia 2011;31:953–63.

77. Sterling M, Jull G, Vicenzino B, et al. Sensory hypersensitivity occurs soon after whiplash injury and is associated with poor recovery. Pain 2003;104:509–17.

78. Jull G, Sterling M, Kenardy J, et al. Does the presence of sensory hypersensitivity influence outcomes of physical rehabilitation for chronic whiplash? - a preliminary RCT. Pain 2007;129:28–34.

79. Castaldo M, Catena A, Chiarotto A, et al. Do subjects with whiplash-associated disorders respond differently in the short-term to manual therapy and exercise than those with mechanical neck pain? Pain Med 2017;18:791–803.

80. Michaleff Z, Maher C, Lin C, et al. Comprehensive physiotherapy exercise programme or advice for chronic whiplash (PROMISE): a pragmatic randomised controlled trial. Lancet 2014;384:133–41.

81. Coombes B, Bisset L, Vicenzino B. Cervical dysfunction is evident in individuals with LE without obvious neck pain and may reflect central sensitization mechanisms. Further study of the nature of the relationship between cervical dysfunction and LE is required. J Manipulative Physiol Ther 2014;37:79–86.

82. Fernández-de-Las-Peñas C, Cleland J, Palacios-Ceña M, et al. The effectiveness of manual therapy versus surgery on self-reported function, cervical range of motion, and pinch grip force in carpal tunnel syndrome: a randomized clinical trial. J Orthop Sports Phys Ther 2017;47:151–61.

83. Grondin F, Hall T, Laurentjoye M, et al. Upper cervical range of motion is impaired in patients with temporomandibular disorders. Cranio 2015;33:91–9.

84. Mintken P, Cleland J, Carpenter K, et al. Some factors predict successful short-term outcomes in individuals with shoulder pain receiving cervicothoracic manipulation: a single-arm trial. Phys Ther 2010;90:26–42.

85. Piekartz H, Pudelko A, Danzeisen M, et al. Do subjects with acute/subacute temporomandibular disorder have associated cervical impairments: a cross-sectional study. Man Ther 2016;26:208–15.

86. Grondin F, Hall T. Changes in cervical movement impairment and pain following orofacial treatment in patients with chronic arthralgic temporomandibular disorder with pain: a prospective case series. Physiother Theory Pract 2017;33:52–61.

87. Piekartz H, Lüdtke K. Effect of treatment of temporomandibular disorders (TMD) in patients with cervicogenic headache: a single-blind, randomized controlled study. Cranio 2011;29:43–56.

88. O'Leary S, Jull G, Kim M, et al. Training mode-dependent changes in motor performance in neck pain. Arch Phys Med Rehabil 2012;93:1225–33.

89. Dvorak J, Froehlich D, Penning L, et al. Functional radiographic diagnosis of the cervical spine: flexion/extension. Spine 1988;13:748–55.

90. Bahat HS, Takasaki H, Chen X, et al. Cervical kinematic training with and without interactive VR training for chronic neck pain - a randomized clinical trial. Man Ther 2015;20:68–78.

91. Sarig-Bahat H, Croft K, Carter C, et al. Remote kinematic training for patients with chronic neck pain- a randomised controlled trial. Eur Spine J 2018;27:1309–23.

第十五章　神经肌肉功能障碍的管理

在更广泛范围内,运动对身心健康有许多好处。运动在肌肉骨骼系统中一个有价值的好处是减痛效应(hypoalgesic effect),在各种运动(包括有氧运动[1,2]、动态抗阻运动[3]和等长运动[4,5])后均可监测到这种效应。该机制被认为是一个涉及全身镇痛的过程[6],激活中枢抑制通路[7]和外周机制[8]。然而,目前针对颈痛患者颈椎局部或全身运动后立即出现的减痛效应的具体研究还较少[9-11]。不过,根据以患者为中心和减轻患者疼痛的愿望,目前的临床试验和对颈痛干预措施的系统评价都是根据运动缓解疼痛的效果来评估运动的有效性[12-14]。评估是基于干预后即时、中期及长期的自我报告疼痛强度和(或)感知失能的程度做出的,并基于以患者为中心的结局。

运动对缓解疼痛有很大益处,专门针对神经肌肉功能障碍(神经肌肉功能障碍是肌肉骨骼疾病的一个已知特征)的运动也是康复的一个关键组成部分。随着对疼痛结局的重视,近来似乎对"康复"运动处方的关注有所减少。例如,临床试验中的受试者纳入标准,通常不包括与干预有关的肌肉功能测量(如存在肌肉力量不足的情况,则进行肌力干预计划)。运动是否解决了与颈痛相关的神经肌肉障碍(见第五章),似乎没有引起人们的注意,因为障碍的测量很少作为主要测量指标(甚至常常也不作为次要测量指标)。缓解疼痛的运动与恢复神经肌肉系统和神经肌肉障碍的运动是完全不同的概念。我们在此主张,除了减轻疼痛的益处外,还应重新强调运动对恢复神经肌肉功能的益处。

急性颈痛发作时可以通过适当的运动治疗得到及时的解决,尽管可能得不到完全解决[15,16]。

必须反复强调的是,对大多数人来说,颈痛是一种复发性或持续性疾病[15,17]。腰痛和颈痛比其他任何慢性疾病都更容易导致功能障碍[18]。颈痛造成的真正的个人和巨大的财政成本并不存在于一个单独的事件中,而是存在于重复事件的成本中,即重复的医疗成本、重复使用非甾体抗炎药等药物的潜在危害成本、个人生活质量下降的成本、工作效率丧失的成本等。控制一次疼痛发作非常重要,但目前紧迫的目标则是降低复发率。从生物、社会和心理的角度来看,有多种特征可能导致颈痛的复发或持续。身体障碍与疼痛程度或状态之间永远不会有完美的相关性。然而,神经肌肉功能障碍并不一定在疼痛消失时自动恢复正常,神经肌肉功能障碍对颈部健康没有好处[19-21]。虽然恢复神经肌肉功能和减轻感觉运动障碍不是唯一的解决办法,但是对恢复和降低复发率都有积极作用。

运动可以减轻疼痛,但是当疼痛减轻成为主要测量指标时,临床医务人员给患者开立什么样的运动处方似乎就显得并不重要了,至少对那些患有慢性疼痛的人来说是这样的。低负荷和高负荷运动同样可以减少慢性颈痛[19,22]。然而,如果运动的目的是治疗神经肌肉功能障碍,那么给患者开立什么样的运动处方依旧很重要。有证据清楚地表明,在第一种情况下,运动行为的改变最好通过低负荷运动再学习方法来解决,但是这种运动模式显然是不够的和不合适的,当目标是增加肌力和提高耐力时,其中运动负荷是必需的[23-27]。

本章提出的运动方案是基于对颈痛和损伤引起的神经肌肉功能变化的研究,以及对需要特定运动来解决每一项功能障碍的研究(见第五章）。在临床实践中，肌肉功能的改善和训练总是伴随着一个居家训练计划，随着患者在这个计划中的进阶而调整计划。我们将推荐某些运动，但是它们不是唯一可以使用的运动，或者对某些患者来说它们是最好的运动。运动的最终选择由临床医务人员根据患者具体情况自行决定。有必要强调的是，任何运动的效果都要用一项措施来持续监测，以确保能够达到解决相关障碍的预期效果。

运动依从性

除非患者遵守并坚持推荐的计划，否则不管一个运动计划的研究结果如何和效果如何，它都不会成功。有越来越多的研究机构在研究运动依从性，因为它与整个健康干预的成功管理有关。

以患者为中心的沟通方式是有价值的，它可以为患者提供激励基础，从而帮助患者进行适当的自我管理行为[28,29]。临床医务人员和患者需要共同努力，找出运动的激励因素或促进因素及障碍[30,31]。运动的主要动力是缓解颈痛。在检查和治疗期间，应该抓住机会，把运动计划与缓解疼痛相关联，例如，如何通过改变脊柱或肩胛的姿势来缓解颈痛和增加关节活动范围，或如何通过放松肩胛或颈屈肌来缓解可触到的关节疼痛（见第九章和第十四章）。患者越来越意识到他们需要循证治疗。因此，与他们一起证明和讨论神经肌肉障碍的性质可能与颈痛有关的证据是有意义的，这些功能障碍并不会在疼痛缓解时自动持续改善，而是需要良好的肌肉功能来防止颈痛的反复发作。

其他促进因素可以很简单，如采用一个已建立好的运动常规，确定和提供所需的设备和密切监控[31]。第1个标准是，在当前大家时间都很紧张的现代生活方式中，运动计划应该是通俗易懂且可管理的。最初，在低负荷运动控制阶段的训练中，我们提倡常规的正式训练时间不超过10分钟，每天2次（在一天开始时、工作后或晚上睡觉前）。在正式运动计划的基础上辅以功能性训练（如姿势矫正），这些练习可以在白天反复进行而不会中断患者的日常活动，以获得必要的肌肉激

活强度或运动技能，以实现所需的改变。小型设备产品，如运动贴布可以促进颈椎节段性运动（见第十四章），激光和靶标可以用于目标位置和运动训练（见第十六章），压力生物反馈装置则可用于评估和促进颈深屈肌训练，这些都是非常简单的设备，常常用于运动训练中，主要是还可以对运动表现提供反馈。此外，监测进展情况、对患者的表现提供反馈、推进运动计划以保持患者的兴趣和坚持都是至关重要的。

任何潜在的运动障碍都需要被识别。目前研究发现了一些障碍，比如伴随运动的疼痛和动力缺乏[30,31]。伴随疼痛的运动训练是适得其反的，特别是在运动再学习阶段时。实验表明，在大脑进行一个新的运动学习训练时，如果有痛觉输入，则会影响原来我们期望的皮质神经可塑性的发生，从而损害学习一个运动任务的能力[32]。运动训练产生的减痛效果能提高患者坚持运动的动力。此外，通过对运动和患者取得的成绩进行的密切监控，也可以增强动力[31]。持续监控肌肉障碍和运动表现变化，可以激励坚持和推进运动计划。有效的长期坚持对良好的自我管理至关重要。

居家训练计划

居家训练计划是康复和自我管理计划的关键因素。患者必须积极参与进居家训练计划的设计和开发，以促进依从性。专栏15.1列出了一些在制订居家训练计划时要考虑的要点。坚持居家训练计划是治疗成功的关键，在每个治疗疗程中都应该给予适当的时间来重新评估和调整。

神经肌肉训练

神经肌肉训练通常从低负荷运动和姿势训练计划开始，然后逐步增加运动的复杂性和训练的负荷。

■ 颈深姿势肌（屈肌和伸肌）和肩胛肌的激活和耐力。

■ 颈部深、浅层肌肉与肩胛肌之间的协调运动和姿势任务难度逐渐增加。

专栏15.1　居家训练计划制订的要点

■ 该计划必须针对患者的具体情况,并根据患者的需要进行调整,而不是一般的运动训练方法。

■ 让患者自己选择如何来记录居家训练计划。例如,有些人可能更喜欢收到运动的书面描述和插图。而有的患者可能更喜欢让临床医务人员在手机上或平板电脑上记录下他们做运动的视频,以供参考。还有,另一些患者则可能更喜欢综合使用多种方法。临床医务人员需要根据患者的喜好建立并采取行动。

■ 协助患者找到适合其生活方式和工作时间的运动计划,包括需要较多时间的正式运动和可以在工作间隙进行的辅助运动。

■ 确保训练与患者的情况和目标是相关的,并且要有一个最低量。平衡好训练量,太大量的训练可能太耗时,而且可能会阻碍患者的坚持;太少量的训练则可能没有效果。

■ 确保有各种各样的训练来吸引和保持兴趣。

■ 提供清楚的运动强度说明。

■ 为肌群的训练制订循序渐进的目标和相关的结局测量,并定期监控改善情况。

■ 在治疗过程中要及早提到居家训练计划的重要性,而不是在治疗结束后再提及。如果在出院时再提及,就会给患者留下这样的印象:居家训练计划在治疗上的优先级别较低。

■ 不要想当然地认为患者在做正确的运动练习,应检查每个治疗阶段的运动,确保其表现正确,纠正错误运动往往是必不可少的。

■ 确保在进阶计划中添加运动时,及时去掉已被替换的运动。

■ 当项目进展到肌力训练时,每周进行3天的肌力训练,另外3天交替进行激活和模式训练,每周有1天不进行正式的训练。

■ 肌肉在功能和工作活动中的控制。

■ 不同收缩强度下的肌肉耐力。

■ 根据患者的功能需求量身定制的肌力训练。

应该遵循运动再学习的原则(分段、简化、增强反馈),特别是在计划的早期到中期[33]。强调运动的准确性,保证运动是在无痛的方式下进行的,在最初的阶段没有疲劳。注意正确的运动模式的使用和技能学习需要多次重复。

从一开始,重要的是要确保通过特定的训练而改善的肌肉控制能够转换到患者特定的功能动作或者工作动作中去,以应对以前会引起疼痛的动作。理想的做法是在患者自己的工作环境中观察他们,但当不具备这个条件时,最好是模拟或重复做诱发他们疼痛的工作、运动或日常活动。直接在功能任务中进行训练控制和肌肉协调常常是有必要的,因为不能假定总是会有一个从正式训练到功能的自动转换[34]。检查患者参加的健身项目也很重要,必须鼓励患者继续这些项目,但应检查是什么样的运动,以确保这些运动对颈部是"安全"和"友好"的。

针对个别患者的准确运动计划,由体格检查中记录的神经肌肉功能障碍的性质和程度来指导和做出反应(见第九章)。在本章中,我们提出了一个完整的运动计划,但并不是所有的运动对所有的患者都是必要的,患者会以不同的速度完成这个运动计划。如前文所述,准确的运动选择和进展是基于初步检查的结果、对患者进展的持续监控以及对患者功能需求和生活方式的了解。如果需要做针对姿势、颈屈肌、颈伸肌和脊柱-肩胛肌肉的运动训练,则要整合到第1次治疗中去,并在患者达到进展目标时继续进行。现首先介绍姿势训练,因为它是一种训练所有肌群的整体功能运动。

姿势训练

不良的工作姿势或不知不觉地变成不良的工作姿势,都会引发许多职业性颈痛障碍[24,35,36]。如果在患者问诊和体格检查中,发现不良的姿势行为是导致个人颈部疾病的原因时,需要对姿势进行专门的训练。矫正到中立位的姿势可以减少颈椎结构的被动负荷(通常是末端负荷),而这本身就可以缓解疼痛。大部分患者都会被要求做姿势矫正训练,因为它是一个关键的功能运动,需要在白天反复激活脊柱姿势肌和肩胛肌,因为这是运动再学习过程中所需要的[37]。采取中立位的姿势会激活颈深屈肌[37],可以通过在姿势矫正策略中增加"颈部延长"策略,进一步激活颈深屈肌[38]。有研究结果表明,单靠反复做矫正姿势训练就能提高颅颈屈曲试验的表现[39],说明这是一个重要的运动策略。

姿势训练需要从第1次治疗时就开始。如前文所述,它是颈椎和脊柱-肩胛肌肉训练的一个重要组成部分,因为它为运动学习过程中所需的多次重复提供了机会。这是一种功能运动,可以在患者工作时进行训练。姿势矫正在工作日进行时,作为一种预防或减轻疼痛的策略也是有益的。向患者宣教这方面知识,使他们了解运动训练在康复中的重要性。

脊柱姿势

姿势训练是针对那些被认为有问题的活动而进行的,通常是坐姿。脊柱区域是相互依赖的,所有区域都需要受到关注。患者可以以一个良好的中立位腰骶姿势坐着,但他们往往以一种不可接受的伸展或最常见的腰椎屈曲的姿势坐着。在后一种情况下,对中立位腰椎前凸的矫正是从腰骶部开始的,该区域可促进腰椎多裂肌的活动[37,40]。胸部应该向上和向前移动,使肩关节位于臀部之上。胸腰椎伸展是不可取的,因为它强调的是胸腰椎伸肌而不是腰椎伸肌的活动[41]。有许多方法可以促进姿势矫正。其中有一种简单的方法患者很快就能学会,那就是把骨盆旋转到直立的位置形成正常的腰椎前凸,并在 L5 棘突上施加适当的压力(图 15.1)。患者通过将自己的拇指放在 L5 棘突上来学习自我促进,他们可以使用这种策略慢慢意识到自己所处的位置。胸椎和颈椎的姿势经常随着腰骶部位置的改变而自动矫正。如果没有,则鼓励患者巧妙地抬高或压低胸骨,分

别矫正过多的胸椎后凸或胸椎伸展。有时,患者很难将腰骶运动与胸腰椎伸展分离开来。在这些病例中,当患者坐在抬高的治疗床边缘时,腰骶的运动可能更容易进行。从患者手机上的照片或镜子中得到的视觉反馈,可能对那些觉得这个姿势很陌生的患者有所帮助。

如果患者以伸展脊柱的姿势坐着,他们首先要学会放松到屈曲位。伸展姿势通常包括从腰椎到胸腰段、下胸段的伸展。通常首先训练腰骶部运动的本体感觉意识,使之与胸腰椎伸展运动分离。对于相对固定于伸展模式的患者,可能有必要在胸腰椎位于高坐位或侧卧位的预屈曲位置时进行腰骶运动(图 15.2)。一旦获得腰骶部运动的本体感觉意识,患者学会了,就可以进行胸腰段不受限制的姿势训练。

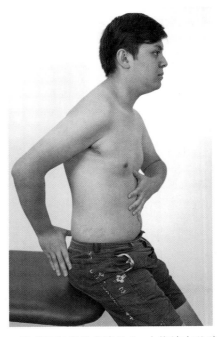

图 15.2 ■ 患者将拇指放在胸骨上,小指放在肚脐,然后将它们拉到一起。在这个位置进行腰骶运动训练,一旦患者学会了这个运动,就可以进行胸腰椎不受限制的姿势训练

肩胛姿势

肩胛姿势是根据在体格检查时对肩胛矫正的反应来训练的。肩胛姿势的主动矫正有助于适当的肌肉活动[42,43]。如果患者可以很容易地掌握如何矫正脊柱姿势,那么训练通常在第 1 次治疗就开始。相反,如果患者发现脊柱姿势的矫正需要集中精力,那么增加第 2 个肩胛矫正任务可能太具挑战

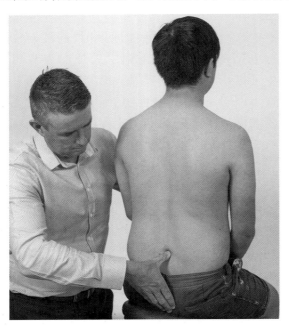

图 15.1 ■ L5 棘突压力刺激对中立位的促进作用

性。因为集中精力于肩胛时，他们就不能很好地控制脊柱姿势。在这种情况下，在第2次治疗或以后的治疗时才能进行肩胛矫正训练。因为矫正可能会引起刺激，所以当肩胛姿势对神经组织有保护作用时（肩关节抬高的姿势），神经结构在治疗中需要处于被优先考虑的地位。

与脊柱姿势一样，矫正异常肩胛姿势的指导/方法有很多，临床医务人员应该使用患者认为最容易实施的指导/方法。临床医务人员可以反复用手法将患者肩胛定位到中立姿势，让患者感觉到正确的位置，这样他们就可以形成认知策略来自我矫正肩胛的姿势。当患者发现很难决定自己的策略时，临床医务人员可以为他们提供一个方法。我们发现一个对患者非常友好的方法是让他们从胸前的提示来看到矫正的效果。在体格检查中对肩胛姿势进行手法矫正（图9.2C）可以告知临床医务人员矫正肩胛姿势所需的动作。患者被要求想象在胸前绑一条弹力带，如果肩胛向下旋转和前伸，弹力带将从胸骨中部到肩部顶端以45°延伸。临床医务人员给患者的指导是抬起肩峰，把肩峰展开，然后把弹力带拉长。如果肩胛前伸，弹力带将横过胸部与地面平行。如果肩胛前倾，那么弹力带将变向到垂直（像一组架子）。肩胛位置通常包含1个或2个方向。临床医务人员根据患者的具体情况调整假想的弹力带的角度，然后从后面观察这些提示正确肩胛位置的效果。有时候可能需要进一步调整弹力带的角度，但如果患者能达到一个合理的位置，它是可以接受的。如果需要，可以在以后的治疗时进一步改进，但是过于详细的矫正很容易使患者感到沮丧，并且可能会阻碍依从性。在某些情况下，贴扎技术可以用来促进正确的姿势。

颅颈部姿势

姿势矫正的第3个要素是指导患者轻轻地牵伸他们的后颈部，这将自动矫正颈部和头部的姿势，而不需要其他指示。同时也不需要提到下巴的位置。这是矫正的一个重要组成部分，因为它增强了颈深屈肌的活动，是这些肌肉的重要功能运动[38]。

姿势训练强度：鼓励患者轻柔地保持正确的姿势10秒，并进行其他运动，理想情况下，每小时3~4次。颅颈部姿势训练可以在坐位、立位或走路时进行。适当的肌肉活动可以得到增强（如将手用力压在大腿上或肘部放在办公椅的扶手上，可以增强前锯肌和下斜方肌的收缩）[44]。姿势矫正训练是自我管理的重要组成部分。虽然我们提倡每小时进行3~4次运动，但在我们的姿势矫正研究中，患者坚持每小时2次，平均每天8小时。在2周内，该强度对颈深屈肌有积极的肌肉训练效果[39]。患者需要考虑如何提醒自己定期进行姿势矫正。有些人选择在手机上设置声音提醒，或者在工作时在电脑上弹出提示。在第2次治疗期间，临床医务人员可以向患者发出一个明确的信息，即告诉他们矫正姿势对颈部健康的重要性，方法是在询问有关颈部状况的任何其他问题之前，优先询问患者在姿势训练中使用的提醒方式。姿势矫正是管理和维持计划中的一项关键工作。

颈部深层肌肉及肩胛肌群的激活及耐力训练

颈屈肌训练

最初的训练是针对颈深屈肌、头长肌和颈长肌，以提高肌肉的激活和耐力。颈深屈肌功能障碍是颈痛障碍的特征（见第五章），在第1次治疗时就应进行训练。训练方案中有一个禁忌证，即上颈椎屈曲神经激惹试验阳性（引出颈痛或头痛）（见第九章）。在这种情况下，训练应先从自我抵抗的等长收缩开始，将拳头放在下巴下，以10%的肌力进行对抗。剧烈疼痛或怀疑颈椎不稳等其他情况均不是禁忌证。关于疼痛，颈深屈肌训练是一种低负荷运动，在仰卧屈髋屈膝位进行，很少会引发疼痛。当怀疑韧带不稳定时，肌肉控制训练是治疗的关键。

评价训练效果的指标是颅颈屈曲试验。目标是使患者在30mmHg的压力下能完成10次并保持10秒。

颅颈运动模式训练

体格检查的结果将为颈深屈肌的初步训练方法提供依据。如果患者无法正确完成颅颈屈曲而是用后缩或者其他的方式代偿（见第九章），训练应从促进其正确的运动模式开始。只有掌握了正确的运动及肌肉活动时,才应关注耐力。颅颈屈曲运动在仰卧屈髋屈膝位下进行训练,需将颅颈保持在中立位(如果有必要的话,可将毛巾折叠后置于头下,以达到正式测试时的中立位)。简单指导如"感受你的头在床上滑动并点下巴"可促进正确的矢状面活动,而且患者可以从床面得到反馈。将注意力集中在滑动的感觉上能消除下巴后缩的倾向。缓慢、可控地进行运动。颅颈屈伸的范围尽可能大,因为这使患者更容易感觉和理解正确的运动。运动训练可以通过眼睛的活动来促进颅颈的屈曲(眼睛向下看)及伸展(眼睛向上看)。患者可以摸到胸锁乳突肌,并且通过在胸锁乳突肌不活动的情况下完成全范围的活动来训练(图 15.3)。每天在家里练习这个动作,重复 10 次,每天 2~3 组,这样的训练量足够来学习这个模式,同时能进阶到颈深屈肌的耐力训练。

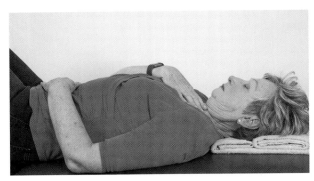

图 15.3 ■ 患者通过全范围的屈伸活动来训练颅颈屈曲的运动模式。通过眼睛向下看的方式来激活屈肌,同时注意胸锁乳突肌及斜角肌保持放松

颈深屈肌耐力训练

当患者能够正确地进行颅颈屈曲运动时,便可开始头长肌和颈长肌的低阶耐力训练。可以利用压力生物反馈装置来指导运动并为动作提供反馈。如果没有这种反馈,临床医务人员和患者很难知道颈深屈肌是否处于收缩状态。训练开始时的压力水平取决于检查时患者是否能够完成良好的运动模式,并在浅层屈肌不参与的情况下保持稳定。测试的压力水平通常为 22mmHg 或 24mmHg。同样,患者通过感受头部后侧在床上的滑动并缓慢点头达到目标压力水平来促进这种活动。然后,他们保持该姿势并通过表盘的反馈来确保动作正确。当表盘的指针降到目标压力以

下或者患者不断矫正以达到目标压力即为失败信号。临床医务人员监控患者头部的活动以确保正确的运动模式。

压力生物反馈装置可以帮助患者学习低负荷的耐力训练,但他们通常在家里训练时并没有得到反馈。原因是许多患者将注意力放在了表盘上,而没有关注到动作的正确性,并且用错误的方法来保持压力的稳定。为了之后在没有压力生物反馈装置的情况下在家里训练,患者可先用压力生物反馈装置训练,然后集中精力在感觉上来保持姿势。他们用压力生物反馈装置重复训练,接着把表盘移开,尝试在没有反馈的情况下保持姿势。对患者而言,主动向下看是非常重要的,这是一种有利于激活颈深屈肌的策略(图 15.4)。表盘移开了,患者要检查他们的动作是否正确。一旦他们可以保持该姿势,患者就开始训练在没有反馈的情况下定位目标压力,用压力生物反馈装置检查其准确性。训练的目标是让患者在没有压力生物反馈装置的情况下,达到训练压力并保持稳定 10 秒。大多数患者会在 5~10 分钟的无监督训练中学会该训练。然而,对于颈部本体感觉不佳的患者来说,这可能是一项挑战,在这种情况下,首先用压力生物反馈装置进行训练是非常有必要的。在居家训练中,他们的目标是重复收缩的感觉。最好把患者应该有什么感觉以及应该达到什么感觉的描述包括在居家训练指导中。

强度:建议患者每天至少在家训练 2 次,比如在早晨起床之前和晚上休息时进行训练,目标是训练 10 次保持 10 秒的颅颈屈曲运动。当患者疲劳或不能保持良好的颅颈屈曲模式重复 10 次时,以较小强度开始训练。继续后续治疗时,要重新测试患者在颅颈屈曲试验中的表现。如果有改进,接下来让他们在压力生物反馈装置的帮助下训练,以达到下一个压力等级。这一过程一直持续到患者可以不费力地在 30mmHg 的压力水平保持 10 秒,重复 10 次。大多数患者都有能力达到这个目标[19]。有趣的是,这种训练的额外效果是增强了关节的位置觉,可能是因为这个训练方案中包括了关节的再定位训练[45]。不同患者达到30mmHg 这一目标的时间是有差异的,这取决于很多变量包括疼痛的程度和障碍程度[46,47],但通常

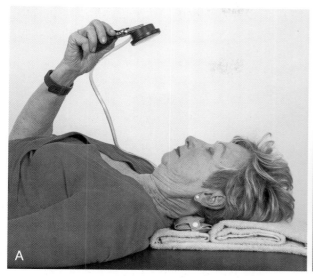
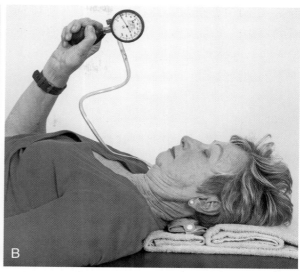

图 15.4 ■ 为了在家中进行有效的颅颈屈肌耐力训练，（A）患者先用压力生物反馈装置训练，然后（B）把表盘移开，在没有反馈的情况下运动，最后把表盘转回，通过压力生物反馈装置来检测他们的表现

在 4~6 周完成。运动基础和肌肉活动性非常差的患者通常需要更长的时间，而其他没有复杂因素的患者则会在较短的时间内达到目标。在正式训练期间，要添加与他们能力相当的其他运动来训练颈深屈肌（详见后文）。

正式的颈深屈肌群测试以及用压力生物反馈装置来监控并进行训练，提高了运动表现和处方的准确性。同样重要的是，客观的反馈对于患者来说是坚持运动训练的强大动力。

颈伸肌训练

最初针对枕骨下肌和颈伸肌的训练方案重复了在检查中使用的运动和测试方法。根据患者个人情况，训练可在四点跪位、俯卧肘撑位、前倾坐位下进行。注意患者脊柱和肩胛的位置关系，确保髋关节位于膝关节的上方，确保腰椎前凸、胸椎后凸和颈椎前凸处于中立位。前锯肌、下斜方肌等肌肉可能需要激活，使患者能保持肩胛的中立位。虽然所有的颈伸肌群都为了对抗重力来托住头部，但每一个训练都是只针对某一靶肌群而设计的。

颅颈部伸肌训练

该运动以头后大、小直肌为主，辅以颅颈伸展和屈曲（点头）运动，同时保持颈椎中立位。这个动作通常一学就会。这些肌肉具有关键的本体感觉功能以及控制上颈椎关节的

运动。

颅颈部旋转肌训练

该运动的目标是头上斜肌和头下斜肌，同时颈椎保持中立位。最好的方法是轻轻摇头，好像说"不"一样。每侧的活动范围应小于 40°，主要是让 C1-2 节段旋转。对在检查中证实 C1-2 局部无法旋转的患者可以提供手法辅助（图 15.5）。在家使用的一种便利策略是让患者将目光固定在双手之间

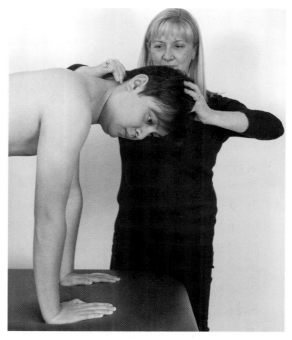

图 15.5 ■ 可以通过稳定 C2 并引导头部"旋转"来让头上斜肌、头下斜肌完成目标活动，从而促进 C1-2 节段的旋转

的某一点上,并旋转头部,就像在说"不"一样,同时保持凝视。该方法不适用于凝视稳定性障碍的患者(见十六章)。另一种替代方法是让患者想象用鼻子在他们的手之间画一条直线。

颈深伸肌训练

该运动的目标是颈深伸肌、颈半棘肌和多裂肌,通过在伸展运动中保持颅颈区域在中立位,使能产生更大扭矩的其他伸肌,如头夹肌和头半棘肌均处于力学不利的地位[48]。即使在运动的早期阶段,颈深伸肌也能与控制颅颈中立位的颈深屈肌共同激活。这个运动的动作可以作为单独的测试。将一支笔放在手腕之间(四点跪位)或肘部之间(俯卧肘撑位或前倾坐位),患者逐节弯曲颈椎并看向膝关节或者胸部,然后尽可能地再把颈椎逐节抬起来,但要保持目光集中在笔上。若患者无法正确地完成动作,临床医务人员可以在学习的过程中通过固定住 C2 并将手放在头上,以保持患者颅颈部处于中立位来指导动作(图 15.6)。除此之外,通过在特定的椎体上施加阻力,我们更能在特定节段进行颈深伸肌(相对于头夹肌而言)的收缩训练(图 15.7)[49,50]。

强度:所有 3 个肌群的训练都要根据患者的能力进行,因为正确的动作和肌肉募集是需要考虑

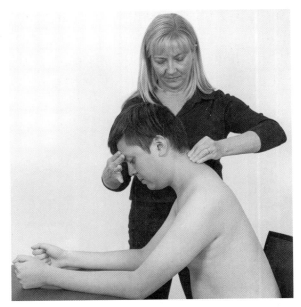

图 15.7 ■ 通过在颈椎(如 C4)施加阻力,可以帮助激活相对于浅层伸肌(头夹肌)而言的更深层的颈伸肌群(颈半棘肌)

的关键因素。例如,如果患者只能在屈曲位下伸展颈椎回到中立位,这便是最开始时的训练范围。经过训练,范围将得到改善,而患者应关注动作的质量,直到他们能保持颅颈部处于中立位的同时完成 20° ~30° 的正常活动。C1-2 节段的旋转训练可以从每侧 10° 开始,目的是促进 C1-2 节段的局部运动,并激活头上斜肌和头下斜肌。随着患者获得更好的本体感觉,可以增加运动的活动范围。

颅颈部的伸肌训练要整合到居家训练计划中。训练的初始强度可以设置为 3 组、每组 5 次的颅颈部伸展、旋转和颈椎伸展,每组之间休息 1 次。这可以通过提高活动范围和增加重复组数来取得训练效果,直到患者能够舒适地完成 3 组 10 次的全范围活动。

肩胛肌训练

增强肩胛肌(特别是斜方肌的 3 个部分以及前锯肌)的功能可以维持正确的姿势力线。特定的肩胛姿势矫正方案和提高肩胛在特定方向上的运动控制训练需要根据患者的个体情况逐步进行。可以选用很多不同的运动方法[51],下文也提供了一些案例。

当在检查中发现上斜方肌无力并且易疲劳时[52],往往伴随肩胛的下回旋,因此最开始应将重

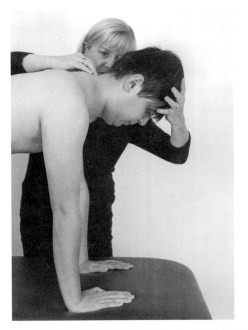

图 15.6 ■ 促进颈椎伸展。临床医务人员固定住 C2 并将手放在头上以控制颅颈部处于中立位。临床医务人员可以在患者主动运动时提供辅助来帮助患者形成正确的运动模式

点放在上斜方肌的特定动作上。教会患者想象锁骨远端的上提来使肩胛上回旋，即有控制的耸肩（图15.8）。这个动作也能放松肩胛提肌，从而使肩胛下回旋。该训练是在坐位或立位下进行的，临床医务人员一开始可以用手来促进上回旋。训练开始时在无负荷下进行，随着能力的提高逐渐对抗徒手施加的阻力。对一些患者而言，可以通过耸肩和上臂外展至少30°的训练来更好的激活上斜方肌（图15.9）[53]。

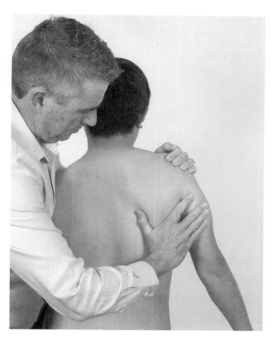

图15.8 ■ 上斜方肌的激活。患者通过想象锁骨远端的上提来使肩胛上回旋，以确保动作的正确

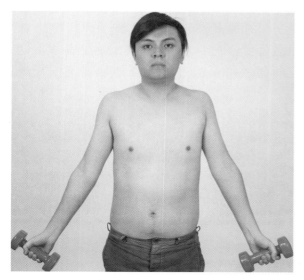

图15.9 ■ 针对上斜方肌的上回旋耸肩运动。在开始负重练习前，手臂外展约30°使肩胛预先处于上回旋的位置

强度：以训练上斜方肌为例，进行3组重复10次的肩胛上回旋的运动并将重点放在肩胛的控制上。训练随着手臂负荷的增加而进阶。同样，强度和程度将取决于患者运动的准确性。

着重训练下斜方肌时，可以在侧卧位让上臂抬高至约140°进行训练。这个姿势减少了背阔肌的代偿并且预先就使肩胛上回旋。可以使用枕头来支撑手臂，这个运动可以很容易地在家里进行。给患者的提示是沿着手臂的方向向前上方拉伸肩胛以伸长手臂，让他们主动保持并将注意力集中在往前这个动作上（上斜方肌和前锯肌）。然后让患者将肩胛拉回并贴紧胸壁以缩短手臂并维持这个姿势（下斜方肌）（图15.10）。临床医务人员可以用手法来促进肩胛的活动，以提高学习的效果。当需要时，可以改变手臂的角度以更好地针对中斜方肌进行训练。

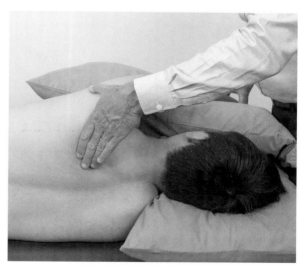

图15.10 ■ 在侧卧位训练患者肩胛肌群的耐力。手臂放在140°前屈位并用枕头支撑。通过将肩胛向前上方拉伸而使手臂伸长从而激活前锯肌。通过将肩胛向下向内侧拉回并贴紧胸壁来缩短手臂，从而激活下斜方肌

强度：在居家训练计划中，患者在正式的训练时可以保持10秒运动，重复10次。在日常频繁进行的姿势训练中经常激活维持肩胛的姿势，从而使肌肉的训练得到强化。

在运动和姿势任务中训练肌肉控制和肌肉协调

当颈深屈肌、颈伸肌和肩胛肌的激活和耐力

训练目标都达到后,才开始这个训练方案。

颈屈肌和颈伸肌训练

协同激活训练

颈深屈肌和颈深伸肌被认为是支持颈段的深肌层[54]。在功能上,这些肌肉在颈部运动时协同活动[55],一旦训练了颈深屈肌和颈深伸肌的活动,这种功能协同活动可以通过自我抵抗交替等长运动来训练。这个运动是在坐位下进行的,姿势得到矫正,颈部后部被"拉长",以促进颈深屈肌的活动。患者的手掌在轴向旋转方向上交替地施加向左和向右的温和阻力。在施加阻力之前,患者应看向自己的手,从而促进肌肉的活动。阻力应该与 10% 的肌力相匹配,这样注意力才能集中在更深的肌肉上。可以保持数秒,这是一项随处可做的运动,患者可以在白天方便的时间进行练习。

颈深、浅屈肌的控制与协调训练

直立位颈部伸展是一种常见的功能运动,需要对颈深、浅屈肌进行离心和向心的控制和协调。这种运动通常在功能上被报道为激惹症状。在各种功能任务中,需要颈深屈肌和颈浅屈肌的协调控制以及足够的肌力和耐力来维持伸展位置。

对伸展运动的控制应该在颈深屈肌的能力范围内来进行。这个动作是由颅颈部伸展开始的,患者望着头部后方的天花板。恢复到中立位是由颅颈屈曲引起的。患者只能伸展到他们可以控制的、无痛的范围。这个运动的主要特点是使颈深屈肌与胸锁乳突肌和前斜角肌配合进行离心和向心运动。临床医务人员和患者都应监控平滑运动到伸展位、回到中立位和颅颈屈曲的能力。任何一个部分的障碍都表明颈深屈肌的负荷超过了它们的能力。伸展练习的范围是颈深屈肌可以控制的,随着控制的改善和疼痛的缓解,头部伸展的范围逐渐增大。

在运动的第 2 阶段,在所通过的范围内增加等长收缩保持姿势,开始颈屈肌协同的肌力和耐力训练。患者将头部和颈部伸展到预定的位置,该位置可以被控制并且没有疼痛。临床医务人员

在这个姿势支撑患者头部,使患者放松。通过向下看和轻微的颅颈屈曲动作开始保持收缩。患者控制这个姿势,后开始抬头,只需将头部的重量从临床医务人员的手上移开(图 15.11)。居家运动训练中,用患者自己的手的支撑代替临床医务人员的手的支撑。

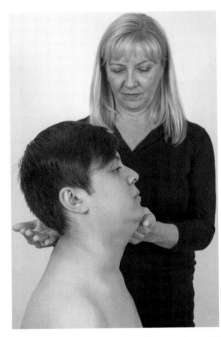

图 15.11 ■ 通过伸展运动模式的训练控制,训练颅颈屈肌对抗重力和头重负荷的耐力。监控下巴位置的控制,如果下巴伸展,则表示负荷已超过颈深屈肌的承受能力

强度:在第 2 阶段的训练中,目标是保持姿势 5 秒,然后将颈部回缩到自然的直立位置。在临床中,对大多数患者来说,每次维持 5 秒,重复 5 次的强度通常已经足够了。其他患者可能需要更高的强度,这取决于功能需求。这个运动的进阶是通过逐步增加伸展范围来进行的。

通过手臂运动和轻负荷来进行肩胛控制训练

一旦患者掌握了肩胛姿势的矫正,就开始用手臂运动和负荷来挑战这个控制。这些肩胛控制训练对于主诉使用键盘或鼠标、轻量的台面工作及类似的家务活动、提起和搬运等会加重症状的患者来说是非常相关的。手臂活动需要一个稳定的支持基础。重点是保持正确的肩胛位置,同时在患者可以控制的负荷下进行开链或闭链上肢运动。训练可由手臂自由活动开始[如肩关节屈曲、

外展（40°~60°）和内外旋］,然后根据患者的功能需求使用弹力带。一旦达到这个目的,肩胛肌的控制可以通过增加更快速的手臂运动来挑战。此外,当翼状肩患者以矫正的肩胛位置坐着时,可以用手抵住大腿或桌子边缘,进行闭链运动,以促进前锯肌。

肩胛控制通常需要通过全范围手臂抬高来训练,重点是肩胛运动的时间和质量[51]。特发性颈痛患者和挥鞭伤相关疾病患者在手臂抬高过程中可能延迟了前锯肌的发力,并缩短了手臂抬高和降低时前锯肌活动的持续时间[56]。与头前伸姿势运动相比,先矫正脊柱姿势可以增强前锯肌活动的影响[57]。

对于翼状肩患者,通常需要对前锯肌和下斜方肌进行训练。俯卧撑和俯卧撑加强运动是一种有效的运动,可以将其作为最开始的训练[44,58]。尝试推墙做的俯卧撑,一旦在这些较轻的负荷条件下有了良好的控制,开始位置就可以进阶到四点跪位。患者专注于推动手臂抬高胸部,而不是使用常见的胸部屈曲的替代策略。通过将这个运动与颈伸肌训练相结合,可以使训练变得更加有效。

肌肉耐力和肌力训练

随着患者获得肌肉控制和协调,颈屈肌、颈伸肌肌力和耐力的障碍可以通过渐进式阻力训练得到解决。高负荷运动训练对于解决特发性颈痛或颈部挥鞭伤[59]患者可能出现的颈肌萎缩很重要[60]。肌肉耐力的训练是在低度收缩、中度收缩和高度收缩强度下进行的[61],而针对肌力不足的训练是为了满足患者的功能需求。

颈屈肌

向更高的负荷肌力和耐力训练的进展包括深屈肌和浅屈肌的动作,重点仍然是执行控制运动。在所有的运动中,都要监控颅颈屈曲,以确保负荷在颈深屈肌的能力范围内。当出现下巴伸展的移动时,则表明已经超出这些肌肉的能力范围,负荷应该减少。

颈屈肌可以通过逐渐增加重力的作用,来挑

战反重力的头部抬起。运动可以从头部从墙壁上抬起开始,背部以一定的角度支撑,这样患者就可以在无痛的情况下进行运动（图 15.12）。运动开始时,先是往下看,然后是颅颈屈曲,整个运动过程中应控制下巴的位置。运动强度通常为维持 5 秒,重复 5 次,逐渐增加到 10 次或更多。通过将椅子向前移动到离墙壁约 25cm 的距离,增加重力的影响,运动得以进展。之后,进行与墙壁运动相同的技术,在仰卧位下从 2 个枕头抬起到 3 个枕头的高度,并保持 5 秒,重复 10 次。对于许多患者来说,从 1 个枕头开始进行抬起训练就足够了。这些运动适用于居家训练计划。有些患者需要进一步的训练,以使肌力满足他们的运动或职业需求。在这些情况下,都可以通过使用滑轮和重物而增加阻力。此外,还可以使用各种设备来辅助肌力训练,包括滑轮系统、重物和测力计[62-64]。

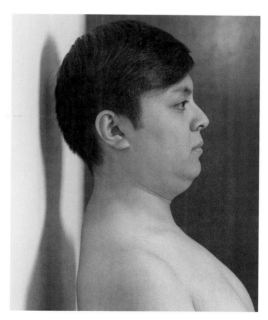

图 15.12 ■ 颈屈肌耐力和肌力训练从头部从墙壁上抬起开始。患者进行熟悉的动作,通过颅颈段的屈曲将后脑勺向后滑动靠在墙上,并保持这个姿势,然后只需将头部从墙壁上移开抬起即可。专注于保持下巴屈曲的姿势

颈伸肌

颈伸肌的训练向等张肌力训练进阶,训练采用 2 种伸展模式:①颅颈段位于中立位,以强调颈部较深层的伸肌;②允许运动进行颅颈伸展,这将使颈浅伸肌充分发挥作用。

运动可以在俯卧位[65]、四点跪位、坐位或立位时使用重物、弹力带或滑轮系统提供阻力（图 15.13）[62,64]。运动是根据患者的功能需求量身定做的。例如，如果患者的颈痛与屈伸时伸肌耐力差有关，则运动可以在功能范围内进行，也可以在直立姿势下进行。重点是耐力，强度是按时间而不是负荷成比例增加的，但无论如何，对大多数患者来说，运动还应包括肌力训练的参数（较高的负荷和较少的重复），以解决已知的肌力不足和肌肉萎缩[59]。在俯卧位做伸展运动时，保持中立位的颅颈位置也会继续偏斜颈深伸肌[48]。同样，研究已经证明，坐位下头部保持中立抵抗等长屈曲的阻力时，垂直于颈部的阻力或滑轮角度较水平方向下降 15°时，会导致颈深伸肌相对于浅层屈肌有更高的激活能力[64]。与颈屈肌一样，颈伸肌训练必须满足患者运动或职业对肌力的要求。

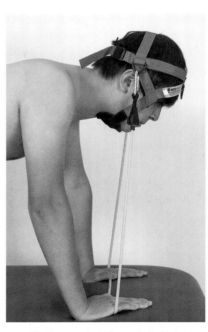

图 15.13 ■ 颈部伸肌肌力训练。许多形式的阻力可以使用，包括重物、弹力带或连接在头套上的滑轮系统

强度：颈部渐进式阻力运动遵循促进肌肉耐力、肌力增强的指导原则[66,67]。进行颈屈肌、颈伸肌肌力和耐力训练时，注意这些肌肉群的相对运动负荷。对于健康的人来说[68]，颈伸肌比颈屈肌约强 1.75 倍。在相同的相对负荷下，颈伸肌的耐力至少是颈屈肌的 2 倍（在最大肌力 50%的负荷下持续收缩）[69]。在运动处方中，应该考虑这些

因素。例如，与颈屈肌的耐力训练相比，颈伸肌的耐力训练可能需要持续更长的时间或需要更多的重复，特别是在训练计划的后期。

肩胛肌耐力和肌力训练

当检查显示肩胛姿势和肌肉控制不良是导致颈痛障碍的原因时，提示应该训练肩胛肌的肌力、耐力和运动模式。这通常发生在手臂活动（如提起、携带）会引发颈痛的患者[70-72]。可以通过滑轮系统、弹力带[62]、哑铃逐渐增加阻力或通过诸如俯卧撑加上不稳定表面的渐进式训练来挑战肩胛肌[73]。

强度和干预进程

有几个问题影响着运动方案的设计和持续时间，因此很难回答一个常见的问题："我必须做多长时间的运动？"例如，患者之间的颈深屈肌激活能力有很大的差异[46,47]。很可能，与那些正常激活的患者相比，激活能力非常差的患者需要更长的时间来恢复颈深屈肌功能。此外，一定强度的运动可以解决一种障碍，但不能解决另一种障碍。我们对机械性颈痛患者的研究表明，经过 6 周的颈深屈肌训练后，颅颈屈曲试验的表现有所改善，反映出颈深屈肌和浅层屈肌之间的正常行为模式[26]。然而，这种训练强度并不能完全解决由于手臂快速运动而引起的颈深屈肌的延迟。未公布的预研究数据表明，解决这一延迟问题是可能的，但需要长达 12~16 周的训练。肌力训练的时间是可变的，根据患者的年龄、训练强度和目标的不同，时间一般为 6~20 周。因此，虽然可以估计出大致的所需时间，但是为不同的患者确定训练时间是困难的。

在整个干预期间，患者和临床医务人员努力都应致力于有效的自我管理。但通常有经济压力来限制与临床医务人员的治疗次数，从而降低治疗成本。如前文所述，完成运动计划需要时间，患者将在自我管理的运动计划中进行许多运动，尤其是症状缓解后。然而，应定期检查患者（如每月检查 1 次）以促进运动和保持士气，当方案受到监控时，这一点会得到加强[31]。从一项调查运动依从性的 Meta 分析中得出的证据支持这一做法，有证

据表明,物理治疗师后期进行的一些强化回访,即使患者有髋/膝关节骨性关节炎,也有助于他更好地坚持运动[74]。随访并不总是必须面对面进行,远程指导的出现提供了另外一种方法来支持依从性[75,76],如许多人可以使用免费视频通话。当患者能够定期得到支持时,自我管理的有效性就会增强。

维持性训练

颈痛是一种反复发作的疾病[17],急性发作后往往不能完全恢复[15,16]。考虑亚临床病变的潜在影响与关节源性肌肉抑制对康复期后肌肉功能的影响是有必要的[20,77-79]。我们研究了不同训练方式对不同颈屈肌测量表现的影响,列出了值得考虑的原因[63]。为期10周的运动再学习计划的后续行动显示,颅颈屈曲试验的表现"正常化"。然而,在6个月后的随访中,表现已经恶化,即颅颈屈曲试验中的胸锁乳突肌活动再次增加,表明颈深屈肌功能下降(图15.14)[80]。一个有趣的观察是,在为期6个月的随访中,通过耐力训练方案(以最大自主能力的20%和50%进行训练)保持了颈屈肌肌力和耐力的提高[63]。这虽然仅是一项研究,但它确实说明了颈痛障碍的神经肌肉系统的脆弱性,尤其是维持姿势的肌肉。

维持性训练的必要性受到以下因素的支持:

颈痛的复发性、亚临床病变的存在、关节源性肌肉抑制的影响以及停止训练后肌肉运动能力的迅速恶化。维持性训练是一项长期的承诺,但只有一小部分人愿意长期坚持每周做3~4次30分钟的颈部运动。因此,维持性训练必须切合实际,且应包含遵守可能性很高的运动。它们应该容易执行、方便,而且不影响工作或生活。其目的是让患者养成类似于个人卫生习惯的颈部"预防性习惯"。

目前,还没有关于颈部维持性训练的研究报道,如果患者在网上搜索所需要做的运动,那他们通常会查看到运动范围的建议。然而,单靠这些运动并不能改善肌肉功能[63]。以下关于养成长期预防性习惯以维持肌肉功能的建议没有证据基础,但它确实有研究依据。关键的运动是姿势矫正训练和运动训练。支持姿势矫正建议的证据如下。

■ 采取腰骶部中立位姿势有利于腰部多裂肌和颈深屈肌(头长肌和颈长肌)[24]。

■ 伸展颈部有利于颈长肌[38],并且有证据表明,矫正脊柱和颈部姿势能够有效锻炼颈深屈肌[39]。

■ 矫正肩胛姿势有利于肩胛稳定肌群[42,43],主动矫正可通过肩胛提肌和颈部伸肌等肌肉的交互放松来减少颈部疼痛[9]。

■ 当这个运动是坐在带有扶手的办公椅上进行时,通过前臂轻轻地向下推椅子扶手,可进一步

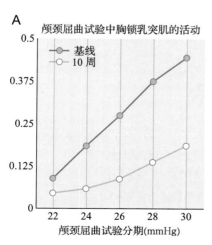
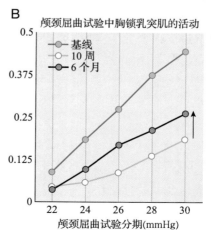

图 15.14 ■ 颅颈屈曲试验各阶段中胸锁乳突肌的活动。(A)经过10周的训练后,所有试验阶段的胸锁乳突肌活动均显著下降,说明训练后颈深屈肌的表现有所改善[80]。(B)6个月的随访(灰线)显示肌肉性能下降,这与颅颈屈曲试验各阶段中胸锁乳突肌活动增加有关。(引自 O' Leary S, Jull G, Kim M, et al. Training mode-dependent changes in motor performance in neck pain. Arch Phys Med Rehabil 2012; 93: 1225 - 1233.)

促进前锯肌和下斜方肌的活动[44]。

因此，姿势矫正运动可以帮助维持颈部深层肌肉和肩胛稳定肌的激活和低负荷耐力。它使脊柱处于中立位，这将有助于减轻关节末端负荷的应变。根据我们的试验，足够的运动强度为姿势矫正保持 10 秒，每小时进行 2 次，每天至少进行 8 小时[39]。

为了维持颈部深层肌肉和肩胛稳定肌的激活和低负荷耐力进行的活动练习是射箭式运动（图 14.4C）。这项运动可促进功能性颈段（C0-1）到上 / 中胸段的旋转动作。这是一项简单易行的运动，可以在一天中任何方便的时间进行。

定期进行姿势矫正和旋转运动是否是一种有效的维持性训练，能否减少颈痛发作的频率、强度和持续时间，需要进一步的研究来判断。不管怎样，人们对这个简单的"颈部健康"计划的基本原理还是有信心的。

预防复发

根据目前的证据，患者再次发生颈痛的可能性相对较高。因此，对患者的良好建议是自我检查其进行关键运动的能力。这可能是每月 1 次的例行检查，如果发现患者表现不佳，就应该重新开始运动，以防止疼痛再次发作。自我管理计划发展的另一个关键部分是与患者共同探讨，如果他们的颈痛复发或感觉到颈痛即将发作，他们可以采取什么措施。预防复发计划应基于个人颈痛的主要特征以及他们对各种干预措施的反应。例如，建议可能是重新开始一个自我持续生理性骨关节间滑动（self-sustained natural apophysial glide，SNAG）或疼痛关节的动态关节松动术（译者注：就是 Mulligan 技术中用治疗带做的自我训练）[81]。患者可以在家中应用热敷或冰敷，或者必要时使用简单的止痛药缓解疼痛，而不是使用具有副作用的非甾体抗炎药。肌肉会对疼痛做出反应，并做出适当的运动策略，以确保肌肉得到足够的控制，这是预防疼痛复发方案的重要组成部分。如果感到疼痛，患者可能需要恢复低负荷运动，而且需要再次恢复到之前的运动状态。制订的策略应针对患者，让患者对自己实施自我管理计划的能力充满信心。如果他们不能成功地自我管理，可以建议患者联系临床医务人员。

总结

研究证明，神经肌肉适应是颈痛和损伤的常见和预期反应，包括运动输出、肌肉行为和肌肉特性变化。证据还指出，如果要改善神经肌肉功能，就需要先评估颈痛患者，然后基于结果指导制订针对性强的运动方案。疼痛的缓解并不能保证神经肌肉功能的许多方面会恢复到损伤前的状态。颈痛常以多年反复发作为特征。训练神经肌肉系统不仅对于恢复当前疼痛发作时的肌肉功能至关重要，而且对于预防未来疼痛复发也是至关重要的。从这方面来看，维持性训练是自我管理的一个重要因素。

（廖麟荣、陈青红译，林武剑、霍烽、王于领审）

参考文献

1. Gurevich M, Kohn P, Davis C. Exercise-induced analgesia and the role of reactivity in pain sensitivity. J Sports Sci 1994;12:549–59.
2. Hoffman M, Shepanski M, Ruble S, et al. Intensity and duration threshold for aerobic exercise-induced analgesia to pressure pain. Arch Phys Med Rehabil 2004;85:1183–7.
3. Koltyn K, Arbogast R. Perception of pain after resistance exercise. Br J Sports Med 1998;32:20–4.
4. Koltyn K, Trine M, Stegner A, et al. Effect of isometric exercise on pain perception and blood pressure in men and women. Med Sci Sports Exerc 2001;33:282–90.
5. Kosek E, Ekholm J. Modulation of pressure pain thresholds during and following isometric contraction. Pain 1995;61:481–6.
6. Hoffman M, Shepanski M, Mackenzie S, et al. Experimentally induced pain perception is acutely reduced by aerobic exercise in people with chronic low back pain. J Rehabil Res Dev 2005;42:183–90.
7. Lima L, Abner T, Sluka K. Does exercise increase or decrease pain? Central mechanisms underlying these two phenomena. J Physiol 2017;595:4141–50.
8. Cooper M, Kluding P, Wright D. Emerging relationships between exercise, sensory nerves and neuropathic pain. Front Neurosci 2016;10:372.
9. Lluch E, Arguisuelas M, Quesada OC, et al. Immediate effects of active versus passive scapular correction on pain and pressure pain threshold in patients with chronic neck pain. J Manipulative Physiol Ther 2014;37:660–6.
10. Lluch E, Schomacher J, Gizzi L, et al. Immediate effects of active craniocervical flexion exercise versus passive mobilisation of the upper cervical spine on pain and performance on the craniocervical flexion test. Man Ther 2014;19:25–31.
11. O'Leary S, Falla D, Hodges PW, et al. Specific therapeutic exercise of the neck induces immediate local hypoalgesia. J Pain 2007;8:832–9.
12. Bertozzi L, Gardenghi I, Turoni F, et al. Effect of therapeutic exercise on pain and disability in the management of chronic non-specific neck pain: systematic review and meta-analysis of randomized trials. Phys Ther 2013;93:1026–36.
13. Fredin K, Lorås H. Manual therapy, exercise therapy or combined treatment in the management of adult neck pain - A systematic review and meta-analysis. Musculoskelet Sci Pract 2017;31:62–71.
14. Gross A, Paquin J, Dupont G, et al. Exercises for mechanical neck disorders: A Cochrane review update. Man Ther 2016;24:25–45.

15. Hush J, Lin C, Michaleff Z, et al. Prognosis of acute idiopathic neck pain is poor: a systematic review and meta-analysis. Arch Phys Med Rehabil 2011;92:824–9.

16. Leaver A, Maher C, McAuley J, et al. People seeking treatment for a new episode of neck pain typically have rapid improvement in symptoms: an observational study. J Physiother 2013;59:31–7.

17. Haldeman S, Carroll L, Cassidy J. Findings from the Bone and Joint Decade 2000 to 2010 task force on neck pain and its associated disorders. J Occup Environ Med 2010;52:424–7.

18. Collaborators GDaIIaP. Global, regional, and national incidence, prevalence, and years lived with disability for 310 diseases and injuries, 1990-2015: a systematic analysis for the Global Burden of Disease Study 2015. Lancet 2016;388:1545–602.

19. Jull G, Trott P, Potter H, et al. A randomized controlled trial of exercise and manipulative therapy for cervicogenic headache. Spine 2002;27:1835–43.

20. Lee H, Nicholson LL, Adams RD. Cervical range of motion associations with subclinical neck pain. Spine 2004;29:33–40.

21. Sterling M, Jull G, Vicenzino B, et al. Development of motor system dysfunction following whiplash injury. Pain 2003;103:65–73.

22. Ylinen J, Nikander R, Nykänen M, et al. Effect of neck exercises on cervicogenic headache: a randomised controlled trial. J Rehabil Med 2010;42:344–9.

23. Falla D, Jull G, Hodges P, et al. An endurance-strength training regime is effective in reducing myoelectric manifestations of cervical flexor muscle fatigue in females with chronic neck pain. Clin Neurophysiol 2006;117:828–37.

24. Falla D, Jull G, Russell T, et al. Effect of neck exercise on sitting posture in patients with chronic neck pain. Phys Ther 2007;87:408–17.

25. Falla D, Lindstrøm R, Rechter L, et al. Effectiveness of an 8-week exercise programme on pain and specificity of neck muscle activity in patients with chronic neck pain: a randomized controlled study. Eur J Pain 2013;17:1517–28.

26. Jull G, Falla D, Vicenzino B, et al. The effect of therapeutic exercise on activation of the deep cervical flexor muscles in people with chronic neck pain. Man Ther 2009;14:696–701.

27. O'Leary S, Jull G, Kim M, et al. Training mode dependent changes in motor performance in neck pain. Arch Phys Med Rehabil 2012;93:1225–33.

28. Lonsdale C, Hall A, Murray A, et al. Communication skills training for practitioners to increase patient adherence to home-based rehabilitation for chronic low back pain: results of a cluster randomized controlled trial. Arch Phys Med Rehabil 2017;98:1732–43, e7.

29. Gross DP, Park J, Esmail S, et al. Motivational interviewing for workers with disabling musculoskeletal disorders: results of a cluster randomized control trial. J Occup Rehabil 2017;98:2355–63.

30. Gay C, Eschalier B, Levyckyj C, et al. Motivators for and barriers to physical activity in people with knee osteoarthritis: a qualitative study. Joint Bone Spine 2018;in press.

31. Sandford F, Sanders T, Lewis J. Exploring experiences, barriers, and enablers to home- and class-based exercise in rotator cuff tendinopathy: a qualitative study. J Hand Ther 2017;30:193–9.

32. Boudreau S, Romaniello A, Wang K, et al. The effects of intra-oral pain on motor cortex neuroplasticity associated with short-term novel tongue-protrusion training in humans. Pain 2007;132:169–78.

33. Magill R. Motor learning: concepts and applications. 6th ed. USA: McGraw-Hill; 2001.

34. Falla D, Jull G, Hodges P. Training the cervical muscles with prescribed motor tasks does not change muscle activation during a functional activity. Man Ther 2008;13:507–12.

35. Ohlendorf D, Erbe C, Hauck I, et al. Kinematic analysis of work-related musculoskeletal loading of trunk among dentists in Germany. BMC Musculoskelet Disord 2016;17:427.

36. Szeto G, Straker L, Raine S. A field comparison of neck and shoulder postures in symptomatic and asymptomatic office workers. Applied Ergonom 2002;33:75–84.

37. Falla D, O'Leary S, Fagan A, et al. Recruitment of the deep cervical flexor muscles during a postural-correction exercise performed in sitting. Manual Ther 2007;12:139–43.

38. Fountain FP, Minear WL, Allison PD. Function of longus colli and longissimus cervicis muscles in man. Arch Phys Med Rehabil 1966;47:665–9.

39. Beer A, Treleaven J, Jull G. Can a functional postural exercise improve performance in the craniocervical flexion test? - A preliminary study. Man Ther 2012;17:219–24.

40. Claus A, Hides J, Moseley G, et al. Different ways to balance the spine: subtle changes in sagittal spinal curves affect regional muscle activity. Spine 2009;34:E208–14.

41. Caneiro J, O'Sullivan P, Burnett A, et al. The influence of different sitting postures on head/neck posture and muscle activity. Man Ther 2010;15:54–60.

42. Mottram S, Woledge R, Morrissey D. Motion analysis study of a scapular orientation exercise and subjects' ability to learn the exercise. Man Ther 2009;14:13–18.

43. Wegner S, Jull G, O'Leary S, et al. The effect of a scapular postural correction strategy on trapezius activity in patients with neck pain. Man Ther 2010;15:562–6.

44. Andersen C, Zebis M, Saervoll C, et al. Scapular muscle activity from selected strengthening exercises performed at low and high intensities. J Strength Cond Res 2012;26:2408–16.

45. Jull G, Falla D, Treleaven J, et al. Retraining cervical joint position sense: The effect of two exercise regimes. J Orthop Res 2007;25:404–12.

46. Falla D, O'Leary S, Farina D, et al. Association between intensity of pain and impairment in onset and activation of the deep cervical flexors in patients with persistent neck pain. Clin J Pain 2011;27:309–14.

47. Falla D, O'Leary S, Farina D, et al. The change in deep cervical flexor activity after training is associated with the degree of pain reduction in patients with chronic neck pain. Clin J Pain 2012;28:628–34.

48. Elliott J, O'Leary S, Cagnie B, et al. Muscle functional magnetic resonance imaging of cervical extensor muscles during different cervical extension exercises. Arch Phys Med Rehabil 2010;91:1418–22.

49. Schomacher J, Erlenwein J, Dieterich A, et al. Can neck exercises enhance the activation of the semispinalis cervicis relative to the splenius capitis at specific spinal levels? Man Ther 2015;20:694–702.

50. Schomacher J, Petzke F, Falla D. Localised resistance selectively activates the semispinalis cervicis muscle in patients with neck pain. Man Ther 2012;17:544–8.

51. Sahrmann SA. Diagnosis and treatment of movement impairment syndromes. St. Louis: Mosby; 2002.

52. Falla D, Farina D. Muscle fiber conduction velocity of the upper trapezius muscle during dynamic contraction of the upper limb in patients with chronic neck pain. Pain 2005;116:138–45.

53. Pizzari T, Wickham J, Balster S, et al. Modifying a shrug exercise can facilitate the upward rotator muscles of the scapula. Clin Biomech (Bristol, Avon) 2014;29:201–5.

54. Mayoux-Benhamou MA, Revel M, Vallee C. Selective electromyography of dorsal neck muscles in humans. Exp Brain Res 1997;113:353–60.

55. Conley MS, Meyer RA, Bloomberg JJ, et al. Non-invasive analysis of human neck muscle function. Spine 1995;20:2505–12.

56. Helgadottir H, Kristjansson E, Einarsson E, et al. Altered activity of the serratus anterior during unilateral arm elevation in patients with cervical disorders. J Electromyog Kinesiol 2011;21:947–53.

57. Weon J, Oh J, Cynn H, et al. Influence of forward head posture on scapular upward rotators during isometric shoulder flexion. J Bodyw Mov Ther 2010;14:367–74.

58. Horsak B, Kiener M, Pötzelsberger A, et al. Serratus anterior and trapezius muscle activity during knee push-up plus and knee-plus exercises performed on a stable, an unstable surface and during sling-suspension. Phys Ther Sport 2017;23:86–92.

59. Elliott J, Pedler A, Jull G, et al. Differential changes in muscle composition exist in traumatic and non-traumatic neck pain. Spine 2014;39:39–47.

60. O'Leary S, Jull G, vanWyk L, et al. Morphological changes in the cervical muscles of female patients with chronic whiplash can be modified with exercise - a pilot study. Muscle Nerve 2015;52:772–9.

61. O'Leary S, Jull G, Kim M, et al. Craniocervical flexor muscle impairment at maximal, moderate, and low loads is a feature of neck pain. Man Ther 2007;12:34–9.

62. Johnston V, O'Leary S, Comans T, et al. A workplace exercise versus health promotion intervention to prevent and reduce the economic and personal burden of non-specific neck pain in office personnel: protocol of a cluster-randomised controlled trial. J Physiother 2014;60:233.

63. O'Leary S, Jull G, Kim M, et al. Training mode-dependent changes in motor performance in neck pain. Arch Phys Med Rehabil 2012;93:1225–33.

64. Rivard J, Unsleber C, Schomacher J, et al. Activation of the semispinalis cervicis and splenius capitis with cervical pulley exercises. Musculoskelet Sci Pract 2017;30:56–63.

65. Lee H, Nicholson L, Adams R. Neck muscle endurance, self-report, and range of motion data from subjects with treated and untreated neck pain. J Manipulative Physiol Ther 2005;28:25–32.

66. Bird S, Tarpenning K, Marino F. Designing resistance training programmes to enhance muscular fitness. A review of the acute programme variables. Sports Med 2005;35:841–51.

67. Wernbom M, Augustsson J, Thomee R. The influence of frequency, intensity, volume and mode of strength training on whole muscle cross-sectional area in humans. Sports Med 2007;37:225–64.

68. van Wyk L, Jull G, Vicenzino B, et al. A comparison of craniocervical and cervicothoracic muscle strength in healthy individuals. J Appl Biomech 2010;26:400–6.

69. ÓLeary S, Fagermoen CL, Hasegawa H, et al. Differential strength and endurance parameters of the craniocervical and cervicothoracic extensors and flexors in healthy individuals - Technical Note. J Appl Biomech 2017;33:166–70.

70. McLean S, Moffett J, Sharp D, et al. An investigation to determine the association between neck pain and upper limb disability for patients with non-specific neck pain: a secondary analysis. Man Ther 2011;16:434–9.

71. Osborn W, Jull G. Patients with non-specific neck disorders commonly report upper limb disability. Man Ther 2013;18:492–7.

72. See K, Treleaven J. Identifying upper limb disability in patients with persistent whiplash. Man Ther 2015;20:487–93.

73. Torres R, Pirauá A, Nacimento V, et al. Shoulder muscle activation levels during the push-up plus exercise on stable and unstable surfaces. J Sport Rehabil 2017;26:281–6.

74. Nicolson P, Bennell K, Dobson F, et al. Interventions to increase adherence to therapeutic exercise in older adults with low back pain and/or hip/knee osteoarthritis: a systematic review and meta-analysis. Br J Sports Med 2017;51:791–9.

75. Cottrell M, Hill A, O'Leary S, et al. Patients are willing to use telehealth for the multidisciplinary management of chronic musculoskeletal conditions: a cross-sectional survey. J Telemed Telecare 2018;in press.

76. Wall L, Ward E, Cartmill B, et al. Adherence to a prophylactic swallowing therapy program during (chemo) radiotherapy: impact of service-delivery model and patient factors. Dysphagia 2017;32:279–92.

77. Callaghan M, Parkes M, Hutchinson C, et al. Factors associated with arthrogenous muscle inhibition in patellofemoral osteoarthritis. Osteoarthritis Cartilage 2014;22:742–6.

78. Hurley M, Newham D. The influence of arthrogenous muscle inhibition on quadriceps rehabilitation of patients with early, unilateral osteoarthritic knees. Br J Rheumatol 1993;32:127–31.

79. Young A. Current issues in arthrogenous inhibition. Ann Rheum Dis 1993;52:829–34.

80. Jull G, Falla D. Does increased activity of the superficial neck flexor muscles during performance of the craniocervical flexion test reflect reduced activation of the deep flexor muscles in people with neck pain? Man Ther 2016;25:43–7.

81. Hing W, Hall T, Rivett D, et al. The mulligan concept of manual therapy. Sydney: Churchill Livingstone, Elsevier; 2015.

第十六章

感觉运动控制障碍的管理

当前关于颈部本体感觉、眼球运动控制、协调和姿势稳定性方面的障碍的处理，还没有像其他颈部肌肉骨骼障碍的处理那样被广泛研究。然而，越来越多的证据表明，特定的康复策略对感觉运动控制和颈源性眩晕的改变有积极的影响。这些策略包括针对颈部肌群和关节的局部治疗，以及整合视觉、前庭和颈部感觉运动控制系统的训练。这些系统与发生在感觉运动控制系统中的适应性之间的紧密联系，使得以问题为导向的、量身定制的、多模式的管理成为可能。该管理模式既解决了原发性的颈部肌肉骨骼问题，也解决了任何继发性自适应感觉运动控制的改变。

管理方法

颈部肌肉骨骼疼痛和功能障碍的解决途径

多种不同的治疗颈痛和颈部肌肉骨骼功能障碍的方法改善了头晕和感觉运动控制。具体来说，是通过使用手法治疗颈部关节功能障碍[1-4]、颈部特定肌肉训练[5]、针灸[1]和多模式治疗（手法、电疗和肌肉放松训练）[6]改善了头晕。颈部关节位置觉可以通过手法治疗[1-4]、颅颈屈曲训练[7]和针灸[1]得到改善。同时，颈伸肌耐力训练[8]和针灸[9]可提高平衡功能。

有研究为慢性颈源性眩晕患者从颈部肌肉骨骼功能障碍的治疗中获得长期益处提供了证据[10,11]。Malmstrom 等[11]指出，多模式治疗颈部肌肉骨骼功能障碍具有减轻颈痛和眩晕的远期效果。Reid 等[10-12]使用 4~6 次的手法治疗［包括持续生理性骨关节间滑动（图 16.1）和后前向滑动］治疗头晕，其结果具有短期效果。2 种手法治疗方法都有即时和持续（达到 2 年）的疗效，并降低了慢性颈源性眩晕的强度和频率。

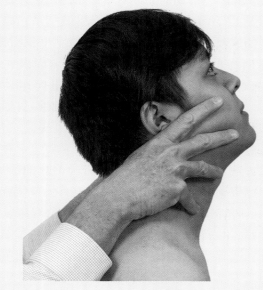

图 16.1 ■ 持续生理性骨关节间滑动，用于颈伸展诱发的颈源性眩晕的管理

颈部肌肉骨骼疼痛和功能障碍的治疗可以改善颈源性眩晕的症状，但是治疗必须直接针对感觉运动障碍，这样才能提高治疗效果。Reid 等[3,10]发现尽管手法治疗缓解了头晕，但是这些患者感觉运动控制（关节位置误差和平衡障碍）客观上的改变非常小。相似地，特定的颈部肌肉训练改善了挥鞭伤相关疾病患者的头晕，但是许多患者仍有持续头晕症状，干预后仍有感觉运动功能障碍的体征[5]。因此，特定训练的目的不仅要改善症状，而且要改善感觉运动功能障碍，最终目标是以

防止复发和优化功能为导向,使感觉运动系统正常化。

感觉运动控制适应性改变的解决途径

感觉运动控制的特定训练应该解决感觉运动控制的适应性改变,这些改变伴随着颈部感觉传入的改变。感觉运动系统障碍的特定训练已经有相关研究,这些研究揭示了治疗有效的证据。例如,在不治疗局部颈部肌肉骨骼功能障碍的情况下,训练凝视稳定性、头—眼协调和头—躯干重定位(head on trunk relocation)可以改善感觉运动障碍、颈痛和功能障碍的情况[13-16]。Revel 及其同事[13]报道,8 周的训练计划,包括凝视稳定性训练、头—眼协调和和头—躯干重定位,可以改善颈痛、功能障碍和颈部关节位置误差。Jull[7] 和 Humphreys[14]等也描述了多模式感觉运动治疗方案并取得了相似结果。眼球运动的康复方案可以提高平衡功能[16];反过来,平衡训练也可改善关节位置误差[17],以及关节位置误差训练提高了颈屈肌神经肌肉运动控制[18,19]。颈部运动的本体感觉和准确性,可通过虚拟现实环境的颈部运动训练而得到提高[20,21]。在其他研究中,Heikkila 和 Astrom[22]测试了一种多模式方法[身体意识训练、基于行为治疗的锻炼、多专业咨询及宣教],并被证明可改善关节位置误差。此外,Hansson 及其同事[23]使用前庭康复方案治疗慢性挥鞭伤相关疾病,该方案提高了平衡功能和改善了头晕。前庭康复方案也可能对脑震荡患者有益[24,25]。值得注意的是,虽然前庭训练减轻了头晕、提高了平衡功能,但是在慢性挥鞭伤相关疾病患者的一项队列研究中没有取得改善颈痛或运动功能的结果[26]。

虽然有许多训练引起交叉效应(cross-over effects)的例子,但各种感觉运动测量,即本体感觉、眼球运动控制和平衡之间没有直接的联系[27,28]。这提示,对于治疗平衡或关节位置觉障碍来说,眼球运动控制训练可能不是最有效的。因此,虽然训练效果方面可能有一些交叉效应,但是首选方法应是开立运动处方来治疗评估中发现的问题,这些问题包括颈部关节位置觉和运动觉障碍,眼球运动功能、协调功能和动静态平衡功能的异常。运动方案应该是个性化

的,并对检查发现的具体问题有疗效。我们认为这是最好的临床方法[29-31]。一项临床试验针对个性化在感觉运动训练方案中的有效性展开了研究[32]。

颈部肌肉骨骼和感觉运动的整合方案

有颈痛和头晕症状的患者,其肌肉骨骼和感觉运动功能一般已经存在障碍了。所以,一些研究已经将颈部肌肉骨骼系统和感觉运动系统的管理整合成一套方案[1,33,34]。颈部肌肉骨骼和前庭干预的整合方案能够治疗青年人群的脑震荡后持续性颈痛、头晕和头痛。整合的治疗方案会缩短重返运动的时间[35],并且会影响颈部创伤和脑震荡患者选择该方法的建议[36-38]。

整合方案有利于颈源性眩晕和视觉障碍的管理。直接关注任何本体感觉、眼球运动控制、协调或姿势稳定的障碍,以及颈部躯体感觉输入障碍(如肌肉功能障碍和关节运动受限疼痛)都是符合逻辑的。多模式的治疗方案可能包括宣教、缓解焦虑、手法治疗、主动运动、特定肌群的运动康复,以及有关颈部关节位置和运动觉、眼球运动控制、协调和平衡的个性化训练方案。这种治疗方案强调了颈部躯体感觉与前庭和视觉系统之间的联系,并解决了颈部躯体感觉输入改变的所有潜在病因。

个体化感觉运动控制训练的原则

颈痛发作后的早期容易发生感觉运动异常[39-41],因此应该尽早开始运动治疗。一个完善的、渐进性的治疗方案的形成必然依赖于前期详尽的评估。运动强度的设置是基于对当前症状、疼痛程度和障碍水平的考虑。该方案逐渐进阶直到达到患者的功能需求。

居家训练计划是至关重要的,因为运动训练需要重复才能达到疗效。针对每种障碍的运动治疗应该在短时间内进行(如 30 秒或 5~10 次重复比较恰当),并根据患者症状的严重程度和易激惹性每天进行 2~5 次。训练后,轻微到中等程度的头晕或短暂性视觉障碍再现尚可接受,然而恶心、颈痛和头痛的加重是不可接受的。如果存在后者的情况,可以通过减少重复次数、关节活动范

围或者改成仰卧等有更多支撑的姿势来调整运动方式。

机动灵活地调整开始时的运动强度，以便适应不同患者的症状和障碍程度。后续评估结果决定着如何进阶至下一阶段的治疗。通过改变运动任务的持续时间、重复次数、频率和难度来实施进阶。改变头部运动的速度和范围、视觉反馈的数量（睁眼、视觉外周的遮挡、闭眼）和视觉焦点（即与一个单词或一个词组做比较的单个单点）、背景（纯色、条纹或方格）、患者体位（仰卧位、坐位、立位）以及状态可以增加难度。运动训练可以通过结合一些活动来进阶，比如眼球运动训练、颈部运动觉或位置觉训练都可在平衡训练中进行，如坐在不稳定的表面（如治疗球）或站在不稳定的支持面（如双脚一前一后站立或单腿站立）。

所有的运动训练都应以一个速度、运动范围和起始位置进行，使患者能够准确地完成任务，而不会加重疼痛或头疼。慢速的大幅度运动可激活颈部传入神经，故应首先进行；快速的小幅度运动可激发前庭系统，故可作为一种进阶方法。

感觉运动控制的运动训练

各种运动策略都可以训练特殊患者的感觉运动控制障碍。训练时必须仔细指导患者。如前文所述，可进行短时间的训练，但必须为患者提供一套明确的、能够在家里进行的自我管理方案。定期评估对训练方案的进阶很重要。患者的病情进展和症状改善的快慢因人而异。

颈部关节位置觉的训练

用于评估颈部关节位置觉的重定位测试可以转化为一种训练方法。Roren 等[42]将固定尺寸的靶标打印在一张A4纸上，为患者提供运动表现的反馈：内部3个圈提示表现良好（0°~3°的误差），下一个圈提示表现一般（3°~4.5°的误差），最外部的一个圈或超出这个圈则提示表现异常（记为大于4.5°的误差）（图9.19）。患者坐在离墙90cm的地方，头戴一个安装有激光指示器的头套。靶标放置在一面墙上，以便激光投射到

靶标的中心。评估发现不正常（重定位误差大于4.5°）的患者需要进行重定位的训练。根据评估结果，训练可以针对任一或所有的屈曲、伸展和左/右旋转。患者专注于起始位置，闭上眼睛，颈部向需要训练的方向移动。让他们尽可能准确地回到中立位，然后睁开眼睛检查他们的表现，利用激光束投射到靶标的点来进行反馈。患者按要求重新调整头部至中立位置，然后再进行练习。有些患者发现这项任务非常困难，在这种情况下，患者可以先睁开眼睛进行训练，以便获得持续的激光反馈。准备就绪后，他们再次闭上眼睛尝试任务。对于训练位置觉的任务，患者可以尝试在一定范围内找到不同的点，比如闭上眼睛以20°的间隔完成整个运动范围，然后在每个间隔处睁开眼睛检查和纠正动作。进阶是立位进行，然后减少支持面。

最有效的关节位置觉训练是患者在家使用激光指示器和靶标。商业头戴式激光指示器或简单平价的自制头戴式激光指示器和靶标都可以提供或借给患者。准确的反馈不仅有助于强化运动表现，而且有助于给予患者鼓励和提高依从性。

颈部运动觉的再训练

运动觉训练要求使用头戴式激光指示器投射到含有不同难度图案的靶标。患者仍然坐在离墙90cm的地方，使用激光指示器训练头部精细运动，尽可能准确地而不是快速地追踪线条和图案。此外，选择训练的困难程度取决于颈部运动觉的评估结果。最简单的训练是追踪简单的、短的直线，然后进阶到大范围的运动和图案。随着患者描画出更复杂的图案，如曲线和字母，这项任务的难度将会逐渐增加（图16.2）。同样地，最佳方案是患者在家中坚持使用激光指示器和靶标进行运动觉训练。

Sarigi-Bahat 等[20]评估了虚拟现实系统训练颈部运动觉和准确性的疗效。在虚拟环境中，患者必须在单个运动平面以每秒10°的速度准确地追随目标。它是在一个训练颈部运动准确性的系统上进行测试的，这个系统类似于前面描述的系统：患者使用头戴式激光指示器，在一个大靶标（70cm×70cm）上沿着不同的运动方向追踪固定的

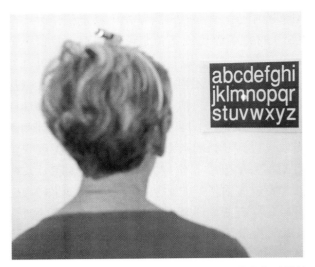

图 16.2 ■ 运动觉训练。患者用戴在头上的激光指示器练习准确地追踪图案（图 9.21）。随着病情改善，可追踪更复杂的图案来完成任务。如图所示，追踪字母表是一项具有挑战性的任务，激光指示器引导并提供运动反馈

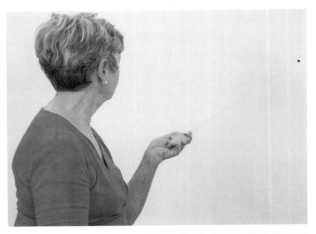

图 16.3 ■ 在颈部处于扭转的条件下，进行平滑追踪眼球运动训练。患者拿着激光指示器，慢慢地移动她的手，让激光在墙上前后移动，以提供视觉反馈。患者视觉跟踪激光，但不移动头部。训练可以在颈部中立位或在更具挑战性的姿势下进行

线条（开始是屈曲、伸展、左旋和右旋，然后逐渐增加运动模式的复杂性）。虚拟现实系统、靶标和激光训练任务都有明显的中短期疗效[20,21]。因此，训练任务的选择可基于设备的可用性，也可基于患者喜欢的训练方法——这是提高依从性的重要考量。

平滑追踪眼球运动训练

眼球运动控制训练最初采用与平滑追踪颈部扭转测试相同的任务。起始位置的选择取决于评估结果。如果头部控制有障碍，患者可以在头部中立位的情况下开始训练。然而，如果评估发现眼球在颈部扭转的位置（相对于中立位下）表现出跟踪能力差，那么训练可以从躯干提前旋转开始。患者不活动头部，眼球在移动视角为 40° 左右的范围内追踪一个慢速移动的靶点（速度是每秒 20°）。这样的训练可以选择不同的运动方向，其中水平运动是最常用的。患者可自己提供移动靶点，这样有助于居家训练。他们拿着激光指示器并把它投射到墙上，根据需要往前后、上下移动它（图 16.3）。或者，患者可以用一只手抛球给另一只手，同时用视觉跟踪球的运动轨迹。我们要提醒患者，眼球尽可能准确地跟踪移动的物体，同时保持头部不动。此外，提供激光指示器居家训练有利于提高准确性和依从性。

凝视稳定性训练

凝视稳定性训练通常从坐位开始，但如果患者坐着会加剧疼痛，则可以在仰卧位进行。在这种情况下，临床医务人员可以帮助患者进行被动运动或辅助下主动头部运动。患者在头部活动的同时将注意力保持在中线的物体上。

大多数患者是在坐位下开始训练。患者进行缓慢的头部和颈部运动控制时，眼睛要注视一个点。根据评估结果，可以进行头部的旋转和（或）屈伸运动。患者的目标是要达到"单一平面"内的运动。如果患者表现出别扭的或多平面的运动，则让患者在镜子前进行凝视稳定性训练。标记在镜子上的焦点和反射装置会向患者提供头部运动质量的视觉反馈。患者先缓慢地开始练习，注重头部动作的准确性和质量。

增加运动难度的方法如下：将头颈部活动范围逐渐增加接近 45°，或者不断提高视觉干扰，或者将固定的点改成几个单词或复杂背景（在点或一组单词下面的条纹或棋盘图案）（图 16.4）。这些训练类似于前庭康复方案中的凝视稳定性训练[43]。不同的是，这项运动是缓慢的，并且需要通过更大范围的头部运动来刺激颈部传入神经。训练的强度通常较小，因此患者更容易耐受。更重要的是，每个进阶都需要为患者提供明确的指导，以便患者在家中训练。

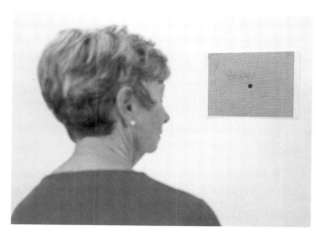

图 16.4 ■ 凝视稳定性训练。这个训练是通过使眼睛注视一个点，同时进行缓慢的头部和颈部控制运动来进行的。一个凝视稳定性训练进阶的例子是将一个单一的焦点放置在一个复杂的背景上

头 – 眼协调训练

头 – 眼协调训练的运动方向（垂直的和水平的）要基于评估结果。训练的目的是分离头部和眼部运动。坐位下进行训练，并且要求患者在 2 个点之间观察。这 2 个点由患者分别举起 2 个偏离中线大约 30° 的手指，或者在相距 30° 的墙上创建 2 个点。患者先将注意力集中在中线的点上，然后将眼睛移动到 30° 的点上，同时保持头不动。一旦到了那点，眼睛要一直盯着那个点，然后移动头部使头部与目标保持一致的方向。接着在不移动头部的情况下，将眼睛移回中线，然后在保持注视的同时将头部移回中线。

这项训练可以通过几种方式进阶。患者先将头部移动至一个方向，同时眼睛保持注视一个目标（这个目标往相反方向移动）。患者可以逐步进行更大范围的手臂、头部和躯干的运动，以挑战眼球运动控制。也可以改变焦点和背景，类似凝视稳定性训练。还可以通过涂黑泳镜从而限制外周的视野，这样就增加了这项任务的难度。更重要的是，必须持续评估患者的运动表现，并相应地调整进阶水平。此外，居家训练计划也必须做出合理的调整。

头 – 躯干协调训练

对于头 – 躯干协调的训练，最好是稳定足部，并从髋部和躯干开始旋转，而不是从胸部开始旋转。根据评估结果，要求患者转动躯干、骨盆和髋

关节时保持头部不动。为了确保移动躯干时头部保持不动，运动开启通常需要反馈，而镜子是个不错的选择。当患者活动躯干时，临床医务人员可以帮助患者保持头部不动，或当临床医务人员被动地旋转患者的躯干时，患者保持头部稳定。

头 – 躯干协调训练的进阶通常是增加躯干运动的范围和速度。可使用投射到目标上的头戴式激光束（类似关节位置觉和运动觉训练）来增加难度。患者必须保持激光点不动，这样一来，患者在移动躯干时能更准确地保持头部不动（图 16.5）。镜子和激光的使用也便于纳入家庭治疗项目。

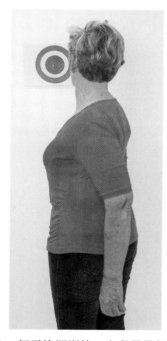

图 16.5 ■ 头 – 躯干协调训练。患者尽量保持头部不动，同时向左右转动躯干。患者用激光瞄准目标，可以提高运动的精确度。或者，可以使用一个镜子来简化任务

静态平衡训练

平衡训练和进阶都遵循着相对标准的流程。起始位置基于评估结果，而进阶是基于患者的功能需求。静态平衡训练时，眼睛先睁后闭，先站在坚硬的表面后站在柔软的垫子（如一块泡沫或一块软垫子）。立位的难度升级可以从舒适的体位再到困难的体位，逐渐进阶到双脚变窄、双脚一前一后和单腿站的姿势。患者努力保持越来越难的姿势达 30 秒，但不要过度运动或使肢体僵硬。

可以通过在平衡任务中增加头部运动、眼球运动和协调训练来进阶。颈痛障碍患者通常需要接受高难度的训练挑战。为患者设计居家训练计划时，要强调他们必须在安全环境中进行平衡训练，例如在一个两面有墙的安全角落，或在一个固定的长凳或桌子附近。

功能性动态平衡训练

动态平衡训练是一个功能性过程。它特别适用于在行走或快速移动时感到头晕或不稳定的功能障碍的患者。这类患者往往在检查时就发现了这项功能障碍。伴随头部运动的行走技巧是训练的重点。首先，患者双脚与肩同宽，开始行走，慢慢地将头尽量转向一边，然后转向另一边。也可以通过全关节范围的头部上下移动来步行。患者的头部和眼睛不应该固定在一个特定的点上，而应该向同一个方向移动。如果任务太困难或激惹了症状，可以将注视点稳定在中线。进阶可以是更快的颈部运动，也可以是颈部运动时的前后脚步行（译者注：这种步行是指每一步都是一侧足跟在对侧足尖正前方）（图 16.6）。同样，在实施居家训练计划时，必须强调安全性。比如在走廊里练习就是安全的。

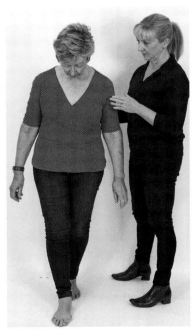

图 16.6 ■ 步行同时转头。患者被要求前后脚步行，同时头部缓慢地做最大范围的屈曲和伸展运动

前庭康复与视觉治疗

有些患者可能伴有前庭功能障碍和视觉障碍。例如，当一个人的颈部遭受创伤时，他们也会遭受脑震荡，相应地，头部的创伤也可能累及颈部。在这种情况下，特定的眼球运动和平衡训练会影响到前庭和眼球运动系统。在有指征的情况下可以实施针对良性阵发性位置性眩晕的治疗。前庭康复的目的是帮助患者习惯、代偿或适应任何明显的前庭功能失调或不平衡。一般来说，当患者同时患有颈痛和前庭功能障碍时，最好在第 1 次治疗就对颈部感觉运动异常和肌肉骨骼障碍进行干预，以尽快恢复可能与快速的头部运动有关的前庭神经系统的功能[43]。颈部感觉运动康复的训练与前庭神经康复的训练有一些重叠，特别是平衡和眼球运动控制的训练。这些训练对于伴有感觉运动和前庭功能障碍的患者是有帮助的。视觉功能障碍会加重颈部症状，所以当视觉系统的问题很明显时，它通常就是管理的要点。治疗包括眼球运动训练。一些患者可能需要多学科管理和治疗，专业人员可能会利用斜视矫正眼镜、透镜、滤镜或其他设备来鼓励眼部特定的运动，以提高和强化训练的效果[44,45]。

心理因素

就像疼痛可能与焦虑有关一样，头晕的症状也可能与心理因素有关。有些人的头晕可能会导致心理困扰，而有些人的心理困扰可能表现为眩晕或头晕。前庭系统和情绪状态之间的通路在解剖学和神经生理学存在部分重叠，这种重叠可能可以解释这种紧密的联系[46]。因此，临床医务人员应该意识到心理因素可能会影响患者的临床表现和治疗结局[47]，而其他因素则不会[48]。同样，解决感觉运动障碍的症状和体征可能有助于减轻心理负担[49]。

自我管理

最好的治疗方案是个性化的，以解决患者体格检查时发现的异常。正如本章所强调的那样，居家训练计划必须与患者一起制订，而且必须随着患者个性化康复方案的推进而不断调整。如果患者感到轻度头晕，或不稳定的症状正在加重，那么需要及时与患者讨论可以采取的措施,以防止或减少复发。

患者的肌肉骨骼疾病与颈部、视觉、前庭的感觉运动障碍相比,有不同的临床表现和并发症。感觉运动控制障碍的康复和改善程度可能取决于前庭和(或)视觉系统障碍的性质和程度,也取决于永久性视觉和前庭系统障碍在多大程度上能通过颈部功能的改善来补偿。这对年龄较大的患者来说特别重要,因为他们的视觉和前庭功能已经退化;同时,对那些与前庭病理或创伤有关的永久性前庭障碍患者也是很重要的,因为这些创伤和障碍情况通常需要强度更高的康复。对于视觉或前庭系统发生永久性障碍的患者而言,应定期接受复发和预防的管理策略和治疗训练,因为他们需要颈部功能处于最佳水平以代偿这类损伤。这些治疗训练通常包括颈部肌肉骨骼运动功能和感觉运动功能的训练。

总结

越来越多的研究证明,颈痛患者需要针对感觉运动控制障碍进行治疗。这些研究推荐以问题为导向、量身定制和多模式的管理,这种管理着重解决原发性颈部肌肉骨骼障碍的病因和任何继发性、适应性的感觉运动控制障碍。量身定制的感觉运动控制训练可能包括旨在解决本体感觉、头眼运动控制、协调和姿势稳定障碍的训练。部分患者可能需要针对前庭和(或)视觉系统功能障碍进行进一步的治疗,并且治疗时要关注心理因素。

（林武剑译，朱毅、霍烽、廖麟荣、王于领审）

参考文献

1. Heikkila H, Johansson M, Wenngren BI. Effects of acupuncture, cervical manipulation and NSAID therapy on dizziness and impaired head repositioning of suspected cervical origin: a pilot study. Man Ther 2000;5:151–7.
2. Palmgren PJ, Sandstrom PJ, Lundqvist FJ, et al. Improvement after chiropractic care in cervicocephalic kinesthetic sensibility and subjective pain intensity in patients with non-traumatic chronic neck pain. J Manipulative Physiol Ther 2006;29:100–6.
3. Reid SA, Callister R, Katekar MG, et al. Effects of cervical spine manual therapy on range of motion, head repositioning, and balance in participants with cervicogenic dizziness: a randomized controlled trial. Arch Phys Med Rehabil 2014;95:1603–12.
4. Yang J, Lee B, Kim C. Changes in proprioception and pain in patients with neck pain after upper thoracic manipulation. J Phys Ther Sci 2015;27:795–8.
5. Treleaven J, Peterson G, Ludvigsson ML, et al. Balance, dizziness and proprioception in patients with chronic whiplash associated disorders complaining of dizziness: a prospective randomized study comparing three exercise programs. Man Ther 2016;22:122–30.
6. Bracher ES, Almeida CI, Almeida RR, et al. A combined approach for the treatment of cervical vertigo. J Manipulative Physiol Ther 2000;23:96–100.
7. Jull G, Falla D, Treleaven J, et al. Retraining cervical joint position sense: the effect of two exercise regimes. J Orthop Res 2007;25:404–12.
8. Stapley PJ, Beretta MV, Dalla Toffola E, et al. Neck muscle fatigue and postural control in patients with whiplash injury. Clin Neurophysiol 2006;47:610–22.
9. Fattori B, Borsari C, Vannucci G, et al. Acupuncture treatment for balance disorders following whiplash injury. Acupunct Electrother Res 1996;21:207–17.
10. Reid SA, Callister R, Snodgrass SJ, et al. Manual therapy for cervicogenic dizziness: long-term outcomes of a randomised trial. Man Ther 2015;20:148–56.
11. Malmstrom EM, Karlberg M, Melander A, et al. Cervicogenic dizziness - musculoskeletal findings before and after treatment and long-term outcome. Disabil Rehabil 2007;29:1193–205.
12. Reid SA, Rivett DA, Katekar MG, et al. Comparison of Mulligan sustained natural apophyseal glides and Maitland mobilizations for treatment of cervicogenic dizziness: a randomized controlled trial. Phys Ther 2014;94:466–76.
13. Revel M, Minguet M, Gergory P, et al. Changes in cervicocephalic kinesthesia after a proprioceptive rehabilitation program in patients with neck pain: a randomized controlled study. Arch Phys Med Rehabil 1994;75:895–9.
14. Humphreys B, Irgens P. The effect of a rehabilitation exercise program on head repositioning accuracy and reported levels of pain in chronic neck pain subjects. J Whiplash and Related Disorders 2002;1:99–112.
15. Treleaven J. A tailored sensorimotor approach for management of whiplash associated disorders. A single case study. Man Ther 2010;15:206–9.
16. Storaci R, Manelli A, Schiavone N, et al. Whiplash injury and oculomotor dysfunctions: clinical-posturographic correlations. Eur Spine J 2006;15:1811–16.
17. Beinert K, Taube W. The effect of balance training on cervical sensorimotor function and neck pain. J Mot Behav 2013;45:271–8.
18. Izquierdo TG, Pecos-Martin D, Girbes EL, et al. Comparison of craniocervical flexion training versus cervical proprioception training in patients with chronic neck pain: a randomized controlled clinical trial. J Rehabil Med 2016;48:48–55.
19. Ernst M. Comparison of craniocervical flexion training versus cervical proprioception training in patients with chronic neck pain: a randomized controlled clinical trial. Physioscience 2016;12:167–76.
20. Sarig Bahat H, Croft K, Carter C, et al. Remote kinematic training for patients with chronic neck pain: a randomised controlled trial. Eur Spine J 2017;1–15.
21. Sarig Bahat H, Takasaki H, Chen X, et al. Cervical kinematic training with and without interactive virtual reality training for chronic neck pain - a randomized clinical trial. Man Ther 2015;20:68–78.
22. Heikkila H, Astrom PG. Cervicocephalic kinesthetic sensibility in patients with whiplash injury. Scand J Rehabil Med 1996;28:133–8.
23. Hansson EE, Mansson NO, Ringsberg KAM, et al. Dizziness among patients with whiplash-associated disorder: a randomized controlled trial. J Rehabil Med 2006;38:387–90.

24. Alsalaheen BA, Mucha A, Morris LO, et al. Vestibular rehabilitation for dizziness and balance disorders after concussion. J Neurol Phys Ther 2010;34:87–93.

25. Gurley JM, Hujsak BD, Kelly JL. Vestibular rehabilitation following mild traumatic brain injury. Neurorehabilitation 2013;32:519–28.

26. Hansson EE, Persson L, Malmstrom EM. Influence of vestibular rehabilitation on neck pain and cervical range of motion among patients with whiplash-associated disorder: a randomized controlled trial. J Rehabil Med 2013;45:906–10.

27. Treleaven J, Jull G, LowChoy N. The relationship of cervical joint position error to balance and eye movement disturbances in persistent whiplash. Man Ther 2006;11:99–106.

28. Swait G, Rushton AB, Miall C, et al. Evaluation of cervical proprioceptive function. Spine 2007;32:E692–701.

29. Jull G, Sterling M, Falla D, et al. Whiplash, headache and neck pain. London: Elsevier; 2008.

30. Treleaven J. Sensorimotor disturbances in neck disorders affecting postural stability, head and eye movement control. Man Ther 2008;13:2–11.

31. Treleaven J. Sensorimotor disturbances in neck disorders affecting postural stability, head and eye movement control - Part 2: Case studies. Man Ther 2008;13:266–75.

32. Uthaikhup S, Sremakaew M, Jull G, et al. Effects of local treatment with and without sensorimotor and balance exercise in individuals with neck pain: protocol for a randomized controlled trial. BMC Musculoskelet Disord 2018;19:48.

33. Oddsdottir G. Cervical induced balance disturbances after motor vehicle collisions: The efficacy of two successive physical treatment approaches. Reykjavik: University of Iceland; 2006.

34. Provinciali L, Baroni M, Illuminati L, et al. Multimodal treatment to prevent the late whiplash syndrome. Scand J Rehabil Med 1996;28:105–11.

35. Schneider KJ, Meeuwisse WH, Nettel-Aguirre A, et al. Cervicovestibular rehabilitation in sport-related concussion: a randomised controlled trial. Br J Sports Med 2014;48:1294–8.

36. Ellis MJ, Leddy JJ, Willer B. Physiological, vestibulo-ocular and cervicogenic post-concussion disorders: an evidence-based classification system with directions for treatment. Brain Inj 2015;29:238–48.

37. Marshall CM, Vernon H, Leddy JJ, et al. The role of the cervical spine in post-concussion syndrome. Phys Sportsmed 2015;43:274–84.

38. Broglio SP, Collins MW, Williams RM, et al. Current and emerging rehabilitation for concussion: a review of the evidence. Clin Sports Med 2015;34:213–31.

39. Sterling M, Jull G, Vicenzino B, et al. Development of motor system dysfunction following whiplash injury. Pain 2003;103:65–73.

40. Sterling M, Jull G, Vicenzino B, et al. Characterization of acute whiplash-associated disorders. Spine 2004;29:182–8.

41. Jull G, Kenardy J, Hendrikz J, et al. Management of acute whiplash: a randomized controlled trial of multidisciplinary stratified treatments. Pain 2013;154:1798–806.

42. Roren A, Mayoux-Benhamou MA, Fayad F, et al. Comparison of visual and ultrasound based techniques to measure head repositioning in healthy and neck-pain subjects. Man Ther 2009;14:270–7.

43. Herdman S, Clendaniel RA. Vestibular rehabilitation. 4th ed. Philadelphia Davis Company; 2014.

44. Padula WV, Argyris S. Post trauma vision syndrome and visual midline shift syndrome. Neurorehabilitation 1996;6:165–71.

45. Padula WV, Capo-Aponte JE, Padula WV, et al. The consequence of spatial visual processing dysfunction caused by traumatic brain injury (TBI). Brain Inj 2017;31:589–600.

46. Kutay O, Akdal G, Keskinoglu P, et al. Vestibular migraine patients are more anxious than migraine patients without vestibular symptoms. J Neurol 2017;264:37–41.

47. MacDowell SG, Trommelen R, Bissell A, et al. The impact of symptoms of anxiety and depression on subjective and objective outcome measures in individuals with vestibular disorders. J Vestib Res 2018;27:295–303.

48. Obermann M, Bock E, Sabev N, et al. Long-term outcome of vertigo and dizziness associated disorders following treatment in specialized tertiary care: the dizziness and vertigo registry (diver) study. J Neurol 2015;262:2083–91.

49. Miyazaki H, Nomura Y, Mardassi A, et al. How minimally invasive vestibular neurotomy for incapacitating Ménière's disease improves dizziness and anxiety. Acta Otolaryngol 2017;137:707–11.

第十七章 神经组织的管理

对于一些颈痛障碍,需要采取特殊的管理方法来治疗敏化或受损的神经组织。正确识别受累的神经组织是必要的(第四章和第九章),因为我们会因此而改变管理策略。严重的脊髓型颈椎病或颈神经根病会导致严重的神经功能障碍,这种障碍会让患者存在安全隐患,可能需要紧急专科会诊。在大多数情况下,累及神经组织的颈痛障碍不会立即危害患者的安全,而且保守治疗一般是有效的。然而,累及神经组织的颈痛障碍需要温和的治疗,过度的物理治疗很容易加重病情。神经功能可能偶尔会恶化,所以治疗期间需要严密监测。有一种特殊的情况,最初表现为神经功能敏感状态,后来发展成为神经功能受损状态(如神经传导功能变差),如果不及时发现,可能会对患者造成长期的不可逆转的后果。治疗累及神经组织的颈痛障碍需要了解这种疾病的潜在机制(第四章),才能正确地找到合适的管理措施,并能准确地识别和解释表明病情恶化的症状和体征。本章讨论累及神经系统的颈痛障碍管理策略,包括基于神经生理学机制的有效管理方法。

支持神经损伤修复管理的神经生理学机制

神经组织管理方法的作用机制是,基于神经生理过程重建受累的神经及其外周的稳态(homeostasis)[1]。

重建神经外周的稳态

一般情况下,可以直接处理刺激和(或)压迫神经的肌肉骨骼问题,从而治疗神经病变。治疗的目的是改善肌肉骨骼结构损伤或病理变化(如椎间盘病变)引起的周围神经炎[2-4]。沿着神经干的急性或慢性周围神经炎通常被认为会引起神经痛、潜在的神经损伤[5-11]和神经机械性敏化[12-15]。此外,脊髓或外周肌肉骨骼结合部的退行性病变或受损都可能挤压或压迫神经,这可能是影响神经传导和机械敏感度[16-19]的原因。消除炎症、重建肌肉骨骼组织正常状态,以及恢复正常运动(关节活动)和结构稳定(神经肌肉功能),都能够减少导致神经病变的外周因素。在一项动物实验研究中[20],将炎症介质放置在大鼠背根神经节周围,与对照组相比,颈椎关节松动术可更快改善背根神经节兴奋性亢进和痛觉过敏。该研究作者提出了假设:脊椎关节松动术(spinal mobilization)的潜在机制是通过改善受累背根神经节的血供和营养,来快速消散炎症和降低神经兴奋性。

恢复神经内部的稳态

治疗的目的之一是恢复受损神经组织内部的稳态,这些神经组织可能已受损或存在神经水肿或神经卡压。神经内部稳态的问题可能包括神经血供减少、神经内缺血、神经炎症和神经内水肿[21-25],这些问题都会导致神经传导功能丧失和神经机械性敏化[16-19]。神经动力学疗法(neurodynamic treatment methods)通常采用手法治疗或者通过练习作用于神经组织或者神经-肌肉结合部,它们都产生了积极的生物力学和神经生理学效应。神经及其结缔组织的运动/松动可引起神经内压力的变化,而这种变化改变了轴浆运输,改善了神经内循环和减少了神经内水肿,最终降低了背角细胞的兴奋性[1,26]。生物力学研究支持神经松动治疗对神经内水肿扩散和减少的影响[27-29]。动物研究发现,神经动力学疗法可能缓解了背根神经节和脊髓的神经炎性反应(降低神经生长因子浓度和神经胶质细胞活性),从而影响了疼痛更为广泛的神经源性疼痛的机制[30,31]。

重建运动耐受性和解决机械性敏化

治疗的目的是恢复神经的运动耐受性,特别是承受肌肉骨骼结合部压缩和拉伸的能力[32-35]。研究表明,受累神经的运动和耐受能力可能会下降,对运动和(或)压迫产生机械性敏化[13,14]。神经动力学测试和触诊可以检查出这些变化(第九章)[33,36-39]。手法治疗技术,如侧向滑动松动术,可以提高神经组织的运动耐受性。在机械性敏化患者的神经动力学测试中,手法治疗技术已被证明可减少保护性肌肉反应[40]。此外,人类[41]和动物[42]的神经动力学治疗技术具有激活下行抑制系统(descending inhibitory systems)的潜在机制(如时间总和减少)。虽然有证据表明治疗可以提高神经的运动耐受性,但是目前很少有证据支持治疗可以增加神经的滑动性。神经滑动性的减少可见于某些压迫性神经病(如腕管综合征)[43-46]。

神经相关问题的特点及其管理手段

神经相关颈痛障碍的治疗方法因患者的临床表现和检查结果而不同。某些临床表现中,神经组织的损伤可能是次要问题(如轻度的机械性敏化),如果缓解了其他更严重的肌肉骨骼障碍,这种神经组织损伤也会自行消失。还有一些情况下,神经的问题可能更明显,比如严重的神经机械性敏化或神经传导功能改变。专门治疗这些神经损伤的技术需要被优先考虑。如果有明显的神经机械性敏化,那么其他检查发现(如肩胛骨抬高、明显的主动或被动运动受限)可能是对机械性敏化神经的保护反应。试图改善肩胛姿势或进行训练可能会加重病情。相反,我们应该及时解决潜在的神经机械性敏化问题。综上所述,神经受累程度的解释和特定神经组织的治疗应基于检查结果,治疗期间做出的治疗改变应基于病情的进展。

当优先考虑神经组织时,所选择的技术要基于疾病的发展阶段和受累神经的特性。例如,疾病的急性期可能会强调减少神经和(或)神经内的炎性反应。在亚急性期和慢性期,重点是恢复无痛的运动,重建神经组织和肌肉骨骼结合部的功能。如果怀疑神经受到压迫,治疗的重点则是减少神经的压迫。不管采取什么方法,我们都必须谨慎地实施物理治疗,以免进一步诱发患者的症状[47,48],因为机械性敏化的神经组织具有极高的易激惹性。

我们应该采用多模式的力学方法来治疗神经相关颈痛障碍,比如颈神经根病的潜在机制可能因人而异。肌肉骨骼障碍可引起神经组织周围炎和(或)压迫,神经组织的损伤可表现为神经传导丧失[49],也可能表现为对活动或压力的疼痛性机械性敏化[13,14],还可能表现为两者不同程度的结合。因此,治疗神经根病没有一种固定方法。患者间的障碍表现差异很大,因此我们需要以患者为中心的管理方法。恰当的治疗需要谨慎的初步检查和持续的评估。

患者宣教和建议

管理的基础是根据临床表现提供全面的宣教和建议,以及与患者一起讨论有关的策略。为了确保某些神经相关颈痛障碍患者的安全,告知患者神经组织已受到了影响是非常重要的。首先,对于神经传导障碍的患者,如颈神经根病或脊髓病变患者,应告知神经功能恶化的体征,如果怀疑神经功能恶化,应寻求专业的咨询。其次,神经组织有易激惹的倾向,对于接受过神经机械性敏化训练的患者,需要注意缓慢开始和逐步进阶,我们要分析患者训练所致的症状反应。神经机械性敏化训练的概念对患者来说是陌生的,所以向患者细心解释其合理性是有必要的,这样可以提高患者依从性。

解决诱发因素

临床中可能存在严重的个人(如姿势性的)和环境(如工效学)不良因素,这些因素是颈痛障碍的神经易激惹性的基础。

姿势/动作导致神经张力增加

当考虑到神经组织的机械性敏化,如果患者

的异常姿势可能是神经组织的保护机制,临床医务人员则需要谨慎处理。然而,姿势也可能与神经机械性敏化状态相关。颈部和上肢带骨的肌肉控制不良可能是神经疾病的潜在原因。一些病例的持续性颈臂部机械性敏化可能与上肢带骨的异常功能有关。值得注意的是,肩胛骨的向下旋转和(或)下降(臂丛神经动力测试的敏感因素之一)可能导致持续性臂丛神经过度紧张。当临床医务人员手法纠正这种异常姿势时,放松的直立状态下有症状[疼痛和(或)感觉异常]的患者可能会立即感到症状减轻。肩胛姿势和神经症状之间的联系可以通过一段时间的肩胛贴扎来确定。虽然这些患者表现出神经机械性敏化的阳性体征,但是如果没有首先处理肩胛潜在的异常姿势和运动损伤,那么神经动力学技术对机械性敏化的治疗效果可能有限(第十五章)。

颈胸段和上肢带骨的神经肌肉功能对于神经疾病(包括神经根病和颈脊髓病)的长期管理和复发预防至关重要。如果疼痛在治疗的早期很严重,则应先进行温和的等长收缩运动。神经肌肉功能的治疗运动可以逐渐进阶(第十五章),只要运动不损害神经结构和神经功能的完整性即可。

工效学因素和神经张力

与其他颈部疾病的管理方法一致,对于颈部神经疾病我们可能需要考虑工效学和工作调整。神经疾病与影响上肢功能的工效学因素尤其相关,比如设计不科学的工作站会导致上肢过度伸展,从而引发神经症状。上肢的神经卡压(如腕管综合征)可能与颈痛障碍并发(即双重卡压),而且我们通常需要处理与工效学或工作相关的因素。例如,腕管综合征的发病率在一般人群中约为3.8%[50],在重复性手工的人群中约为21%[51]。同样,尺神经在经过肘部的肘管时可能会被卡压,特别容易发生于从事重复性工作的人群[52]。这些与工作相关的处理可能包括工作设备或工作方式的调整(如技术调整和劳逸结合)。

手法治疗

本节讨论手法治疗技术在神经机械性敏化和神经传导障碍中的应用。对于许多患者来说,

这些特征往往同时存在。手法选择和治疗进阶应基于疾病的临床表现以及治疗后的持续评估结果。

针对神经机械性敏化的手法治疗技术

以神经系统为靶点的手法治疗技术,能够很好地治疗神经机械性敏化阳性体征的颈痛障碍[53,54]。这些技术可以直接松动相关的肌肉骨骼结合部(如关节松动术),或针对性地松动神经组织。颈椎侧向滑动松动(图17.1)等技术旨在恢复颈神经－肌肉－骨骼结合部的无痛运动[53,54]。

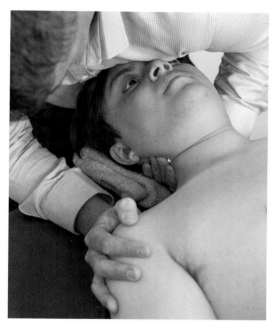

图 17.1 ■ 颈椎侧向滑动。在这项技术中,临床医务人员的示指轻轻地包裹在最上椎体(即C5-6椎体技术中的C5)的后外侧有症状的一面。侧向滑动可以作用到相对C6移动的C5。在这个例子中,临床医务人员的右手稳定患者的右上肢带骨,手指的力量使患者椎体向左侧滑动,以解决患者右侧神经机械性敏化的问题。患者的右臂可处于中立位,也可以处于上肢神经动力学测试的体位

颈部神经机械性敏化的症状可以通过手法治疗技术来改善疼痛或受限的颈部节段性运动,而不需要其他特定的神经治疗技术。然而,在许多情况下,手法治疗技术直接作用于神经结合部,这样就可以获得更好的效果。颈椎侧向滑动松动技术能立即减少与神经动力学测试[40]相关的肌肉保护性反应,对提高机械性敏化患者的活动能力和缓解疼痛[55]有积极的作用。在一项临床试验中,与保持积极主动运动相比,Nee等[56]发现包括宣

教、手法治疗（侧向滑动松动技术）和神经松动治疗在内的管理方案会有较好的临床疗效。系统评价和 Meta 分析的证据支持使用颈椎侧向滑动技术治疗神经性颈痛和臂痛。该技术对缓解疼痛有积极作用，其效应值有临床意义[57]。侧向滑动技术的进阶通常是将预先摆放的手臂从中立位过渡到上肢神经动力学测试体位，同时结合上肢的主动活动。

强度：治疗神经组织机械性敏化的手法治疗技术最初选用最低强度（如 1~2 组持续 30 秒的松动，与症状再现还差一个力度级别）。这些动作可以通过增加动作的组数、重复次数和松动等级来进阶。一旦排除了治疗会产生不良反应的风险，手法治疗技术可进阶到患者对症状再现的耐受范围。如前文所述，颈椎侧向滑动松动可通过以下方法来进阶：逐步提高上肢神经动力学测试阳性的程度［如正中神经偏倚试验（median nerve biased test）］，或逐步提高上肢功能性刺激体位的程度（如抬高前臂过头）。进阶应基于症状反应和症状的易激惹性。

能改变神经传导的手法治疗技术

如果颈神经根病中存在神经传导改变等情况，牵引可以帮助缓解与神经压迫相关的症状[58]。一般来说，牵引治疗对非特异性颈痛障碍[59-61]没有疗效，但在颈神经根病方面，机械牵引治疗可能相对于其他治疗方式（如运动）有一些额外的临床疗效[58]。尽管如此，牵引疗效的证据仍然存在矛盾[62-64]。如果要对颈神经根病患者进行试验性牵引治疗，首选是手法牵引（如在存在 C6 神经根病变的情况下对 C5/6 进行牵引）。根据患者神经症状对治疗的反应，适当地调整治疗技术。

能够解决疼痛或者是颈椎节段运动受限的手法治疗技术（包括颈椎侧向滑动技术）对颈神经根病可能有良好的疗效。在早期的管理阶段，要避免可能诱发神经卡压或炎性反应的治疗技术（如在右侧 C6 神经传导受损时实施 C5/6 右侧屈松动）。无论采用何种治疗技术，都需要认真监测神经传导状态，以确保手法产生积极的影响，更重要的是，不能产生有害的影响。

强度：治疗颈神经根病的技术最初应该使用最低强度。牵引和其他松动手法不应该加重症状，开始应该以试验性的方式来评估对症状的影响。一旦诱发不良反应的治疗风险被消除，牵引就可以通过增加持续时间和牵引力量来进阶。

自我松动与居家训练

我们一直提倡以自我神经松动来管理神经机械性敏化。神经动力学技术包括：①滑动手法，这种滑动是一种复合运动，能同时分别缩短和延长相邻关节神经根床（图 17.2）；②张力手法（tensioners），这种手法的目的是延长神经根床，从而松动神经（图 17.3）[54,65,66]。上肢的力学研究表明，与神经张力技术相比，神经滑动技术可能产生更大的神经偏移[67]，特别是在 2 个活动关节之间[68]。因此，我们推荐使用滑动技术管理神经机械性敏化，因为这些技术能够松动更多的神经和产生较少的牵拉应变[35,68]。然而，神经松动运动的选择和进阶可能会因个体恢复的临床表现和疾病阶段的不同而有所差异。例如，有些时候为了让神经和肌肉骨骼结合部达到最佳的功能恢复，需要让它们应付更多的机械外力（如完全伸展的姿势），这时滑动技术效果就不好了，而张力手法对这些非易激惹性的临床症状就更合适。最初运动训练的选择和训练的进阶都要基于临床推理[69]。

针对神经机械性敏化的运动也可能涉及针对敏感的硬脑膜的运动。一些头痛和颈痛的表现好像与硬脑膜的运动敏感性有关，这在颈（或颅颈）屈曲的疼痛中表现明显（第九章）。运动可能针对硬脑膜组织，最初采用滑动类自我松动，在无痛范围内首先同时进行颅颈屈曲和踝关节跖屈，然后同时进行颅颈后伸和踝关节背屈，如此反复。逐渐进阶到能够采用坐位进行训练，并结合首先同时进行颈椎屈曲和膝关节屈曲，然后同时进行颈椎伸展和膝关节伸展。如果症状严重或易激惹，那么可能首先需要通过手法治疗来改善神经机械性敏化，因为这些直接的神经松动训练可能正在加重病情。

强度：松动神经组织的运动应从低强度（如每组 10 次或更少的重复次数，每天 2 组）开始并且不能诱发症状。一旦确定没有不良反应，就可以通过增加练习组数和重复次数来进阶。

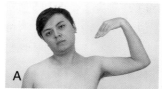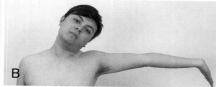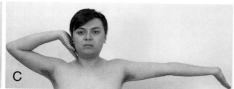

图 17.2 ■ 神经"滑动"自我松动技术（偏向于正中神经）。同时缩短和延长相邻关节的神经根床的神经组织松动技术，目的是产生相对神经组织自身结合部的轻微运动。（A）神经根床在颈部延长，在腕部和肘部缩短。（B）神经根床在腕部和肘部延长，在颈部缩短。（C）通过在每侧上肢各部位交替地缩短或延长神经根床，可以移动颈部神经根床

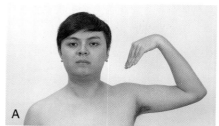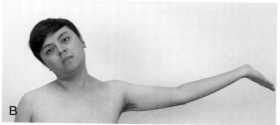

图 17.3 ■ 神经"张力"自我松动技术（偏向于正中神经）。这些神经组织松动技术结合了以下 2 个动作：①从（A）起始位置到（B）结束位置的运动；②延长神经根床的运动

转诊给医师

虽然大多数神经疾病可以采取保守治疗，但是有些神经疾病可能需要医疗介入或多学科诊疗。具体来说，如果肌力或反射出现消失或者明显改变，都可能说明神经严重受压（或脊髓病变）。进一步的检查，如磁共振成像，可能有利于神经或脊髓损伤的确诊，也可能有利于手术治疗方案的确定。患有严重或顽固性神经病理性疼痛的患者通常需要药物治疗。目前这类药物包括三环类抗抑郁药、普加巴林、加巴喷丁和利多卡因贴剂[70]。然而，即使在那些需要药物治疗的严重病例中，物理治疗仍然在多学科干预中发挥作用。物理治疗的重要性体现在，我们可以使用手法治疗技术和个性化的渐进式训练，来教育患者调整活动，以及恢复无痛姿势和运动功能。

总结

如果颈痛障碍累及敏化或受损的神经，那么处理的方法可能需要针对神经组织。神经损伤性质的正确识别决定着治疗方向。对于需要进行医疗会诊的患者来说，一些涉及神经功能严重受损的临床表现可能提示存在严重的医疗安全问题，然而大多数神经性颈痛障碍可以通过保守治疗而改善。有效的管理包括熟悉疾病的潜在机制，正

确地采取干预方法，并谨慎地监测神经功能的状态。

（林武剑译，朱毅、霍烽、廖麟荣、王于领审）

参考文献

1. Coppieters MW, Nee R. Neurodynamic management of the peripheral nervous system. Grieve's modern musculoskeletal physiotherapy. 4th ed. China: Elsevier; 2015.
2. Kang JD, Georgescu HI, McIntyre-Larkin L, et al. Herniated cervical intervertebral discs spontaneously produce matrix metalloproteinases, nitric oxide, interleukin-6, and prostaglandin E2. Spine 1995;20:2373–8.
3. Furusawa N, Baba H, Miyoshi N, et al. Herniation of cervical intervertebral disc: immunohistochemical examination and measurement of nitric oxide production. Spine 2001;26:1110–16.
4. Bogduk N. The anatomy and pathophysiology of neck pain. Phys Med Rehabil Clin N Am 2011;22:367–82, vii.
5. Benoliel R, Wilensky A, Tal M, et al. Application of a pro-inflammatory agent to the orbital portion of the rat infraorbital nerve induces changes indicative of ongoing trigeminal pain. Pain 2002;99:567–78.
6. Eliav E, Herzberg U, Ruda MA, et al. Neuropathic pain from an experimental neuritis of the rat sciatic nerve. Pain 1999;83:169–82.
7. Chacur M, Milligan ED, Gazda LS, et al. A new model of sciatic inflammatory neuritis (SIN): induction of unilateral and bilateral mechanical allodynia following acute unilateral peri-sciatic immune activation in rats. Pain 2001;94:231–44.
8. Gazda LS, Milligan ED, Hansen MK, et al. Sciatic inflammatory neuritis (SIN): behavioral allodynia is paralleled by peri-sciatic proinflammatory cytokine and superoxide production. J Peripher Nerv Syst 2001;6:111–29.
9. Eliav E, Gracely RH. Sensory changes in the territory of the lingual and inferior alveolar nerves following lower third molar extraction. Pain 1998;77:191–9.
10. Milligan ED, Maier SF, Watkins LR. Sciatic inflammatory neuropathy in the rat: surgical procedures, induction of inflam-

mation, and behavioral testing. Methods Mol Med 2004;99:67–89.

11. Eliav E, Tal M, Benoliel R. Experimental malignancy in the rat induces early hypersensitivity indicative of neuritis. Pain 2004;110:727–37.

12. Eliav E, Benoliel R, Tal M. Inflammation with no axonal damage of the rat saphenous nerve trunk induces ectopic discharge and mechanosensitivity in myelinated axons. Neurosci Lett 2001;311:49–52.

13. Bove GM, Ransil BJ, Lin HC, et al. Inflammation induces ectopic mechanical sensitivity in axons of nociceptors innervating deep tissues. J Neurophysiol 2003;90:1949–55.

14. Dilley A, Lynn B, Pang SJ. Pressure and stretch mechanosensitivity of peripheral nerve fibres following local inflammation of the nerve trunk. Pain 2005;117:462–72.

15. Eliav E, Benoliel R, Herzberg U, et al. The role of IL-6 and IL-1beta in painful perineural inflammatory neuritis. Brain Behav Immun 2009;23:474–84.

16. Devor M. Sodium channels and mechanisms of neuropathic pain. J Pain 2006;7(1 Suppl. 1):S3–12.

17. Moalem G, Grafe P, Tracey DJ. Chemical mediators enhance the excitability of unmyelinated sensory axons in normal and injured peripheral nerve of the rat. Neuroscience 2005;134:1399–411.

18. Sorkin LS, Xiao WH, Wagner R, et al. Tumour necrosis factor-alpha induces ectopic activity in nociceptive primary afferent fibres. Neuroscience 1997;81:255–62.

19. Grossmann L, Gorodetskaya N, Baron R, et al. Enhancement of ectopic discharge in regenerating A- and C-fibers by inflammatory mediators. J Neurophysiol 2009;101:2762–74.

20. Song XJ, Gan Q, Cao JL, et al. Spinal manipulation reduces pain and hyperalgesia after lumbar intervertebral foramen inflammation in the rat. J Manipulative Physiol Ther 2006;29:5–13.

21. Rydevik B, Lundborg G, Bagge U. Effects of graded compression on intraneural blood blow. An in vivo study on rabbit tibial nerve. J Hand Surg Am 1981;6:3–12.

22. Rydevik B, Lundborg G. Permeability of intraneural microvessels and perineurium following acute, graded experimental nerve compression. Scand J Plast Reconstr Surg 1977;11:179–87.

23. Mueller M, Leonhard C, Wacker K, et al. Macrophage response to peripheral nerve injury: the quantitative contribution of resident and hematogenous macrophages. Lab Invest 2003;83:175–85.

24. Moalem G, Tracey DJ. Immune and inflammatory mechanisms in neuropathic pain. Brain Res Rev 2006;51:240–64.

25. Moalem G, Xu K, Yu L. T lymphocytes play a role in neuropathic pain following peripheral nerve injury in rats. Neuroscience 2004;129:767–77.

26. Basson A, Olivier B, Ellis R, et al. The effectiveness of neural mobilizations in the treatment of musculoskeletal conditions: a systematic review protocol. JBI Database System Rev Implement Rep 2015;13:65–75.

27. Schmid AB, Elliott JM, Strudwick MW, et al. Effect of splinting and exercise on intraneural edema of the median nerve in carpal tunnel syndrome–an MRI study to reveal therapeutic mechanisms. J Orthop Res 2012;30:1343–50.

28. Brown CL, Gilbert KK, Brismee JM, et al. The effects of neurodynamic mobilization on fluid dispersion within the tibial nerve at the ankle: an unembalmed cadaveric study. J Man Manip Ther 2011;19:26–34.

29. Gilbert KK, Smith MP, Sobczak S, et al. Effects of lower limb neurodynamic mobilization on intraneural fluid dispersion of the fourth lumbar nerve root: an unembalmed cadaveric investigation. J Man Manip Ther 2015;23:239–45.

30. Giardini AC, Dos Santos FM, da Silva JT, et al. Neural mobilization treatment decreases glial cells and brain-derived neurotrophic factor expression in the central nervous system in rats with neuropathic pain induced by CCI in rats. Pain Res Manag 2017;2017:7429761.

31. Santos FM, Silva JT, Giardini AC, et al. Neural mobilization reverses behavioral and cellular changes that characterize neuropathic pain in rats. Mol Pain 2012;8:57.

32. McLellan DL, Swash M. Longitudinal sliding of the median nerve during movements of the upper limb. J Neurol Neurosurg Psychiatry 1976;39:566–70.

33. Coppieters MW, Alshami AM, Babri AS, et al. Strain and excursion of the sciatic, tibial, and plantar nerves during a modified straight leg raising test. J Orthop Res 2006;24:1883–9.

34. Gelberman RH, Hergenroeder PT, Hargens AR, et al. The carpal tunnel syndrome. A study of carpal canal pressures. J Bone Joint Surg Am 1981;63:380–3.

35. Coppieters MW, Butler DS. Do 'sliders' slide and 'tensioners' tension? An analysis of neurodynamic techniques and considerations regarding their application. Man Ther 2008;13:213–21.

36. Byl C, Puttlitz C, Byl N, et al. Strain in the median and ulnar nerves during upper-extremity positioning. J Hand Surg Am 2002;27:1032–40.

37. Dilley A, Lynn B, Greening J, et al. Quantitative in vivo studies of median nerve sliding in response to wrist, elbow, shoulder and neck movements. Clin Biomech (Bristol, Avon) 2003;18:899–907.

38. Wilgis EF, Murphy R. The significance of longitudinal excursion in peripheral nerves. Hand Clin 1986;2:761–6.

39. Wright TW, Glowczewskie F Jr, Cowin D, et al. Radial nerve excursion and strain at the elbow and wrist associated with upper-extremity motion. J Hand Surg Am 2005;30:990–6.

40. Coppieters MW, Stappaerts KH, Wouters LL, et al. Aberrant protective force generation during neural provocation testing and the effect of treatment in patients with neurogenic cervicobrachial pain. J Manipulative Physiol Ther 2003;26:99–106.

41. Bialosky JE, Bishop MD, Price DD, et al. A randomized sham-controlled trial of a neurodynamic technique in the treatment of carpal tunnel syndrome. J Orthop Sports Phys Ther 2009;39:709–23.

42. Santos FM, Grecco LH, Pereira MG, et al. The neural mobilization technique modulates the expression of endogenous opioids in the periaqueductal gray and improves muscle strength and mobility in rats with neuropathic pain. Behav Brain Funct 2014;10:19.

43. Hough AD, Moore AP, Jones MP. Reduced longitudinal excursion of the median nerve in carpal tunnel syndrome. Arch Phys Med Rehabil 2007;88:569–76.

44. Korstanje JW, Scheltens-De Boer M, Blok JH, et al. Ultrasonographic assessment of longitudinal median nerve and hand flexor tendon dynamics in carpal tunnel syndrome. Muscle Nerve 2012;45:721–9.

45. Allmann KH, Horch R, Uhl M, et al. MR imaging of the carpal tunnel. Eur J Radiol 1997;25:141–5.

46. Erel E, Dilley A, Greening J, et al. Longitudinal sliding of the median nerve in patients with carpal tunnel syndrome. J Hand Surg [Br] 2003;28:439–43.

47. Elvey R. Physical evaluation of the peripheral nervous system in disorders of pain and dysfunction. J Hand Ther 1997;10:122–9.

48. Sterling M, Treleaven J, Jull G. Responses to a clinical test of mechanical provocation of nerve tissue in whiplash associated disorders. Man Ther 2002;7:89–94.

49. Lee DH, Claussen GC, Oh S. Clinical nerve conduction and needle electromyography studies. J Am Acad Orthop Surg 2004;12:276–87.

50. Atroshi I, Gummesson C, Johnsson R, et al. Prevalence of carpal tunnel syndrome in a general population. JAMA 1999;282:153–8.

51. Gorsche RG, Wiley JP, Renger RF, et al. Prevalence and incidence of carpal tunnel syndrome in a meat packing plant. Occup Environ

Med 1999;56:417–22.

52. Descatha A, Leclerc A, Chastang JF, et al. Incidence of ulnar nerve entrapment at the elbow in repetitive work. Scand J Work Environ Health 2004;30:234–40.

53. Elvey RL. Treatment of arm pain associated with abnormal brachial plexus tension. Aust J Physiother 1986;32:225–30.

54. Butler D. The sensitive nervous system. Adelaide City West, South Australia: The NOI Group; 2000.

55. Coppieters MW, Stappaerts KH, Wouters LL, et al. The immediate effects of a cervical lateral glide treatment technique in patients with neurogenic cervicobrachial pain. J Orthop Sports Phys Ther 2003;33:369–78.

56. Nee RJ, Vicenzino B, Jull GA, et al. Neural tissue management provides immediate clinically relevant benefits without harmful effects for patients with nerve-related neck and arm pain: a randomised trial. J Physiother 2012;58:23–31.

57. Basson A, Olivier B, Ellis R, et al. The effectiveness of neural mobilization for neuro-musculoskeletal conditions: a systematic review and meta-Analysis. J Orthop Sports Phys Ther 2017; 1–76.

58. Fritz JM, Thackeray A, Brennan GP, et al. Exercise only, exercise with mechanical traction, or exercise with over-door traction for patients with cervical radiculopathy, with or without consideration of status on a previously described subgrouping rule: a randomized clinical trial. J Orthop Sports Phys Ther 2014;44: 45–57.

59. Borman P, Keskin D, Ekici B, et al. The efficacy of intermittent cervical traction in patients with chronic neck pain. Clin Rheumatol 2008;27:1249–53.

60. Chiu TT, Ng JK, Walther-Zhang B, et al. A randomized controlled trial on the efficacy of intermittent cervical traction for patients with chronic neck pain. Clin Rehabil 2011;25: 814–22.

61. Thoomes EJ, Scholten-Peeters W, Koes B, et al. The effectiveness of conservative treatment for patients with cervical radiculopathy: a systematic review. Clin J Pain 2013;29:1073–86.

62. Klaber Moffett JA, Hughes GI, Griffiths P. An investigation of the effects of cervical traction part 1: clinical effectiveness. Clin Rehabil 1990;4:205–11.

63. Jellad A, Ben Salah Z, Boudokhane S, et al. The value of intermittent cervical traction in recent cervical radiculopathy. Ann Phys Rehabil Med 2009;52:638–52.

64. Young IA, Michener LA, Cleland JA, et al. Manual therapy, exercise, and traction for patients with cervical radiculopathy: a randomized clinical trial. Phys Ther 2009;89:632–42.

65. Coppieters MW, Bartholomeeusen KE, Stappaerts KH. Incorporating nerve-gliding techniques in the conservative treatment of cubital tunnel syndrome. J Manipulative Physiol Ther 2004;27:560–8.

66. Shacklock MO. Clinical neurodynamics: a new system of musculoskeletal treatment. Edinburgh: Elsevier Health Sciences; 2005.

67. Coppieters MW, Hough AD, Dilley A. Different nerve-gliding exercises induce different magnitudes of median nerve longitudinal excursion: an in vivo study using dynamic ultrasound imaging. J Orthop Sports Phys Ther 2009;39:164–71.

68. Coppieters MW, Alshami AM. Longitudinal excursion and strain in the median nerve during novel nerve gliding exercises for carpal tunnel syndrome. J Orthop Res 2007;25:972–80.

69. Nee RJ, Butler D. Management of peripheral neuropathic pain: integrating neurobiology, neurodynamics, and clinical evidence. Phys Ther Sport 2006;7:36–49.

70. Finnerup NB, Attal N, Haroutounian S, et al. Pharmacotherapy for neuropathic pain in adults: a systematic review and meta-analysis. Lancet Neurol 2015;14:162–73.

第十八章

案例分析：临床推理与临床决策

保守的物理治疗是治疗颈痛障碍的主要干预措施。然而，颈痛的表现和支持管理决策的临床推理过程一样因患者而异。本书至此已经讨论了临床推理，并考虑了在相对独立的情况下使用几种干预方法。在本章中，我们将通过案例分析来实际展示以临床推理为基础的鉴别诊断和（或）综合管理方法的选择。案例是用来说明如何根据患者的问诊、体格检查结果和进一步的评估来选择和整合各种治疗方法。这些案例有不同的侧重点，来说明检查与管理的不同组成部分以及相关的推理。读者可参阅相关章节，以复习特定治疗技术和方法的详细信息。

案例 1：偏向于一个运动方向的持续性颈痛（图 18.1）

对许多患者来说，他们的运动行为和症状之间可以建立一种信息关系。下面的案例就是这种关系的典型例子。该案例强调了有必要对患者进行一次全面的问诊，特别是关于症状的表现和颈痛加重因素的识别，这些加重因素具有共同的激惹性运动成分。这个案例还强调患者宣教、建议和依从性对康复的巨大影响。

患者介绍和主要检查结果

PS 是一名 28 岁的小学教师，有 5 年的左侧颈部和上胸痛病史，偶尔扩散至左上臂。这种情况始于她 25 岁左右回到大学开始研究教育学时。PS 说，在最初的 2~3 年里，她的病情是间歇性的，似乎仅与她的研究有关。然而，症状持续存在且逐渐恶化，已经使她无法完成学位。症状现在正影响着她生活的方方面面。在过去的 3 年里，她曾向许多医学专家寻求颈部疾病的治疗。治疗策略主要包括手法治疗、运动治疗（主要是伸展运动）、针灸和干针疗法、慢性疼痛宣教和疼痛管理等。到目前为止，这些干预措施在任何一段时间内都没有取得有效效果，随着时间的推移，症状没有持续性的积极变化。

报告加重因素和功能检查

在这个案例中，重要的因素是 PS 报告了主要

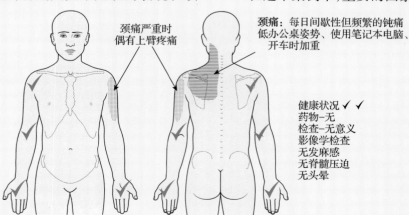

颈痛严重时偶有上臂疼痛

颈痛：每日间歇性但频繁的钝痛低办公桌姿势、使用笔记本电脑、开车时加重

健康状况 ✓✓
药物-无
检查-无意义
影像学检查
无发麻感
无脊髓压迫
无头晕

图 18.1 ■ 案例 1：体图

的加重因素,这些因素有一个与她的持续症状相关的共同机械因素,即下颈椎屈曲。导致这个机械因素的具体活动包括使用笔记本电脑工作、在学校矮课桌上辅导孩子,以及开车时她车里的头枕把她的头往前推。当被要求在临床中尽可能地重复这些活动时,可以观察到所有活动都使她的中段至下段颈椎处于屈曲位,而 PS 在她大部分的日常时间里都处于这个姿势。在临床中重复这些活动会使她的颈部产生一种熟悉的紧张感,当颈部恢复中立位时,这种感觉就会消失。

其他检查结果

主动运动检查显示,虽然有轻微的不舒服,但 PS 颈椎屈曲活动范围或其他运动方向没有受限。手法节段检查显示,在没有任何明显的节段间活动能力受限的情况下,左侧 C5-6 运动节段触诊时出现明显的疼痛刺激。在对颈椎运动系统进行正式检查时,发现颈伸肌耐力明显下降,在重复进行颈椎伸展运动少于 5 次时,患者自述出现疲劳。胸廓活动能力或神经系统(神经传导或神经动力学)没有明显障碍。虽然患者对自己的持续的疾病和先前治疗的无改善感到沮丧,但是这些基于病情持续时间的情绪反应是可以被理解的,并且不被认为是功能恢复的潜在障碍。此外,一旦加重的活动、身体状况和持续疼痛之间的联系建立起来,她会对康复表现出非常积极的态度,因为这给了她一种激励。

诊断和临床推理

诊断从运动相关和结构相关的角度考虑病情。诊断是:与颈屈曲相关的 C5-6 运动节段慢性劳损。运动障碍方面的病情是由所有报告的加重活动的共同因素确定的。在体格检查过程中,将从特异性强的和综合性的问诊中发现的问题转化为能复制出症状的动作后,我们发现下颈椎的屈曲位置与症状的激惹有关。虽然目前还不确定下颈段的哪个区域导致症状的持续,但是手法检查的结果显示这可能与 C5-6 节段有关。重要的是,检查结果表明这种下颈段病情是一种姿势过度使用造成的紧张,颈部在屈曲位的习惯性负荷和肌肉系统的去适应造成了病情持续。因此,管理的成功需要 PS 全力参与来改变习惯性负荷模式并且调节肌肉系统。

治疗方法

建议和宣教

管理的一个关键方面是充分告知 PS,她的颈部情况并不是由于颈部缺乏灵活性造成的,而是由于习惯性的运动模式和肌肉的去适应造成的。这一点很重要,因为过去有人告诉她,伸展运动有助于改善她的颈部状况,然而事实上并非如此。相反,解决颈部习惯性的运动模式是最相关的因素,可辅以颈部肌肉调节训练。这包括在可能的情况下通过改变工作环境以及工作实践和行为来减少 PS 活动时颈部屈曲的时间和偏斜的策略。策略包括使用笔记本电脑固定器、外置键盘和一个倾斜的阅读板,以消除在笔记本电脑上工作或阅读文件时颈部过度屈曲。虽然在管理学校学生时 PS 无法避免坐在较低的课桌旁,但是在这个工作期间,更多的休息应该被强调并且需要被执行。PS 还应调整她汽车座椅的位置,以便使她的头部感到舒适,并且避免颈部屈曲。

运动治疗

运动治疗包括姿势矫正训练和对肌肉的特殊调节。姿势矫正训练包含中立姿势的训练以及如何习惯维持这个中立姿势。PS 使用各种记忆提醒工具来提醒她在工作中保持良好姿势;使用笔记本电脑支架和倾斜的阅读板也有助于促进中立姿势。训练还包括渐进式下颈椎伸肌训练。最初的训练包括在肘撑俯卧位时全范围协调和低负荷耐力训练。这项运动随后发展为针对高负荷和持续收缩的抗阻训练,以获得肌力和耐力。虽然 PS 在 6 周的治疗时间里症状有了明显改善,但是她被鼓励继续进行几个月的运动。因为她的病程长,实现可持续的肌肉调节改变和防止复发需要更长的预期时间,所以这是合理的。

反思和临床信息

PS 对这一干预反应良好,在相关活动期间,疼痛明显减轻,舒适度增加。干预成功的关键因素是确定了加重因素、患者的习惯性运动行为和神经肌肉障碍之间的关联，这是由患者和临床医务人员共同确定的。这也激励了 PS，因此她立即实施了这些相互促进的策略（改变运动行为、工作实践和工效学，进行肌肉训练）。需要指出的是，这种很明显的、很一致的在某个方向有症状的临床表现并不总是存在的。许多机械性颈痛的表现更加模糊，伴有多个加重的运动方向和更广泛的运动障碍。然而，即便是在这些比较模糊的表现中，也会有一种占主导地位并且可以在管理中优先被处理的运动障碍模式。

案例 2：头痛—鉴别颈部的角色（图 18.2）

颈痛是频繁间歇性头痛（如偏头痛、紧张性头痛、颈源性头痛和与颅颌功能障碍相关的头痛）的常见特征。颈痛可能是由颈部肌肉骨骼功能障碍引起，也可能是头痛症状的一部分。因此，颈部肌肉骨骼功能障碍可能是导致头痛的主要原因（颈源性头痛），是头痛症状的一个诱因或共病特征，也可能与头痛症状无关。只有在颈痛、相关的颈部肌肉骨骼功能障碍和头痛之间建立联系时，在头痛治疗时使用颈部局部治疗（如手法治疗、运动治疗）才是有意义的。

这个案例介绍了一位患者，她寻求物理治疗咨询的主要原因是想知道她的头痛是否有颈痛的原因，如果有，该怎么办。这个推理过程将通过体格检查来叙述，以揭示临床医务人员在确定这个患者的头痛是否存在颈部肌肉骨骼功能障碍及其可能的作用时的想法。

患者介绍

JD 是一名 62 岁的行政经理，自 16 岁以来就有经期偏头痛。她说在过去的 10 年甚至更久的时间里，头痛会让她感觉颈部更痛，而且头痛越来越频繁。虽然偏头痛程度已经有所减弱，但她仍然感觉像平常一样，并且她不再经历先兆。JD 发现，如果她按一下颅底，就可以减轻头痛。

推理 首先，JD 经期偏头痛有改善可能与更年期结束相关，她可能正在转变为常见的偏头痛、紧张性头痛、颈源性头痛或混合性头痛。按压颅底改变头痛对鉴别诊断没有帮助。这是一种非特异性表现，因为偏头痛、紧张性头痛或颈源性头痛都可能出现这种表现。

JD 说，头痛的频率为每周至少 2 天，头痛强度最糟糕是 6/10，持续时间为几个小时。她现在服用布洛芬（一种非处方的非甾体抗炎药）来控制头痛。头痛发作的时间是可变的，与任何特定的活动或者姿势无关。她在醒来时可能会头痛，也可能在下午出现头痛，要么在工作时，要么在家里，但通常是在周六。

推理 醒来时头痛可能是睡觉时颈部的姿势造成的，但是这也是偏头痛的常见特征。在周六头痛可能暗示一种压力释放性偏头痛或紧张性头痛。目前，JD 并没有把头痛的发作与任何特定颈部相关活动联系起来，这减少了颈源性头痛的想法。她用布洛芬治疗头痛，而布洛芬可以用于偏头痛、紧张性或者颈源性头痛的患者。

JD 说她的头痛是一种强烈的钝痛，主要发生在前额区域。左侧通常较严重，但是可累及整个

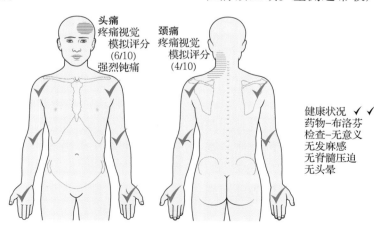

图 18.2 ■ 案例 2：体图

头部和颈部。头痛通常从前额开始,当她头痛的时候,颈部上段开始疼痛。她认为是她的颈部引发了头痛。因为当她头痛时,她的颈部通常比没有头痛时更麻烦。此外,JD 说当她头痛时自己对光会敏感,并且用电脑工作会加重这一症状。

推理 头痛是单侧的,似乎总是在一侧,这与颈源性头痛一致,但是不能排除偏头痛。颈源性头痛通常从颈部开始,然后扩散到头部,但是 JD 称头痛先出现在头部,这通常是偏头痛的特征。头痛时出现的对光敏感是头痛患者的常见症状。有趣的是,JD 的颈痛似乎和头痛密切相关(即非头痛的时候,颈痛没有那么严重了),但她认为是颈痛引发了偏头痛。虽然她的想法很重要,但是在非头痛的时候颈痛也减轻了,这进一步降低了颈源性头痛的可能性。

JD 有偏头痛的家族史(母亲)。除了头痛,JD 没有其他的健康问题,没有做过手术,也没有服用除布洛芬之外的药物。她是全职工作,虽然用布洛芬治疗头痛,但是不愿依赖药物。工作之外,她参加了几个社区组织,非常忙碌。所有的孩子都离开了家,她和她的丈夫有 4 个孙子孙女。

来自患者问诊的假设

头痛类型之间存在着公认的症状重叠,而且经常发生,JD 没有表现出某种特定类型头痛的典型症状。根据对患者的问诊,我们推断 JD 的头痛按可能性降序排列为慢性偏头痛(颈痛是偏头痛疼痛的一部分)、混合性头痛或者颈源性头痛。紧张性头痛在这个阶段因缺乏典型特征被排除。这种相当复杂的症状说明了体格检查的重要性。通过体格检查可以确定颈痛是否与肌肉骨骼功能障碍模式有关,从而确定或者排除颈部是 JD 头痛的原因还是诱发因素。

体格检查:主要结果

■ **姿势**:JD 表现出一种常见的轻度脊柱屈曲姿势,同时伴有颈胸段屈曲和轻度头部前倾。她的双侧肩胛轻微地向下旋转。脊柱和肩胛姿势的矫正对左侧颈椎旋转测试运动(范围或者感知到的僵硬度)没有直接影响。

■ **关节系统**:颈椎关节活动范围检查显示,双侧颈椎旋转对称性受限(60°),同时没有引出症

状。颈椎伸展受限大约 20°,也没有引出症状。颈椎屈曲 – 旋转试验(C1/2 旋转)没有明显异常。颈胸段普通活动减少。手法检查显示左侧 C2/3 中度活动不足和轻微的疼痛刺激。在下颈段和上胸段普遍活动减少。

■ **神经肌肉系统**:肌肉系统的检查发现 JD 可以在颅颈屈曲试验中达 24mmHg,具有良好的运动模式,并且在这个水平上保持收缩没有任何困难。肩胛夹持试验出现过早疲劳(重复 5 次),且随后触诊结果无即刻改变[重新评估:椎间关节被动附属运动(passive accessory intervertebral movement,PAIVM)C2-3 节段没有明显变化]。颈伸肌测试在颅颈肌肉测试和颈椎肌肉测试中显示良好的运动模式,但在 10 次重复的颈伸肌测试中出现一些过早的疲劳。

■ 感觉运动功能和神经系统检查无显著差异。

临床推理和反思

体格检查确实揭示了与颈痛相一致的肌肉骨骼功能障碍模式。检查显示有轻微的颈椎关节活动范围减少(就年龄而言),关节有中度的僵硬迹象,但是左侧 C2-3 节段有轻微的疼痛,肌肉功能(如颅颈屈曲试验达到 24mmHg)正常但不是最佳的。考虑到 JD 头痛的频率和严重程度,推断颈部肌肉骨骼功能障碍严重程度与头痛症状没有可比性。结合患者病史,我们可以得出这样的结论,JD 不是颈源性头痛。实际上她正在持续遭受慢性偏头痛,并伴有轻微的颈部功能障碍。然而,颈部肌肉骨骼功能障碍可能是偏头痛的诱因或者加重因素。治疗试验可证实或者反驳这一假设。

和 JD 讨论了诊断和颈痛假设背后的推理,以及头痛和颈痛之间的各种关系。她渴望尝试一种治疗方法,并学习适当的颈部运动方法。她在 4 周内接受了 4 次治疗。治疗主要包括针对 C2-3 节段和颈胸段活动减少的手法治疗,并制订了整合神经肌肉训练和运动训练的自我管理方案。因为 JD 有兴趣了解更多,我们还进一步讨论了不同类型的头痛及颈部的作用。JD 出院后 1 个月进行了电话随访,她说运动对她的颈部有明显的帮助,她感觉更轻松了。头痛的情况不那么严重了,但是头痛的模式没有实质性的变化。

颈部症状的明显改变和头痛模式的无变

化,证实了慢性偏头痛合并轻微颈部功能障碍的假设。

案例3：①从过去的治疗反应中学习；②鉴别诊断对指导挥鞭伤后复杂患者治疗的重要性（图 18.3）

患者介绍和主要检查结果

JR 是一名 35 岁的女性,4 个月前她在上班途中遭遇车祸,且短暂失去意识,对车祸几乎没有记忆。头部和颈部扫描显示无明显异常。所有症状在事故发生后的最初几周都很严重,之后症状逐渐改善,但是最近 1 个月,没有任何变化。JR 请了 6 周的病假,病假结束后开始重返工作。她是一家大型医院的专科住院医师,目前她每周工作 30 小时。因为她发现工作会加剧她的症状,所以她通过定期改变体位来处理工作,但是没有进行任何物理治疗或者特殊锻炼。她没有颈痛或者创伤史,有间歇性轻度偏头痛病史（2 年）,总体健康状况良好。在车祸之前,JR 做全职工作,通过定期跳芭蕾和慢跑来锻炼身体。

JR 表现为：双侧颈胸段疼痛,每天左侧枕部中度头痛,每月 1 次左侧眼眶偏头痛,规律性睡眠障碍,间歇性不稳定,视觉障碍,全身疲劳。她的颈部、胸部和头痛症状因开车、持续坐着、电脑工作、抬或者搬运以及身体活动而加重。当颈痛和头痛加重时,不稳定和视觉障碍加重。当避免做会加重症状的活动,并进行热疗、使用简单的镇痛药和休息时症状会暂时缓解。当开车时 JR 会焦虑,因此尽可能避免开车。她在整个医院的病房里每 2

个月轮转 1 次,工作环境和任务在不同的轮转中可能有所不同。

JR 后来接受过物理治疗,重点是肌力和身体活动训练,但是会使症状加重。随后,她就停止了所有类型的训练,不知道该怎么办。她定期拜访她的家庭医师,并且去看心理医师来治疗创伤后应激症状。JR 还拜访了一位神经内科专家,专家为她开了治疗偏头痛的药。JR 需要服用单一镇痛药和抗炎药。

目前的疼痛和失能程度评分如下。

颈椎功能障碍指数：30%。

疼痛视觉模拟评分：4/10。

患者特定功能量表：睡眠,7；持续坐姿（40 分钟）,5；抬 / 搬运,7。

眩晕障碍评分量表：5/13。

临床推理

在这个案例中需要强调的一点是,先前的肌力训练和身体活动训练加重了 JR 的症状,使她没有好转,并且她因此停止了任何训练,这是一个糟糕且不可取的结果。确定造成这个结果的原因很重要。JR 的颈椎功能障碍指数评分和疼痛视觉模拟评分显示中度颈痛和失能。感觉超敏可能可以解释这种加强锻炼的不良反应,这应该在体格检查中加以探讨。除了疼痛,JR 还有其他几种症状,但单一的治疗方式,即肌力训练,不太可能解决所有症状。体格检查需要包括一个全面的运动、神经肌肉和感觉运动评估,根据她的主诉对症状进行鉴别诊断,尤其是头痛、头晕和视觉障碍,并以此作为制订最佳实践管理计划的基础。

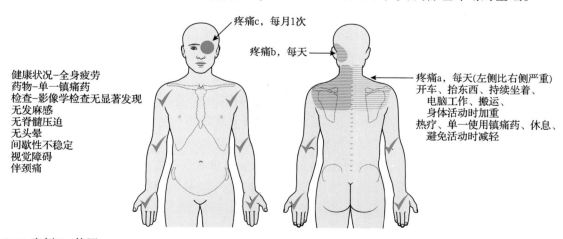

图 18.3 ■ 案例 3：体图

根据 JR 对症状的描述和症状与活动的相关性，可以猜测她的颈痛、胸痛和枕部头痛是由于颈部肌肉骨骼功能障碍引起的。创伤可能加重了 JR 先前存在的眼眶偏头痛，或者现在可能是一个额外的诱因。前庭病理异常不太可能，但是鉴于 JR 出车祸时遭遇了脑震荡，应该筛查前庭和动眼神经功能障碍。JR 有一些创伤后应激症状，这可能会影响身体症状，但是她在一位心理学家的帮助下正在治疗这些症状。JR 的工作性质和工作时长需要监控。除了创伤后应激症状外，JR 几乎没有黄旗征指标，她似乎有良好的自我效能和应对策略。

主要体格检查结果

■ 感觉测试：压力疼痛阈测试显示广泛的机械性痛觉过敏。没有热性痛觉过敏的证据。

■ 神经检查：上肢神经动力学检查（偏向于正中神经）显示显著的双侧肘部伸展和疼痛增强（不熟悉的手臂疼痛），增加敏化操作没有相关症状的改善。

■ 运动检查：全部颈椎关节活动范围轻微受限，左侧 C1–2 屈曲 – 旋转试验阳性。手法节段检查确定左侧 C0–1，C1–2 和右侧 C5–6 节段存在关节功能障碍（明显的肌肉痉挛和疼痛刺激），胸段活动度减少。

■ 神经肌肉检查：JR 在颅颈屈曲试验、颅颈伸肌检查、右侧中下斜方肌检查中表现不佳。JR 表现出不良的运动模式、肌肉激活改变和过早疲劳。

■ 感觉运动检查：在关节位置觉、躯干 – 头协调、眼 – 头协调、平衡和凝视稳定性测试中表现出明显障碍。视觉动眼神经筛查显示异常的集合近点（near point of convergence，NPC）距离。

诊断和临床推理

JR 对感觉和神经动力学测试的反应提示存在感觉超敏，这可能解释了为什么先前的高负荷和一般的运动方法加重了她的症状，取得了适得其反的效果。这强调了在实施和推进锻炼计划以及逐步恢复身体活动和重返工作时，需要考虑有潜在的疼痛刺激重要性。

鉴别测试支持每天头痛、头晕和视觉障碍是颈源性的假说。颈（胸）段关节功能障碍（C1–2 节段）、颈椎关节活动范围减小和神经肌肉功能模式改变支持颈源性头痛的诊断。神经肌肉功能差似乎与疾病的持续性有关，并且需要治疗。JR 的偏头痛加重可能由颈部损伤引起；需要监测其对颈部管理策略的反应。如果偏头痛随着颈痛和功能障碍的改善而减轻，那么就可以证实是由颈部引起的。

颈部感觉运动控制改变的迹象与头晕和视觉障碍的症状一致。包括集合近点在内的感觉运动障碍的治疗应该解决任何中枢前庭动眼神经对症状的影响，因为周围和中枢障碍的管理方法是重叠的。先前的治疗并没有解决这些特殊的感觉运动障碍，这可能导致她无法恢复。

总体管理方法

JR 需要根据关节、神经肌肉和感觉运动系统在体格检查中发现的障碍进行多模式管理。为了逐渐恢复身体活动和重返全职工作，建议和宣教是管理的重要组成成分。此外，心理医师对 JR 应激管理和调节的贡献也是管理中的重要组成部分。

具体的物理治疗包括通过手法治疗（无痛刺激）来解决疼痛和改善节段性运动。为了使手法治疗的效果最大化，应该提倡 C1/2 和颈胸段的主动节段练习。这些训练也包括在家庭锻炼计划中。

体格检查发现颈屈肌、颈伸肌和右肩胛肌存在功能障碍，因此进行了广泛的康复来训练神经肌肉的控制。此外，还进行了全面的渐进式训练（第十五章），即从训练适当的肌肉运用模式到用负荷挑战肌肉系统。训练要进行数周，并仔细监测以避免疼痛加重。训练有时需要调整以应对偶尔的复发。

在体格检查中发现的感觉运动控制障碍通过采用左侧眼 – 头协调和凝视稳定性、躯干 – 头协调和闭眼站立训练来解决。当 JR 进行这些训练时，关节位置误差左侧旋转训练、步行时头部旋转和屈 / 伸，以及集合近点训练被加入计划中，并有相应的进阶（第十六章）。

在计划的早期阶段开始进行分级身体锻炼，并且有详细说明的运动量。在 6 个月的时间里，

JR 从步行逐渐进展到水中跑步、步行 / 跑步、跑步，最终回到了芭蕾舞。当 JR 去了一家新的医院工作后，她的工作要求发生了变化，她开始注意识别任何可预见的问题。与 JR 合作解决问题很重要，我们提供了关于应激管理和正念减压法的建议和宣教，并提供了疼痛加重时的援助管理策略。

反思和临床信息

对于一些不能很好恢复的患者来说，与挥鞭伤相关疾病管理一样，治疗是很具有挑战性的。最初 JR 的预测结果很糟糕，但是她依旧取得了不错的疗效。运动负荷的调整、解决感觉运动障碍的特殊干预的增加，以及对工作和身体活动的分级方法，是她在康复道路上改变的关键方面。经过 6 个月的治疗（10 个疗程）JR 恢复了全职工作，颈痛轻微，没有头痛（颈部功能障碍指数 10%）。她能自己管理颈痛，并继续进行有规律的维持性运动。

JR 的报告证明了在感觉超敏的情况下避免疼痛加重的重要性。这适用于管理的所有方面，但在 JR 的案例中，这尤其适用于加重她症状的高负荷运动和一般身体活动。在 JR 的案例中，训练颈部神经肌肉和感觉运动控制的锻炼是至关重要的，因为它们与她的症状和身体功能下降直接相关。这些项目的一个特别的优点是训练从低负荷开始。所有的训练都是在 JR 的能力和症状耐受范围内量身定制和进行的。然而，分级的身体活动应尽可能早地纳入训练中。与 JR 建立一个具体的合作计划来促进重返运动和身体活动是至关重要的，该计划通常要进行几个月。

不同的患者对物理康复的反应不同。JR 对最初治疗的反应（即疼痛加重）建议任何进一步的运动和恢复身体的活动都要小心地计划进展。此外，为了预防和有效地自我管理潜在的复发，JR 需要具备意识、知识和策略。这个案例是一个很好的例子，它警告我们不要认为出现感觉超敏反应的患者不会有好的结果。相反，一个不利的反应可能反映了对这个人的管理方法是错误的。

案例 4：在体格检查中的临床推理指导治疗决策（图 18.4）

本案例介绍了一名因办公室工作导致颈痛和头痛的患者，是为了说明体格检查中的临床推理对于指导最佳治疗的重要性，而不是仅仅提供一个标准化的治疗方案。即使患者可能有相似的病史和症状，但在体格检查中发现的细小差异也可以明显改变治疗方案，正如本案例阐述说明的那样。

患者介绍

SJ 是一位 22 岁，且有 3 个月隐匿性颈痛病史的患者。枕部头痛开始于 1 个月以前。6 个月前他在完成他的信息技术学位后开始作为一名程序员工作。他喜欢自己的工作，并和开发创新应用程序的优秀团队一起工作。SJ 在大多数日子都有颈痛，通常在中午发生，下午加重，有时候病情严重时，会出现同侧头痛。最近，颈痛在一天中发生的时间较之前早了一点。

SJ 坐着工作，使用 3 个屏幕设备，但主要是用直接面对的那个屏幕。他承认自己常常瘫坐在椅子上，通常休息时间就是坐在自己工位上喝咖啡。

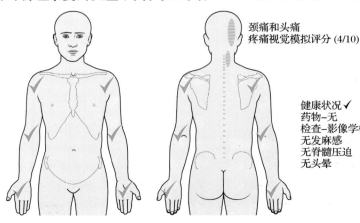

颈痛和头痛
疼痛视觉模拟评分 (4/10)

健康状况 ✓
药物 - 无
检查 - 影像学检查无显著发现
无发麻感
无脊髓压迫
无头晕

图 18.4 ■ 案例 4：体图

转头会引起颈痛,尤其是长时间使用右边的屏幕时。虽然 SJ 承认他经常在晚上还会使用电子设备,但是颈痛通常随着活动而缓解。上大学时,他的颈部曾出现过疼痛,那是他第一次感到颈部疼总是使他烦恼。除此之外,他身体很好。

患者问诊中的临床推理

SJ 的临床表现与颈痛和颈源性头痛的诊断一致。头痛符合颈源性头痛的主要标准,为单侧、无转移、伴同侧颈痛、疼痛从颈部开始、颈部运动或颈部姿势加重头痛。

工作姿势和工作习惯可能是造成他这种情况的原因。在所有场景中,更好的工作姿势和实践的宣教和训练都是管理中重要的组成部分。

场景 1

体格检查——主要结果

■ 姿势评估:当重复 SJ 的工作姿势时,呈腰背屈曲状瘫坐。他的右侧肩胛向下旋转并向前倾斜。进行运动测试以观察姿势矫正的效果:右侧颈部旋转受限在 50°,并伴有颈痛(3/10)。

脊柱姿势矫正使右侧颈部旋转增加到 75°,同时减轻了颈痛(1/10)。肩胛姿势矫正的增加并没有使运动范围得到进一步改善(即仍保持 75°),但是它完全消除了疼痛(0/10)。

■ 关节系统:主动颈椎活动疼痛,并且受限;伸展 20°;右侧侧屈(头部轻微侧斜)30°;右侧旋转 50° 导致 3/10 的颈痛。上颈椎屈曲和伸展无明显异常。屈曲 – 旋转试验显示左侧 C1–2 节段旋转正常,右侧 C1–2 节段旋转受限在 35°(轻度活动减少)。

手法检查进一步证实椎间关节被动附属运动、C1–2 中度活动减少,并且椎间关节被动附属运动、C1/2 中度活动减少伴疼痛刺激(6/10)。邻近关节 / 区域(颞下颌关节、肩关节)的测试没有异常。

■ 神经系统:未发现异常。

■ 肌肉功能测试:在颅颈屈曲试验中观察到较差的回缩模式。在颈椎伸展测试中,SJ 不能伸展超过中立位,并且重复 5 次就会出现疲劳。颅颈伸展和旋转肌肉测试没有异常。肩胛夹持试验显示,斜方肌有明显的耐力不足,不能维持试

验姿势 5 秒重复 3 次。在试验后立即对 C1–2 节段椎间关节被动附属运动重新评估(轻度活动减少,疼痛 1/10),尽管试验表现不佳,但有显著改善。

■ 感觉运动功能:未发现异常。

诊断的临床推理

体格检查显示为颈源性头痛(运动减少、上颈段关节体征、颈部肌肉功能减退),从而证实了颈源性头痛的诊断。

初步治疗方法的临床推理

体格检查显示姿势和伴随的肌肉负荷造成的不良应力是引起颈痛的主要原因,因为脊柱和肩胛姿势的矫正显著缓解了颈痛,并且改善了关节活动范围。此外,在肩胛夹持试验后对 C1–2 节段椎间关节被动附属运动的重新评估显著改变了(但是没有消除)关节体征和疼痛。针对下斜方肌的试验鼓励肩胛提肌的相互放松,提示不良的肌肉力量是加重关节方面的主要因素。肌肉测试显示神经肌肉控制很差。

根据这些结果,可以推测不良的姿势和肌肉功能是导致这些情况的主要原因。因此,管理将着重于重新宣教正确的坐姿和工作姿势,以及神经肌肉训练[颈屈肌(最初的模式)、颈伸肌和脊柱 – 肩胛肌肉],以帮助缓解这一时期的颈痛并防止其再次发生。可以推断疼痛的 C1–2 节段的功能障碍是继发性的。虽然手法治疗可以解决任何残存的关节功能障碍(取决于后来的再评估),但是其作用不如对坐姿、工作姿势和神经肌肉训练进行再教育。

场景 2

体格检查

患者在体格检查中有相似的发现,但是与场景 1 有一些关键的区别。同样的诊断结果被提出,并且强调了不同之处,并告知这个患者不同的管理重点。

■ 姿势评估:当重复 SJ 的工作姿势时,呈腰背屈曲状瘫坐。他的右侧肩胛向下旋转并向前倾斜。进行运动测试以观察姿势矫正的效果:右侧

旋转受限在 50°，并伴有颈痛（3/10）。

脊柱姿势或者肩胛姿势的矫正均没有导致右侧旋转范围或疼痛反应的改变。

■ 关节系统：主动颈椎活动疼痛，并且受限；伸展 20°；右侧侧屈（头部轻微侧斜）30°；右侧旋转 50° 导致 3/10 的颈痛。上颈椎屈曲和伸展无明显异常。屈曲 - 旋转试验显示左侧 C1-2 节段旋转正常，**右侧 C1-2 节段旋转受限在 25°（中度活动减少）。**

手法检查进一步证实椎间关节被动附属运动、C1-2 中度活动减少，并且椎间关节被动附属运动、C1/2 中度活动减少伴疼痛刺激（6/10）。邻近关节 / 区域（颞下颌关节、肩关节）的测试没有异常。

■ 神经系统：未发现异常。

■ 肌肉功能测试：在颅颈屈曲试验中观察到较差的回缩模式。在颈椎伸展试验中，SJ 不能伸展超过中立位，并且重复 5 次就会出现疲劳。颅颈伸展没有异常。**旋转肌肉测试显示 C1-2 节段旋转能力较差，经过引导可以提高。**肩胛夹持试验显示，斜方肌有明显的耐力不足，不能维持试验姿势 5 秒重复 3 次。**在肩胛夹持试验后立即对 C1-2 节段椎间关节被动附属运动重新评估显示几乎没有改变（中度活动减少，疼痛 5/10）。**

■ 感觉运动功能：未发现异常。

初步治疗方法的临床推理

虽然在这个场景中，检查结果基本相似，但是一个重要的区别是可能减轻关节和肌肉负荷的策略（促进中立位姿势，把肩胛置于中立位，以及肩胛肌肉测试对 C1-2 节段手法检查的影响）对颈部运动和缓解疼痛几乎没有影响。因此，可以推测 C1-2 关节功能障碍是主要原因。颅颈旋转试验显示旋转能力较差，但可以通过引导改善，这提示 C1-2 关节本体感觉较差，支持了关节功能障碍的假设。

基于这些结果，我们猜测 C1-2 关节功能障碍比场景 1 中更明显，并且更加强调手法治疗来解决这种关节功能障碍。主动节段训练和改善 C1-2 节段运动感觉的训练应该被纳入以增加手法治疗的效果。神经肌肉的发现仍然是十分相关的，但是如果不结合治疗 C1-2 关节功能障碍的技术，仅

关注它们可能并不会促进快速恢复。

场景 3

体格检查

同样，患者在体格检查中有相似的发现，但是与场景 2 有一些关键的区别。临床医务人员强调了这些区别并且告知这个患者另一些不同的管理重点。

■ 姿势评估：当重复 SJ 的工作姿势时，呈腰背屈曲状瘫坐。他的右侧肩胛向下旋转并向前倾斜。进行运动测试以观察姿势矫正的效果：右侧旋转受限在 50°，并伴有颈痛（3/10）。

脊柱姿势或者肩胛姿势的矫正均没有导致右侧旋转范围或疼痛反应的改变。

■ 关节系统：主动颈椎活动疼痛，并且受限；伸展 20°；右侧侧屈（头部轻微侧斜）30°；右侧旋转 50° 导致 3/10 的颈痛。**上颈椎屈曲在颈部产生一种拉扯感。**上颈椎伸展没有异常。屈曲 - 旋转试验显示左侧 C1-2 节段旋转正常，右侧 C1-2 节段旋转受限在 25°（中度活动减少）。

手法检查进一步证实椎间关节被动附属运动、C1-2 节段中度活动减少，并且椎间关节被动附属运动、C1/2 中度活动减少伴疼痛刺激（6/10）。邻近关节 / 区域（颞下颌关节、肩关节）的测试没有异常。

■ 神经系统：**上颈椎屈曲并且一条腿直腿抬高可产生颈痛和头痛。**

■ 肌肉功能测试：**由于神经机械性敏化是对上颈椎屈曲的特异性阳性体征，未行颅颈屈曲试验检查。**在颈椎伸展试验中，SJ 不能伸展超过中立位，并且重复 5 次就会出现疲劳。颅颈伸展没有异常。旋转肌肉测试显示 C1-2 节段旋转能力较差，经过引导可以提高。肩胛夹持试验显示，斜方肌有明显的耐力不足，不能维持试验姿势 5 秒重复 3 次。在肩胛夹持试验后立即对 C1-2 节段椎间关节被动附属运动重新评估显示几乎没有改变（中度活动减少，疼痛 5/10）。

■ 感觉运动功能：未发现异常。

初步治疗方法的临床推理

尽管与场景 2 相比，本场景中的检查有相似

的基本结果,但是重要的变量是对神经机械性敏化测试的阳性反应。应该优先注意神经组织的机械性敏化。虽然恢复神经肌肉控制很重要,但是至少必须延迟或者修改针对颅颈屈曲肌的训练,因为训练动作可引起神经机械性敏化。基于检查结果,在这种情况下,治疗将初步指导解决神经机械性敏化。这可以通过结合手法治疗来处理会导致神经敏感的一些因素(即C1-2关节病变),并通过轻度主动练习来活动神经组织(滑动训练)。

案例5:与神经病变有关的颈痛(图18.5)

确定颈痛障碍中神经病变的存在和性质依赖于一项全面的结构鉴别检查,这将随后指导管理方法。最适当的和最安全的保守治疗过程取决于神经传导和神经机械性敏化标志的相对存在。下面的案例描述了一个以神经机械性敏化为主要特征的颈神经根病患者,该患者直接指导了一种成功的管理方法。

患者介绍和主要检查结果

JL,男,46岁,右侧颈和上肢带骨不适,伴随右臂疼痛和感觉异常,并一直延伸到前臂外侧和手,尤以手指为甚。这些症状持续了3周。虽然没有回忆起任何特定的受伤事件,但JL怀疑他在担任国际航空公司客户服务专员期间,在将客户沉重的行李箱从传送带上卸下来时扭伤了颈部。他说,最近,他会花5个小时轮班检查托运的行李,每周工作4~5天。JL说,从传送带上提起沉重的行李(倾向于使用右臂)常常导致颈部紧张。在

过去的3周内,他的颈部出现了不适,并且症状进展到右上肢。他的全科医生已经为他安排了磁共振成像检查,结果显示中度退行性改变,包括右侧C5-6节段水平侧方狭窄。

检查结果强烈提示神经机械性敏化

JL的主要加重活动是抬高右上肢。当在临床上重复时,再现了上肢的症状和颈部的紧张感。如果手臂抬高,腕关节和手伸展时症状被放大了,这表明存在神经机械性敏化。神经动力学试验中结构分化进一步提示了神经组织的机械性敏化。在肩关节外展、外旋或呈80°肘屈曲的位置进行正中神经动力学测试时,熟悉的症状可再现,当分别增加腕关节(屈曲/伸展)或者颈椎(左/右侧屈)敏化动作时症状可以改变(增加或减轻)。临床神经学检查(神经传导)显示右侧C6皮节肌力和反射正常,轻触觉轻度减退(7/10)。

患者还说在颈椎右旋时有一些不适感。检查时,这个动作只在颈部产生了熟悉的不适。颈部伸展也有轻微的受限,当伴有右侧屈曲时,可出现颈痛和非常轻微的手臂症状。手法检查显示在右侧C5-6节段侧屈检查时可见保护性肌肉痉挛和轻度节段性活动减少。当右侧上肢先放在神经刺激位(肩外展和外旋)时,C5-6颈椎向左侧的侧向滑动明显受限(保护性肌肉痉挛),而当左侧上肢保持相同的姿势时,则被限制在右侧。

其他相关的检查结果

在放松站立时,患者表现为双侧肩胛下旋下沉,尤其是右侧。当上肢轻微抗阻抬高时,右

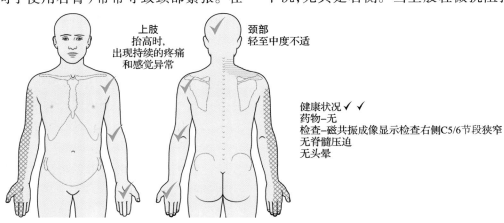

图18.5 ■ 案例5:体图

侧肩胛这种姿势更加明显。虽然颅颈屈曲试验（26mmHg）显示表现良好，但是颈屈肌和颈伸肌在抬头和颈椎伸展测试中分别显示过早疲劳。重复 3~4 次后，可以观察到较差的运动模式，重复次数越多，运动模式越差。这些肩胛和颈肌测试结果被认为与疾病的病理机制相关，这可能表明抬重物时对颈椎和臂丛神经结构的身体支持不够理想。当手动将上肢带骨放在更加中立的位置时缓解了颈部的紧张感，这种想法得到了进一步支持。胸椎普遍缺少伸展和旋转，这可能与肩胛功能和下颈段活动需求有关。无明显的肩关节或肩袖肌损伤。

诊断与临床推理

诊断为 C6 神经根病伴右侧 C5-6 节段劳损。检查结果提示一种主要的对运动的机械性敏化模式（包括结构分化在内的阳性神经动力学测试）。虽然有一些神经传导缺陷（感觉改变）的证据，但这些是轻微的。放射学上观察到的狭窄可能在损伤前已经出现但没有症状，因此被认为是相关的发现。特别是，当合并有损伤带来的神经周围炎时，退行性狭窄的存在可能增加了神经病变的风险。

治疗方法

建议和宣教

患者最初表达了关于他"神经受压"的担心，因此一开始需要花一些时间向 JL 保证，这是一种完全可逆的情况，一旦炎症消除，无痛运动恢复，神经就不再受压。因此，重点放在改变任何加重病情的因素上，其中包括在他工作的地方安排一段时间的适当工作，即不再搬运沉重的行李。

虽然神经炎的解决是治疗的短期目标，但是我们建议患者在长期的治疗中，应该结合上肢带骨、颈部和胸部的神经肌肉功能的具体训练，来优化颈部和臂丛的身体支持，以防止复发。

手法治疗

手法治疗的目标是在渐进式预先设置的神经动力学测试体位中恢复无痛的颈椎侧滑。之所以专门针对这个目标治疗，是因为这是体格检查中最重要和最相关的结果。治疗效果通过日常的神经滑动训练得到提高。仔细的再评估表明，这种方法对神经机械性敏化和颈椎运动体征都有积极的影响。

运动治疗

运动最初集中在矫正惯性的肩胛的姿势上（矫正为向上旋转和回缩），并结合使用记忆提醒工具（memory joggers）和贴扎的使用。为了训练他在工作中用最小的颈部压力来抬行李的能力，应当每天使用渐进抗阻耸肩训练来强化他肩胛向上旋转的能力。在随后的一段时间，将这与 JL 工作职责抬重物相结合（即把行李从传送带取下——胳膊在一个低的位置，在负荷下控制肩胛带和颈部方向），并在尽可能的情况下逐渐增加负荷。以运动控制为重点的颈屈肌和颈伸肌渐进式抗阻训练的结合，促进了颈部的最佳身体支持，特别是适合他的工作的身体需要。在结束治疗时，鼓励患者继续进行肩胛带和颈部的强化训练，每周 3 次作为维持计划。

最初，运动计划还包括每天 3 次的胸椎灵活性训练（胸椎旋转和伸展）和神经松动训练（神经滑动——在腕关节伸展和进行性肩部抬高时肘屈曲／伸展）。因为出院时未见神经机械性敏化的残留征象，所以停止了神经松动的训练。此外，鼓励 JL 在工间休息时继续进行胸椎活动训练，以达到维持的目的。

反思和临床信息

并非所有的与神经根病变相关的颈椎疼痛疾病都是相同的，本案例主要描写了神经机械性敏化的特征并指导了管理方法。如果表现涉及神经传导障碍，管理方法将有所不同。在这个案例中，单侧轻微的神经传导障碍（感觉减退）在干预下很快可以得到解决。神经机械性敏化在 8 周内逐渐消退（主要在前 3~4 周），在最后 4 周内，与返回正常工作职责包括搬行李箱相关的微小的波动的残留症状也逐渐消失。患者对于最后 4 周逐渐增加搬抬强度时出现的症状波动有些担心，因此我们和他共同讨论这件事情是非常重要的。这要给他强化一个概念，这种变化在以工作责任为目标的神经肌肉训练中非常重要,这是能够保证他回去完成正常工作和维持健康的颈部神经状态的治疗计划中的一部分。

总结

临床实践不是一门精准的科学,目前,研究证据虽然很详实,但只能指导管理方法。因此,最佳实践需要综合患者的观点、治疗师的临床经验和科学的证据。通过保守治疗,大多数颈痛患者将获得一些症状和功能的完全缓解,并获得自我管理颈痛的知识和策略。这类患者已经在本章介绍过了。然而,通过保守治疗得到的改善是有限的,特别是对于那些疼痛非常严重的患者或者神经性疼痛患者。在这些情况下,需要更多专业的管理,其中包括能够减轻疼痛的药物治疗,其可能有助于促进康复。在某些情况下,介入治疗(interventional management)(译者注:如硬膜外注射、蛛网膜下腔注射、神经阻滞、脊髓刺激和深部脑刺激等)可能也是一种适当的选择。然而,保守治疗仍是首选。

（朱毅译,廖麟荣、霍烽、王于领审）

第十九章 总结：重在预防

在过去的 10 年中，与颈痛相关的基础和临床科学知识有了显著增加，这是毫无争议的。然而，与此同时，颈痛的负担在全世界范围内增加[1]。系统评估报告指出，在治疗颈痛的各种干预措施中，无论是医学干预、宣教干预、物理治疗干预，还是心理干预，其作用效果都相对较小。知识的增加和负担的增加，以及治疗效果缺乏重大变化之间的对比，激励着人们思考未来研究（及其设计）和医疗临床实践的方向。

颈痛负担增加的速度相当快。其全球发病率在 2005 年到 2015 年增加了 21%，在失能寿命的衡量标准方面，颈痛在 2013 年的 301 种慢性疾病中排在第 4 位，但是在 2015 的 310 种慢性疾病中和腰痛并列第 1 位[1,2]。导致这个排名不断上升的因素有很多，人口老龄化是其中一个因素。尽管衰老可能不会导致骨关节炎，但是骨关节炎的发生概率会随着年龄的增长而增加。在过去 10 年中，骨关节炎的发病率增加了 33%，这可能在某种程度上解释了颈痛增加的原因[1]。对颈部产生负面影响的另一个因素是科技革命，它正在改变全世界人口的工作和生活方式。在各种职业中，工作场所越来越电脑化，久坐的人也越来越多。利用电脑进行工作与颈痛的发展有相关性[3-6]。越来越多的电子设备被应用于通讯、教育和娱乐中，其结果是工作以外的久坐的生活方式也增多。最令人担忧的是，这种生活方式的改变从幼儿时期就开始了。Howie 等[7]对此做了很好的说明，他们对 3~5 岁的儿童在玩电脑游戏、看电视或玩玩具时的身体运动进行了测量。与其他两种情况相比，玩电脑游戏与更多的颈胸部弯曲、更少的姿势变化、久坐和更少的身体活动相关，这可能导致颈痛和其他健康问题的发展。应重点关注一级、二级和三级预防。

预防

"预防胜于治疗"是我们努力追求的目标，尽管它可能有些理想化。颈痛不太可能被完全消除，原因有两个：首先，年龄是一个不可改变的因素；其次，不可能消除所有的创伤。然而，许多不良的生活方式、个人和与工作有关的行为是可以被改变的。并不是现在才有预防的概念，但系统评价的结果表明，目前对于工作场所的预防和干预方案并不成熟[8]。进一步开展一级、二级和三级预防工作是减轻颈痛负担的关键。

一级预防

初级预防是一个迫切需要研究的领域。需要新的创新方法来改变所有人的生活。尽管互联网上充斥着来自不同角度的建议，但目前还没有有效的、基于证据的颈痛初级公共卫生预防计划。理想的终点是循证初级预防方案，但首先必须创建、开发和测试研究知情的方案。制订一项新的、具有前瞻性思维的初级预防策略，可以是代表医疗卫生部门和社区所有有关方面的国际颈痛学者之间合作的一种举措。这种战略可能包括协调一致、多层次和协调一致的教育以及有效的实际干预措施。世界通过互联网的连通性可以支持一项重大的国际公共卫生运动，包括关于健康工作和生活习惯的有针对性的信息，以及一些简单而有效的预防性积极策略，这些策略可以很容易地融入所有年龄段人群的日常活动中，包括孩子、他们的父母和老年人。任何这样的互联网运动都需要在学校、培训学院和大学的各级工作中得到补充[9]，学生不仅需要了解他们所选择的工作性质，而且在工作场所中，还需要从他们自己的颈部/肌肉骨骼健康的角度了解如何安全地进行这项工作，以及适用于所有年龄段人群的日常生活活动。持续的本地教育可加强全球公共卫生计划，同时满足当地文化、个人[10]、工作和活动的具体情况。

二级预防

　　近几十年来，以患者为中心的治疗得到了充分支持和关注。这种关注在随机对照试验和系统评价（它们的主要评价结果通常是患者自我评估、颈痛的数值测量或者颈痛和失能问卷的评分）中得到了很好的体现。这种对疼痛的关注似乎减少了对以重建颈痛后的安全功能为目的的正常神经肌肉和感觉运动功能康复的重视。运动项目经常被用于治疗颈痛，但主要的结果是疼痛缓解，而不是测量运动对肌肉或其他身体功能的影响。

　　患者渴望疼痛缓解，这通常是他们的主要目标。然而，颈痛是一种复发性疾病，因此可以认为，一个相当重要的以患者为中心的治疗结果是防止疼痛反复发作。但是，目前的治疗模式主要是缓解颈部出现的疼痛，而不是通过身体和功能的康复来减少复发率。许多个人和环境的因素可能导致颈痛复发。认为良好的姿势、运动以及神经肌肉和感觉运动控制康复将为预防复发提供完整的答案是种天真的想法。同样，仅仅局限于关注目前疼痛的处理，而不去关注身体功能是否已经恢复以应对真正的负担，也是天真的。

　　人们总是控制甚至减少医疗费用，提供最低限度的干预。控制成本是可以理解的，但这种错误的经济账是被鼓励的吗？成本不是一次颈痛经历产生的，而是反复的颈痛经历的成本、反复医疗卫生的成本、旷工的成本、副作用的成本（如阿片类成瘾、非甾体抗炎药物的副作用）、自己个人生活质量的成本。为了为颈痛发作提供适当的治疗和二级预防，反思和重新评估几个方面是必要的。下面提出3个观点供大家思考和讨论。

　　定义运动处方的预期结果。运动有许多不同的模式、生理反应和益处。重要的是明确定义从

运动干预中寻求什么结果，从而来指导临床实践和研究。以2个随机对照试验为例，这2个试验均测试抗阻训练项目的干预结果。随机对照试验1主要结果是减少颈痛，而随机对照试验2主要结果是增加肌肉力量来满足患者功能需求。这2个试验的结果是以不同的神经科学和生理原理和作用机制为基础。可以预测在不考虑运动输出变化的情况下，实现痛觉过敏减退效应的抗阻训练计划的性质和剂量与增加颈椎肌肉力量的计划有很大的不同。这个例子让人对不仔细考虑预期结果的运动处方是否明智产生了怀疑。此外，一些研究已经表明，改善不同颈部肌肉行为和运动输出以及处理颈痛障碍患者的感觉运动障碍需要相当特殊的运动训练模式[11-15]。关于各种运动模式的生理影响以及特定利害关系的结果相匹配的运动需要更多的研究工作，来确保我们为二级预防项目制订出最佳的运动方案。

　　规定适当的运动剂量。尚未研究出运动干预达到预期结果的剂量与颈痛障碍很大程度上的关系。可以预测的是如果主要的治疗结果是缓解疼痛，而不是达到一定程度的肌肉功能，那么需要的运动应用和剂量是不同的。与许多肢体疾病的康复方案不同，关于在颈痛情况下成功处理改变运动和感觉运动的剂量要求的信息很少。在随机对照试验中用于测试各种干预的不同时间表明，在许多情况下，剂量处方没有科学依据，而是一种随意的选择。达到效果的运动剂量因人而异，但迫切需要研究的领域确定与2种状态有关：①所有的神经肌肉和感觉运动障碍都可以恢复到"正常"状态；②平均运动剂量（如频率、强度、持续时间）可以达到正常或令人满意的状态。一旦建立了剂量指南，就可以进行随机对照试验来确定全面康复计划对复发率的影响。证据表明，一个渐进的为患者量身定制的多模式训练计划是必要的。（第十五章和第十六章）。

　　对出现的颈痛给予足够的治疗。管理解决颈痛的时间，以及使一个遭受颈痛经历的患者完全恢复的时间，在不同的人和不同的颈痛障碍之间有很大差异。根据肢体功能障碍的康复方案所允许的时间来判断，对一些人来说，康复方案可能从几周到3个月甚至6个月不等。疼痛通常会在这段时间内得到缓解。医疗专业人员、患者和资助

机构需要改变思维定势,以便理解这个观念:在预防复发的情况下,仅仅把减轻疼痛定为目标是不够的。治疗可能需要很长的一段时间,但是大部分时间将在自我管理的范围内。因此,颈痛发作的治疗次数和管理的费用的数量不必增加太多。然而,成功的关键是对患者的持续关注和支持、对依从性的监测、对管理计划进展的评估(第十五章和第十六章)。

三级预防

有一定比例的患者因为创伤、退行性疾病或者不明原因而出现持续性颈痛。三级预防的目的是帮助患者管理持续性颈痛的影响,以维持他们的功能和生活质量。随着人口老龄化和骨关节炎的增加,在实践和研究中需要特别关注三级预防。三级预防将包括自我管理的主要组成成分。然而,自我管理并不意味着"不"接受医疗卫生提供者的管理。偶尔提供治疗或者临床检查可能会有积极的益处。增加时间(booster sessions)(译者注:指临床医务人员和患者定期坐下来检查一下进度,回答一些问题)或者偶尔提供治疗的效果有待深入研究。虽然老年人有持续性疼痛,但这并不能否定保守治疗的良好效果,正如最近的一项随机对照试验(评估了慢性颈痛和头痛患者的手法治疗和特定运动的有效性)中所显示的那样[16]。

针对持续性颈痛患者的三级管理对所有医疗专业人员来说都具有挑战性。其中一组相对较小的患者队列,他们在挥鞭伤(在寻求治疗的患者中占10%~15%)后恢复较差[17,18]。对这个群体而言,有效的二级和三级管理仍然是意义不大的。同样,与脊椎炎改变相关的神经痛患者仍然是一个挑战。这些患者有时需要介入治疗(如射频神经切开术),虽然其可以缓解疼痛,但是通常是暂时的。

总结

各级预防是一项重要的实践目标。如果要减轻颈痛的负担,就必须加强各级预防的结果。各种干预措施的有效性(效应值)有待提高。这是具有挑战性的,因为即使随机对照试验仍然是金标准,但它们在转化为临床实践方面有局限性。随机对照试验的总体平均结果并不能反映一个患者的需求和反应。效果大小反映了干预的平均反应,并且经常受到洗退效应的影响。在随机对照试验中,真正受益于干预试验的参与者通常难以被确认。从另一个角度来看,许多随机对照试验测试单一模式的效果,并不能反映现实生活中的做法(其中多模式管理是基于个人提供的)。因此,随机对照试验错过了治疗方法的积累和潜在的相互作用的效果。所有的不足并不都在于随机对照试验的设计。需要进一步的研究来改进诊断和干预措施。

在今后的研究和实践中,需要明确某些管理方法的指征。例如,尽管手法治疗的使用历史悠久,但是在其使用的适应证方面缺乏国际和跨学科的共识[19]。颈椎运动和相关症状性节段性功能障碍作为常见适应证可能是适当的。临床医务人员或许可以直观地认识到治疗和效果之间的联系,但是需要经验证明手法治疗确实解决了症状性节段性关节功能障碍并恢复了颈部运动功能,而且这些变化与症状的缓解有关[19]。临床检查方法是指导颈痛障碍治疗的基石。临床试验证明在确定节段性疼痛的来源上有诊断有效性(diagnostic validity)[20,21]。需要在几个领域对诊断学进行进一步的研究。例如,从颈部肌肉骨骼的原因或者诱因的角度对头痛、视觉障碍、头晕、轻度头痛和不稳定性进行鉴别诊断,对于确定哪些患者会受益于颈椎治疗是必要的。

当前的干预措施无论是在规定精确的运动剂量方面,还是在帮助临床医务人员发展高水平治疗技能以提供干预方面,始终存在改进的空间。研究将促进新的干预措施的发展,这些干预措施可能在外周间接或者直接对中枢神经系统进行干预[22]。颈痛用单一疗法是无法成功治疗的。为了进一步了解当前和新的治疗方法的机制和能力,有必要评估它们对代表生物–心理–社会模型领域内和跨领域的相关组成部分的结果的影响。这将丰富关于干预可以和不可以达到什么目标的知识,还将有助于发展最佳实践、多模式和多专业的计划。

在临床和实验室中进行的渐进试验将对颈痛障碍患者的最佳管理提供多模式方法的最佳组合。特别是在过去的20年里,相关知识有了快速的增长,在这个基础上,未来10年有望取得更大的进展。

(朱毅译,廖麟荣、霍烽、王于领审)

参考文献

1. GBD 2015 Disease and Injury Incidence and Prevalence Collaborators. Global, regional, and national incidence, prevalence, and years lived with disability for 310 diseases and injuries, 1990-2015: a systematic analysis for the Global Burden of Disease Study 2015. Lancet 2016;388:1545–602.

2. Global Burden of Disease 2013 Collaborators. Global, regional, and national incidence, prevalence, and years lived with disability for 301 acute and chronic diseases and injuries in 188 countries, 1990-2013: a systematic analysis for the Global Burden of Disease Study 2013. Lancet 2015;386:743–800.

3. Blatter B, Bongers P. Duration of computer use and mouse use in relation to musculoskeletal disorders of neck or upper limb. Int J Ind Ergon 2002;30:295–306.

4. Côté P, van der Velde G, Cassidy J, et al. The burden and determinants of neck pain in workers: results of the Bone and Joint Decade 2000-2010 Task Force on Neck Pain and Its Associated Disorders. Spine 2008;33(4 Suppl.):S60–74.

5. Shahidi B, Curran-Everett D, Maluf K. Psychosocial, physical, and neurophysiological risk factors for chronic neck pain: a prospective inception cohort study. J Pain 2015;16:1288–99.

6. Tornqvist E, Hagberg M, Hagman M, et al. The influence of working conditions and individual factors on the incidence of neck and upper limb symptoms among professional computer users. Int Arch Occup Environ Health 2009;82:689–702.

7. Howie E, Coenen P, Campbell A, et al. Head, trunk and arm posture amplitude and variation, muscle activity, sedentariness and physical activity of 3-to-5-year-old children during tablet computer use compared to television watching and toy play. Appl Ergon 2017;65:41–50.

8. Varatharajan S, Côté P, Shearer H, et al. Are work disability prevention interventions effective for the management of neck pain or upper extremity disorders? A systematic review by the Ontario Protocol for Traffic Injury Management (OPTIMa) collaboration. J Occup Rehabil 2014;24:692–708.

9. Hanvold T, Wærsted M, Mengshoel A, et al. A longitudinal study on risk factors for neck and shoulder pain among young adults in the transition from technical school to working life. Scand J Work Environ Health 2014;40:597–609.

10. Eijckelhof B, Huysmans M, Blatter B, et al. Office workers' computer use patterns are associated with workplace stressors. Appl Ergon 2014;45:1660–7.

11. Falla D, Jull G, Hodges P, et al. An endurance-strength training regime is effective in reducing myoelectric manifestations of cervical flexor muscle fatigue in females with chronic neck pain. Clin Neurophysiol 2006;117:828–37.

12. Falla D, Jull G, Russell T, et al. Effect of neck exercise on sitting posture in patients with chronic neck pain. Phys Ther 2007;87:408–17.

13. Falla D, Lindstrøm R, Rechter L, et al. Effectiveness of an 8-week exercise programme on pain and specificity of neck muscle activity in patients with chronic neck pain: a randomized controlled study. Eur J Pain 2013;17:1517–28.

14. Jull G, Falla D, Vicenzino B, et al. The effect of therapeutic exercise on activation of the deep cervical flexor muscles in people with chronic neck pain. Man Ther 2009;14:696–701.

15. O'Leary S, Jull G, Kim M, et al. Training mode dependent changes in motor performance in neck pain. Arch Phys Med Rehabil 2012;93:1225–33.

16. Uthaikhup S, Assapun J, Watcharasaksilp K, et al. Effectiveness of physiotherapy for seniors with recurrent headaches associated with neck pain and dysfunction: a randomized controlled trial. Spine J 2017;17:46–55.

17. Elliott J, Walton D. How do we meet the challenge of whiplash? J Orthop Sports Phys Ther 2017;47:444–6.

18. Jull G. Whiplash continues its challenges. J Orthop Sports Phys Ther 2016;46:815–17.

19. Smith J, Bolton P. What are the clinical criteria justifying spinal manipulative therapy for neck pain? A systematic review of randomized controlled trials. Pain Med 2013;14:460–8.

20. Hall T, Briffa K, Hopper D, et al. Comparative analysis and diagnostic accuracy of the cervical flexion-rotation test. J Headache Pain 2010;11:391–7.

21. Schneider G, Jull G, Thomas K, et al. Derivation of a clinical decision guide in the diagnosis of cervical facet joint pain. Arch Phys Med Rehabil 2014;95:1695–701.

22. Harvie D, Smith R, Hunter E, et al. Using visuo-kinetic virtual reality to induce illusory spinal movement: the MoOVi Illusion. PeerJ 2017;5:e3023.

索引